胸外科疑难病例
诊疗分析精粹

（第2版）

王　俊　主编

北京大学医学出版社

XIONGWAIKE YINAN BINGLI ZHENLIAO FENXI JINGCUI

图书在版编目（CIP）数据

胸外科疑难病例诊疗分析精粹 / 王俊主编. —2版.
—北京：北京大学医学出版社，2016.6
ISBN 978-7-5659-1158-3

Ⅰ. ①胸… Ⅱ. ①王… Ⅲ. ①胸腔外科学—疑难病—
诊疗 Ⅳ. ① R655

中国版本图书馆CIP数据核字（2015）第159163号

胸外科疑难病例诊疗分析精粹（第2版）

主 编：王 俊
出版发行：北京大学医学出版社
地 址：（100191）北京市海淀区学院路38号 北京大学医学部院内
电 话：发行部 010-82802230；图书邮购 010-82802495
网 址：http://www.pumpress.com.cn
E-mail：booksale@bjmu.edu.cn
印 刷：北京强华印刷厂
经 销：新华书店
责任编辑：陈 然 责任校对：金彤文 责任印制：李 啸
开 本：889 mm×1194 mm 1/16 印张：23 字数：696千字
版 次：2016年6月第2版 2016年6月第1次印刷
书 号：ISBN 978-7-5659-1158-3
定 价：188.00元

本书由
北京大学医学科学出版基金
资助出版

主编简介

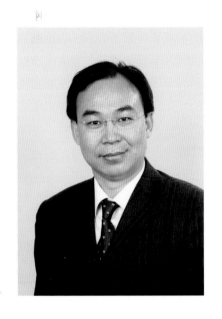

王俊　北京大学人民医院胸外科教授、主任医师、博士生导师

1989 年毕业于北京医科大学研究生院。1995 年获得国际抗癌联盟（UICC）ICRETT 奖学金，前往美国华盛顿大学和芝加哥大学学习和交流。1997 年获世界胸心外科界最高奖——美国胸外科学会（AATS）Graham Fellow 奖学金（全世界每年 1 人得奖），在美国接受严格的临床和科研训练，先后在哈佛大学（MGH）、Mayo Clinic 等著名医学中心从事临床和科研工作。2000 年受聘为北京大学教授。2001 年获北京大学博士研究生导师资格。2001 年成为中华全国青年联合会第 9 届全国委员。

王俊教授现任北京大学人民医院胸外科暨胸部微创中心主任。兼任世界华人胸腔外科学会（ICSTS）会长，国际食管疾病学会（ISDE）亚洲主席，国际抗癌联盟（UICC）会员，中华医学会胸心血管科学会胸腔镜外科学组组长，中国抗癌协会肺癌专业委员会常委，中华医学会胸心血管外科学分会常委，中国临床肿瘤学会执行委员等。担任国际肺癌研究协会（IASLC）英文杂志 *Lung Cancer* 编委，《中华胸心血管外科杂志》副总编辑，《中国胸心血管外科临床杂志》副总编辑，《中华医学杂志》《中华外科杂志》《中国肿瘤临床杂志》《中国肺癌杂志》《中国微创外科》《医学与哲学》等 15 种权威学术期刊编委，《医学参考报 - 胸心血管外科频道》主编。共发表学术研究论文 180 余篇，主编《现代胸腔镜外科学》《胸腔镜和纵隔镜手术图谱》《胸部疾病的胸腔镜全真手术》《纵隔镜手术学》《实用胸外科学》等 7 部学术专著。

王俊教授及其课题组于 1992 年在我国创立了电视胸腔镜和胸部微创外科。25 年来，他成功地完成了中国胸腔镜外科绝大多数手术的首例，至今在手术难度、手术种类和手术数量上居于国内领先和国际先进水平。先后举办了 15 期全国电视胸腔镜外科手术学习班和 10 届全国电视胸腔镜外科学术研讨会，培养了全国 80% 以上的胸腔镜外科医师。1987 年建立了中国术前定量预测肺切除术后肺功能的核素检查方法，显著提高了胸外科手术安全性评估的水平，大大缩短了我国在该领域与发达国家的差距。1997 年在国际上首先证明 DLCO 较 MVO$_2$ 能更准确预测术后肺部并发症；DLCO 与术后并发症和死亡率有关，而与长期生存率无关。这些新观点在国际权威杂志发表后，已被近年出版的美国胸外科教科书和专著所引用。1996 年 1 月，他成功地完成了我国首例肺气肿肺减容手术，开创了我国的肺气肿外科新领域。在卫生部科研基金的资助下，研制出有自主知识产权的国产牛心包垫片并规模应用于临床，为肺减容手术在我国的普及和发展提供了可能。此外，他还成功地主办了 4 届全国肺气肿肺减容手术学习班，主编了国内首部肺气肿外科专著《肺气肿外科诊治》。1999 年和 2002 年先后将在国外刚开展的电视纵隔镜和电视硬气管镜技术引进我国，并成功地应用于临床，为诊断不明的纵隔占位和肺癌患者提供了一种安全、微创的诊断和分期手段，为大气道疑难疾病的治疗提供了又一更为完全有效的方法。2006 年率先在国内开展全胸腔镜下肺叶切除治疗早期肺癌，翻开了我国肺癌微创治疗崭新的一页。2009 年率先在国内开展荧光支气管镜及支气管内超声引导针吸活检技术（EBUS-TBNA），显著提高了早期肺癌诊断以及肺癌分期的安全性和准确性。

王俊教授先后承担国家（自然科学基金）、卫生部、北京市科学技术委员会及北京大学等多项研究课题，从事肺癌和食管癌等领域的基础研究以及新手术方法、技术和器械的临床应用研究，并取得了多项成果。

第 2 版前言

相信大家都有体会，在临床工作中，真正困扰我们的往往不是常见、典型的病例，而是那些少见的或不典型的病例。对这些病例的正确诊治与否，能很好地体现一个医师医疗水准的高低。因此，加强对少见、疑难病的认识，是胸外科专科医师提高业务水平的必要途径。

目前国内外胸外科专著多侧重于常见病、多发病的介绍，对一些少见、疑难病介绍较少，结合实际病例的著作更是少之又少。本书以我们在临床工作中遇到的少见、疑难病例为素材，通过简要的文字叙述诊疗过程；辅以大量的图片介绍疾病的影像学特点、术中所见、病理表现等；以点评的方式总结出此病例诊疗过程中的经验与教训，包括术前误诊或诊断不清的原因、病例的特点、诊疗中的不足和成功之处等，最后以综述简要介绍此病的发病与诊治概况等。

本书第 1 版得到"华夏英才基金"资助，于 2010 年由北京大学医学出版社出版，出版以来受到广大医务工作者的欢迎和好评。这点使我们备受鼓舞。第 2 版中所有病例均为全新的，并补充增加了近年在胸外科领域中的新技术、新方法和新观点等，使全书内容更加丰富。

本书的特点是：①以少见病、疑难病为介绍对象。本书所介绍的病例一类是少见病，它有一定特点，只是因少见而不被人们认识，只要了解这些特点，实际工作中考虑到这个疾病，诊断起来不是很困难。另一类为疑难病，它的特点不明显，临床及影像学特征不典型，故术前诊断困难，往往只有一些线索，本文的介绍可以使读者增加经验、开阔思路。②突出实用性。以真实病例为素材，偏重于实践，重点讲述在临床实际工作中遇到的问题。③图文并茂。书中配有大量的图片，把疾病术前影像学所见、术中所见、术后病理表现进行图片对比介绍，形象生动。本书的读者对象主要是有一定胸外科专业知识的专科医师。

在本书编写过程中，各位编者均付出了艰辛的劳作。然而，由于我们水平有限，加之时间仓促，错漏之处在所难免，敬请读者批评指正。

王 俊

2016 年 1 月

第1版前言

胸部解剖结构的重要性和复杂性使一些胸外科疾病的诊断和处理相对比较困难，常成为临床工作中的疑点和难点。近年来，随着外科技术的发展及相关学科的进步，尤其是以胸腔镜为代表的胸部微创手术的应用和普及，胸外科正掀起一场全面的手术技术革命，各种新理论、新技术、新方法层出不穷。这些均为疑难病例的诊断和治疗提供了更为有效和安全的技术保障。

纵观目前国内外已出版的胸外科专著，多是从不同角度讲述胸外科的基本知识、基本理论和相关技术，而具体针对临床实际工作中一些复杂、疑难和罕见病例的诊疗进行详细分析的专著尚不多见。北京大学人民医院胸外科暨胸部微创中心是国内开展各种胸外科新技术种类最全、技术最先进、经验最丰富的医疗中心之一，承担着来自北京乃至全国各地的疑难病患的诊治任务，积累了大量罕见病例和疑难病例。本书的编撰以此为基础和切入点，通过真实而系统地再现这些疑难病例的诊疗过程，总结分析每一病例的特点和经验教训，与同道们分享我们的得失体会，同时以点评的形式阐述国际上对相关疾病和技术的最新认识和观点，以期共同提高临床诊治水平。对于本专业的广大临床医生，尤其是年轻医生，该书将是一本启迪临床思维、开拓诊疗视野、更新学科知识的难得教材。

本书共分为肺部良性疾病、肺部恶性疾病、食管疾病、自主神经及胸膜胸壁疾病、纵隔及隔肌疾病、气管支气管疾病6个章节，以我科临床病例资料库为基础，精选出一批具有代表性的疑难病例，力求覆盖本学科大部分病种。针对每一病案的特殊性，有重点地再现其诊断和治疗的全过程。每个案例均包括病史简介、诊疗经过、病例特点分析以及经验总结和专家点评，力求达到分析解决临床疑难问题、总结经验教训的编写宗旨。文中配以大量影像学、手术、标本或病理图片，内容新颖、文字精练、图文并茂。本书的问世，将为胸外科、呼吸科、肿瘤科以及相关学科的同道们提供接触和认识大量罕见和疑难胸外科病例的机会，同时也为医学教育提供丰富的临床案例。

在本书编写过程中，北京大学人民医院病理科沈丹华教授和放射科杜湘柯教授及其同人给予了无私的帮助，各位编者都付出了艰辛的劳动。另外，本书的出版得到了华夏英才基金的资助，在此一并感谢。

由于我们水平有限，加之时间仓促，错漏之处在所难免，敬请读者批评指正。

王 俊

2009 年 10 月于北京

目　录

第一章　肺部良性疾病 ………………………………………………………………… 1

病案 1　VATS 肺叶切除治疗肺隔离症 …………………………………………… 2

病案 2　肺外型隔离症 ……………………………………………………………… 5

病案 3　左肺下叶发育不良合并左肺舌段支气管扩张 ………………………… 9

病案 4　肺先天性囊性腺瘤样畸形 ……………………………………………… 13

病案 5　肺血管畸形 ……………………………………………………………… 16

病案 6　节段性肺气肿 …………………………………………………………… 19

病案 7　先天性支气管闭锁继发感染 …………………………………………… 22

病案 8　叶内型肺大疱 …………………………………………………………… 25

病案 9　肺动静脉瘘 ……………………………………………………………… 29

病案 10　肺囊肿 …………………………………………………………………… 32

病案 11　支气管黏液栓 …………………………………………………………… 35

病例 12　肺放线菌病 ……………………………………………………………… 38

病案 13　肺真菌病伴咯血 ………………………………………………………… 41

病案 14　肺结核误诊肺癌晚期 …………………………………………………… 43

病案 15　左肺上叶结核瘤 ………………………………………………………… 48

病案 16　肺泡蛋白沉积症 ………………………………………………………… 52

病案 17　叶间淋巴结 ……………………………………………………………… 55

病案 18　肺内巨大硬化性血管瘤 ………………………………………………… 59

病案 19　支气管颗粒细胞瘤 ……………………………………………………… 61

病案 20　肺癌术后炎性结节 ……………………………………………………… 64

病案 21　异物肉芽肿性炎 ………………………………………………………… 68

第二章　肺部恶性疾病 ……………………………………………………………… 71

病案 1　小细胞肺癌误诊为良性结节 …………………………………………… 72

病案 2　左肺下叶大疱型肺癌 …………………………………………………… 76

病案 3　肺淋巴瘤 ………………………………………………………………… 79

病案 4　肺内小结节 …………………………………………………………………………… 82

病案 5　右肺上叶癌破裂继发血气胸 ……………………………………………………… 87

病案 6　肺癌合并结核 ……………………………………………………………………… 91

病案 7　双侧原发性肺癌同期手术 ………………………………………………………… 96

病案 8　肺内多发 GGO ……………………………………………………………………… 102

病案 9　肺小结节继发胸水 ………………………………………………………………… 105

病案 10　肺原发单向型滑膜肉瘤 ………………………………………………………… 108

病案 11　自发性气胸合并中央型肺癌 …………………………………………………… 111

病案 12　副肿瘤综合征 …………………………………………………………………… 115

病案 13　肺癌肉瘤伴肿瘤性发热 ………………………………………………………… 119

病案 14　卵巢癌肺转移 …………………………………………………………………… 124

病案 15　局部晚期肺癌诱导放化疗后手术治疗 ………………………………………… 126

病案 16　胸腔镜全肺切除术 ……………………………………………………………… 130

病案 17　胸腔镜袖状肺叶切除术 ………………………………………………………… 135

病案 18　合并高热、贫血的原发性肺血管球瘤 ………………………………………… 139

病案 19　前列腺癌肺转移 ………………………………………………………………… 145

第三章　食管疾病 …………………………………………………………………………… 149

病案 1　食管结核 …………………………………………………………………………… 150

病案 2　食管巨大炎性肌纤维母细胞瘤 …………………………………………………… 153

病案 3　隐匿性食管癌 ……………………………………………………………………… 159

病案 4　Barrett 食管 ………………………………………………………………………… 163

病案 5　食管小细胞癌新辅助同步放化疗后手术切除 …………………………………… 167

病案 6　食管恶性黑色素瘤 ………………………………………………………………… 172

病案 7　食管外压性狭窄 …………………………………………………………………… 176

病案 8　巨大食管 …………………………………………………………………………… 179

病案 9　食管间质瘤 ………………………………………………………………………… 185

第四章　自主神经及胸膜胸壁疾病 ………………………………………………………… 189

病案 1　手汗症手术中遇"封闭胸" ……………………………………………………… 190

病案 2　交感神经手术治疗先天性长 QT 综合征的一种特殊亚型：Jervell Lange Nielsen
　　　　综合征 …………………………………………………………………………… 192

病案 3　胸骨柄转移癌 ……………………………………………………………………… 196

病案 4　胸外伤术后胸壁窦道 ……………………………………………………………… 200

病案 5　右肺中下叶切除术后支气管胸膜瘘 …………………………………………… 204

病案 6　孤立性纤维瘤 …………………………………………………………………… 207

病案 7　弥漫性淋巴管瘤病 ……………………………………………………………… 211

第五章　纵隔及膈肌疾病 ……………………………………………………………… 217

病案 1　异位甲状旁腺瘤 ………………………………………………………………… 218

病案 2　胸腺瘤继发单纯红细胞再生障碍性贫血 ……………………………………… 223

病案 3　胸腺癌肉瘤 ……………………………………………………………………… 227

病案 4　胸腺类癌 ………………………………………………………………………… 230

病案 5　纵隔巨大畸胎瘤 ………………………………………………………………… 233

病案 6　纵隔混合性生殖细胞肿瘤 ……………………………………………………… 237

病案 7　纵隔小细胞癌合并 Lambert-Eaton 综合征 …………………………………… 241

病案 8　EUBS-TBNA 诊断结节病 ……………………………………………………… 244

病案 9　纵隔巨大脂肪瘤 ………………………………………………………………… 248

病案 10　Castleman 病伴副瘤性天疱疮 ………………………………………………… 251

病案 11　巨大纵隔囊肿合并脊柱侧弯 …………………………………………………… 256

病案 12　创伤性膈疝 ……………………………………………………………………… 262

病案 13　胸腺肿瘤伴异位 ACTH 综合征 ……………………………………………… 266

病案 14　心包恶性间皮瘤合并心包积液 ………………………………………………… 270

病案 15　胸腺瘤合并乳腺癌肺转移 ……………………………………………………… 274

病案 16　纵隔淋巴结结核 ………………………………………………………………… 278

病案 17　心包上隐窝 ……………………………………………………………………… 282

病案 18　巨大胸腺囊肿 …………………………………………………………………… 286

病案 19　纵隔淋巴瘤 ……………………………………………………………………… 290

病案 20　颈部胸腺囊肿 …………………………………………………………………… 295

病案 21　后纵隔神经源性肿瘤 …………………………………………………………… 298

病案 22　恶性副神经节瘤 ………………………………………………………………… 302

病案 23　胸腺癌伴杵状指 ………………………………………………………………… 306

病案 24　纵隔支气管囊肿伴急性气道梗阻 ……………………………………………… 311

病案 25　纵隔异位嗜铬细胞瘤 …………………………………………………………… 314

病案 26　前纵隔非典型类癌 ……………………………………………………………… 317

病案 27　纵隔恶性畸胎瘤合并性早熟 …………………………………………………… 321

病案 28　上腔静脉阻塞综合征（SVCOS） ……………………………………………… 324

第六章　气管支气管疾病 ·· 327

病案 1　支气管结石 ·· 328

病案 2　支气管异物 ·· 332

病案 3　支气管异物继发支气管扩张 ·· 335

病案 4　支气管痰栓 ·· 339

病案 5　气管瘢痕狭窄 ··· 343

病案 6　气管错构瘤 ·· 346

病案 7　支气管黏液表皮样癌 ·· 350

第一章

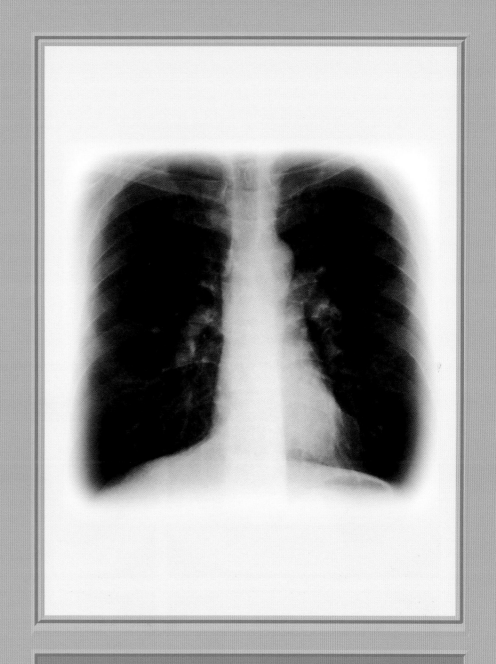

肺部良性疾病

第一章

病案 1　VATS 肺叶切除治疗肺隔离症

【本案精要】

因咳嗽、咯血发现左肺下叶叶内型肺隔离症，胸部 CT 三维重建可见粗大异常动脉，行 VATS 肺叶切除术，手术效果满意。

【临床资料】

1. 病史：患者女性，54 岁，因"咳嗽 3 年，间断咯血 10 个月"于门诊以"左肺下叶占位"收住我科。患者 3 年前无明显诱因出现咳嗽症状，不伴发热、咳痰、胸闷、憋气等症状，未诊治。10 个月前无明显诱因，出现咯血症状，为鲜血，量约 30ml，自行好转，未诊治。1 月前再次出现咯血，为鲜血，量约 40ml，未诊治，次日清晨再次出现咯血，为鲜血，量约 10ml，于当地医院就诊，行 X 线胸片未见明显异常，进一步行胸部 CT 提示左肺下叶占位（图 1-1-1），诊断为"炎症"，予消炎、止血等治疗。但每日仍有间断咯血，为鲜血，量约 10ml/d。外院复查胸部增强 CT 提示肺隔离症可能。10 天前咯血已停止，现为进一步治疗就诊于我院。既往史：无特殊。

2. 体格检查：胸廓无畸形，胸壁静脉无曲张，胸骨无压痛。肺部呼吸运动度对称，肋间隙正常，语颤对称，无胸膜摩擦感，无皮下捻发感，叩诊清音，呼吸规整，双肺呼吸音清，未闻及啰音。

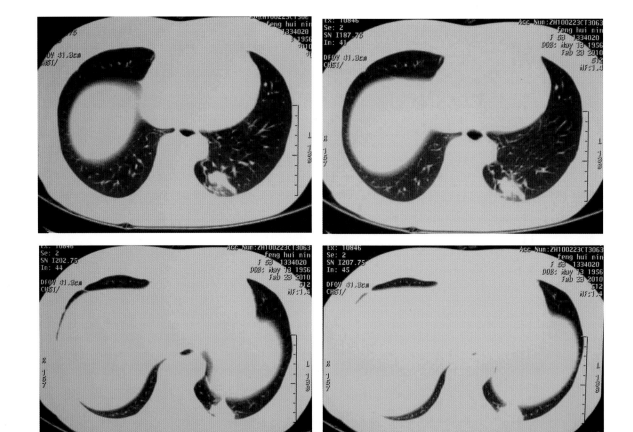

图 1-1-1　胸部 CT

左下叶可见一团片状影

3．辅助检查：胸部CT：双肺纹理清晰，左下叶可见一团片状影，大小约2.9cm×1.6cm，相应肺纹理明显粗大，增强扫描可见一支粗大的供血动脉发自降主动脉，一支粗大的引流静脉回流至左下肺静脉（图1-1-2，图1-1-3）。其余肺野未见明显实变浸润影，气管及各叶段支气管开口通畅，纵隔未见明显淋巴结肿大，肺动脉主干直径约2.1cm，心脏各房室形态大小未见明显异常，双侧胸膜未见明显增厚。

4．初步诊断：左肺下叶占位。肺隔离症？支气管扩张症？肺癌？

【术前讨论】

患者中年女性，慢性病程，以反复咳嗽起病，近10个月间断出现咯血，对症抗炎、止血治疗无效。胸部CT＋增强＋血管重建提示可见左肺下叶占位性病变，有明显血供，血供来自降主动脉，考虑肺隔离症诊断可能性大。患者有手术适应证，无明显手术禁忌证，拟于全身麻醉（全麻）下行VATS

左肺下叶切除术，据术前影像学表现，病灶位于肺内，且似有胸主动脉分支血供，叶内型肺隔离症可能性大。术中须先行游离并处理异常血管。

【手术及术后恢复情况】

入院后4天行手术治疗——VATS左肺下叶切除术。双腔插管全麻成功后，取右侧卧位，常规消毒铺单，分别取左侧第8肋间腋中线、第8肋间肩胛下角线、第5肋间腋前线分别做小切口，置入胸腔镜及操作器械，探查胸腔内可见少量条索状粘连，未见明显胸腔积液，顺序探查左肺各叶，病变位于左肺下叶后基底段，部分肺组织不张，呈炎性实变，质韧（图1-1-4）。于左下肺静脉下方约1cm处，可见直径约0.8cm异常动脉自降主动脉发出进入病变，余肺未见明显异常，叶间裂分化尚可。首先切断下肺韧带，并打开异常动脉周围纵隔胸膜，充分游离异常动脉并以内镜直线切割缝合器离断之，血管残端闭合满意，打开叶间裂，游离左肺下叶各动脉分支，分别以内镜直线切割缝合器离断。游离并显露

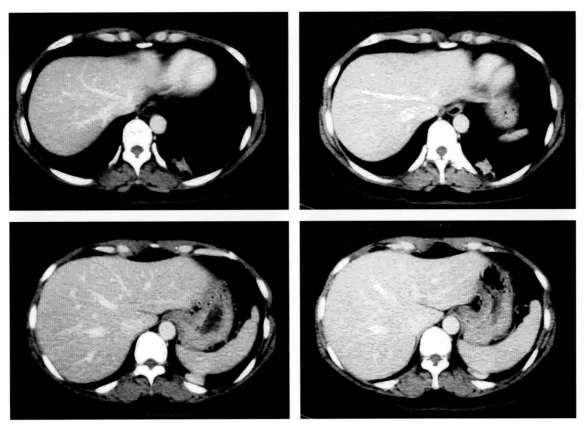

图 1-1-2 胸部 CT 纵隔窗

增强扫描可见一支粗大的供血动脉发自降主动脉

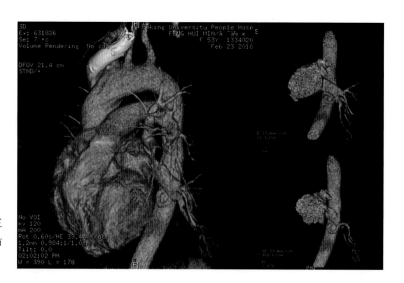

图 1-1-3　胸部 CT
增强扫描可见一支粗大的供血动脉发自降主动脉，一支粗大的引流静脉回流至左下肺静脉

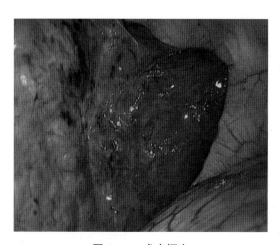

图 1-1-4　术中探查
可见左肺下叶后基底段病变

左肺下叶静脉，以内镜血管缝合切开器切断；最后游离左肺下叶支气管，距离左肺上叶支气管开口约0.5cm处以内镜直线切割缝合器离断。支气管残端闭合满意，完整切除左肺下叶置入标本袋内取出。加水充气确认支气管残端及肺组织无出血及漏气。以生物蛋白胶封闭支气管及血管残端。充分止血，清洗胸腔，充气确认无出血及漏气后，放置胸腔引流管 1 根，逐层关胸。术毕。术中出血 150ml，术后待病人清醒后拔除气管插管，安返病房。

术后常规给予补液、抗炎（抗感染）等治疗，术后第 7 天拔除胸腔引流管，第 8 天出院，门诊拆线，伤口 Ⅱ / 甲愈合。术后定期复查并随访，术前症状无复发。

【最后诊断】

（左肺下叶）切除标本病理诊断：部分肺组织肺泡壁增厚，间质纤维化，部分肺泡腔充血，其内可见多量吞噬含铁血黄素的组织细胞，伴灶状淋巴细胞浸润，部分区域可见迂曲厚壁的血管，结合临床，不除外肺隔离症。

最后诊断：肺隔离症。

【病案特点分析】

肺隔离症是一种少见的肺先天性疾患，叶内型较叶外型常见，好发于左侧，尤其是左肺下叶，后基底段均占60%。本例患者有间断咳嗽、咯血病史，胸部 CT 示左肺下叶占位，可见降主动脉一异常动脉与病变相连。考虑肺隔离症诊断基本明确。患者病变较为局限，否认反复感染史，胸部 CT 未见明确胸膜粘连征象，拟行胸腔镜肺叶切除术。该病的难度在于异常供血动脉的寻找和处理，该例患者术前 CT 重建明确可见下肺静脉下方降主动脉来源粗大异常供血动脉，术中先行游离并以直线型切割缝合器切断异常动脉，再行左肺下叶切除术。手术过程顺利。

【专家点评】

参见《胸外科疑难病例诊疗分析精粹》第 36 页。

病案 2　肺外型隔离症

【本案精要】

老年男性，因胸痛发现左肺下叶肿物，于外院行穿刺细胞学病理诊断为"腺癌"，术后组织学病理确诊为肺外型隔离症。

【临床资料】

1. 病史：患者男性，76岁，因"左胸痛2月余，诊断肺腺癌1月余"入院。患者2月余前无明显诱因出现左胸痛，伴低热，无咳嗽、咳痰、咯血，患者就诊于外院，行CT示"双肺炎性病变，左肺下叶肺不张，左侧胸腔积液"（图1-2-1），予抗炎、化痰等治疗后症状稍缓解（图1-2-2）；予胸穿引流（图1-2-3），胸水未见瘤细胞。1个月前行PET-CT示"左侧胸腔后下方胸膜表面软组织肿物，边缘代谢活性不均匀增高"，遂行肿物穿刺，病理回报"腺鳞癌可能性大"，外院会诊考虑"肺腺癌"。现为进一步诊治

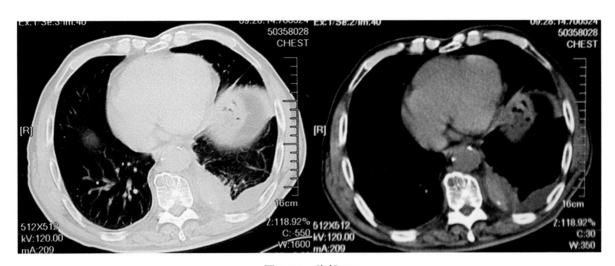

图 1-2-1　胸部 CT

左肺下叶肺不张，左侧胸腔积液

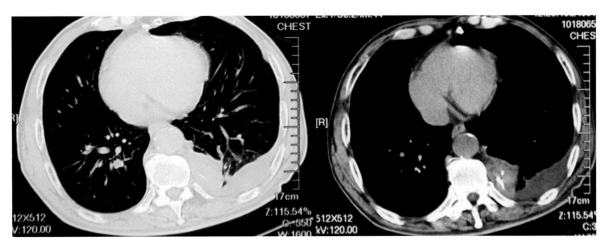

图 1-2-2　抗炎后复查胸部 CT

病灶无显著变化

入院。既往有高血压、糖尿病、陈旧性脑梗死病史，发现左侧甲状腺结节 2 个月。吸烟 40 年，5～10 支／天，已戒烟 14 年。偶尔饮酒，饮酒 40 年，已戒 14 年。

2．查体：全身浅表淋巴结未见肿大，胸廓无畸形，胸壁静脉无曲张，胸骨无压痛。肺部呼吸运动度对称，肋间隙正常，语颤对称，无胸膜摩擦感，无皮下捻发感，叩诊清音，呼吸规整，双肺呼吸音清，未闻及干湿啰音，左侧可闻及胸膜摩擦音。

3．辅助检查：

胸部 CT：左肺下叶后基底节脊柱旁高密度影，内见可见斑点状高密度影，增强扫描可见轻、中度强化。两肺门不大，气管、各叶、段支气管通畅，

纵隔内见多发小淋巴结。左侧部分肋骨内可见结节状高密度影。甲状腺左叶体积增大，可见不规则低密度影，增强扫描不均匀强化。腹膜后见小淋巴结影。印象：左肺下叶高密度影，较前有缩小；甲状腺左叶改变，左侧肋骨内高密度影（图 1-2-4）。

PET-CT：左侧胸腔后下方胸膜表面软组织肿物，边缘代谢活动不均匀增高，考虑良性病变可能性大。炎性？胸膜间皮瘤？双肺多发陈旧性病变；双肺肺气肿。纵隔及双侧肺门部多发淋巴结反应性增生。甲状腺左叶低密度肿物代谢活性不均匀增高。

左侧胸腔肿物病理：表现为结缔组织中见片巢、腺样排列的异形细胞团，结合免疫组化，考虑腺鳞

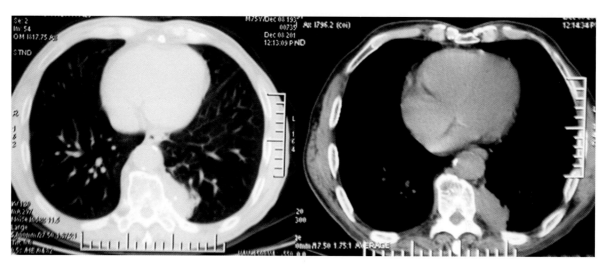

图 1-2-3　胸穿后复查胸部 CT

左侧胸腔积液已吸收

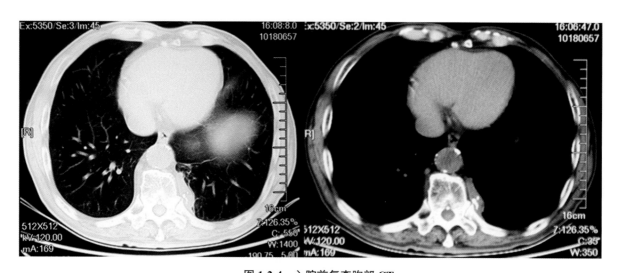

图 1-2-4　入院前复查胸部 CT

左肺下叶病变缩小，左侧胸腔积液已吸收

癌可能性大。

肿瘤标志物：CEA 为 3.12ng/ml，CYFRA211 为 1.97ng/ml，NSE 为 10.86mg/ml。

骨扫描：右后第 8 肋 - 肋椎关节轻度浓聚灶。

4. 初步诊断：左肺下叶占位，肺癌？

【术前讨论】

患者老年男性，因"左胸痛 2 月余，诊断肺腺癌 1 月余"入院。患者 2 月余前无明显诱因出现左胸痛，伴低热，外院行抗炎治疗后症状缓解。PET-CT 检查"左侧胸膜胸膜软组织肿物，边缘代谢活性不均匀增高"。穿刺病理诊断"腺鳞癌可能性大"，外院会诊考虑"肺腺癌"。为行手术治疗来我院。术前诊断左肺下叶癌，术前检查未见明显手术禁忌，拟行胸腔镜下肺叶切除术。

【手术及术后恢复情况】

入院后第 4 天行手术治疗——胸腔镜左后纵隔肿瘤切除术。

全麻成功后，患者取右侧卧位，常规消毒、铺单。选择左侧第 6 肋间腋中线切口进胸腔镜探查，左侧第 5 肋间腋前线行主操作切口，第 8 肋间肩胛下角线行操作切口。探查见胸腔内肺与胸壁多发膜状粘连（图 1-2-5）。松解粘连，探查胸腔无积液，肿物位于左后纵隔、降主动脉与椎体表面，与局部肺弥漫粘连。游离肺松解粘连，肺表面与肿瘤接触部位有白色片状结节 1 枚，楔形切除送冰冻，回报"纤维组织，未见癌"。打开肿物环周胸膜，自椎体表面切除。打开降主动脉表面胸膜，游离肿物（图 1-2-6），可见粗大血管自降主动脉进入肿物（图 1-2-7），以内镜切割缝合器离断。完整切除肿物，放置标本袋中取出胸腔。台下剖视标本：肿物呈扁圆

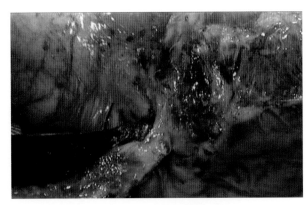

图 1-2-6 术中探查

打开降主动脉表面胸膜，游离肿物

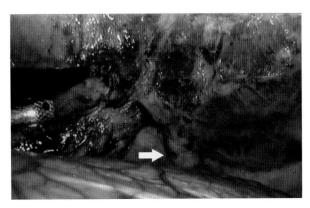

图 1-2-7 术中探查

可见粗大血管自降主动脉进入肿物

形，最大径约 5cm，包膜厚，完整，剖面囊实性不均质，囊内为灰黄色黏液，黏液内有数枚小米粒至大米粒大小椭圆形钙化颗粒（图 1-2-8）。送冰冻，回报："可见腺体及软骨成分，未见恶性证据"。严密止血，冲洗，于第 8 肋间腋中线切口留置胸引管 1 根，术毕。手术顺利，出血量约 20ml。患者脱机拔管返病房。标本送病理。

术后给予患者抗感染、祛痰等治疗。恢复顺利，胸引管于术后 3 天拔除。

【最后诊断】

术后病理回报：（胸壁）增生纤维组织部分变性、出血，其中可见成熟软骨组织及不规则腺管成分，部分腺腔囊状扩张，细胞无明显非典型性，间质灶状炎细胞浸润，不除外支气管肺隔离症，请结合临床诊断。免疫组化染色结果：CK20（-），CK7（+），CK5/6（+），calretinin（-），Ki-67（10%+），TTF-1（+）。

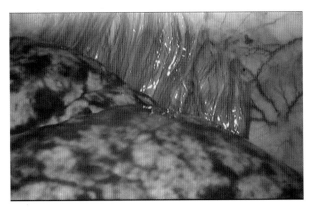

图 1-2-5 术中探查

左肺下叶基底段与肿物间膜状粘连

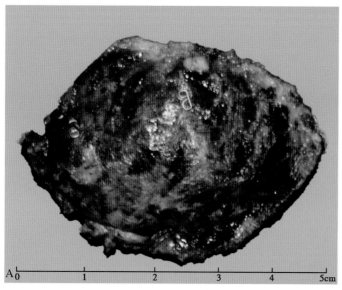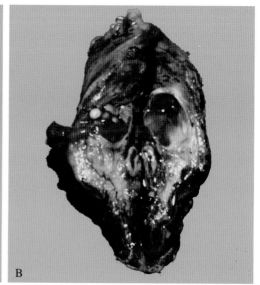

图 1-2-8　切除标本及剖面

A．肿物呈扁圆形　B．剖面囊实性不均质

最后诊断：叶外型肺隔离症。

【病案特点分析】

患者老年男性，慢性病程，既往有长期吸烟史，临床表现为胸痛及低热，胸部 CT 提示双肺炎性病变伴左肺下叶不张及左侧胸腔积液，经抗炎治疗无效，穿刺细胞学病理提示为"腺癌"。胸腔镜下探查见肿物位于左后纵隔、降主动脉与椎体表面，离断降主动脉与肿物间血管，予完整切除。最终病理诊断为肺隔离症。肺隔离症症状不典型，尤其叶外型肺隔

离症通常无临床症状，影像学不易鉴别，穿刺细胞学病理因组织量少易增加误诊概率，须与肺部肿瘤相鉴别。胸腔镜探查创伤小，镜下可明确诊断及并能安全有效治疗肺隔离症，术中应注意寻找及妥善处理异常血管，一旦异常血管损伤退缩回腹腔或纵隔内，就会造成大出血，增加手术难度。

【专家点评】

参见《胸外科疑难病例诊疗分析精粹》第 36 页。

病案 3 左肺下叶发育不良合并左肺舌段支气管扩张

【本案精要】

中年男性，因肺部感染行 CT 疑似左肺隔离症，行 VATS 肺叶切除术，术中探查证实为左肺下叶发育不良，合并左肺舌段支气管扩张。

【临床资料】

1. 病史：患者男性，41 岁，主因"反复胸痛、发热、咳嗽、咳痰 3 年，加重半个月"经门诊收入院。患者于 3 年前无明显诱因开始反复出现左侧胸痛，为钝性疼痛，无放射，体位改变疼痛无加剧。伴咳嗽、咳痰，为黄色脓痰，偶有发热，无寒战，不伴咯血，不伴胸闷、心悸，不伴恶心、呕吐，无乏力、消瘦。2 年余前在当地医院就诊行 CT 检查诊断为"左肺下叶占位，肺隔离症？"，经输液、抗炎等治疗后症状好转。出院后症状多次反复，均行抗炎治疗后好转。半个月前，患者再次出现发热、咳嗽等症状，现拟行手术治疗收入院。患者自发病以来，精神、食欲、睡眠可，二便可，体重无明显改变。既往史：4 年前因"胆囊息肉"行"胆囊切除术"。4 个月前于当地医院睡眠监测诊断"睡眠呼吸暂停综合征"，同时行支气管舒张试验阳性，诊断为"支气管哮喘"。

2. 体格检查：一般状况可，全身浅表淋巴结未触及明显肿大。气管居中。胸廓无畸形，胸壁静脉无曲张。无桶状胸，双侧肋间隙无增宽。呼吸动度对称，语颤对称，未及胸膜摩擦感。双肺叩诊清音，肺下界位于锁骨中线第 6 肋间、腋中线第 8 肋间、肩胛下角线第 10 肋间。左胸下部可及少量固定水泡音，右胸未闻及干湿啰音。呼吸律整。腹部可见中上腹 3cm 瘢痕及右肋下、右中腹及脐下 2cm 手术瘢痕。肝脾肋下未及。余未见异常体征。

3. 辅助检查：胸部增强 CT：右肺上叶可见条索影，左肺下叶内前基底段见毛玻璃样及片状密度增高影，其内见蜂窝状透光区（图 1-3-1）。CT 三维重建未见体循环来源异常供血动脉（图 1-3-2）。腹部彩超示肝轻度弥漫性改变，胆囊已切除，胰脾肾输尿管未见异常。

4. 初步诊断：左肺下叶占位。先天性肺发育不良？肺隔离症？支气管扩张症？肺癌？

【术前讨论】

患者中年男性，主因"胸痛、发热、咳嗽、咳痰 3 年，加重半个月"收入院。患者于 3 年前无明显诱因开始反复出现左侧胸痛，为钝性疼痛，无放射痛，体位改变疼痛无加剧。伴咳嗽咳痰，为黄色

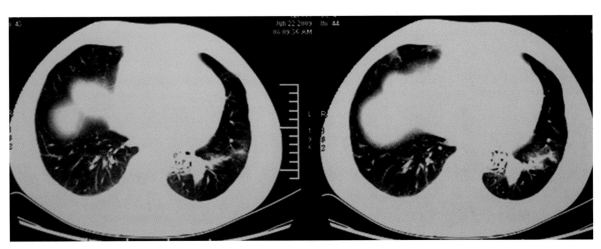

图 1-3-1　胸部 CT

左肺下叶内前基底段见毛玻璃样及片状密度增高影，其内见蜂窝状透光区

脓痰，偶有发热。2 年余前外院 CT 检查考虑"肺隔离症"诊断，经抗炎治疗后咳嗽咳痰症状好转。出院后症状多次反复，均予抗炎治疗后好转。现为进一步诊治来我院。查体左下肺叶可闻少量湿啰音。辅助检查：胸部增强 CT 示右肺上叶可见条索影，左肺下叶内前基底段见毛玻璃样及片状密度增高影，

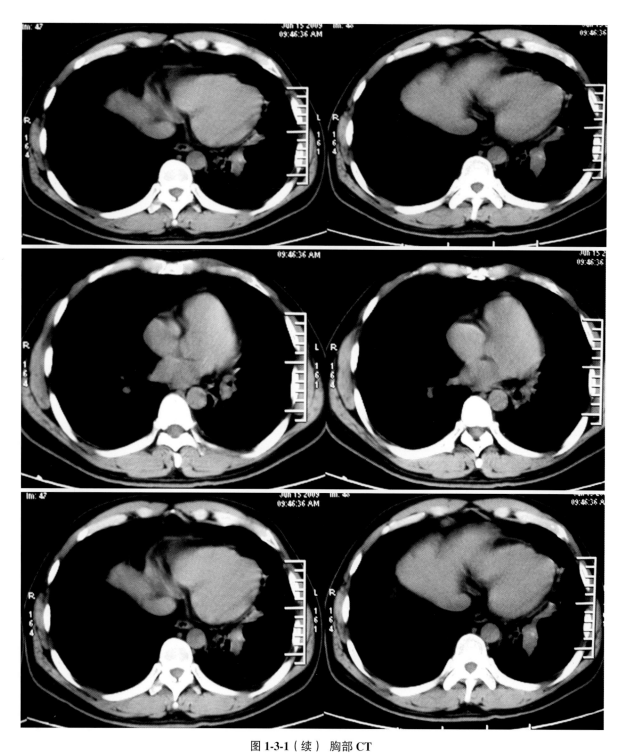

图 1-3-1（续） 胸部 CT

左肺下叶内前基底段见毛玻璃样及片状密度增高影，其内见蜂窝状透光区

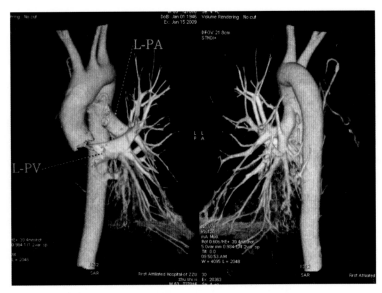

图 1-3-2 CT 三维重建未见体循环来源异常供血动脉

其内见蜂窝状透光区。CT 三维重建未见体循环来源异常供血动脉。术前诊断：左肺下叶占位，先天性肺发育不良？肺隔离症？有手术指征。入院后完善相关检查：心肺功能可；患者既往有"乙型肝炎"病史，目前肝功能正常；患者无发热，痰量 < 20ml/d。术前检查未见手术禁忌，拟于全麻下行 VATS 胸腔探查，左肺下叶切除术。

【手术及术后恢复情况】

入院后 4 天行手术治疗——VATS 左肺下叶切除 + 舌段楔形切除术。术中探查左肺下叶与胸壁散在粘连，叶间裂粘连，胸腔内无积液。分离粘连后进一步探查，见左侧胸腔大部由左肺上叶占据，左肺下叶发育不良，呈实变样，体积明显缩小，下叶基底段无炭末沉着，通气后无法复张；左肺上叶下舌段表面可见副裂，形成半游离状态肺叶样结构，无炭末沉着，无通气，仅通过少量肺组织与上叶相连（图 1-3-3A）。打开肺门前后纵隔胸膜，见大量迂曲扩张侧支血管自主动脉方向进入下叶，支气管动脉明显扩张迂曲（图 1-3-3B）。行左肺下叶切除术 + 左肺上叶舌段部分切除术。

术后安返病房，给予抗炎、化痰等治疗。术后 1 周拔除胸引管，术后 11 天出院。

【最后诊断】

术后病理：左肺下叶肺组织可见脂肪组织及支气管软骨混杂，多量管壁厚薄不均的血管，符合肺先天异常，舌段肺组织中血管扩张、充血，可见支气管扩张，少量炎细胞浸润。

最后诊断：左肺下叶发育不良，上叶舌段支气管扩张。

【病案特点分析】

本例为中年男性患者，因肺部感染行胸部 CT 发现左肺下叶占位，其所在部位为肺隔离症好发部位，外院 CT 曾诊为肺隔离症，但其胸部 CT 三维重建未发现异常血供。术中探查证实未见异常体循环来源供血动脉，同时左肺下叶呈实变样，体积明显缩小，无通气及炭末沉着，考虑为肺发育不良。部分舌段肺组织中血管扩张、充血，可见支气管扩张，少量炎细胞浸润，诊断为支气管扩张。

【专家点评】

肺组织在发育过程中发生停滞或部分停滞，从而造成肺不发育或发育不全。一侧肺可全部缺如也可以出现一个或多个肺叶缺如。双侧同时发生肺发育不全少见。肾和肺在发育上存在某种联系，肾的病态发育一般会伴有肺发育不全，如 Potter 综合征（双肾发育不全，生殖道及肢端发育畸形，伴有典型面容和肺发育不全）。此外，肺发育不全时还可以有膈神经、心脏、脊柱、膈肌和肋骨等的发育异常。

肺发育不全程度较轻或仅有一叶不发育，临床上可以无症状而偶然发现，另一些患者可以表现为咳嗽、气短或肺部感染。症状的轻重也取决于合并其他发育异常的程度和类型。

无症状的患者可不必治疗，而症状严重或双侧

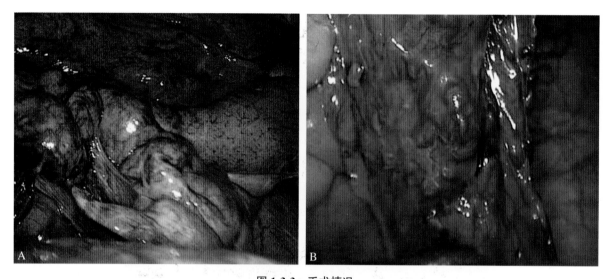

图 1-3-3　手术情况

A．左下叶体积明显缩小、实变。舌叶表面可见副裂

B．大量迂曲扩张侧支血管自主动脉进入下叶

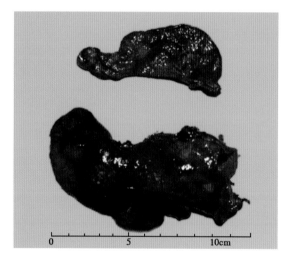

图 1-3-4　术后标本

小块标本为舌段肺组织，大块标本为左肺下叶肺组织

肺发育不全的患儿可能也根本活不到手术治疗。对于像本案例中疑诊肺隔离症同时伴有肺部感染的患者，可以考虑行手术探查并行病肺切除。胸腔镜手术创伤小，但应注意的是，虽然术前胸部 CT 三维重建未发现异常血管，术中游离是仍应高度警惕异常血管的存在，如术中粘连重、游离困难，出血风险较大时，应掌握好中转开胸的适应证。

参考文献

[1] Pearson FG，Thoracic Surgery，2nd Edition，Volume 1. Philadelphia：Elsevier，2008：511-513.

病案 4 肺先天性囊性腺瘤样畸形

【本案精要】

该病儿童多见，有症状者建议尽早手术，预后与分型相关。

【临床资料】

1. 病史：患者男性，13 岁，因"间断咳嗽、咳痰伴发热 18 天"入院。患者入院 18 天前因"感冒"出现咳嗽、咳痰，咳痰以黄脓痰为主，偶有痰中带血；伴发热，多在 38.0℃ 左右，最高时达 38.5℃，不伴发绀、盗汗、呼吸困难等症状，遂就诊于当地医院，查胸部 CT 发现右肺中叶占位，可见囊性变。给予头孢吡肟联合阿奇霉素抗感染治疗 11 天后，上述症状稍好转，患者为求进一步治疗而入我院，门诊以"右肺中叶占位"收入我科。

2. 体格检查：气管位置居中，甲状腺正常，甲状腺血管无杂音。胸廓无畸形，胸壁静脉无曲张，胸骨无压痛。肺部呼吸运动度对称，肋间隙正常，语颤对称，无胸膜摩擦感，无皮下捻发感，叩诊清音，呼吸规整，左肺呼吸音清，右下肺呼吸音低，左肺无啰音，右下肺可闻及湿啰音。

3. 辅助检查：胸片（2010-12-11）右下肺片状阴影，合并囊状透亮区及气液平，应鉴别支气管扩张或肺囊肿合并感染（图 1-4-1）。胸部 CT（2010-12-12）：右肺中叶占位，可见囊性变。胸部 CT（2010-12-27）：右肺中叶可见多发薄壁空洞，直径约 56mm，部分内可见气液平面，空洞边缘可见多发斑片状高密度影及少许索条影，余肺纹理清晰。首先考虑肺囊肿合并感染（图 1-4-2）。

4. 初步诊断：右肺中叶占位。肺囊肿？

【术前讨论】

患者男，13 岁，因"间断咳嗽、咳痰伴发热 18 天"收住我科。患者入院 18 天前出现感冒咳嗽咳痰 6 天，发热 3 天，最高温达 38.5℃，咳痰以黄脓痰为主，偶有痰中带血块，并给予头孢吡肟联合阿奇霉素抗感染治疗 11 天后，上述症状好转。术前影像学提示右肺中叶可见多发薄壁空洞，部分内可见气液平面，考虑肺囊肿合并感染可能性大。肺囊肿患者出现感染症状宜手术治疗，单纯抗炎治疗，感染

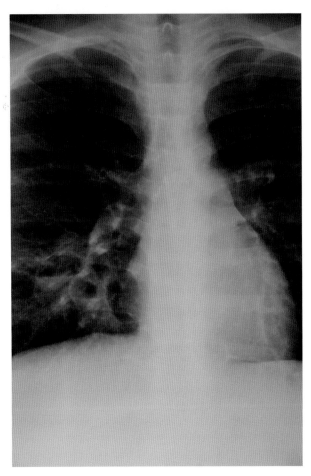

图 1-4-1　胸片

右下肺片状阴影，合并囊状透亮区及气液平

可能反复发作。入院相关检查未见明确手术禁忌证，故拟全麻下行胸腔镜下右肺中叶切除术。

【手术及术后恢复情况】

入院后第 4 天行手术治疗——VATS 右肺中叶切除术。

全麻满意后，患者取左侧卧位，常规消毒、铺单。右侧第 7 肋间腋中线行胸腔镜切口，右侧第 6 肋间肩胛下角线、右侧第 4 肋间腋前线形操作切口。探查右肺与胸壁少量粘连，斜裂分化可，水平裂前部几未分化；胸腔内无积液，壁层胸膜未见异常；肿物位于右肺中叶深面，质韧，范围约 5cm，表面胸

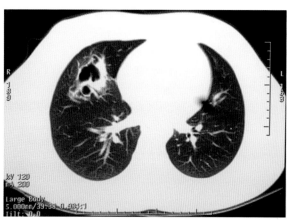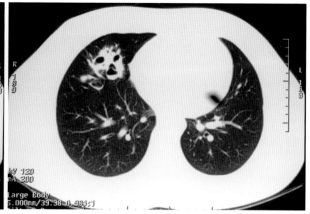

图 1-4-2　胸部 CT
右肺中叶可见多发薄壁空洞，部分内可见气液平面

膜未见异常。余肺叶探查未见异常。肺门及纵隔淋巴结未见肿大。因肿物位置深无法行楔形切除。遂行右肺中叶切除术。断粘连带，松解肺与胸壁粘连。离断下肺韧带。肺门前方游离右上肺静脉，辨认右肺中叶属支后以内镜切割缝合器离断。解剖叶间裂内肺动脉，辨认中叶动脉后，内镜切割缝合器离断。继续解剖肺门前方，显露右肺中叶支气管，确认下叶通气好后沿根部断中叶支气管。离断不全分化水平裂。标本离体，标本袋取出。台下剖开标本，见右肺中叶内范围 5cm 多发纤维囊性变，内有多量脓液。无菌生理水反复冲洗切口及胸腔，加压膨肺检查支气管残端及余肺无漏气出血。严密止血。腋中线第 7 肋间留置 28 号胸引管 1 根，尖端至胸顶，关胸。手术顺利，术中出血少量，患者脱机拔管后安返病房。标本（图 1-4-3）送病理。

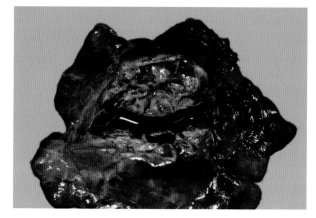

图 1-4-3　大体标本
右肺中叶内范围 5 cm 多发纤维囊性变

术后常规给予静脉抗炎等治疗，恢复过程顺利，术后第 3 天拔除胸腔引流管，第 5 天出院，伤口 Ⅱ /甲愈合。术后定期复查并随访，无复发。

【最后诊断】

病理诊断：肺组织结构破坏，可见多发性大小不等的腺管结构，腺腔被覆假复层纤毛柱状上皮，部分腺管囊性扩张，部分管壁破坏，灶状淋巴细胞、浆细胞及中性粒细胞浸润，间质纤维结缔组织增生，周围肺组织，间隔增宽，肺泡腔内大量泡沫状组织细胞聚集，结合临床病史，符合肺先天性囊性腺瘤样畸形，伴发炎症性改变及脓肿形成，送检淋巴结呈反应性增生改变（图 1-4-4）。

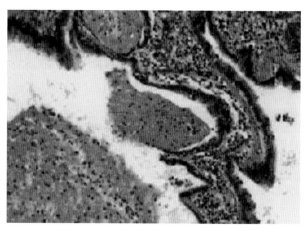

图 1-4-4　术后病理

最后诊断：肺先天性腺瘤样畸形合并感染。

【病案特点分析】

患者少年儿童，以肺部感染症状入院。术前影像学提示右肺中叶可见多发薄壁空洞，部分内可见气液平面，考虑肺囊肿合并感染可能性大。肺囊肿和反复感染患者具备手术指证，直接行肺叶切除术，完整切除异常组织。VATS 具有创伤小等特点，可以避免开胸手术对于儿童生理和心理上较大的创伤。

【专家点评】

肺先天性囊性腺瘤样畸形（congenital cystic adenomatoid malformation，CCAM）是一种少见的非遗传性的肺发育异常，文献报道的发病率仅为 1/35 000 ~ 1/10 000。不同种族和性别之间发病率没有差异。单侧、下叶发病稍多，病变累及全肺者罕见。该病 1949 年首先由 Chin 提出，主要特征是细支气管的过度增生。其发病机制尚不清楚。有学者认为 CCAM 的形成是胎儿肺芽正常成熟过程受阻或上皮间叶同时发生障碍，继之发育受阻的支气管间叶过度生长，形成大囊或小囊性病变。

1977 年 Stocker 等根据囊的大小及组织学特点将其分成 3 型：①Ⅰ型：最常见，占 60% ~ 70%。为单发或多发的大的厚壁囊腔，直径大于 2cm。囊腔内衬覆假复层纤毛柱状上皮，囊壁含薄层平滑肌和少量弹性纤维。②Ⅱ型：接近 20% ~ 30%，由多发的直径小于 2cm 的小囊腔组成。囊肿壁内覆立方或纤毛柱状上皮。囊肿之间见类似呼吸细支气管与扩张的肺泡结构，常伴发其他畸形。无黏液细胞及软骨，偶可见横纹肌纤维。③Ⅲ型：少见，约占 10%，病变由大块实性成分组成，内为纤毛立方上皮排列的细支气管样小囊腔（囊径多小于 0.5cm）。

临床表现上，成人多表现为反复或持续的肺部感染。本例患者即为此类表现。其他可能出现的症状包括咯血、气胸、脓胸、气短和胸部影像学的异常发现。由于临床表现差异较大，胸部 CT 更具有诊断价值。影像学可表现为从含有单发的或多发的不同大小的气状囊腔的软组织肿块，到与肺脓肿和肺炎近似的实性均质肿块。有文献报道 CT 在区分不同类型的 CCAM 上有较高的准确性。CT 扫描由于可以显示小的囊性病变，故可以很好的判断病变范围。

CCAM 可能转化为恶性肿瘤，最常见的病理类型有支气管肺泡癌及横纹肌肉瘤等。在治疗方面，对于无症状者，采用手术切除还是随访观察仍存在争议。一般观点认为，由于存在肿瘤压迫、反复感染和恶性变风险，因此 CCAM 应及早进行手术切除。手术方式可选择开胸或胸腔镜手术，Lan 等回顾性的分析了 12 例胸腔镜手术治疗 CCAM 的病例，结果显示尽管手术时间稍长，但与开胸手术相比，胸腔镜手术术后住院时间明显缩短，并减少了潜在的手术并发症出现的风险，同时并未增加住院费用。本例患者即接受了胸腔镜肺叶切除术，术后恢复顺利，定期随访，未见复发。

CCAM 患者的预后与病变的大小、周围未受累的肺组织的发育程度以及是否存在其他先天畸形有关。病变较大及合并有严重畸形（早产、明显纵隔移位及水肿）的患者预后不良。

参考文献

[1] Chin KY, Tang MY. Congenital adenomatoid malformation of one lobe of the lung with general anasarca. Arch Pathol Lab Med, 1949, 48 (3): 221-229.

[2] Stocker JT, Madewell JE, Drake RM, et al. Congenital cystic adenomatoid malformation of the lung. Classification andmorphologic spectrum. Hum Pathol, 1977, 8 (2): 155-171.

[3] Cloutier MM, Schaeffer DA, Hight D, et al. Congenital cystic adenomatoid malformation. Chest, 1993, 103: 761-764.

[4] Lujan M, Bosque M, Rosa M. Mirapeix et al. Late-Onset Congenital Cystic Adenomatoid Malformation of the Lung. Respiration, 2002, 69: 148-154.

[5] Wilson RD, Hedrick HL, Liechty KW, et al. Cystic Adenomatoid Malformation of the Lung: Review of Genetics, Prenatal Diagnosis, and In Utero Treatment. American Journal of Medical Genetics, 2006, 140: 151-155.

[6] 曾骐, 冯力民, 任甄华, 等. 先天性肺囊性腺瘤样畸形的诊断和治疗. 中华胸心血管外科杂志, 2003, 19 (3): 148-150.

病案 5　肺血管畸形

【本案精要】

右肺中、下叶出血改变，止血、抗炎治疗无效，支气管动脉造影可见动脉期肺动脉早显，VATS 探查示右肺中叶支气管周围血管畸形，活检病理证实为肺血管畸形。

【临床资料】

1. 病史：患者 5 年前出现咯血，量约 500ml，无明显咳嗽、咳痰，X 线胸片及胸部 CT 未见异常。半个月前患者再次出现咯血，量为 1000～1500ml，予止咳、止血等治疗后好转，5 天以来患者每天均出现痰中带血。患者为进一步诊治收入我科。患者发病以来，精神、食欲、睡眠基本正常，二便基本正常，体重无明显变化。既往史："肾病综合征"病史 11 年，诉多次复查已治愈。

2. 体格检查：颈部及双锁骨上淋巴结未及肿大。肺部呼吸运动度对称，肋间隙正常，语颤对称，叩诊清音，呼吸规整，右肺呼吸音粗，左肺呼吸音清，未闻及干湿啰音。心前区无隆起，心律齐，无杂音。无心包摩擦音。腹壁柔软，无压痛，无反跳痛及肌紧张，肠鸣音正常，4 次／分，双侧下肢无水肿。

3. 辅助检查：胸部 CT：右中叶、下叶散在多发斑片状磨玻璃样改变，右中叶可见条索影，考虑右中下肺出血改变，右中叶条片状密度增高影，不除外机化改变（图 1-5-1）。

4. 初步诊断：咯血原因待查。支气管扩张合并出血？血管畸形？自身免疫疾病引起的肺出血？

【术前讨论】

患者中年男性，慢性病程，主要表现为反复咯血、痰中带血，经止血、抗感染治疗症状稍有缓解，胸部 CT 提示右中、下肺出血改变，右中叶条片状密度增高影，不除外机化改变。患者病变位于右肺中、下叶，进一步行支气管动脉造影后考虑右侧多发支气管动脉／肋间动脉 - 肺动脉瘘，左侧支气管动脉 - 肺动脉瘘可能（图 1-5-2）。患者目前病变性质不明，咯血症状反复发作，有手术指征，相关化验检查未见明显手术禁忌，拟于全麻下行 VATS 右侧胸腔探查、肺叶切除术，根据术中情况决定具体手术方式。向患者交代病情及手术相关风险，签署知情同意书。

【手术及术后恢复情况】

入院后 27 天行手术治疗——双腔插管全麻成功后，取右侧腋中线第 8 肋间行胸腔镜探查小切口，于腋前线第 5 肋间及肩胛线第 7 肋间分别做 5cm、1.5cm 操作小切口，顺利置入胸腔镜及操作器械探

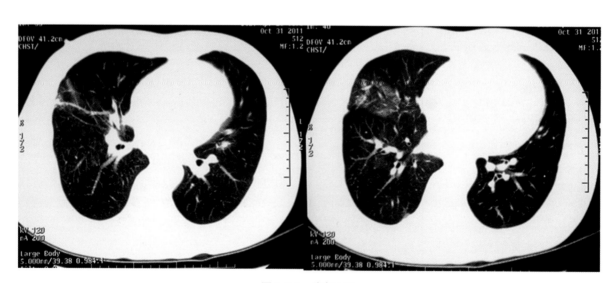

图 1-5-1　胸部 CT

右中叶可见条索影，散在多发斑片状磨玻璃样改变

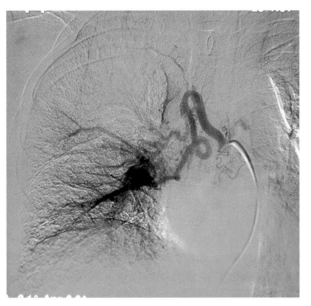

图 1-5-2 血管造影
右侧多发支气管动脉 / 肋间动脉 - 肺动脉瘘?

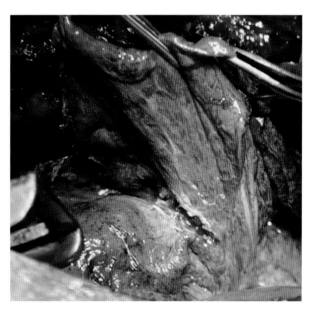

图 1-5-3 术中探查
右中叶可见多发异常支气管动脉与肺动脉有交通

查，见右侧胸腔无明显积液，少许条索样粘连带，其内有明显异常滋养血管。右肺中叶表面有迂曲的小血管。其余肺叶未见异常，食管表面的纵隔胸膜下有多发呈蔓状分布的小动脉进入支气管后方和肺内，上方到奇静脉弓，下方到下肺静脉，均有此种血管爬行。血管直径 0.5 ~ 1.5mm。考虑其为蔓状分布的异常支气管动脉，腔镜下处理困难，遂中转开胸手术。仔细分离上述血管，钳夹切断后予以结扎或缝扎。见此种血管较密集，且均为较粗的动脉，与隆突下淋巴结粘连致密，分离时出血较多，完全切断处理从肺门后方进入肺内、右侧支气管和隆突的异常血管后，考虑到支气管动脉造影所见异常支气管动脉与肺动脉有交通，尤以中叶动脉根部附近为明显（图 1-5-3），且气管镜见出血点位于中叶支气管开口附近，遂决定行中叶切除，首先分离中叶静脉，结扎并缝扎后切断，分离叶间肺动脉，以直线型切割缝合器打开分化不全的叶间裂，游离中叶内侧段、外侧段肺动脉，分别于其根部结扎并缝扎后切断，处理最后一支紧贴中叶支气管的肺动脉分支时自气管插管内有鲜红色血液溢出，切断后出血停止。以支气管闭合器于根部闭合中叶支气管后离断，完成中叶切除。冲洗胸腔，严密止血后，留置胸腔闭式引流，逐层关胸，术毕。手术顺利，术中出血近 2000ml，术毕顺利拔管，病人安返病房。体

外剖视标本，见中叶支气管切缘 2mm 以远黏膜呈紫蓝色伴轻度隆起，范围约 5mm×5mm。再解剖支气管外侧，见该处有一直径 4mm 的血管与支气管壁紧密贴合，无法分离，疑似此处异常血管在支气管壁形成血管瘤样结构（图 1-5-4）。余无异常发现。

【最后诊断】
病理诊断：（右肺中叶）肺组织中及支气管旁可

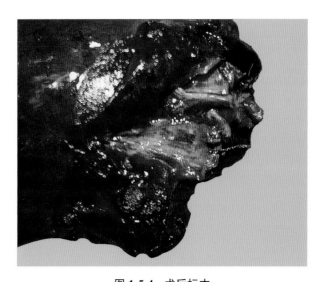

图 1-5-4 术后标本
疑似此处异常血管在支气管壁形成血管瘤样结构

见扩张的血管，血管管腔不规则，管壁较厚，可见环状肌层，结合临床病史，符合肺血管畸形。

最后诊断：肺血管畸形。

【病案特点分析】

支气管 Dieulafoy 病是一种罕见病，以支气管黏膜下畸形的动脉破裂出血为病理特征，其病因及发病机制尚不清楚，可能与支气管肺动脉先天发育异常、气道慢性炎症或损伤有关。临床表现主要为突发大咯血或支气管腔内病灶活检后发生致命性大出血。该患者主要表现为反复肺部出血及感染症状，胸部 CT 提示右中叶、下叶散在多发斑片状磨玻璃样改变，考虑右中下肺出血改变。因此，不除外支气管扩张合并肺部感染情况，最终手术病理明确为肺血管畸形，患者得以明确病因及正确的治疗。术中患者出现气道内出血，在完成肺叶切除后出血停止。术后咯血未再复发。

【专家点评】

Dieulafoy 病是一种以黏膜下畸形动脉破裂出血为特征的疾病，是法国医生 Dieulafoy 于 1898 年首先描述的，消化道中的表现已有不少报道，但至 1995 年 Sweert 等才第一次报道了支气管 Dieulafoy 病。支气管 Dieulafoy 病是以支气管黏膜下扩张或畸形的动脉破裂出血为病理特征。临床上常见突发大咯血或支气管镜检查发现腔内突起样病灶，疑为肿瘤，活检后大出血，易发生窒息而死亡。本病病因及发病机制目前尚不清楚，可能与支气管肺动脉先天发育异常、气道慢性炎症或损伤有关。

文献报道本病多发生于成年人，既往健康或曾有咯血病史，男性似多于女性；右肺发生率高于左肺；支气管镜检查可提供诊断线索，镜下常见突向管腔的结节状病灶，但易误认为肿瘤，有时因管腔内积血或血块堵塞又易漏诊；主要确诊手段是支气管动脉 X 线造影和手术或尸检标本病理检查。而最近有学者提出，气道内超声检查有助于明确结节状病灶的性质，多排 CT 动脉造影可以清楚地显示支气管肺血管的形态及其走向，是一种可快速准确评价咯血原因的无创检查。从病理解剖标本看，这些扩张或畸形的动脉穿行于支气管壁并紧邻支气管腔，仅被覆黏膜上皮，而且这些异常血管多来源于支气管动脉系统，少数来源于肺动脉。

手术或内镜治疗者 93% 可治愈，保守治疗者大部死亡。栓塞疗法的报告较少，在各种方法不能明确诊断和治疗无效的情况下，手术探查和治疗是唯一的也是最后的选择。由于目前对支气管 Dieulafoy 病尚缺乏足够的认识及诊断技术，易造成误诊、漏诊。因此，对于不明原因大咯血或支气管镜检查发现突向管腔的结节状病灶时，应考虑行 CT 及支气管动脉造影，以排除支气管 Dieulafoy 病的可能。

无论是内镜抑或手术治疗，只要能找到真正的出血灶并给予适当的处理，一般预后良好，未报告有明显的并发症，保守治疗者大部死亡。提高治愈率降低死亡率的关键是提高对本病的认识和警惕，加强急诊内镜检查，尽早明确诊断。

参考文献

[1] Sweerts M，Nicholson AG，Gold straw P，et al. Dieulafoy's disease of the bronchus. Thorax，1995，50：697-698.

[2] vander Werf TS，Timmer A，Zijlstra JG. Fatal haemorrhage from Dieulafoy's disease of the bronchus. Thorax，1999，54：184-185.

[3] Pomplun S，Sheaff MT. Dieulafoy's disease of the bronchus：an uncommon entity. Histopathology，2005，46：598-599.

[4] Kuzucu A，Gurses I，Soysal O，et al. Dieulafoy's disease：a cause of massive hemoptys is that is probably underdiagnosed. Ann Thorac Surg，2005，80：1126-1128.

[5] Maxeiner H. Lethal hemoptys is caused by biopsy injury of an abnormal bronchial artery. Chest，2001，119：1612-1615.

[6] 谢宝松，陈愉生，林美福，等. 支气管 Dieulafoy 病一例报告并文献复习. 中华结核和呼吸杂志，2006，29（12）：801-803.

[7] Bhatia P，Hendy M S，Li Kam-Wa E，et al. Recurrent embolotherapy in Dieulafoy's disease of the bronchus. Can Respir J，2003，10：331-333.

[8] Loschhorn C，Nierhoff N，Mayer R，et al. Dieulafoy's disease of the Lung：a potential disaster for the bronchoscopist. Respiration，2006，73：562-565.

[9] Bruzzi JF，Remy-Jard inM，Delhaye D，et al. Multi detector row CT of hemoptysis. Radiographics，2006，26：3-22.

病案 6　节段性肺气肿

【本案精要】

青少年患者，局限性节段性肺气肿合并气胸，手术切除病变肺段，术后恢复良好

【临床资料】

1. 病史：患者男性，17岁，因"间断右侧胸部疼痛不适1月余"入院。患者入院1月余前无明显诱因突发右侧胸部疼痛不适感，伴有轻微喘憋感，无发绀、明显呼吸困难等症状，就诊于外院，行胸片检查提示右侧气胸，胸部CT检查示"右侧少量气胸，右侧局限型肺气肿"，给予静脉抗炎治疗7天后，右侧胸部疼痛不适及轻微喘憋症状好转。1个月前我院行胸部CT：右肺上叶及下叶可见大范围高透光区域，其内肺纹理平直，肺结构简化，部分区域的密度更低，右侧胸膜下可见多发类小圆形透亮区，考虑右侧气胸，右侧间隔旁气肿及右肺上、下叶全小叶型肺气肿。遂入院行电子支气管镜检查，术中未见气道明显异常。肺灌注显像提示：右肺多肺段灌注及通气均减低。本次入院前半个月患者运动后出现右侧胸部疼痛，性质为隐痛，持续约1分钟缓解，无放射，不伴胸闷、气短、憋气等不适。为进一步治疗而入我院，门诊以"气胸，肺气肿"收入我科。

2. 体格检查：气管位置居中，甲状腺正常，甲状腺血管无杂音。胸廓无畸形，胸壁静脉无曲张，胸骨无压痛。肺部呼吸运动度对称，肋间隙正常，语颤对称，无胸膜摩擦感，无皮下捻发感，叩诊清音，呼吸规整，左肺呼吸音清，右肺呼吸音低，双肺未闻及啰音。

3. 辅助检查：胸部CT：右肺上叶及下叶可见大范围高透光区域，其内肺纹理平直，肺结构简化，部分区域的密度更低，右侧胸膜下可见多发类小圆形透亮区，考虑右侧气胸，右侧间隔旁气肿及右肺上、下叶全小叶型肺气肿。肺灌注显像：右肺多肺段灌注及通气均减低，结合胸部CT考虑与局限性肺气肿、肺大疱有关（图1-6-1、图1-6-2）。

4. 初步诊断：右肺节段性肺气肿。
右侧自发性气胸。

【术前讨论】

患者17岁男性，近1月反复出现右侧胸痛不适，我院行胸部CT：右肺上叶及下叶可见大范围高透光区域，其内肺纹理平直，肺结构简化，部分区域的密度更低，右侧胸膜下可见多发类小圆形透亮区，考虑右侧气胸，右侧间隔旁气肿及右肺上、下叶全小叶型肺气肿。肺灌注显像示：右肺多肺段灌注及通气均减低。结合病史、查体及辅助检查，考虑术前诊断：右侧自发性气胸、右肺节段性肺气肿。患者为青春期男性，右肺较大面积的节段性肺气肿，伴自发性气胸，有手术适应证，未见手术禁忌，拟

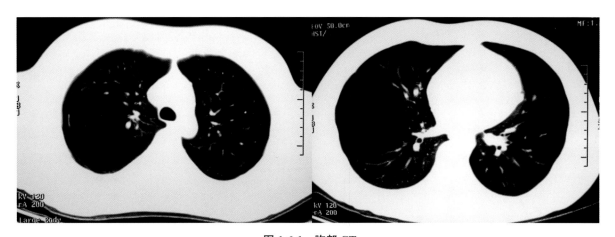

图 1-6-1　胸部 CT

右肺上下叶全小叶肺气肿

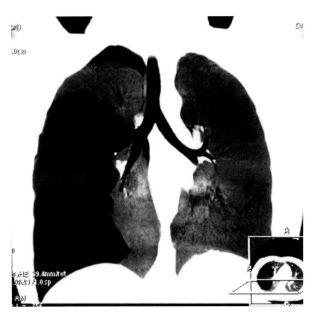

图 1-6-2 胸部 CT 重建

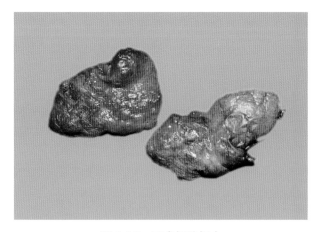

图 1-6-3 手术切除标本
病灶呈气肿样变

在全麻下行胸腔镜探查术,根据术中探查所见决定具体手术方式和切除范围。

【手术及术后恢复情况】

入院后第 3 天行手术治疗——VATS 右肺上叶后段切除术,下叶基底段楔形切除术。

全麻满意后,患者取左侧卧位,常规消毒、铺单。右侧第 8 肋间腋中线行胸腔镜切口,右侧第 8 肋间肩胛下角线、右侧第 5 肋间腋前线做操作切口。探查右侧胸腔脏壁层胸膜光滑,无粘连,胸腔内无积液;右肺上叶后段及右肺下叶外基底段过度通气呈气肿样,局部大疱形成,肺组织无炭末沉着;余肺段探查未见异常。遂按术前方案行右肺上叶后段段切除和右肺下叶外基底段楔形切除。离断下肺韧带,内镜切割缝合器楔形切除右肺下叶外基底段。解剖叶间裂,显露右肺上叶后升支动脉,见其发育细小,予结扎及 Hem-o-lok 夹闭。叶间裂内显露上肺静脉后段属支,呈多分支样,发育细小,以切割缝合器离断。沿气肿肺组织与正常肺组织分界离断肺及后段支气管。标本以标本袋取出。台下剖视标本:见肺组织呈气肿改变并肺大疱形成(图 1-6-3)。无菌生理水反复冲洗胸腔,加压膨肺检查切缘及余肺无漏气出血。严密止血。腋前线第 5 肋间、腋中线第 8 肋间留置 28 号胸引管 2 根,尖端至胸顶,关胸。手术顺利,术中出血少量,患者脱机拔管后安返病房。

术后常规给予补液、抗炎等治疗,恢复过程顺利,术后第 16 天拔除胸腔引流管,第 18 天出院,伤口 II / 甲愈合。术后定期复查并随访,无复发。

【最后诊断】

病理诊断:(右肺上叶)送检小块肺组织,部分肺泡囊状扩张,伴有水肿及出血,局部肺大疱形成,灶状淋巴细胞浸润。

最后诊断:右肺节段性肺气肿。
右侧自发性气胸。

【病案特点分析】

患者青少年,以气胸、肺气肿入院。术前 CT 及肺灌注显示为两个肺段的气肿。气管镜未见气管变异。患者并发气胸,应手术治疗。胸腔镜下探查见气肿局限为上叶后段及下叶基底段,气肿部分边界清晰,大疱位于气肿的肺段,故手术行两个肺段的切除,同时解决气胸及肺气肿。术后恢复良好。

【专家点评】

先天性肺叶肺气肿通常上叶及中叶受累最多,但多局限于一个肺叶,其病因随临床表现各有不同,但基本的发病机制肯定有肺叶或肺段支气管的球瓣阻塞。气体被封闭在远端肺组织内,引起肺组织过度膨胀,进一步加重支气管梗阻。支气管黏膜肉芽组织形成是造成支气管阻塞的原因之一。此外,支撑支气管的软骨缺乏和软化,使得支气管壁在呼气时管腔内陷而引起进行性气体潴留,也可以导致先天性肺叶肺气肿。某些外压性支气管阻塞同样可引起先天性肺气肿,如动脉导管未闭、双主动脉弓等心血管畸形。

先天性肺叶肺气肿最常见的临床表现是呼吸困

难，绝大多数见于新生儿和婴幼儿，成年后确诊者甚少。最常见部位为左肺上叶，其次为右肺上叶和右肺中叶，双侧病变者约占 20%，单独肺下叶病变很少见。CT 是最常用的辅助诊断方法。在影像学上需要和先天性支气管闭锁、先天性囊性腺瘤样畸形、肺囊肿、感染性阻塞性肺气肿相鉴别（参见本书第一章病案 7：先天性支气管闭锁继发感染）。

先天性肺叶肺气肿的治疗方法是手术切除病变肺组织。本案例中通过胸腔镜手术将上叶和下叶病变肺组织完全切除，预后良好。

参考文献

[1] Kameyama K，Okumura N，Kokado Y，et al. Congenital Bronchial Atresia Associated With Spontaneous Pneumothorax，Ann Thorac Surg，2006，82：1497-1499.

[2] Cappeliez S，Lenoir S，Validire P，et al. Totally endoscopic lobectomy and segmentectomy for congenital bronchial atresia. Euro J Cardio-thoracic Surg，2009，36：222-224.

[3] Petrozzi MC，Gilkeson RC，McAdams HP，et al. Bronchial Atresia：Clinical Observations and Review of the Literature Clin Pulm Med，2001，8（2）：101-107.

[4] Yoon YH，Son KH，Kim JT，et al. Bronchial Atresia Associated with Spontaneous Pneumothorax：Report of A Case. J Korean Med Sci，2004，19：142-144.

[5] Paramalingam S，Parkinson E，Sellars M，et al. Congenital Segmental Emphysema：An Evolving Lesion. Eur J Pediatr Surg，2010，20：78-81.

病案 7　先天性支气管闭锁继发感染

【本案精要】
中年发病的先天性支气管闭锁，易合并感染，宜尽早手术切除。

【临床资料】
1. 病史：患者男性，40岁，主因"体检发现右肺下叶占位2年"以"先天性支气管闭锁"收住入院。患者2年前体检行胸部CT发现右肺下叶外后缘占位，考虑肺先天性发育异常（图1-7-1、图1-7-2），无咳嗽、咳痰，无痰中带血，无气短、胸闷，无恶心、呕吐，无腹痛、腹泻等不适。于外院每半年定期复查一次，未予特殊治疗。20天前外院行胸部CT提示病灶较之前增大。现患者为进一步诊治入院。患者自发病以来精神可，饮食、睡眠良好，大、小便规律，体重无明显变化。

2. 体格检查：颈部及双侧锁骨上淋巴结未触及肿大，气管居中，胸廓对称，腹式呼吸，双侧呼吸动度无明显差别，双侧触觉语颤无明显差别，未及胸膜摩擦感，双肺叩清音，双肺呼吸音清。双肺未闻干湿啰音及胸膜摩擦音。

3. 辅助检查：胸部CT（外院）：右肺下叶外后叶缘可见一不规则占位，右肺下叶正常肺组织受压前移，病变内透亮度增高，周边可见肺气肿样改变，

病灶中可见被黏液充填的异常支气管影（图1-7-3）

4. 初步诊断：右肺下叶占位，先天性支气管闭锁？

【术前讨论】
患者男，40岁，主因"体检发现右肺下叶占位2年"以"先天性支气管闭锁"收住入院。胸部CT示右肺下叶外后叶缘可见一不规则占位，右肺下叶正常肺组织受压前移，病变内透亮度增高，周边可见肺气肿样改变，病灶中可见被黏液充填的异常支气管影。入院后完善术前检查，未见手术禁忌证。经全科讨论后，根据患者目前病史、体征及辅助检查，考虑右肺下叶肺先天性发育异常，支气管闭锁诊断可能性大，拟全麻下行纤维支气管镜检查及VATS右侧胸腔探查术。根据术中探查所见及冰冻病理结果决定具体手术方式。

【手术及术后恢复情况】
入院后第4天行手术治疗——无痛电子纤维支气管镜检查/电视胸腔镜右侧胸腔探查，VATS右肺

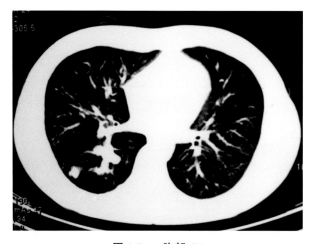

图 1-7-1　胸部 CT
示右肺下叶支气管先天性发育异常，考虑支气管闭锁

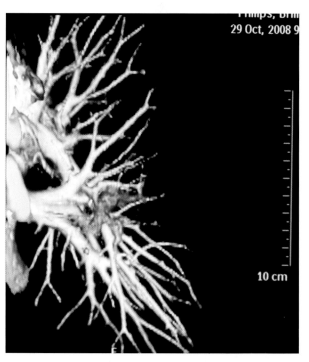

图 1-7-2　胸部 CT
右侧支气管树重建

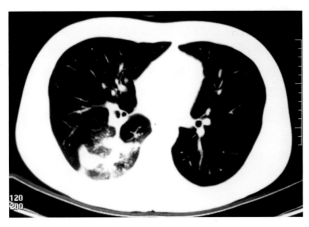

图 1-7-3 右肺下叶可见被黏液充填的异常支气管影

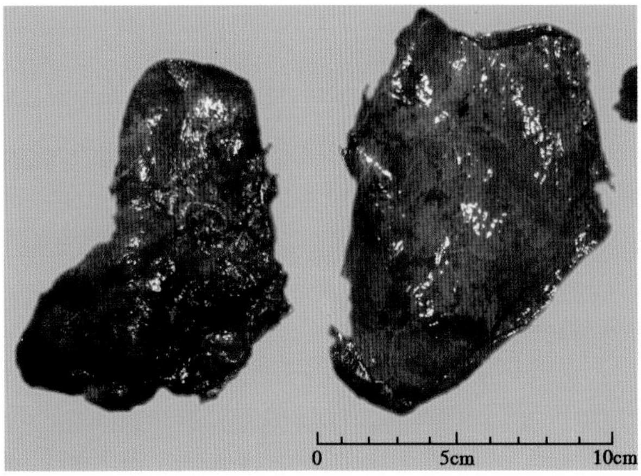

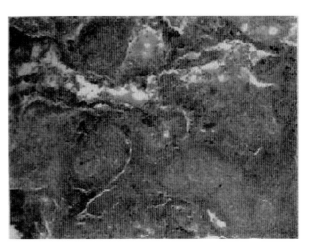

图 1-7-4 切除标本
可见背段多囊状病灶（标本经小切口剪断后取出）

下叶切除术。

首先静脉麻醉下行气管镜检查，见双侧支气管通畅，未见新生物。双腔插管全麻成功后，取左侧卧位，常规消毒铺单，分别取右侧第 8 肋间腋中线和第 7 肋间肩胛下角线、第 5 肋间腋前线分别做小切口，置入胸腔镜及操作器械。探查见胸腔内无明显粘连，可见少量淡黄色清亮积液，脏壁层胸膜及膈肌表面光滑，病变位于右肺下叶背段，直径约 6cm，边界不清，多囊状，表面脏层胸膜无凹陷，局部肺组织无炭末沉积。术中考虑为局部肺组织发育不全，局部先天性支气管闭锁可能性大，范围较广，无法行肺楔形切除术，故决定按术前预案行胸腔镜下右肺下叶切除术。切开下肺韧带，打开肺门周围胸膜，并切断支气管动脉，打开叶间裂，游离右肺下叶各动脉分支，以内镜直线切割缝合器离断。游离右肺下叶静脉并以内镜直线切割缝合器离断；最后游离右肺下叶支气管，以内镜直线切割缝合器离断之，支气管残端闭合满意。完整切除右肺下叶置入标本袋内取出。切除的标本（图 1-7-4）送检，冰冻病理提示肉芽肿性炎。以无菌蒸馏水及生理盐水冲洗浸泡胸腔，吸痰膨肺，未见明显漏气，严密止血，确定无活动性出血后，以生物蛋白胶喷洒隆突下创面及支气管残端。于右侧第 8 肋间腋中线置 28 号胸腔引流管一根，清点器械、敷料无误后，关胸，术毕。术中出血约 100ml，术后待病人清醒后拔除气管插管，安返病房。

术后常规给予补液、抗炎等治疗，恢复过程顺利，术后第 10 天拔除胸腔引流管，第 11 天出院，

伤口 II / 甲愈合。术后定期复查并随访，无复发。

【最后诊断】

病理诊断：（右肺下叶背段）肺组织肉芽肿性炎，可见小灶坏死，周围部分肺泡腔及细支气管不规则扩张，部分上皮脱落至肺泡腔。特殊染色结果：PAS（-），抗酸染色可见个别阳性杆菌，请临床除外结核。（右肺下叶基底段）肺组织内可见支气管扩张，伴灶状淋巴细胞浸润，周围伴行厚壁血管，部分肺泡扩张不良。（7、11 组淋巴结）淋巴结反应性增生，灶状炭末沉着（图 1-7-5）。

最后诊断：右肺下叶先天性支气管闭锁合并感染。

【病案特点分析】

患者为中年男性，2 年前体检发现右肺下叶管束状致密影，通向下叶支气管，考虑先天性支气管闭

图 1-7-5 术后病理

锁诊断可能。后复查胸部 CT 示右肺下叶占位，其内可见合并支气管黏液栓，合并阻塞性肺炎。影像学所见提示右肺下叶似存在副裂，术前不除外肺外型肺隔离症，行气管镜检 +VATS 肺叶切除。气管镜虽未见明确闭锁支气管，但术中可见右肺下叶背段囊性实变，发育不全，故考虑为先天性支气管闭锁继发感染。

【专家点评】

支气管闭锁是一种罕见的先天性发育异常，可为段或叶支气管缺如，同时相应受累的段或叶出现过度充气，导致肺实质呈气肿样改变。由于侧支通气的存在以及活瓣作用，病变肺组织呈过度通气状态。其具体病因不明，有的理论认为是孕 16 周后子宫内缺血所致；也有理论认为是胎儿期间外力损伤、支气管黏膜肥厚或支气管受压所致[1]。从病理学角度定义，支气管闭锁是支气管呈一盲端，同时伴有远端囊肿形成，周边肺组织呈现过度通气的一种状态。某些先天性疾病如漏斗胸等，亦可能会合并支气管闭锁。某些时候支气管可能仍然存在，但管腔是闭塞的。因此纤维支气管镜可能无法确诊支气管闭锁，但 CT 可以明确诊断。支气管闭锁 CT 特征性表现有：①黏液囊肿；②黏液囊肿中心有闭塞的支气管；③周围肺组织呈气肿样改变。如果上述三种征象并存，同时又能通过纤维支气管镜检查除外肿瘤、异物或炎性狭窄导致的近段支气管堵塞，先天性支气管闭锁即可确诊。

尽管支气管闭锁一般局限于某一肺段，很少影响到整个肺叶，但考虑到邻近肺组织经常受压以及黏液积存和通气活瓣所带来的不利影响，近期很多文献把肺叶切除术作为首选治疗方法。电视辅助胸腔镜（VATS）治疗婴幼儿或儿童先天性肺部疾病的报道越来越多，VATS 的优势不仅在于可以减轻术后疼痛和美观，还可以减少开胸手术所带来的并发症，如胸廓畸形和脊柱侧弯等。VATS 肺叶切除治疗成人肺良性疾病的亦有报道，但由于叶裂融合或炎性粘连，或是炎性淋巴结的影响，中转开胸手术的比例较高。先天性支气管闭锁多见于年轻患者，肺组织的质量较好，病变肺组织与正常肺组织的界限通常较为清楚，有利于进行胸腔镜下肺段切除手术。肺段手术的难点即在于辨认肺段之间的界线。若邻近正常肺段受压明显，可以考虑行肺叶切除手术。无论进行肺段或肺叶切除术治疗支气管闭锁，都要考虑到因为患者年轻，需要尽可能保留患者的肺功能和保证美观[2,3]。

参考文献

[1] Wang Y，Dai W，Sun Y，et al. Congenital bronchial atresia：diagnosis and treatment. Int J Med Sci，2012，9：207-212.

[2] Cappeliez S，Lenoir S，Validire P，et al. Totally endoscopic lobectomy and segmentectomy for congenital bronchial atresia. Eur J Cardiothorac Surg，2009，36：222-224.

[3] Discioscio V，Feraco P，Bazzocchi A，et al. Congenital cystic adenomatoid malformation of the lung associated with bronchial atresia involving a different lobe in an adult patient：a case report. J Med Case Rep，2010，4：164.

病案 8　叶内型肺大疱

【本案精要】

　　青年男性，查体发现肺实质内孤立性大疱，术中行大疱开窗，并切除绝大部分大疱壁，右肺下叶得以保留。

【临床资料】

　　1. 病史：患者男性，18岁，主因"阵发性胸痛，发现右肺大疱1月余"收住我科。1月余前患者无明显诱因出现右胸部疼痛，无气短、喘憋、咳嗽、咳脓痰、咯血，无呼吸困难，无心悸、出汗或黑蒙，无恶心、呕吐。就诊于外院行胸片检查提示右下肺野环形透亮影，进一步行胸CT检查提示右下肺肺大疱。为进一步治疗入院。既往史及个人史无特殊。

　　2. 体格检查：一般情况可，颈部及双侧锁骨上淋巴结未触及肿大，气管居中，胸廓对称，未见胸廓畸形，双侧呼吸动度基本对称，双肺触觉语颤对称，未及胸膜摩擦感，双肺叩诊清音，双肺呼吸音清，未闻明显干湿啰音及胸膜摩擦音。

　　3. 辅助检查：胸片：右下肺野环形透亮影（图1-8-1）。胸部CT：右肺下叶直径5cm囊性气腔样病变（图1-8-2）。

　　4. 初步诊断：右肺下叶肺囊肿？肺大疱？包裹性气胸？肺包虫囊肿？

【术前讨论】

　　患者男性，18岁，因阵发性胸痛，查体发现右肺下叶大疱。否认既往反复肺部感染病史，否认咳脓痰、咯血，否认疫区、疫水接触史。入院查体无特殊。入院CT示右下肺囊肿样改变（类似肺气肿病变，病变有清楚高密度边缘）。考虑患者病变为先天性可能性大，首先考虑肺囊肿，但患者否认既往有咳脓痰、咯血病史，叶内型肺大疱不除外。患者反复发作右侧胸痛，考虑症状可能因病变炎症粘连有关，目前有手术适应证，术前检查未见明显手术禁忌，拟全麻下行胸腔镜探查。病变体积较大，完

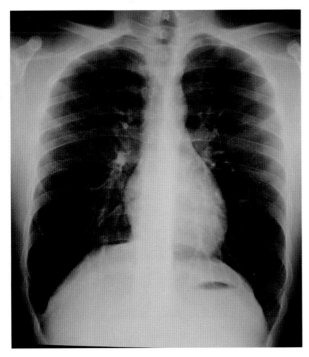
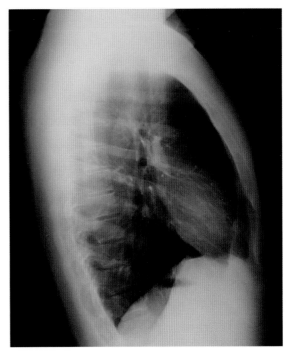

图 1-8-1　胸部正侧位

右下肺环形阴影

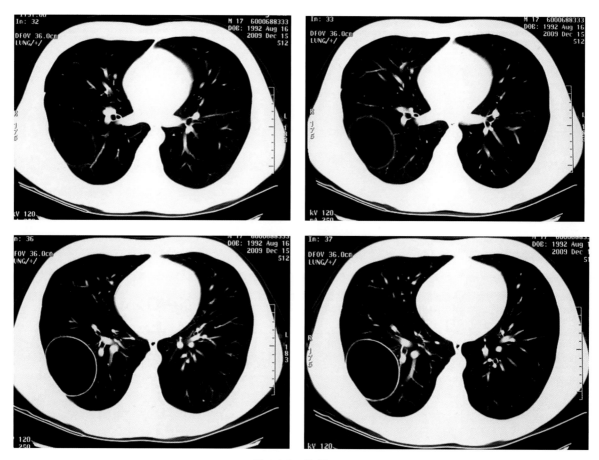

图 1-8-2　胸部 CT
右肺下叶囊性气腔样病变

整切除可能需切除肺叶，考虑患者年龄及病变性质，争取行单纯囊肿/肺大疱切除，视术中情况决定具体术式。向患者及其家属交待病情、手术方式、术中及术后可能出现的并发症并签署知情同意书。

【手术及术后恢复情况】

入院后 5 天行 VATS 肺大疱切除术治疗——双腔插管全麻成功后，取左侧卧位，常规消毒铺单，分别取右侧第 8 肋间腋中线，第 7 肋间肩胛下角线、第 5 肋间腋前线分别做小切口，置入胸腔镜及操作器械，探查胸腔内无明显粘连，未见明显胸腔积液，壁层胸膜光滑，叶间裂分化好，病变位于右肺下叶前外基底段至背段范围肺实质内，肺组织明显肿胀膨隆，呈囊性，边界不清，表面肺组织明显变薄，镜下诊断肺囊肿（图 1-8-3）。以电钩自囊肿顶部打开囊壁，可见囊内无明显内容物，加水充气囊肿内未见明显漏气（图 1-8-4）。根据术中探查结果考虑

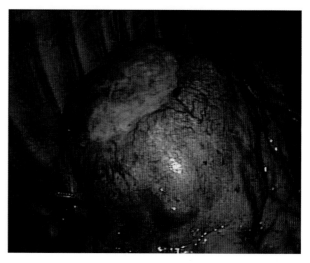

图 1-8-3　手术探查
右肺下叶病变外观

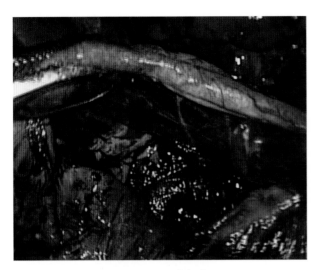

图 1-8-4　手术探查
打开囊壁后内面观

此囊肿未与支气管相通，下叶除囊肿外剩余正常肺组织较多，加之患者年轻，近期要参加高考，若行肺叶切除正常肺组织损失多，创伤大，与患者家属协商后仅行囊肿开窗，囊壁切除。以内镜切割缝合器自囊肿外壁尽量靠近囊肿基底部包含部分正常肺组织，环周切除囊肿壁，囊肿内壁以氩气刀全面烧灼破坏生发上皮，最后将部分残留囊壁兜底缝合，消灭囊内死腔。充分止血，生理盐水清洗胸腔，充气确认肺组织切缘无漏气及出血后，放置胸腔引流管 1 根，逐层关胸。术毕。术中出血 150ml，术后待病人清醒后拔除气管插管，安返病房。

【最后诊断】

（右肺）部分肺组织切除标本：小块肺组织出血，部分肺泡间隔断裂，肺泡囊状扩张，其中可见纤维囊壁样结构表现，符合肺大疱改变。

最后诊断：叶内型肺大疱。

【病案特点分析】

患者为青年男性，因阵发性胸痛查体发现右肺下叶肺实质内孤立性大疱。既往无肺部感染史及气胸史。胸部 CT 显示病变呈类圆形，边界清楚。从影像学表现考虑为先天性肺囊肿（气囊肿）或叶内型肺大疱可能，但因病变体积较大，与下肺血管距离较近，如完整切除需切除右肺下叶。术中打开大疱壁后，发现其内壁较为光整，未见与支气管相通，试水漏气不明显，考虑患者较年轻，病变为良性，遂行开窗术，切除绝大部分大疱壁。术后患者恢复

顺利，随访至今未见气胸。

【专家点评】

各种原因导致肺泡内压力升高，肺泡壁破裂，互相融合，在肺组织形成直径大于 1cm 的含气囊腔为肺大疱（pulmonary bulla）。肺泡破裂后空气进入脏胸膜下间隙，形成的胸膜下小泡（bleb），并非严格意义上的肺大疱。

肺大疱有单发也有多发。继发于肺炎或肺结核者常为单发；继发于肺气肿者常为多发，且大疱与呈气肿样改变的肺组织常界限不清。合并明显肺大疱的肺气肿也称大疱型肺气肿。依据肺大疱的形态及与正常肺组织的关系，常将其分为 3 种类型。Ⅰ 型：狭颈肺大疱。突出于肺表面，并有一狭带与肺相连。常单发，也可见多个大疱呈簇状集中构成。常见于肺上叶，壁薄，易破裂形成自发性气胸。Ⅱ 型：宽基底表浅肺大疱。位于肺实质表层，在脏层胸膜与气肿性或正常肺组织之间。肺大疱腔内可见结缔组织间隔，可见于任何肺叶。Ⅲ 型：宽基底深位肺大疱。结构与 Ⅱ 型相似，但部位较深，周围均为气肿性或正常肺组织，肺大疱可伸展至肺门，可见于任何肺叶。本病例即属于此型。

较小的、数目少的单纯肺大疱可无任何症状，有时只是在胸片或 CT 检查时偶然被发现。体积大或多发性肺大疱可有胸闷、气短等症状，尤其是体积超过一侧胸腔容积 1/2 的巨型大疱。

肺大疱主要的并发症是自发性气胸或血气胸。肺大疱继发感染时大疱腔被炎性物质填充，可使空腔消失，或形成液气平。病人出现咳嗽、咳痰、寒战和发热，原有的喘憋症状加重。临床上需要与肺脓肿或空洞性肺结核相鉴别。

体积大且靠近胸壁的肺大疱需要与气胸进行鉴别。既往没有基础肺部疾病的自发性气胸称为原发性自发性气胸（primary spontaneous pneumothorax）。病人多数为瘦高体型的青年男性，起病常无明显诱因，少数病人有肺大疱和（或）气胸家族史，表现为突然出现的呼吸困难、胸痛等。绝大多数原发性自发性气胸经手术证实是胸膜下小泡（bleb）破裂所致。胸片检查可见局部肺野透亮度更高，完全无肺纹理，且肺组织向肺门方向压缩，弧度与肺大疱相反。CT 是有效的鉴别诊断方法。巨大肺大疱与气胸鉴别困难时，作胸穿应慎重，以免刺破大疱，造成医源性气胸，甚至成为张力性气胸。

手术是肺大疱唯一的治疗措施，但并非所有的

肺大疱病人均需手术治疗。偶然发现的无症状的肺大疱一般勿需治疗。手术的适应证是：①肺大疱破裂引起自发性气胸或血气胸者；②多发且体积较大的肺大疱压迫邻近肺组织，引起明显限制性通气障碍者；③肺大疱并发反复感染者。

目前绝大多数的肺大疱手术均可在电视胸腔镜下完成。手术具有创伤小、恢复快、切口美观等优点。术中发现体积较大的肺大疱应于其基底部正常肺组织处行肺楔形切除，以完整切除大疱；较小的或靠近肺门难以完整切除的肺大疱可行结扎、缝扎或电凝灼烧处理；位于深部肺组织内的肺大疱，除非体积较大或合并感染，否则可不用处理。合并复发性气胸的肺大疱病人，建议同期行胸膜固定术以预防气胸复发。

参考文献

[1] 王俊，刘桐林，陈鸿义．自发性气胸的胸腔镜手术治疗．中华外科杂志，1994，10：589-591．

[2] Berlanga LA，Gigirey O. Uniportal video-assisted thoracic surgery for primary spontaneous pneumothorax using a single-incision laparoscopic surgery port：a feasible and safe procedure. Surg Endosc，2011，25（6）：2044-2047．

[3] Homma T，Sugiyama S，Kotoh K，et al. Early surgery for treatment of spontaneous hemopneumothorax. Scand J Surg，2009，98（3）：160-163．

[4] Kim ES，Kang JY，Pyo CH，et al. 12-year experience of spontaneous hemopneumothorax. Ann Thorac Cardiovasc Surg，2008，14（3）：149-153．

病案 9　肺动静脉瘘

【本案精要】

右肺下叶动静脉瘘，影像学表现较为典型，行肺楔形切除。

【临床资料】

1. 病史：患者男性，24 岁，主因"体检发现右肺下叶占位 1 年半"以"右肺下叶占位"收入院。患者 1 年半前于外院常规体检胸片及胸部 CT 示"右肺下叶占位，右肺下叶前基底段动静脉畸形可能"，未予特殊处理，之后未定期复查。患者无咳嗽、咳痰、咯血，无发热、盗汗、乏力，无胸痛、胸闷、气短。现患者为进一步治疗，门诊以"右肺下叶占位"收入我科。既往史：诊断"乙肝病毒携带者"、"大三阳"10 年，2 年前于外院行肝干细胞移植术，术后服用拉米夫定 1 粒 / 天。既往史：青霉素过敏。家族史无特殊。

2. 体格检查：一般情况可，全身浅表淋巴结无肿大。胸廓无畸形，胸壁静脉无曲张，胸骨无压痛。肺部呼吸运动度对称，肋间隙正常，语颤对称，无胸膜摩擦感，无皮下捻发感，叩诊清音，呼吸规整，双肺呼吸音清，未闻及啰音。

3. 辅助检查：胸片：双肺纹理增重，右下肺可见不规则结节状高密度影，边界清晰，密度均匀（图 1-9-1）。胸部增强 CT：双肺野纹理清晰，右肺下叶前基底段可见一增粗的供血小动脉及一扩张的引流静脉，两者相交通，局部形成迂曲扩张的血管团，气管及各叶支气管开口通畅。纵隔内未见明显肿大淋巴结。心影大小及形态未见异常，肺动脉干直径不宽，未见胸腔积液及胸膜肥厚（图 1-9-2）。

4. 初步诊断：右肺下叶占位，动静脉瘘？

【术前讨论】

患者为青年男性，体检发现右肺下叶占位。查体无特殊。胸片及胸部 CT 三维重建可见明显增粗的动静脉血管汇合，考虑肺动静脉瘘诊断明确。患者有手术指征，术前检查未见手术禁忌，病变位于右肺下叶周边，拟全麻下行 VATS 肺楔形切除术。

【手术及术后恢复情况】

入院后 3 天行手术治疗——VATS 右肺下叶楔

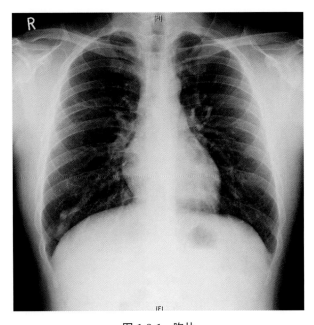

图 1-9-1　胸片

右下肺可见不规则结节状高密度影，边界清晰，密度均匀

形切除术。双腔插管全麻成功后，取左侧卧位，常规消毒、铺单，分别取右侧第 7 肋间腋中线、第 5 肋间腋前线及第 8 肋间肩胛下角线做小切口，置入胸腔镜及操作器械，探查胸腔内未见明显积液，壁层胸膜光滑，叶间裂分化好；病变位于右肺下叶前基底段膈面，呈蓝黑色外观，形状不规则，范围约 2cm×1cm，表面胸膜光滑，稍向外膨出，触之有搏动感（图 1-9-3），于距病变 2cm 正常肺组织处以内镜直线缝合切开器将病变完整切除送检，切缘喷洒医用胶（图 1-9-4）。加水充气确认无出血及漏气后，放置胸腔引流管一根，逐层关闭各切口。术毕。手术顺利，术中出血 10ml，术后待病人清醒后拔除气管插管，安返病房。

【最后诊断】

术后病理：（右肺下叶）小块肺组织（图 1-9-5），其中可见异常血管组织成分，管腔显著扩张，管壁厚薄不一，结合临床符合动静脉瘘表现。

最后诊断：肺动静脉瘘。

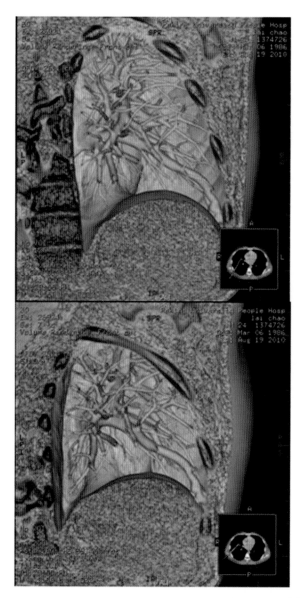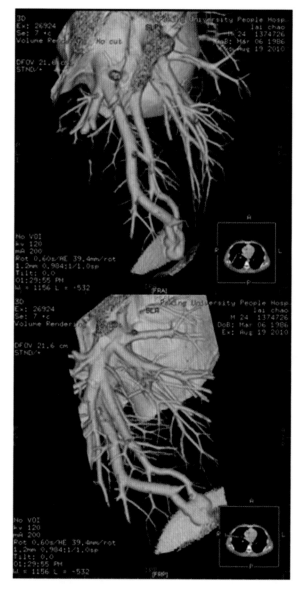

图 1-9-2   胸部 CT 三维重建

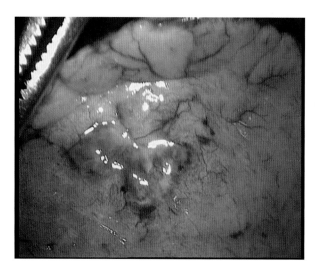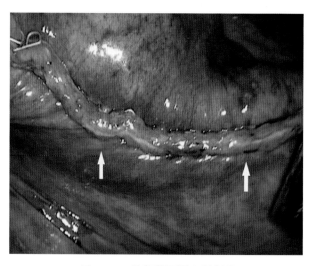

图 1-9-3   胸腔镜探查
病变外观

图 1-9-4   肺切缘可见血管断端

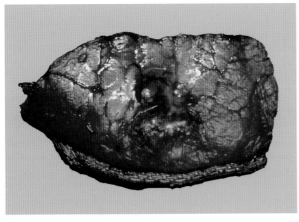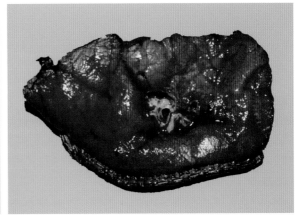

图 1-9-5 切除标本
剖开后可见动静脉瘘

【病案特点分析】

肺动静脉畸形是一种罕见的先天性肺部疾病，可呈进行性发展，发生出血、细菌性心内膜炎、脑脓肿、栓塞等致死性并发症。因此，一经发现，即使无症状亦建议积极治疗。方法可采用手术切除或介入栓塞。该例患者病变典型，术前增强 CT 血管重建显示病变为单发，位于脏层胸膜下，手术可以彻底根治，所以采取 VATS 肺楔形切除术。由于该病多伴有遗传性出血性毛细血管扩张症，可能复发，术后应注意随访。

【专家点评】

肺动静脉畸形又名肺动静脉瘘、肺血管瘤、肺动静脉血管瘤等，是肺部动脉和静脉之间的异常沟通。肺血管发育的过程中肺动静脉之间存在血流联系，此后血管系统经过不断改造形成正常的血管发育。动静脉畸形是在动静脉之间形成网状交通的血管丛阶段，由某些未知因素刺激所致。动静脉间呈囊状畸形的管壁很薄，容易破裂或撕裂导致大出血。

肺动静脉畸形女性多发，60% ～ 90% 伴有遗传性出血性毛细血管扩张症（Rendu-Osler-Weber 综合征：皮肤黏膜毛细血管扩张，鼻衄，内脏动静脉畸形）。临床表现可有咯血、呼吸困难，充血性心力衰竭或神经系统病变，如脑卒中、脑脓肿等。查体患侧肺可闻及连续性杂音。由于病变血管内可形成血栓，因此部分病人可发生全身性栓塞病变，尤其是可导致中风、脑脓肿或多发性远处脓肿。

肺血管造影是诊断肺血管畸形的金标准，并可同时行栓塞治疗。目前增强 CT 和 MRI 已可准确鉴别肺血管畸形。

对于有症状的先天性肺动静脉畸形，首选治疗方法是手术。后来趋向于利用血管造影进行栓塞治疗。栓塞疗法可使病人免除开胸手术，而且对于心功能不全病人可在短期内有效减少右向左分流，改善心衰症状，可作为一线疗法。对于病变局限、栓塞治疗失败或者复发病例，须考虑手术治疗。而对于巨大动静脉畸形，应采取栓塞后再行手术切除，以避免栓塞后巨大梗死的肺组织继发感染。

参考文献

[1] Pearson FG, Thoracic Surgery, 2nd Edition, Volume 1. Philadelphia：Elsevier，2008：511-513.

[2] 陈愉生，谢宝松，林章树. 遗传性出血性毛细血管扩张症伴肺动静脉畸形一例. 中华结核和呼吸杂志，2005，28（5）：357.

[3] Hart JL, Aldin Z, Braude P, et al. Embolization of pulmonary arteriovenous malformations using the Amplatzer vascular plug：successful treatment of 69 consecutive patients. Euro Radio，2010，20（11）：2663-2670.

[4] Fraga JC, Favero E, Canani F, et a1. Surgical treatment of congenital pulmonary arteriovenous fistula in children. J Pediatr Surg，2008，43（7）：1365-1377.

病案 10 肺囊肿

【本案精要】

先天性肺囊肿合并感染，反复多年，行胸腔镜肺叶切除术。

【临床资料】

1. 病史：患者男性，19 岁，主因"反复发热、咳嗽 8 年，再发 12 天"收住我科。患者 8 年前受凉后出现咳嗽，呈阵发性，较剧，伴咳痰，呈暗红色，量较多，有畏寒、发热，体温最高达 39℃，热型不详，无明显昼夜差别，伴右胸后背部钝痛。在当地医院就诊，查痰培养示金黄色葡萄球菌感染，胸部 CT 示"肺囊肿"，予静滴抗生素后发热、咳嗽及胸痛好转。此后患者反复出现受凉后发热、咳嗽，于秋冬季好发，抗感染治疗有效。12 天前受凉后再次出现上述症状，体温 37.5℃，咳嗽性质同前，痰量较多，每天约 20ml。我院门诊静滴舒普深、奥硝唑 1 周，发热、咳嗽稍有好转。今为进一步诊治，门诊拟"肺囊肿继发感染"收住入院。

2. 体格检查：入院查体双侧锁骨上未及肿大淋巴结，气管居中，双侧语颤对称，无胸膜摩擦感。左肺呼吸音清，右肺呼吸音低，双肺无啰音。

3. 辅助检查：胸片及胸部 CT 示：两肺纹理增粗，右下肺可见一直径约 11.5cm 大小薄壁空腔影，其内可见液平，肺门形态如常（图 1-10-1，图 1-10-2）。

4. 初步诊断：

右肺下叶占位：肺囊肿合并感染？肺大疱？包虫病？

【术前讨论】

患者青年男性，因反复发热、咳嗽 8 年，行胸部 CT 发现右肺下叶囊肿，加重 12 天。查体右肺呼吸音低。胸部 CT 示：右下肺可见一直径约 11.5cm 大小薄壁空腔影，其内可见液平。结合病史及相关检查，目前考虑右肺下叶气液囊肿诊断明确。患者囊肿合并感染，病程较长，抗感染治疗效果欠佳，拟行手术治疗。患者年轻，且病变为良性，手术方式首选 VATS 肺叶切除，减少手术创伤，但考虑患者感染病史较长，胸腔内可能存在重度粘连，中转

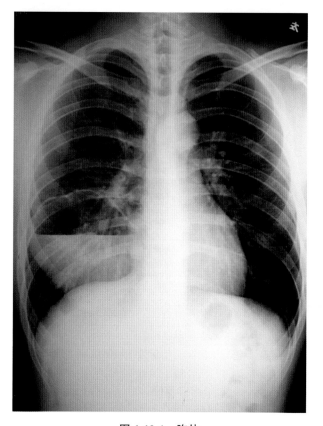

图 1-10-1　胸片
右下肺野可见液平

开胸可能性增加，需向患者及家属说明。

【手术及术后恢复情况】

入院后 4 天行手术治疗——VATS 右肺下叶切除术。全麻满意后，患者取左侧卧位，常规消毒、铺单。右侧第 7 肋间腋中线行胸腔镜切口，右侧第 5 肋间腋前线、肩胛下角线第 8 肋间行操作切口。术中探查右肺下叶与胸壁弥漫粘连（图 1-10-3），松解粘连后再探查，肿物位于右肺下叶基底段内（图 1-10-4），直径约 8cm，表面胸膜膨隆，解剖前后肺门，见异常增粗迂曲支气管动脉，直径约 5mm，Hem-o-lok 夹闭后超声刀离断。解剖斜裂、游离右肺动脉背段支及基底干，以内镜切割缝合器离断，断残余斜裂，断下肺静脉。显示中间段支气管，游

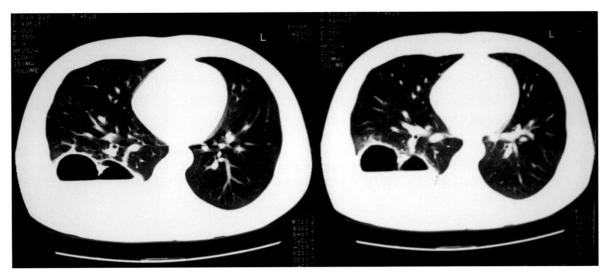

图 1-10-2　胸部 CT

右下肺可见薄壁空腔影，其内可见液平

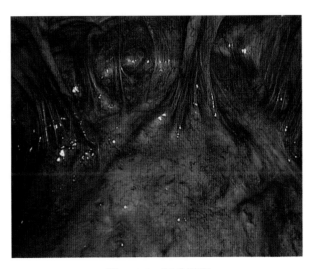

图 1-10-3　手术探查

右肺下叶与胸壁弥漫粘连

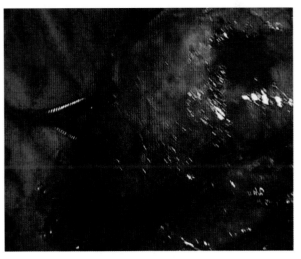

图 1-10-4　手术探查

打开粘连后见右肺下叶实质内囊肿

离下叶支气管，确认中叶通气良好后沿根部离断，切除右肺下叶。剖视标本：右肺下叶内厚壁囊肿，囊壁为黄白色纤维组织，内容黄色黏稠液体。患者术后出现发热，持续 5 天，经抗感染治疗后体温正常，6 天拔管，10 天出院。

【最后诊断】

术后病理：（右肺下叶）肺组织切除标本：支气管源性囊肿，部分囊壁出血、坏死，多量炎细胞浸润，周围肺组织出血，部分纤维组织增生。

最后诊断：肺囊肿合并感染。

【病案特点分析】

患者为青年男性，右肺下叶巨大气液囊肿合并感染，反复 8 年，抗感染治疗效果欠佳。考虑患者较为年轻，且病变为良性，手术方式首选 VATS 肺叶切除，减少手术创伤，避免胸廓畸形。因患者反复感染，胸腔内弥漫粘连，手术难度增加。

【专家点评】

支气管囊肿占全部纵隔肿物的 10%～15%，发病率为 1/60 000 ~ 1/40 000。支气管囊肿发生于支气管形成之前，生长在纵隔内的约占65%，而生长在肺实质内的约占27%。目前多认为支气管囊肿产生的机制是原肠憩室发育不全和原始胚芽从原肠上脱落。因为起源于原肠，所以支气管囊肿可以被覆纤毛柱状上皮或鳞状上皮组织，此两种上皮均有可分泌黏液的支气管腺体，可使囊内充满高压液体，压迫周围组织，甚至引起呼吸道梗阻。

从婴儿到成人均可发生支气管囊肿，新生儿多见，可表现为严重的呼吸道梗阻，而成人症状多较轻，常为查体影像学偶然发现。常见症状为咳嗽、咳痰、发热、呼吸困难，如位于纵隔症状会较重，可有胸痛或吞咽困难，咯血少见。

胸部CT是确诊支气管囊肿的最佳方法，主要表现为单房或多房性肿块影，密度从水到91Hu，偶尔囊肿内充满气体，提示囊肿与支气管有交通。支气管镜亦是支气管囊肿的检查方法之一。镜下可见支气管管壁的外压性改变，有时可发现囊肿与支气管树相交通的证据，如发现瘘口或引流到支气管内的脓液液体。

支气管囊肿的治疗方法是手术治疗。因为曾有个别囊肿恶变的报告，原则上是要完整的手术切除。如果囊肿与气管或支气管膜部粘连严重，或囊肿伴有严重炎症，手术风险较大，可考虑行囊肿部分切除。也有人建议对于成人的较小的、无症状的支气管囊肿，也可以考虑定期观察，如不断增大再考虑手术治疗。1992年Lewis等报道了利用电视胸腔镜手术切除2例纵隔囊肿，其中1例为支气管囊肿，另一例为食管囊肿，由此揭开了微创手术治疗支气管囊肿的序幕。

参考文献

[1] Lewis RJ, Caccavale RJ, Sisler GE. Imaged thoracoscopic surgery: a new thoracic technique for resection of mediastinal cysts. Ann Thorac Surg, 1992, 53: 318-320.

[2] Pearson FG, Thoracic Surgery, 2nd Edition, Volume 1, Philadelphia: Elsevier, 2008: 511-513.

[3] Fievet L, D'Journo XB, Guys JM, et al. Bronchogenic Cyst: Best Time for Surgery? Ann Thorac Surg. 2012 Aug 9.

[4] Lee DH, Park CK, Kum DY, et al. Clinical characteristics and management of intrathoracic bronchogenic cysts: a single center experience. Korean J Thorac Cardiovasc Surg. 2011 Aug; 44 (4): 279-84.

病案 11 支气管黏液栓

【本案精要】

肺内占位呈多发分叶状，边界清，周围有毛刺样索条影，最终病理为慢性炎症，结合临床考虑支气管黏液栓。

【临床资料】

1. 病史：患者男性，67岁，主因"体检发现左肺占位 30 余天"收住我科。患者 30 余天前体检行胸片检查，发现左肺下叶占位。伴间断轻度咳嗽、咳痰，痰量少，颜色偏暗，无发热、胸闷、胸痛等其他不适。行 PET-CT 示"左肺下叶 3 枚结节样密度增高影，边缘光整，临近肺内见索条影，FDG 摄取无异常增高，余未见明显异常"。经门诊以"左肺占位"收入我科。既往史：高血压病史 15 年。12 年前行右下肢膝关节韧带拉伤修补术。慢性支气管炎病史 8 年。

2. 入院查体：未见异常。

3. 辅助检查：

胸部 CT：双肺弥漫多发小圆形薄壁透亮影，右肺下叶背段可见斑片状磨玻璃影，边缘模糊；左肺下叶背段可见多发分叶状高密度影，内可见点状钙化影，增强扫描未见强化，CT 值约 12Hu，病变边界清，周围可见长毛刺样条索状改变，病变周围肺纹理稀疏，肺透亮度增高，合并有部分支气管管状扩张；甲状腺下极水平前上纵隔胸骨后可见形态欠规则软组织密度影，前缘局部与邻近软组织界限欠清，后缘清晰，范围约 2.5cm×2.0cm，平扫平均 CT 值 37Hu，增强扫描均匀强化，平均 CT 值 53Hu。左侧胸膜不均匀增厚，双侧胸膜腔未见积液影（图 1-11-1）。

4. 术前诊断：左肺下叶占位。

【术前讨论】

患者老年男性，隐匿病程，因"体检发现左肺占位 30 余日"收入我科，患者体检行胸片检查发现左肺下叶占位。胸部 CT 提示左肺下叶背段可见多发分叶状高密度影，内可见点状钙化影，增强扫描未见强化，病变边界清，周围可见长毛刺样条索状改变。PET-CT 提示 FDG 摄取无异常增高。术前考虑

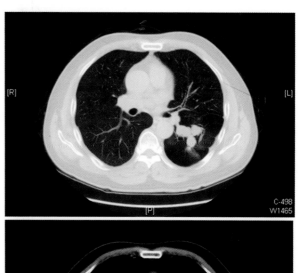
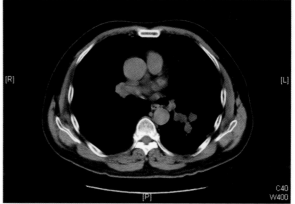
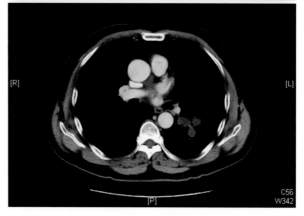

图 1-11-1 胸部 CT

左肺下叶背段可见多发分叶状高密度影

良性可能性大，但不能完全除外恶性，决定手术治疗。由于病变位置较深，无法楔形切除，遂行胸腔镜左肺下叶切除，术中取部分标本送快速冰冻病理，根据具体情况决定是否行纵隔淋巴结清扫。

【手术及术后恢复情况】

入院后 7 天行手术治疗 VATS 左肺下叶切除术。双腔插管全麻成功后,取右侧卧位,常规消毒铺单,取左侧腋中线第 8 肋间,肩胛下角线第 7 肋间、腋前线第 5 肋间分别做小切口,置入胸腔镜及操作器械,探查胸腔内无明显粘连和胸腔积液,肿物位于左肺下叶背段近叶间裂处,直径约 4cm,质韧,活动差,表面无明显胸膜皱缩,可见迂曲血管增生,肿物跨叶间裂与上叶后段部分肺组织粘连紧密。因肿物较大靠近叶间裂血管,无法行楔形切除,且与上叶粘连紧密无法分离,遂行左肺下叶切除加上叶楔形切除。解剖标本,可见肿物为囊性结构,张力较大,切开后可见大量黄褐色脓性液体流出(图 1-11-2),取囊壁较厚处送检冰冻回报:组织细胞增生,炎性细胞浸润。术毕,患者安返病房。

患者术后胸腔引流量较多,于术后第 16 天拔除胸腔引流管。恢复好,于术后第 17 天出院。

【最后诊断】

病理诊断:肺组织,部分支气管扩张,局灶肺组织结构破坏,代之以增生的纤维组织,其中可见灶片状泡沫状组织细胞聚集,其间可见胆固醇结晶,符合慢性炎症性病变,伴有黄色肉芽肿形成。送检

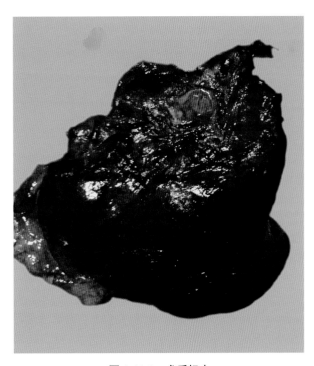

图 1-11-2　术后标本
切开可见大量黄褐色脓性液体流出

(9 组、10 组)淋巴结反应性增生,未见肿瘤性病变(0/2、0/5)。

最后诊断:支气管黏液栓。

【病案特点分析】

支气管黏液栓临床较少见,CT 表现为短棒状、分支状、结节状或串珠状高密度影,连续多层面观察,病变聚集成堆,主轴指向肺门。本例 CT 表现为三个结节影融合,成梅花状,边界较光滑,未见明显支气管扩张。术前考虑良性病变可能性大,但不能除外恶性,遂行胸腔镜左肺下叶切除,最终病理提示慢性炎症,结合临床及 CT 表现考虑支气管黏液栓。

【专家点评】

支气管黏液栓于 1951 年首先由 Shaw 所提出,为支气管内形成黏稠分泌物,往往伴支气管扩张,常累及段或叶支气管。支气管黏液栓的成因可由于支气管纤毛运动异常或支气管黏液分泌量增多所致。

形成黏液栓的因素主要有:①肺部先天性、后天性慢性疾病造成支气管扩张或病变造成局部支气管排泄功能障碍,使炎性分泌物积聚。②肺内占位、支气管结石等原因,造成远端支气管分泌物不能排出。③手术、外伤等原因造成肺活量减小,功能受限,使大支气管内分泌物不能及时排出,或合并感染。④支气管哮喘、阻塞性支气管炎、囊性纤维化等导致气道内黏液分泌异常。

黏液栓可发生于各年龄段,但以青、中年多见,男性多于女性。病变好发于上叶,右侧多于左侧。临床表现可有咳嗽、咳痰、咯血等支气管、肺部疾病所共有的症状,部分患者有咯出黏液栓的病史。

高分辨 CT 能显示黏液栓的形态与边界,还能发现细小支气管的黏液嵌塞和感染。支气管黏液栓的 CT 表现不一,与黏液栓的形态、位置、扫描线角度、沿支气管分布的程度有关。常表现为圆形、柱状、树枝状、融合成片状,病变沿支气管分布,支气管均有不同程度的扩张。

支气管黏液栓病理上多为炎性分泌物或脓性物,临床上考虑本病诊断即应尽早治疗。外围型黏液栓多为肺部疾病的并发症,可与原发病变同时存在,亦可单独出现,治疗原发病变的同时应结合抗炎治疗。雾化吸入治疗可软化、稀释黏液栓,同时达到局部用药的目的,促进黏液栓排出或吸收,效果较好。中心型支气管黏液嵌塞多发生于叶、段支气管,常见于胸部手术、外伤后,由于较大支气管被黏液栓填塞而引起通气受阻,肺不张是突出的表现,若

认识不足可引起误诊。治疗原则为抗炎、吸痰或支气管镜取出黏液栓，黏液栓一旦被取出或吸出，肺组织很快膨胀。当黏液栓附近有难以控制的感染或肺组织破坏、并发囊性支气管扩张而反复咯血或不能除外存在肿瘤时，应考虑手术治疗。

参考文献

[1] 王明友，刘新平，胡效坤. 支气管黏液嵌塞的CT表现类型与临床价值. 中国临床医学影像杂志，2005，16：232-233.

[2] Sledziewska J，galeska J，Wiatr E，et al. Plastic bronchitis andmucoid impaction- uncommon disease syndromes with expectoration mucus plugs. Pneumonol Alergol Pol，2001，69（12）：50-61.

[3] 陈延斌，陶岳多，凌春华，等. 支气管黏液嵌塞综合征. 国外医学（呼吸系统分册），2005，25（3）：236.

病例 12 肺放线菌病

【本例精要】

肺部放线菌病临床诊断困难，容易误诊为周围型肺癌等肺部疾病。本例经电视胸腔镜手术明确诊断，术后给予青霉素治疗，预后良好。

【临床资料】

1. 病史：患者男性，58岁，主因"体检发现左肺上叶占位3天"收入我院。患者3天前于当地医院体检，胸片检查提示"左肺阴影"，进一步行胸部CT提示左肺上叶占位，大小约2.9cm×2.1cm。患者无发热，无咳嗽、咳痰，无胸痛及咯血等症状。为行进一步诊治收入我科。自发病以来，患者精神、食欲、睡眠可，二便如常，体重无明显变化。既往史：高血压病史20年，规律口服降压药治疗，血压控制良好；陈旧性脑梗死病史2年，现口服阿司匹林治疗。余无特殊。

2. 体格检查：胸廓无畸形，胸壁静脉无曲张，胸骨无压痛。锁骨上未触及肿大淋巴结。气管位置居中。肺部呼吸运动度对称，肋间隙正常，语颤对称，无胸膜摩擦感，无皮下捻发感，叩诊清音，呼吸规整，双肺呼吸音清，未闻及啰音。

3. 辅助检查：胸部CT：左肺上叶团块状软组织密度影，大小约2.9cm×2.1cm，形态不规则，边缘见小毛刺，周围胸膜牵拉。印象：左肺上叶占位，周围型肺癌可能性大（图1-12-1）。

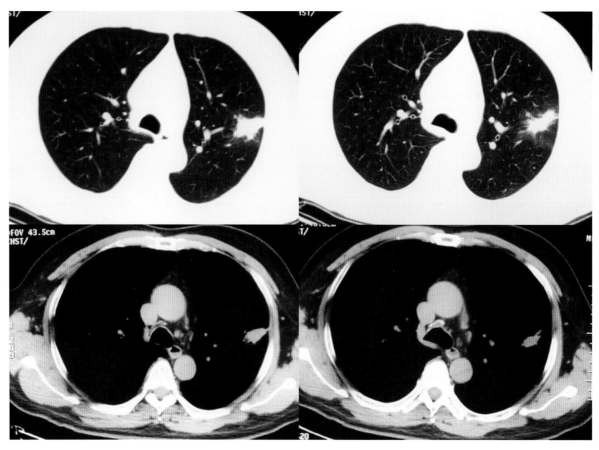

图1-12-1 胸部CT

左肺上叶团块状占位，形态不规则，边缘见小毛刺，与胸膜关系密切

【初步诊断】

左肺上叶占位，周围型肺癌？良性肿瘤？

【术前讨论】

患者老年男性，主因"体检发现左肺上叶占位3天"入院。患者无发热，无咳嗽、咳痰，无胸痛及咯血等症。既往有高血压及陈旧性脑梗死病史。查体无特殊。根据胸部CT表现高度怀疑左肺上叶周围型肺癌可能。入院后查肺功能示：FEV1：2.79L，占预计值88.9%，FEV1/FVC 66.24%，DLCO SB = 74.8%预计值。无手术禁忌证，经讨论，拟行电视胸腔镜下左侧胸腔探查术，先行肺楔形切除，根据术中冰冻病理结果明确肿物性质后决定下一步手术方案：若为良性肿瘤则结束手术，若为恶性肿瘤则行肺叶切除及纵隔淋巴结清扫术。

【手术及术后恢复情况】

入院后行外科手术治疗——电视胸腔镜下左肺上叶切除术。

全麻满意后，患者取右侧卧位，常规消毒、铺单。左侧第7肋间腋中线行胸腔镜切口，左侧第7肋间肩胛下角线、左侧第4肋间腋前线行操作切口。探查肺与胸顶少量条索粘连，叶间裂几乎未分化，胸腔内无积液，壁层胸膜未见异常。松解粘连再行探查，肿瘤位于左肺上叶，直径约4cm，表面胸膜未见皱缩；下叶探查未见异常；肺门及纵隔淋巴结未见肿大。因肿物距肺门结构近，无法楔形切除，遂行左肺上叶切除术。离断下肺韧带。环周打开肺门周围纵隔胸膜，肺门前方游离上肺静脉。解剖上、下肺静脉间斜裂根部，显露上下叶支气管分叉及其上肺动脉。断斜裂下段。游离舌段动脉。切断上肺静脉。断舌段动脉。游离上叶支气管，确认下叶通气良好后沿根部断上叶支气管。上提上叶支气管远残端，显露左肺动脉第一支、尖后段支，逐一离断。断斜裂后段。标本离体，标本袋取出。台下剖视标本，占约4cm×3cm，白色质硬，不均质，无边界，未侵犯脏层胸膜（图1-12-2）。送冰冻，回报"炎症细胞浸润"。纵隔淋巴结取样。蒸馏水及无菌生理水反复冲洗切口及胸腔，加压膨肺检查支气管残端及余肺无漏气出血。严密止血。腋前线第4肋间、腋中线第7肋间各留置胸引管1根，尖端至胸顶，关胸。手术顺利，出血约50ml。患者脱机拔管后安返病房。标本送病理。

患者术后恢复顺利，术后第2日拔出前胸引管、第3日拔出后胸引管后康复出院。嘱其院外继续应

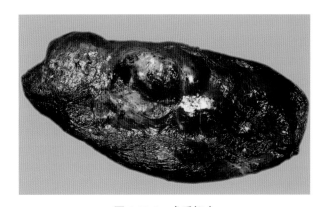

图1-12-2　术后标本
剖面约4cm×3cm，白色质硬，不均质，边界不清

用青霉素治疗。

【最后诊断】

病理诊断：（左肺上叶）肺组织部分结构破坏，纤维组织增生，间质内多量淋巴、浆细胞等炎细胞浸润，局灶小血管增生，少量中性粒细胞浸润，呈肉芽组织表现，可见小脓肿形成，未见恶性肿瘤成分，支气管断端未见肿瘤。（5组、6组、7组、8组、9组、10组、11组）淋巴结未见肿瘤性病变（0/1、0/1、0/2、0/1、0/3、0/3、0/1）。免疫组化染色结果：ALK（+/-），CD38（+），kappa（+），lambda（+），SMA（++），CK（残留肺泡上皮+），Ki-67（15%+）。结合临床，考虑为肺的炎性假瘤。

最后诊断：左肺上叶放线菌病。

【病例特点分析】

肺部放线菌病是一种罕见的肺部慢性化脓性肉芽肿性疾病，临床诊断困难，容易误诊为周围型肺癌等肺部疾病，明确诊断有赖于微生物学或病理学证据。本例经电视胸腔镜手术明确诊断，术后给予青霉素治疗，预后良好。

【专家点评】

肺放线菌病（pulmonary actinomycosis）是一种罕见的肺部疾病，是由放线菌引起的慢性化脓性肉芽肿性疾病。放线菌是一种原核生物，由菌丝和孢子组成，在培养特征上与真菌相似。然而，近代分子生物学研究表明，放线菌实际上是一类具有分支状菌丝的革兰阳性细菌，多数为厌氧菌或微需氧菌，常累及面颈部（50%～60%），其次为胸部（15%～20%），其他部位包括盆、腹腔及皮肤、大脑、心包和四肢等[1]。

引起肺部放线菌病最常见的致病菌是以色列放

线菌（actinomyces israeli），该菌常寄生于口腔、龋齿和扁桃体隐窝内，是人体的正常菌群，在拔牙或机体免疫力下降时，可因吸入口腔分泌物而侵入呼吸道，也可通过食管穿孔处或远处病变血行播散而累及肺脏，在肺部引起化脓性炎症，并可经叶间裂、胸膜直接侵犯胸壁及肋骨，形成窦道。若合并其他细菌感染，病变常迁延不愈。本病好发于口腔卫生较差的青壮年，男性多于女性，为内源性疾病，在人与人或人与动物之间无传染性。

该病的组织病理学特点是在放线菌侵入肺组织后，首先引起炎性细胞浸润，继而形成多发性小脓肿，在组织或脓液中放线菌聚集形成"硫磺样颗粒"（图1-12-3），这种典型颗粒可作为诊断肺放线菌病的依据[1]。

肺放线菌病的临床表现多种多样，缺乏特异性，根据受累部位不同可表现出不同的症状及体征。常见症状包括发热、呼吸困难、咳嗽、咯血或胸痛等；若病变累及胸膜可形成脓胸或胸壁瘘管并排出含"硫磺样颗粒"的脓液；亦可于体检时发现肺部阴影而就诊。查体时可出现肺部湿啰音、肺实变、胸膜摩擦音或胸腔积液等体征。该病的影像学表现与疾病的进展程度有关，在疾病早期，胸部CT主要表现为单侧的肺周围型结节或团块影，随着病变的进展，团块内可出现含有条状气体影的低密度液化灶或形成空洞，空洞内一般不形成气-液平面而是气体悬浮于坏死灶内，这是肺放线菌病区别于其他空洞性病变最具特征性的影像学表现[2]。

该病的确诊主要依赖微生物学或病理学证据，在呼吸道分泌物、脓液或活检组织中发现革兰阳性放线菌或"硫磺样颗粒"即可确诊。但传统的痰培养阳性率很低，可能与培养前抗生素的应用及放线菌特殊的生长条件有关。因此，目前主要依赖纤维支气管镜检查或CT引导下经皮肺穿刺获得诊断。

在治疗上，目前多推荐使用大剂量青霉素静点4～6周，然后根据治疗效果继续口服抗生素至少6～12个月[1]。然而，JaeChol Choi等[3]在一项回顾性分析中发现，手术切除后短期应用抗生素亦可取的良好的治疗效果。若对青霉素过敏或产生耐药，抑或出现混合感染时，可选用四环素、红霉素、林可霉素、头孢曲松、亚胺培南等治疗。在内科保守治疗无效、怀疑恶性肿瘤、脓肿形成或脓胸、抑或有威胁生命的大咯血时，可采用手术治疗，术后需继续口服抗生素至少1～2个月。然而，随着胸腔镜微创手术的广泛开展，诊断及治疗肺放线菌病又多了一种新的手段，尤其是对术前高度怀疑恶性而无法取得明确病理诊断的患者，VATS手术可作为首选，若楔形切除后冰冻病理回报恶性，则可继续行肺叶切除+系统性淋巴结清扫，而不至于因长时间应用抗生素而延误治疗；若为良性，由于胸腔镜手术仅需在胸壁上打2～3个小孔，患者承受的痛苦比开胸手术小得多，且起到了明确诊断的目的，楔形切除术后继续口服抗生素即可。

总之，肺放线菌病是一种罕见的疾病，如果治疗恰当，预后很好，治愈率在90%以上，但由于缺乏特异性的临床及影像学表现，极易误诊为其他肺部疾病，因此，该病的诊断对临床医师是一种严峻的挑战。

参考文献

[1] Ahmed Fahim. Case series of thoracic actinomycosis presenting as a diagnostic challenge. Respiratory Medicine CME，2009，2：47-50.

[2] ZHANG J，ZHAO Z，et al. Imaging features of thoracic actinomycosis. Chin J Med Imaging Technol，2009，25（6）：42-48.

[3] Choi J，Koh WJ，Kim TS，et al. Optimal duration of IV and oral antibiotics in thoracic actinomycosis. Chest，2005，128：2211-2217.

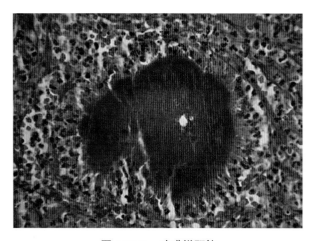

图1-12-3　硫磺样颗粒

病案 13 肺真菌病伴咯血

【本案精要】

本例为影像学表现不典型的肺部结节，伴咯血，高度可疑恶性病变，气管镜观察到血迹恰来源于病变位置，术后证实为肺真菌病引起咯血。

【临床资料】

1. 病史：患者男性，41岁，因"间断痰中带血6个月，CT发现右肺下叶基底段小结节6个月"入院。患者6个月前开始出现活动后咳嗽，伴咳痰、痰中带血，不伴发热、胸闷、胸痛，就诊于当地医院，行胸部CT示：右肺下叶支气管扩张，右肺下叶结节。此后间断发作。3个月前于当地医院复查胸部CT示：双肺纹理增多，右肺下叶直径0.8cm结节影，密度不均，纵隔内未见肿大淋巴结（图1-13-1）。现为进一步诊治由门诊收入院。患者自发病以来，饮食及睡眠可，二便正常，体重无明显变化。

2. 体格检查：胸廓无畸形，胸壁静脉无曲张，胸骨无压痛。肺部呼吸运动度对称，肋间隙正常，语颤对称，无胸膜摩擦感，无皮下捻发感，叩诊清音，呼吸规整，双肺呼吸音清，未闻及啰音。

3. 辅助检查：胸部CT（6个月前）：右肺下叶支气管扩张，右肺下叶结节。胸部CT（2个月前）：双肺纹理增多，右肺下叶见直径0.8cm结节影，密度不均，纵隔内未见肿大淋巴结。

4. 初步诊断：右肺结节性质待查。

【术前讨论】

患者男性，41岁，因"间断痰中带血6个月，CT发现右肺下叶基底段小结节6个月"收住我科。入院后查血常规、生化电解质、肺功能等未见特殊异常。复查胸部CT示：右肺下叶基底段小结节影。术前诊断：右肺下叶结节性质待查，恶性可能不除外，有手术指征，未见明显手术禁忌，拟全麻下行电子气管镜检查及右肺下叶楔形切除术。

【手术及术后恢复情况】

入院后第8天行手术治疗——无痛电子气管镜检查术＋电视辅助胸腔镜右肺下叶楔行切除术。

全麻成功后，取仰卧位，放置喉罩后置入荧光支气管镜。以利多卡因及生理盐水冲洗气道后进行检查。首先在普通白光状态下检查（图1-13-2）：喉及会厌无充血；声带活动好，无充血、无结节；进入声门后可见气管管腔通畅，管壁可见陈旧血性分泌物，一直延续至右肺下叶外基底段支气管开口内；气管管腔内未见新生物，黏膜光滑，无充血，软骨环清晰，膜部活动度好，未见明显分泌物；隆突锐利；双侧主支气管、叶支气管、段支气管及亚段支气管开口均通畅，黏膜光滑，软骨环清晰，未见明显新生物，支气管间嵴锐利。切换至荧光状态，对全部支气管树重新检查，见气管、双侧主支气管、叶支气管和段支气管开口黏膜色泽均正常，未见可疑病变。气管镜检查术毕。

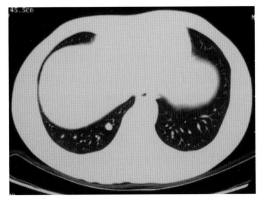 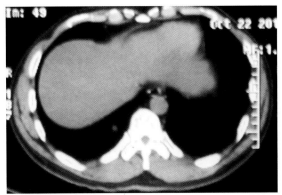

图1-13-1　术前胸部CT

右肺下叶见直径0.8cm结节影

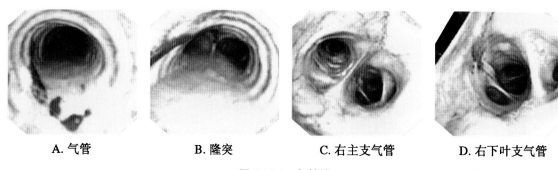

A. 气管   B. 隆突   C. 右主支气管   D. 右下叶支气管

图 1-13-2　气管镜

气管管壁可见陈旧血性分泌物，一直延续至右肺下叶外基底段支气管开口内

拔除喉罩，行双腔气管插管全麻成功后，患者取左侧卧位，常规消毒铺单，取右侧第 7 肋间腋后线做 1.5cm 小切口进镜探查，胸腔内脏壁层胸膜间可见少量粘连，无胸腔积液，叶间裂分化可。于第 5 肋间腋前线做长约 4cm 小切口，置入操作器械进一步探查胸腔，见肿物位于下叶基底段，表面脏层胸膜光滑无凹陷。以卵圆钳进一步探查各叶，余肺未触及其他结节。以切割缝合器与距结节约 2cm 正常肺组织处将该结节予以楔形切除，置于标本袋内取出。台上剖视标本（图 1-13-3）：肿物质地韧，直径约 1cm，剖开后可见肿物内壁光滑，内容黄褐色豆渣样坏死物质，切除部分结节送冰冻病理检查，回报：送检肺组织支气管扩张，大量淋巴细胞浸润，支气管上皮增生，未见明确恶性病变（图 1-13-4）。加水充气确认肺组织切缘无出血及漏气。再次检查胸腔内无活动性出血后，放置 28 号胸腔引流管 1 根，关闭胸部切口，术毕。术中出血量约 20ml，术后待病人清醒后拔除气管插管，安返病房。标本送病理检查。

术后常规给予补液、抗炎等治疗，恢复过程顺利，术后第 3 天拔除胸腔引流管，第 6 天出院，伤

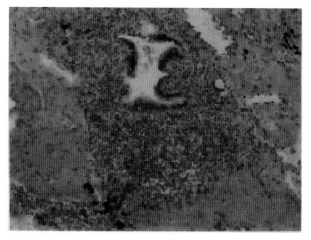

图 1-13-4　术后病理

口 Ⅱ/甲愈合。术后定期复查并随访，无复发。

【最后诊断】

病理诊断：（右肺）送检肺组织支气管扩张，可见灶片状淋巴浆细胞浸润，支气管上皮增生，炭末沉着，未见明确恶性病变。

（右肺下叶）小块肺组织，支气管扩张，伴多量炎细胞浸润。（小瓶）坏死组织及真菌成分。

最后诊断：真菌病。

【病案特点分析】

肺真菌病易引起咯血，本例患者肺内结节很小，且位于肺外周带，但仍出现明显的痰中带血症状。术前考虑咯血原因及结节性质均不明确，行纤支镜检发现咯血来源恰好为结节所在肺段，遂行 VATS 右肺下叶楔形切除术，术后病理证实为肺真菌病合并咯血，并非恶性肿瘤。对于肺内良性病变合并咯血患者，胸腔镜手术既可明确诊断，又可同时进行治疗，具有明显的微创优势。

【专家点评】

参见《胸外科疑难病例诊疗分析精粹》第 2 页。

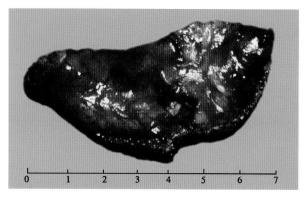

图 1-13-3　手术标本

剖开后可见肿物内壁光滑，内容黄褐色豆渣样坏死物质

病案 14　肺结核误诊肺癌晚期

【本案精要】

结核病的临床表现多变，本例为右肺上叶占位，伴双肺多发结节，纵隔淋巴结肿大，EBUS-TBNA 未能明确诊断，胸腔镜活检病理证实为结核。

【临床资料】

1. 病史：患者女性，52 岁，因"间断胸痛 14 月，胸部 CT 示双肺多发结节 1 周"收入院。既往史、个人史无特殊。

2. 体格检查：双侧锁骨上淋巴结无肿大。气管位置居中。胸廓无畸形，胸壁静脉无曲张，胸骨无压痛。肺部呼吸运动度对称，肋间隙正常，语颤对称，无胸膜摩擦感，无皮下捻发感，叩诊清音，呼吸规整，双肺呼吸音清晰，未闻及干湿啰音。

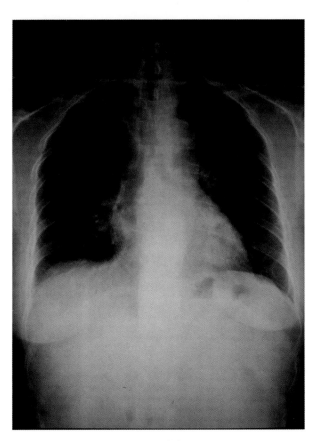

图 1-14-1　胸部正位

3. 辅助检查：胸部 CT：右肺上叶尖段见不规则肿块影，右肺上叶尖段部分气管分支受压闭塞，双肺野可见多个大小不等的结节样软组织密度影，密度均匀，边缘尚清（图 1-14-2）。纵隔内淋巴结及双侧肺门淋巴结普遍增大，部分融合（图 1-14-3）。未见胸腔积液。注造影剂后，纵隔肺门淋巴结轻度强化（图 1-14-4）。考虑：右肺上叶尖段占位，伴双肺多发结节，纵隔肺门淋巴结增多增大，肺癌可能性大。胆囊结石。左肾上腺外支低密度影，肝右叶低密度影。胸部 MRI：双上肺、纵隔、两肺门、肝实质内多发异常信号，恶性肿瘤不除外。

4. 初步诊断：

右肺上叶结节，伴双肺多发结节、纵隔淋巴结肿大。肺癌？结核瘤？转移癌？结节病？

【术前讨论】

患者中年女性，慢性病程，因间断胸痛 14 个月，行胸部 CT 发现右肺上叶结节，伴双肺多发结节及纵隔、肺门淋巴结肿大，PET-CT 示代谢增强灶。结合病史及影像学表现，考虑右肺上叶原发性肺癌，肺内转移、纵隔淋巴结转移可能性大，患者目前无病理学诊断，手术指征明确，无手术禁忌，拟行 EBUS-TBNA 明确诊断及纵隔淋巴结分期。根据术中快速现场细胞学病理结果（ROSE）决定手术方式，如 EBUS-TBNA 穿刺涂片为阴性，行 VATS 肺活检及纵隔淋巴结活检术。

【手术及术后恢复情况】

入院后 5 天行手术治疗——EBUS-TBNA + VATS 肺楔形切除及纵隔淋巴结活检术。

全麻成功后，面罩通气，取仰卧位。经鼻置入电子支气管镜。以利多卡因及生理盐水冲洗气道后进行检查。首先在普通白光状态下检查：舌叶支气管内黏膜颗粒样，右肺上叶后段支气管黏膜水肿，右肺上叶尖段支气管开口新生物完全阻塞；切换至荧光状态，探查见固有上叶支气管内黏膜品红色，舌叶支气管内黏膜品红色（图 1-14-5），右肺上叶后段支气管黏膜品红色，右肺上叶尖段支气管开口新生物完全阻塞，黏膜品红色，右肺中叶外侧段黏膜局部淡红色，右肺下叶背段开口局部黏膜品红色。分

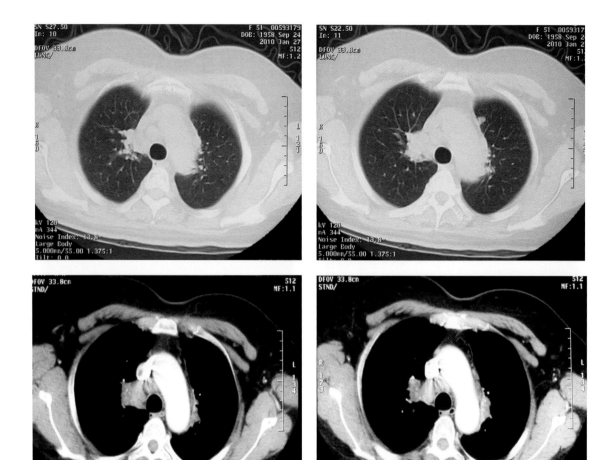

图 1-14-2 胸部 CT
右肺上叶占位，肺内多发小结节伴纵隔淋巴结肿大

别于舌叶支气管内黏膜、左肺上叶开口、左肺固有上叶支气管开口、左肺下叶开口、隆突、右肺下叶开口、右肺中叶开口、右肺上叶后段开口、右肺上叶尖段支气管开口取病理活检。更换超声内镜，探查见隆突下和右侧气管支气管分叉淋巴结明显肿大（图 1-14-6），约 2.7cm×2.5cm，实性，以细针穿刺该处淋巴结，分别送细胞涂片和活检组织，ROSE 提示未见明显肿瘤细胞。经与家属交待病情后，按术前预案加行 VATS 肺楔形切除术。改为左侧卧位，常规消毒、铺单，分别取右侧腋中线第 8 肋间、第 5 肋间腋前线及第 7 肋间腋后线做小切口，置入胸腔镜及操作器械，探查胸腔内少量粘连，分离粘连后未见明显胸腔积液，壁层胸膜光滑，叶间裂分化好。右肺内可及多发结节，实性，边界清楚，不活动，表面脏层胸膜无凹陷，最大者位于右肺上叶前段近肺门处；叶间、肺门、隆突下多发淋巴结肿大，0.5～2.0cm，质地硬，表面光滑。首先将右肺上叶尖段部分肿物提起，距肿物 1cm 沿其深部正常组织以内镜直线型缝合切开器将肿物连同周围部分正常组织完整切除，并切取部分肺叶间淋巴结送检，冰冻病理提示肉芽肿性炎，结核可能性大，未见肿瘤成分。充分止血，生理盐水冲洗胸腔，充气确认无出血及漏气后，放置胸腔引流管一根，逐层关闭各切口。术毕。术中出血 50ml，术后待病人清醒后，安返病房。

患者术后安返病房，给予异烟肼 0.3g 静脉输液。术后第 1 天开始三联抗结核治疗。3 天后拔除胸引管。4 天出院。嘱其规律抗结核治疗 1 年，定期复查肝肾功能。

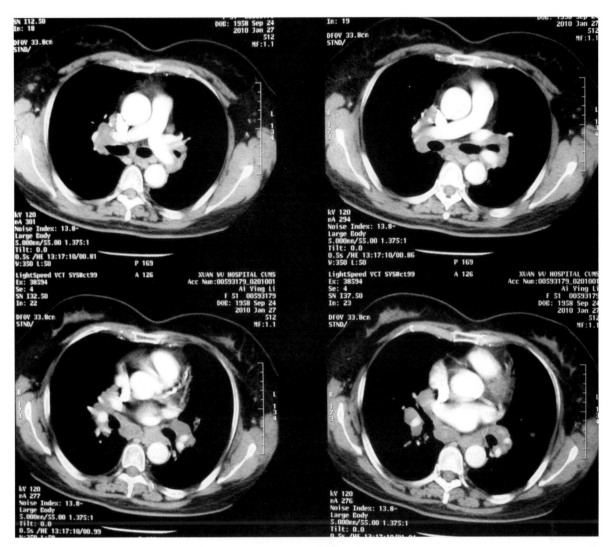

图 1-14-3　胸部 CT

纵隔可见淋巴结肿大

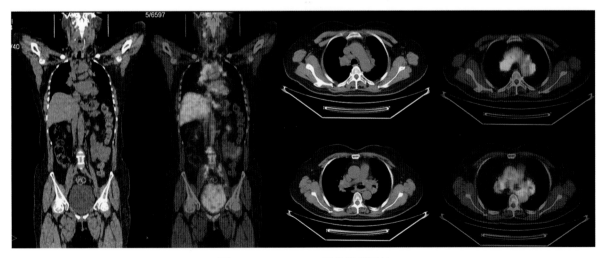

图 1-14-4　PET-CT 示代谢增强灶

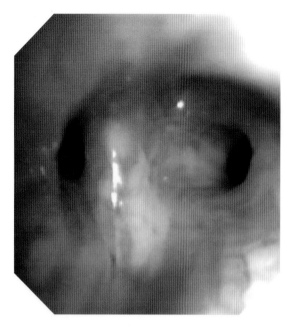
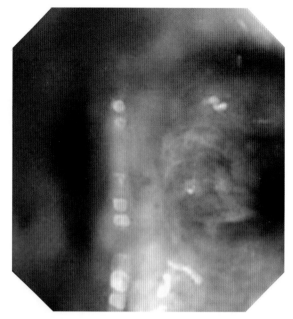

图 1-14-5　荧光气管镜
可见支气管黏膜荧光呈品红色改变

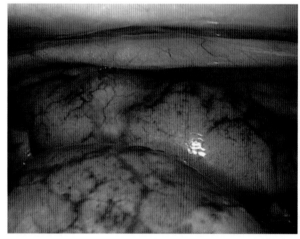
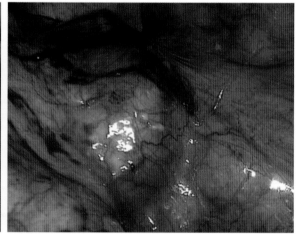

图 1-14-6　手术情况
右肺上叶肿块及叶间裂肿大淋巴结

【最后诊断】

（左肺舌叶，左肺上叶，左固有上叶，左肺下叶，右上叶尖段，右上叶后段）支气管穿刺活检标本：黏膜组织呈慢性炎表现，黏膜下可见上皮样细胞组成的肉芽肿性病变，局灶可见小灶坏死，结合S-260854，符合结核。（隆突，右肺下叶，右肺中叶）支气管黏膜活检标本：黏膜组织呈慢性炎表现。

（肿物）经支气管穿刺涂片：血性背景中可见少量淋巴细胞。（R4）经支气管穿刺涂片：血性背景中可见少量淋巴细胞及中性粒细胞，个别退变的小团上皮细胞，细胞核体积不大，异型性不明显。未见肿瘤细胞。（右上叶）支气管镜涂片：可见少量退变的支气管黏膜上皮细胞，散在淋巴细胞及中性粒细胞。少量坏死物质。EBUS穿刺组织：炎性纤维素样渗出物，局灶可见少许组织挤压。

（右肺上叶）楔形切除肺组织标本：肺组织中可见多发性坏死及玻璃样变的结节，周围可见肉芽肿性炎。特殊染色结果：PAS（-），抗酸染色可找见个别阳性杆菌，符合结核。（11 组淋巴结）送检大部分为坏死及玻璃样变性组织，周边见小灶上皮样细胞及 Langerhan 细胞构成的肉芽肿性病变，符合结核。

最后诊断：肺结核。

【病案特点分析】

结核病临床表现可谓千变万化，有时与恶性疾病难以鉴别。该例患者为中年女性，因查体发现右肺上叶占位，影像学检查提示病灶性质为恶性可能性大，肺内转移、纵隔淋巴结转移可能性大，PET-CT 可见病变部位代谢增高灶。但因其无病理学诊断。手术先行 EBUS-TBNA，术中探查可见支气管黏膜多处黏膜颗粒感，水肿明显，涂片未见肿瘤细胞，遂行胸腔镜探查活检。术后病理证实右肺上叶结节及淋巴结为结核病变。

【专家点评】

影像学是肺结核检查和诊断的重要方法。然而，肺结核的影像学误诊不断出现，大量的临床误诊也多是随着影像学的误诊而发生。可以说，影像学的误诊已成为肺结核高误诊率发生的一个重要原因。

随着结核分枝杆菌耐药菌株的出现，其自身的生物学特性发生了变化，不同的病理形态和演变过程形成了不典型的影像学表现，从而造成影像学的误诊。另一方面，耐药结核的无效治疗导致了迁延和活动性肺结核的积累增加和新的传染播散，使肺结核患病率迅速增加。目前我国结核分枝杆菌痰检阳性率仅为 40%，近 60% 的肺结核没有得到病原学的确切诊断，也是造成肺结核及其他疾病误诊的重要原因。

CT 具有优越的定位和定量诊断能力，但其定性诊断价值有限。尤其对于菌阴肺结核，临床诊断更多的依赖于影像学，而影像学的征象存在着大量的交叉性，并不能作为诊断的确切依据。PET 作为一种功能性检查方法在肺癌诊断及分期中有很高的敏感性、特异性及准确率，但它并不能代替纵隔镜、EBUS-TBNA 等有创性的检查，其仍然存在着一定比例的假阳性结果。如肺结核、慢性肺部感染等由于炎症细胞放射性摄取增加，从而导致假阳性结果的产生。

影像学诊断是一个鉴别诊断过程，许多结核患者的临床和影像学表现不典型，需要结合临床多种检查和复查的程序来完成诊断过程。对于影像学不能除外恶性肿瘤的可疑结核患者，要采取积极的态度来获取细菌学或病理学结果以明确诊断。

参考文献

[1] Eisenhuber E, Mostbeck G, Bankier A, et al. Radiologic diagnosis of lung tuberculosis. Radiology, 2007, 47（5）：393-400.

[2] 肖和平. 菌阴肺结核在结核病控制中的重要性阴. 中华结核和呼吸杂志, 2005, 28（10）：665-666.

[3] Maziak DE, Darling GE, Inculet RI, et al. Positron emission tomography in staging early lung cancer：a randomized trial. Ann Intern Med, 2009, 151（4）：2281-2288.

[4] Chang JM, Lee HJ, Goo JM, et al. False positive and false negative FDG-PET scans in various thoracic diseases. Korean J Radiol, 2006, 7（1）：57-69.

病案 15　左肺上叶结核瘤

【本案精要】

结核瘤临床表现多样。本例为左肺上叶孤立性结节，胸部 CT 及 PET-CT 均提示恶性病变，VATS 活检病理示结核瘤。

【临床资料】

1. 病史：患者男性，45 岁，因"间断咳嗽 1 月余"收入院。患者 1 月余前无明显诱因出现咳嗽，呈干咳，无痰，无胸闷、胸痛，无发热、盗汗、乏力等不适。就诊于外院，行胸片发现左肺上叶尖后段小结节（图 1-15-1），PET-CT 示结节代谢率增高，考虑"恶性可能"（图 1-15-2）。患者现为求进一步诊治来我院，经门诊以"左肺上叶占位"收住我科。自发病以来，食欲、睡眠可，大、小便正常，无心慌、气短，体重无明显减轻。既往史：20 余年前行胸片检查提示"右肺阴影"，考虑"结核"可能，予口服药物进行抗结核治疗后治愈。个人史：吸烟 10 余年，20 支／天，戒烟 1 月余，不嗜酒。家族史无特殊。

2. 体格检查：双侧锁骨上淋巴结无肿大。气管位置居中。胸廓无畸形，胸壁静脉无曲张，胸骨无压痛。肺部呼吸运动度对称，肋间隙正常，语颤对称，无胸膜摩擦感，无皮下捻发感，叩诊清音，呼吸规整，双肺呼吸音清晰，无干湿性啰音。

3. 辅助检查：PET-CT：左肺上叶尖后段一结节状不均匀放射性分布增高灶，常规相 $SUV_{max}1.9$，延迟相 $SUV_{max}2.8$，CT 示相应部位不规则软组织结节，约 1.5cm×1.2cm，内见空泡征，周边少许细毛刺，相邻斜裂胸膜受牵拉，相邻支气管血管束扭曲僵直。纵隔及双肺门未见异常摄取淋巴结。右侧第 1 胸肋关节代谢活性增高，SUV_{max} 2.8，CT 未见明确异常。提示左肺上叶尖后段结节，代谢活性增高，恶性病变可能性大。右侧第 1 胸肋关节代谢活性增高，考虑关节炎性改变。

4. 初步诊断：左肺上叶结节。肺癌？结核瘤？炎性假瘤？转移癌？

【术前讨论】

患者中年男性，隐匿病程，吸烟 200 支年，因咳嗽查体发现左肺上叶小结节，胸部 CT 示结节呈不规则软组织密度，内见空泡征，毛刺征，胸膜牵拉征，血管集束征，SUV 值＞2.5，结合病史及影像学表现，考虑左肺上叶结节为肺癌可能性大，但患者既往有结核病史，应考虑肺结核瘤可能性。目前手术适应证明确，无手术禁忌证，拟行 VATS 手术切除病灶，明确诊断。考虑左肺上叶结节部位临近斜裂，可将病灶楔形切除，根据术中冰冻病理决定具体手术方式。

【手术及术后恢复情况】

入院后 2 天行手术治疗——VATS 左肺上叶楔形切除术。双腔插管全麻成功后，取右侧卧位，常规消毒、铺单，分别取左侧腋中线第 7 肋间、第 4 肋间腋前线及第 7 肋间肩胛下角线做小切口，置入胸腔镜及操作器械，探查胸腔内无明显粘连及胸腔积液，壁层胸膜光滑，未见明显新生物，叶间裂分

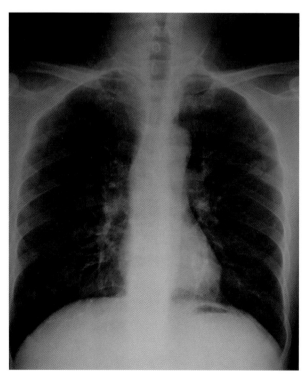

图 1-15-1　胸部正位

左上肺野外带可见小结节影

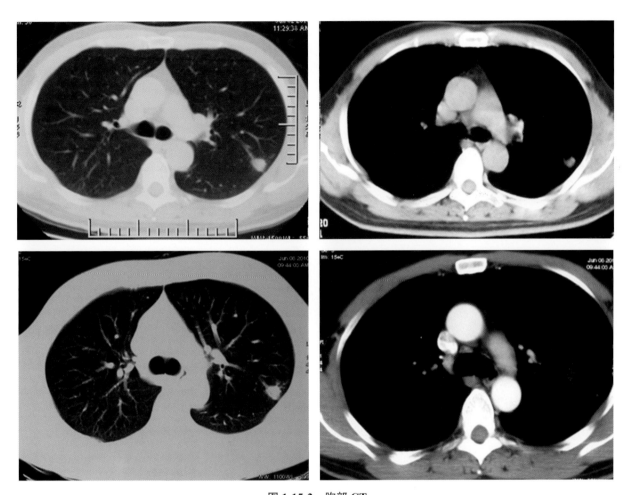

图 1-15-2 胸部 CT

左肺上叶尖后段不规则软组织结节，增强相显示结节轻度不均匀强化

化好。肿物位于左肺上叶后段，直径约 1.5cm，界限清楚，隆起肺表面，质地韧，不活动，表面脏层胸膜稍凹陷，覆有白苔（图 1-15-3）。将肿物提起，沿其基底部正常组织以内镜直线型缝合切开器将肿物连同周围部分正常组织完整切除。标本情况（图 1-15-4）：剖开后见肿物有假包膜，其内可见少量脓性液体，肿物大部分为实性，质地脆，有少量出血。送检冰冻病理提示炎性细胞浸润，未见明显恶性细胞或肉芽肿性炎。充分止血，生理盐水冲洗胸腔，充气确认无出血及漏气后，放置胸腔引流管一根，逐层关闭各切口。术毕。术后待病人清醒后拔除气管插管，安返病房。

患者术后恢复顺利，病理回报后给予三联抗结核治疗半年，定期随访无复发。

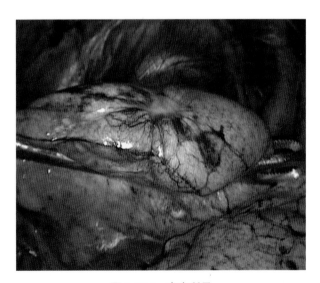

图 1-15-3 术中所见

肿物位于左肺上叶后段，直径约 1.5cm，界限清楚，隆起肺表面，质地韧，不活动，表面脏层胸膜稍凹陷

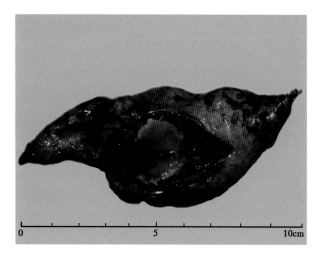

图 1-15-4　标本情况

剖开后见肿物有假包膜，其内可见少量脓性液体，肿物大部分为实性，质地脆，有少量出血

【最后诊断】

病理诊断：(左上叶) 肺组织中可见坏死结节，周围纤维组织增生，炎细胞浸润，特殊染色结果：PAS（-），抗酸染色（可见个别可疑阳性杆菌），建议除外结核。

最后诊断：肺结核瘤。

【病案特点分析】

PET-CT 诊断肺癌敏感性可达 90%，本例为假阳性病例。该例患者为中年男性，有长期吸烟史，既往有右肺结核病史，自述已治愈，病程中无发热、乏力、盗汗等结核消耗症状，胸部 CT 见空泡征，毛刺征，胸膜牵拉征，血管集束征等恶性征象，PET-CT 示延迟相 SUV_{max} 2.8，影像学检查及肿瘤代谢显像均提示病灶性质为恶性可能性大。术前首先考虑原发性肺癌可能，但因患者有结核病史，且 SUV 值稍高于 2.5，不能除外炎症性病变可能，因此术前考虑行 VATS 肺楔形切除将肿瘤切除活检。术后病理证实为结核瘤。

【专家点评】

随着人们健康意识的提高和 CT 等影像学技术的普及，人群中孤立性肺结节（Solitary pulmonary nodule，SPN）的检出率越来越高，文献报道 SPN 在胸部检查中发现率为 0.09% ～ 0.2%，其中约 40%（5% ～ 69%）的病人最终被证实为肺癌。如果及时发现、正确诊断、合理治疗，可使早期肺癌（特别

是 Ia 期肺癌）的 5 年生存率提高到 80% 以上。但对于 SPN 性质的判断一直是临床上的一项难题。

利用数学模型预测 SPN 良、恶性是较常用方法。我中心利用我科收治的 SPN 患者资料建立起数学模型，并通过大样本病例对其进行检验，并与国外常用模型对比。通过单因素及逻辑回归分析发现，病人年龄、肿瘤大小、界限、钙化及胸膜皱缩是可以独立判断病变性质的临床指标。而病人性别、病程、症状、吸烟史及吸烟量、既往肿瘤史、肿瘤家族史、肿瘤部位、有无毛刺、分叶、胸膜牵拉征、血管集束征、纵隔淋巴结肿大、与胸壁有无粘连及有无胸腔积液在 SPN 良恶性判断中无统计学意义。

我们的资料显示，老年组（> 65 岁）病人 SPN 恶性率超过 85%，是年轻病人的 2.25 倍。SPN 最大径超过 2cm 者 80% 以上为恶性肿瘤。另外，出现胸膜皱缩是 SPN 性质判断的独立危险因素，术中探查发现如病变具有胸膜皱缩，术后病理证实为恶性肿瘤的概率是良性肿瘤的 4.4 倍。与上述 SPN 危险因素相对应的是，肺结节伴有钙化及边界清楚是提示良性病变的重要影像学改变。

PET 作为一种功能性检查方法在肺癌诊断中有很高的敏感性、特异性及准确率，但它并不是肺癌诊断的金标准，并不能代替纵隔镜、CT 引导下胸部穿刺活检等有创性的检查。PET 在肺癌诊断中还存在着假阳性和假阴性结果的困扰。国外 Meta 分析结果显示 PET 在诊断肺癌时假阳性率达 20% ～ 25%，其主要原因是一些炎症细胞放射性摄取增加，如：肺结核、真菌感染、慢性肺部感染、肺淀粉样变性及隐性肺部感染等。假阴性结果有时主要是由于病变太小或者分化程度太好，如：支气管肺泡癌、类癌等。而小于 5mm 的病变由于空间分辨率的限制常常表现为假阴性结果。

我们的研究显示，青年 SPN 患者，恶性病变的发生率高达 38.6%；最大径 < 5mm 的 SPN 中，恶性比率亦高达 43.7%；而总的 SPN 的恶性率高达 66.7%（260/390）。因此，无论患者年龄或是肺部结节直径大小，以及 PET 显示阴性的 SPN，都应给予足够的重视。电视胸腔镜等微创技术为诊断 SPN 提供了很好的诊治平台，胸外科医师应采取积极的态度获得明确的 SPN 病理学诊断，以指导进一步治疗。

参考文献

[1] 杨德松，李运，姜冠潮，等. 孤立性肺结节良恶

性判断数学预测模型的临床验证及应用．中华胸心血管外科杂志，2012，28（2）：882-858.

[2] Truong MT，Pan T，Erasmus JJ. Pitfalls in integrated CT-PET of the thorax：implications in oncologic imaging．J Thorac Imaging，2006，21（2）：111-122.

[3] Krishna G，Gould MK. Minimally invasive techniques for the diagnosis of peripheral pulmonary nodules. Curr Opin Pulm Med，2008，14（4）：282-286.

[4] 李运，陈克终，隋锡朝，等．孤立性肺结节良恶性判断数学预测模型的建立．北京大学学报（医学版），2011，43：450-454.

病案 16 肺泡蛋白沉积症

【本案精要】

肺泡蛋白沉积症临床较少见，且临床诊断较困难，本例经胸腔镜活检获得诊断

【临床资料】

1. 病史：患者男性，53岁，主因"体检发现肺部阴影20余天"收住呼吸内科。患者体检行胸片检查提示双肺多发阴影，进一步胸部CT提示双肺多发片状阴影及磨玻璃影。患者无咳嗽、咳痰、咯血，无发热、胸痛，无胸闷、呼吸困难等症状。经门诊以"双肺占位"收入呼吸内科。既往史：高血压病、心房颤动、脂肪肝、痛风、左下肢肌纤维瘤切除术后、溃疡性结肠炎。

2. 入院查体：体温不高，双肺呼吸音清，未闻及干湿啰音，余查体均正常。

3. 辅助检查：

胸部CT：双肺纹理增重，双肺弥漫性分布大小不等斑片影及磨玻璃密度影，气管及各叶段支气管开口通畅，纵隔内见多发小淋巴结肿大，肺动脉主干未见增宽，心脏不大，双侧胸腔无积液，胸膜未见明显增厚。心包未见积液（图1-16-1）。

生化：乳酸脱氢酶257U/L、肌酸激酶247U/L、ALT 23U/L、AST 25U/L。

血常规：正常。

气管镜检查：大致正常。

支气管镜灌洗液涂片：可见大量肺泡上皮细胞、吞噬细胞及中性粒细胞；多量淋巴细胞，少量红细胞；数团支气管黏膜上皮细胞。

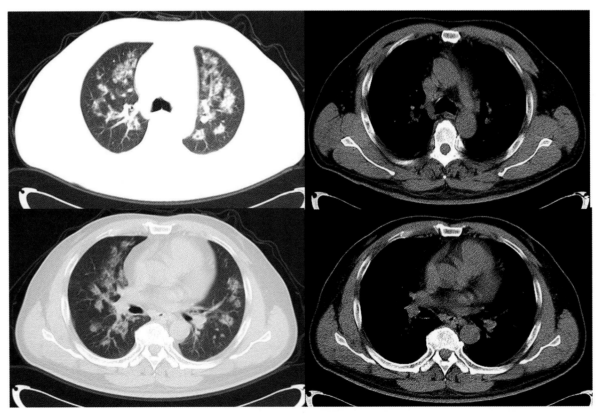

图 1-16-1 胸部 CT

双肺弥漫性分布大小不等斑片影及磨玻璃密度影

支气管灌洗液细胞计数及分类：巨噬细胞49.5%、分叶核细胞6.5%、淋巴细胞44%、细胞总数 0.58×10^6/ml。

4．术前诊断：双肺多发片状阴影性质待查。

【术前讨论】

患者中年男性，隐匿病程，因"体检发现肺部阴影20余天"收入呼吸科，患者体检行胸片检查发现双肺阴影，进一步行胸部CT提示双肺弥漫性分布大小不等斑片影及磨玻璃密度影。患者无发热、咳嗽、咳痰、咯血等症状，查体体温不高，血常规未见异常。排除肺部感染可能，考虑非感染性病变可能性大。行支气管镜检查未见明显异常。支气管镜灌洗液涂片可见大量肺泡上皮细胞、吞噬细胞及中性粒细胞。支气管灌洗液细胞计数及分类提示巨噬细胞、淋巴细胞为主。依据目前检查，无法明确病变性质，遂决定行胸腔镜肺楔形切除术，以明确诊断。

【手术及术后恢复情况】

入院后11天行手术治疗——VATS右肺下叶楔形切除术。全麻成功后，患者取左侧卧位，常规消毒铺无菌单。取右侧腋后线第7肋间行胸腔镜探查小切口，于腋前线第4肋间做3cm操作小切口，置入胸腔镜及操作器械探查，见右侧胸腔无明显粘连，胸腔无明显积液，胸壁及肺表面无明显结节。顺序探查右肺，肺内未触及结节。叶间裂分化良好。于右肺下叶背段选取CT对应病变部位，以内镜直线切割缝合器行肺大楔形切除活检，标本置无菌袋取出，体外剖视，见病变多发，位于肺实质内。呈黄白色，质地软，边界不清，切取部分肿物送检，冰冻病理报告：未见恶性肿瘤。

患者于术后第2天拔除胸腔引流管，恢复好，于术后第9天出院。

【最后诊断】

病理诊断：小块肺组织，部分肺泡腔内可见均匀粉染的物质沉积。特殊染色结果：PAS（+/-），刚果红（-），请结合临床除外蛋白沉积症（图1-16-2）。

最后诊断：肺泡蛋白沉积症。

【病案特点分析】

肺泡蛋白沉积症是一种以肺泡内有不可溶性磷脂蛋白样物质沉积为特点的弥漫性肺部病变，临床较少见，诊断主要靠CT及支气管镜肺泡灌洗。本例患者胸部CT表现符合肺泡蛋白沉积症表现，但支气管镜灌洗结果未能明确诊断。因此建议行胸腔镜肺活检，最后结合病理及临床表现得以明确诊断。

【专家点评】

肺泡蛋白沉积症（pulmonary alveolar proteinosis，PAP）是一类由肺泡腔和远端气道内积聚大量富含磷脂蛋白质样物质为特征的少见疾病。PAP分为先天性和获得性两种类型，其中获得性又分为继发性和原发性。先天性PAP于新生儿发病，呈常染色体隐性遗传。继发性PAP往往与感染、粉尘吸入或恶性肿瘤等因素有关。原发性肺泡蛋白沉积症（primary PAP）也称为特发性肺泡蛋白沉积症，是指病因不明，除外各种继发因素者。90% PAP是原发性病例，男性患病约为女性的3倍，各年龄组均可发病，30～50岁是患病高峰。吸烟与PAP的发病密切相关，72%患者有吸烟史。

1953年美国Castleman医生诊断了首例PAP，现已证实了原发性PAP是一种自身免疫性疾病，

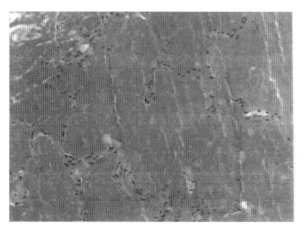
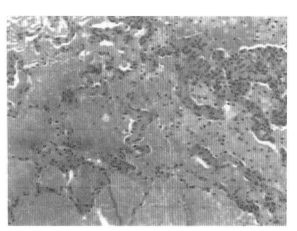

图1-16-2　术后病理

GM-CSF 在原发性 PAP 的发病机制中起着重要作用，GM-CSF 是激活肺泡巨噬细胞清除肺泡表面活性物质所必需的。原发性 PAP 患者的血液和肺泡灌洗液中可以检测到高水平的抗 GM-CSF 中和性抗体，这些中和性抗体阻断了 GM-CSF 的生物活性，致使巨噬细胞对肺泡表面活性物质的清除和再利用能力降低。吞噬了过量磷脂的巨噬细胞还表现出其他方面的功能障碍，如运动能力降低，吸附和化学趋化能力缺陷以及吞噬细菌的能力下降。

PAP 起病隐匿，患者相对轻微的症状与严重的影像学表现或肺功能障碍往往不相符合。临床症状变异性大，通常是非特异性的，多数表现为渐进性劳力性呼吸困难（80%）和咳嗽（60%）。少数患者出现消瘦、乏力、胸痛和咯血（20%）。部分患者甚至没有症状。体格检查通常正常或肺部没有特异性的体征，25% 的患者有发绀，半数可闻及吸气性爆裂音，杵状指少见。

PAP 典型的胸片表现是双肺对称的肺泡填充性阴影，肺门旁的浸润阴影延伸至外带，呈"蝴蝶状"分布，双肋膈角往往不受累及。但 X 线胸片的表现通常不具有特异性。胸部 CT 能清晰地显示肺部受累的范围和特点。磨玻璃影与正常肺分界明显，呈"地图"样分布；小叶内和小叶间隔增厚，呈多角形，称为"铺路石征"；或者表现为大片的实变影伴支气管充气征，周围环绕着磨玻璃影。肺功能和血气分析常见限制性通气功能障碍和弥散障碍。支气管肺泡灌洗液具有特征性的表现。外观呈乳状浑浊液体，静置后沉淀分层。光镜下可见非细胞性的圆形小体，Gimsa 染色呈嗜碱性，PAS 染色阳性；巨噬细胞呈泡沫样改变，胞浆内可见 PAS 阳性包涵体。淋巴细胞和浆细胞比例增高。电镜下可见特征性的髓样多层状结构和层状小体，其成分是磷脂。80% 的 PAP 患者血清和支气管肺泡灌洗液乳酸脱氢酶水平轻度增高，且其水平与 PaO_2 或肺泡 - 动脉氧分压差成显著正相关，可以作为衡量疾病严重程度的指标。

原发性 PAP 患者血液和 BAL 中都能检测到抗 GM-CSF 抗体，而先天性或继发性 PAP 患者中不能检测到抗 GM-CSF 抗体。血液和 BAL 中抗 GM-CSF 抗体阳性对诊断 PAP 具有高度的敏感性（92% ～ 100%）和特异性（98% ～ 100%），可以作为诊断原发性 PAP 的重要依据。

外科肺活检获得的组织病理学结果仍然是确定诊断的"金标准"。随着胸部 HRCT 的应用，大部分患者可以根据病史、特征性的影像学表现和支气管肺泡灌洗液检查确立诊断，无需经支气管肺活检或外科肺活检。

一般认为，只有当患者的呼吸道症状影响生活质量或出现低氧血症、肺功能恶化时才需要治疗。全肺灌洗能够安全、有效地清除肺泡内蛋白样沉积物，目前仍然是治疗 PAP 的标准治疗方法。Seymour 等回顾性地总结了 146 例接受全肺灌洗的 PAP 患者，一次全肺灌洗后，84% 患者症状、血气分析、影像学和肺功能改善，一般在灌洗后 6 周改善最为明显。5 年生存率明显高于未全肺灌洗者（94% *vs.* 85%，*P* = 0.04）。由于 GM-CSF 在原发性 PAP 发病机制中起着重要作用，外源性重组人类 GM-CSF 有可能替代全肺灌洗治疗原发性 PAP，或作为全肺灌洗的补充治疗。近年来美国和日本均有吸入 GM-CSF 治疗 PAP 的报道，是安全、有效的治疗方法，具有持续的治疗效果 [26]。此外，CD20 单克隆抗体（美罗华）和血浆置换也可能是治疗原发性 PAP 的一种选择。

PAP 临床过程变异性大，既可以自然缓解，也可能死于肺炎或呼吸衰竭。2 年、5 年和 10 年生存率分别为 79%、75% 和 68%。

参考文献

[1] Wylam ME, Ten R, Prakash UBS, et al. Aerosol granulocyte-macrophage colony- stimulating factor for pulmonary alveolar proteinosis. Eur Respir J, 2006, 27: 585-593.

[2] Trapnell BC, Whitsett JA, Nakata K. Pulmonary alveolar proteinosis. N Engl J Med, 2003, 349: 2527-2539.

[3] Costabel U, Guzman J. Pulmonary alveolar proteinosis: a new autoimmune disease: Sarcoidosis Vasc Diffuse Lung Dis, 2005, 22 (Suppl 1): 67-73.

[4] Malur A, Kavuru MS, Marshall I, et al. Rituximab therapy in pulmonary alveolar proteinosis improves alveolar macrophage lipid homeostasis. Respir Res, 2012, 14: 13 (1): 46.

[5] Kitamura T, Tanaka N, Watanabe J, et al. Idiopathic pulmonary alveolar proteinosis as an autoimmune disease with neutralizing antibody against granulocyte-macrophage colony stimulating factor. J Exp Med, 1999, 190: 875-880.

病案 17 叶间淋巴结

【本案精要】

肺部近叶裂处小结节伴纵隔淋巴结肿大，PET-CT 疑诊为肺癌，胸腔镜活检病理为肺内淋巴结。

【临床资料】

1. 病史：患者男性，39 岁，因"查体发现右肺下叶小结节半个月"收入院。患者半个月前于当地医院常规体检，行胸部 X 线检查示"右下肺斜裂胸膜下小结节，考虑炎性病变可能"（图 1-17-1），不伴明显咳嗽、咳痰、咯血，无胸闷、胸痛，无发热、畏寒等不适，患者现为求进一步诊治来我院，经门诊以"右肺下叶小结节"收入我科。患者自发病以来，无寒战、发热、盗汗，无结核患者密切接触史，饮食、睡眠可，大小便正常，体重无明显减轻。既往史：诊断"乙型病毒性肝炎携带者"20 余年，未予特殊治疗。查体发现 CEA 升高 3 年，定期复查，未予特殊处理。吸烟 20 余年，20 支/天，戒烟半个月。

2. 体格检查：一般情况可，生命体征平稳，双侧锁骨上淋巴结未及肿大，气管居中，胸廓无畸形，肋间隙正常，胸壁静脉无曲张，胸骨无压痛。双肺

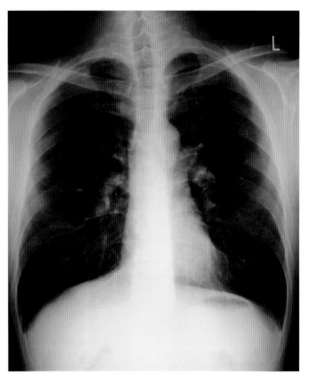

图 1-17-1 胸部正位

右中肺野内带小结节影

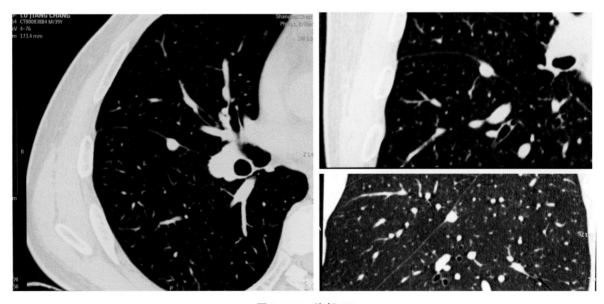

图 1-17-2 胸部 CT

右肺下叶水平裂旁结节影，边缘光整

呼吸动度对称，双肺叩诊呈清音，双肺未闻及明显干湿性啰音。

3．辅助检查：PET-CT（图1-17-3）：右肺下叶水平裂旁结节影，边缘光整，最大径约0.67cm，代谢轻度升高（SUV_{max} 1.0，SUV_{av} 1.0）。余肺野内未见明显实质性占位病变。两侧肺门、纵隔可见多发肿大淋巴结影，最大约1.59cm，代谢明显增高（SUV_{max} 7.0，SUV_{av} 4.3）；余未见明显异常。提示右下肺斜裂胸膜下结节，代谢增高；双肺门、纵隔多发高代谢淋巴结，考虑炎性病变可能，肿瘤不除外。

4．初步诊断：右肺下叶结节。非特异性炎性肿大淋巴结？淋巴结结核？肺癌？

【术前讨论】

患者中年男性，隐匿病程，有长期大量吸烟史，查体行PET-CT发现右肺下叶近叶裂处小结节，最大径约0.67cm，代谢轻度升高（SUV_{max} 1.0，SUV_{av} 1.0），伴两侧肺门、纵隔可见多发肿大淋巴结影，最大约1.59cm，代谢明显增高（SUV_{max} 7.0，SUV_{av} 4.3），结合病史及影像学表现，考虑右肺下叶结节为炎性病变可能性大，不除外恶性可能。目前手术指征明确，无手术禁忌，拟行VATS手术切除病灶，明确诊断。

【手术及术后恢复情况】

入院后2天行手术治疗——VATS右肺下叶楔形切除+纵隔淋巴结活检术。全麻成功后，患者取左侧卧位，常规消毒、铺巾后，于右侧第8肋间腋中线行胸腔镜切口，于右侧腋前线第5肋间做操作切口。探查胸腔，胸腔内未见明显粘连，胸腔内少量清亮积液，壁层胸膜未见异常；叶间裂分化好；下叶结节位于斜裂中段下叶肺组织内（图1-17-4），表面胸膜膨隆，质韧，直径约1cm，位置与CT所示部位相符；余肺叶探查未见异常；肺门及纵隔淋巴结未见肿大。解剖斜裂中段，尽量游离下叶结节周边，提起肿物后以内镜切割缝合器距肿物边缘1.5cm楔形切除，标本袋取出。台下剖视标本，圆形，边界清，剖面黑色均质。送冰冻，回报"小块纤维组织伴有玻璃样变性及炭末沉积"。因患者PET-CT示纵隔淋巴结代谢灶增高，行3组、7组纵隔淋巴结活检。无菌生理水冲洗切口及胸腔，加压膨肺检查肺切缘无漏气出血。腋中线第8肋间留置28F胸引管1根，关胸。手术顺利，出血约50ml。患者脱机拔管后安返病房。标本送病理。

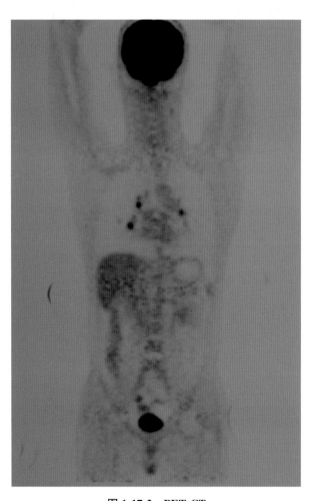

图1-17-3　PET-CT

双肺门、纵隔多发高代谢淋巴结

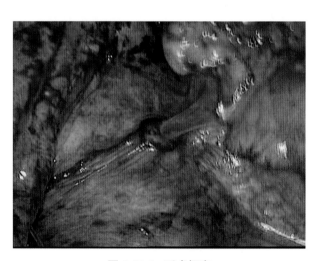

图1-17-4　手术探查

结节位于斜裂中段下叶肺组织内

【最后诊断】

病理诊断：(右肺下叶) 小块结节状纤维组织，伴有大片玻璃样变性，散在淋巴细胞浸润及炭末沉积。(3、7 组) 淋巴结呈反应性增生改变，可见结节状纤维组织增生伴玻璃样变，炭末沉积。

最后诊断：肺内淋巴结伴纵隔非特异性炎性肿大淋巴结。

【病案特点分析】

随着低剂量 CT、高螺旋 CT 等影像学技术的发展，肺内小结节的检出率逐年增加，肺内淋巴结的检出例数也随之上升。本例患者肺内小结节即为叶间淋巴结。肺内淋巴结影像学表现并无特异之处，但似乎多见于接近叶间裂的胸膜下处，多为边界清楚的小结节，亦可呈现出毛刺、分叶、胸膜牵拉征等恶性征象，需与恶性肿瘤相鉴别，但 PET-CT 示代谢率不高，有助于术前判断结节性质。本病例另一有趣之处，在于其同时合并纵隔淋巴结肿大，代谢呈明显强化，亦对术前判断造成了干扰。加之考虑其肺内结节直径较小，代谢率轻度增高，纵隔淋巴结转移可能性小，故行 VATS 肺楔形切除活检以明确诊断。

【专家点评】

肺内淋巴结指位于肺实质内的淋巴结，通常认为第四级支气管以远，肺实质内已不存在淋巴结结构。然而 Trapnell 利用淋巴管造影发现尸肺中有 7% 存在肺内淋巴结，其中有 1 例可见在 X 线透视下观察到，说明存在于肺实质内的肺内淋巴结并不少见。临床上，在 CT 技术出现之前有关肺内淋巴结的文献多为病例报告，CT 扫描广泛应用后肺内淋巴结的报告例数呈增长趋势。Bankoff 报道肺内淋巴结在周围型结节中的比例达 18%。Yokomise 报道小于 1cm 的肺周围型结节中肺内淋巴结比例达 46.2%。然而肺内淋巴结的确切的人群发生率因资料欠缺尚无法估计。国内肺内淋巴结在同期手术切除的肺周围型结节中所占比例为 3.5%，在直径 ≤1cm 周围型结节中所占比例为 10.8%，比例与国外文献报道相近。

有文献总结国人的肺内淋巴结的 CT 表现具有以下特点：①全部位于隆突以下水平；②直径多不超过 1cm；③多位于距脏层胸膜 1cm 以内的肺实质内部；④形状多为圆形或卵圆形，边界清楚；⑤多为质地均匀的实性结节；⑥不伴有肺门、纵隔淋巴结肿大；⑦常可见肺内淋巴结与胸膜和 (或) 肺纹理相连的线状密度影。国人肺内淋巴结的 CT 影像学特点与国外文献报道描述基本一致，不过紧贴叶间裂的肺内淋巴结的比例较高，近半数。有学者认为线状密度影可作为肺内淋巴结与肺转移瘤相鉴别的特征性影像学，但线状密度影有时也不易与原发性肺癌、炎性结节常见的毛刺征、胸膜牵拉征相鉴别，尤其是紧贴叶间裂的肺内淋巴结，影像学表现更不典型。肺内淋巴结的 PET-CT 的表现不典型，可能会出现假阳性。

肺内淋巴结是先天存在还是后天形成目前尚不明确。文献报告中患者多为中年男性，有吸烟史，切除淋巴结中均可见炭末沉着，因此有学者推测肺内淋巴结是由于吸入性颗粒物的刺激造成淋巴组织反应性增生，形成淋巴结。相对而言，双肺下叶的淋巴引流更多，胸膜下方的淋巴管网更为丰富，因此吸入刺激原后，更易引起下叶淋巴结的增大。这可能是肺内淋巴结多见于下叶、胸膜下的原因。肺内淋巴结与胸膜和 (或) 肺纹理相连的线状密度影则是增厚的小叶间隔，内含增粗的淋巴管。

肺内淋巴结的临床影像学特点缺少特异性，无法单纯凭影像学表现与恶性结节相鉴别。此外，日本学者 Kunitoh 总结肺癌患者中肺内淋巴结的检出率可高达 11.3%。因此即使高度怀疑肺内淋巴结，无论影像学是否典型，均应尽可能行活检以明确。Shaham 报告 CT 引导下经皮穿刺可用于诊断肺内淋巴结，但此方法难以除外假阴性，且不适于多发结节的诊断。胸腔镜微创手术能够兼顾结节活检、肺癌分期和根治性切除等手术需要，可作为目前诊治肺内淋巴结有效的微创诊治方法。

参考文献

[1] Hansell DM, Lynch DA, McAdams HP, et al. Imaging of Diseases of the Chest. Philadelphia：Elsevier Mosby，2005：135-137.

[2] Trapnell DH. Recognition and incidence of intrapulmonary lymph nodes. Thorax，1964，19：44-50.

[3] Fujimoto N, Segewa Y, Takigawa N, et al. Two cases of intrapulmonary lymph node presenting as a peripheral nodular shadow：diagnostic differentiation from lung cancer. Lung cancer，1998，20：203-209.

[4] Bankoff MS, McEniff NJ, Bhadelia RA, et al. Prevalence of pathologically proven intrapulmonary

lymph nodes and their appearance on CT. Am J Roentgenol，1996，167：629-630.

[5] Yokomise H，Mizuno H，Ike O，et al. Importance of intrapulmonary lymph nodes in the differential diagnosis of small pulmonary nodular shadows. Chest，1998，113：703-706.

[6] 隋锡朝，李运，王煦，等. 肺内淋巴结的临床和影像学特点. 中华胸心血管外科杂志，2012，28（5）：271-273.

[7] Kunitoh H，Eguchi K，Yamada K，et al. Intrapulmonary sublesions detected before surgery in patients with lung cancer. Cancer，1992，70：1876-1879.

[8] Shaham D，Vazquez M，Bogot NR，et al. CT features of intrapulmonary lymph nodes confirmed by cytology. Clin Imag，2010，34：185-190.

病案 18   肺内巨大硬化性血管瘤

【本案精要】

肺内巨大类圆形肿瘤，生长缓慢，病史达17年，手术切除后病理示硬化性血管瘤。

【临床资料】

1. 病史：患者老年女性，主因"发现左肺占位17年，胸片发现占位体积增大1个月"以"左肺占位"收入院。患者17年前体检行胸片发现左肺占位，直径约3cm（未见报告，具体不详），此后规律复查5年，未见明显增大，遂未予继续复查。1个月前因咳嗽，复查胸片示肺部占位较之前明显增大，进一步行胸部CT示：左肺上叶巨大团块状软组织密度影，大小约8.3cm×7.3cm，其上方可见片状高密度影（图1-18-1）。既往史、个人史及家族史无特殊。

2. 体格检查：入院查体未及明显异常。

3. 辅助检查：胸部CT：肺窗：左肺上叶巨大致密团块影，大小约8.3cm×7.3cm，其上方可见片状高密度影。余肺纹理走行分布正常，气管、支气管及部分段支气管通畅。纵隔窗：纵隔内未见肿大淋巴结影，左肺上叶可见一巨大团块软组织密度影，其内可见斑点状钙化影及片状低密度影，边缘较规整。

4. 初步诊断：左肺上叶占位。肉瘤？肺癌？

【术前讨论】

患者老年女性，慢性病程，病史较长，查体发现左肺上叶致密类圆形肿块影，观察17年，肿瘤生长速度缓慢，1月前复查胸部CT发现肿物明显增大，阅片可见肿物边界清楚，可见钙化，无分叶，无胸膜牵拉，无毛刺，结合病史及影像学表现，考虑左肺上叶肿块为良性或低度恶性病变可能性大，但不除外恶性可能。手术适应证明确，拟行手术切除病灶，明确诊断。该患者肺内肿块巨大，术前需先行纤维支气管镜检，了解气道有无受累及通畅情况。考虑肿块体积较大，微创手术难度较大，手术方式拟行开胸肺叶切除，根据术中冰冻病理决定具体手术方式。

【手术及术后恢复情况】

入院后第4天行手术治疗——全麻成功后首先行纤维支气管镜检查术，经口顺利置入气管镜，见

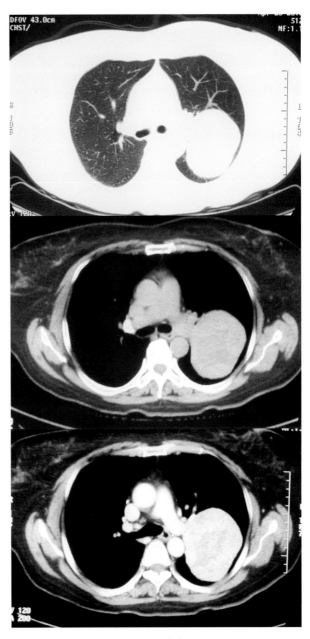

图1-18-1　胸部CT

左肺上叶巨大致密团块影，边缘较规整，其内可见斑点状钙化影及片状低密度影，明显强化

左肺下叶背段支气管外压性改变，未见新生物。改取右侧卧位，行开胸左肺上叶切除术，取左侧第4肋间后外侧切口开胸，探查见肿物位于左肺上叶尖

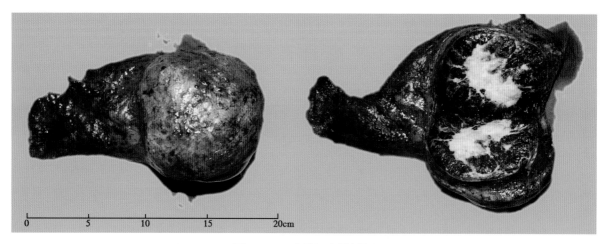

图 1-18-2　术后标本及剖面

后段，大小约 9cm×8cm×8cm，质韧，表面脏胸膜无皱缩，周围未见卫星结节。其余肺叶及胸壁未及明显结节，斜裂部分分化。肺门活动度好，肺门周围、纵隔 9、7、5 组淋巴结明显肿大，质软，色黑。首先打开下肺韧带，打开肺门周围的纵隔胸膜。打开血管鞘膜，分离上叶肺静脉及其分支，予结扎并缝扎后切断。清扫肺门淋巴结，以直线切割缝合器打开叶间裂，游离出舌段肺动脉，由于肿物巨大，舌段动脉游离困难，遂以血管闭合器钉合并切断。游离上叶支气管，摘除支气管周围淋巴结，以支气管闭合器于距离上叶支气管开口约 0.5cm 处钉合并离断上叶支气管。仔细游离上肺动脉尖段及后段，一并以血管闭合器钉和后切断，完成左肺上叶切除。

标本情况：肿物位于左肺上叶尖后段，大小约 9cm×8cm×8cm，质韧，剖面呈黑灰色，质韧，中央部分有明显钙化（图 1-18-2）。送检冰冻病理报告：纤维组织增生，伴有变性、陈旧性出血，部分肺泡上皮增生，未见明确肿瘤细胞。

【最后诊断】

肺组织中见巨大肿瘤结节，肿瘤大部分区域为扩张的血管成分，并伴有新鲜及陈旧出血，部分区域可见成片的卵圆形及短梭形细胞成分，细胞分化好，无明显异型，核分裂象少见，免疫组化染色结果：ER（－），PR（－），TTF-1（＋），CD31、第Ⅷ因子及 CD34（间质血管＋），CK（部分细胞＋），EMA（＋），CK5/6（－），vimentin（＋），calretinin（－），P53（－），Ki67（＋＜10%）。结合临床病史考虑为肺硬化性血管瘤（出血性），15cm×10cm，支气管断端未见肿瘤侵犯。

最后诊断：肺硬化性血管瘤。

【病案特点分析】

患者 17 年前查体发现左肺上叶占位，之后随诊观察 5 年，大小变化不明显。后未继续随诊，直至 1 月前复查胸部 CT 发现肿物明显增大。患者病史较长，肿物生长速度缓慢，结合影像学表现，术前考虑肿物为良性或低度恶性病变可能性大。行开胸左肺上叶切除术。术后病理证实为硬化性血管瘤。

【专家点评】

参见《胸外科疑难病例诊疗分析精粹》第 20 页。

病案 19 支气管颗粒细胞瘤

【本案精要】

肺支气管颗粒细胞瘤，临床上较罕见。本例患者影像学提示左肺占位，行支气管镜检查可见肿物，活检病理证实为颗粒细胞瘤。

【临床资料】

1．病史：患者男性，58岁，因"间断咳嗽咳痰3月余，咯血3天"收住我科。患者3月余前开始出现咳嗽，伴咳少量黄、白痰，平卧时为著，伴活动后轻度气短、胸闷，无发热、寒战、胸痛、咯血，服感冒药治疗，无明显好转。12天前胸部CT示右肺中叶磨玻璃密度影，两侧胸膜局部增厚，予头孢克肟口服10天，3天前出现痰中带血丝。于我院呼吸内科行气管镜检查发现：左舌叶开口处可见一菜花样新生物，未完全将开口堵塞，新生物表面凹凸不平，似鱼鳞状，触之易出血，于该处进行活检及刷检；气管镜病理符合颗粒细胞瘤。既往：30余年前行双侧扁桃体切除术；高血压病1年，血压最高170/110mmHg，口服琥珀酸美托洛尔缓释片47.5mg qd 1年，血压控制在120/80mmHg。间断左侧心前区刺痛1年余，于外院行冠脉CT未见异常，7月前开始口服盐酸曲美他嗪片20mg tid，阿司匹林肠溶片100mg qd。吸烟40余年，20支/天，近2周3～4支/天。

2．体格检查：一般情况可。全身浅表淋巴结未触及肿大。气管居中，胸廓无畸形，肋间隙正常。双肺动度一致，未触及胸膜摩擦感，语音震颤对称。双肺叩诊清音。双肺呼吸音清，未闻及干湿性啰音。心前区无隆起及凹陷，心界不大，心率齐，未闻及杂音、额外心音。

3．辅助检查：胸部CT平扫：两侧胸膜局部增厚，两侧肺实质内未见明确占位（图1-19-1）。血常规：WBC为6.0×10^9/L，NE%为45.5%，LY%为43.5%。肺功能：肺通气功能正常，药物舒张试验阴性。入院血气分析（未吸氧）：pH 7.39，pO_2 77mmHg，pCO_2 41mmHg，[HCO_3] 24.8mmol/L，SO_2 95%。入院后行纤维支气管镜检查提示：左肺上叶舌段支气管开口处可见一菜花样新生物，未完全将开口堵塞，新生

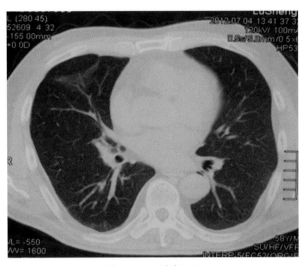

图1-19-1　胸部CT

右肺中叶少许磨玻璃影，两侧肺实质内未见明确占位

物表面凹凸不平，似鱼鳞状，触之易出血，于该处进行活检及刷检。气管镜病理回报：支气管黏膜组织，间质肿瘤细胞胞质丰富、粉染，细胞核无明显异型，免疫组化染色结果：S-100（++），CD68（–），CK（–），HMB45（–），vimentin（++），desmin（–），符合颗粒细胞瘤。

4．初步诊断：左肺上叶占位，颗粒细胞瘤。

【术前讨论】

患者男性，58岁，因"间断咳嗽咳痰3月余，咯血3天"收住我科。患者3月余前开始出现咳嗽，伴咳少量黄、白痰，平卧时为著，伴活动后轻度气短、胸闷，无发热、寒战、胸痛、咯血，服感冒药治疗，无明显好转。12天前胸部CT示右肺中叶磨玻璃密度影，两侧胸膜局部增厚，予头孢克肟口服10天，3天前出现痰中带血丝。气管镜检查（图1-19-2）：左舌叶开口处可见一菜花样新生物，未完全将开口堵塞，新生物表面凹凸不平，似鱼鳞状，触之易出血，于该处进行活检及刷检；气管镜病理符合颗粒细胞瘤。考虑患者左肺上叶颗粒细胞瘤诊断明确，右肺中叶磨玻璃影性质待查。拟先行手术切除左肺上叶颗粒细胞瘤（图1-19-3），右肺中叶磨玻璃影可继

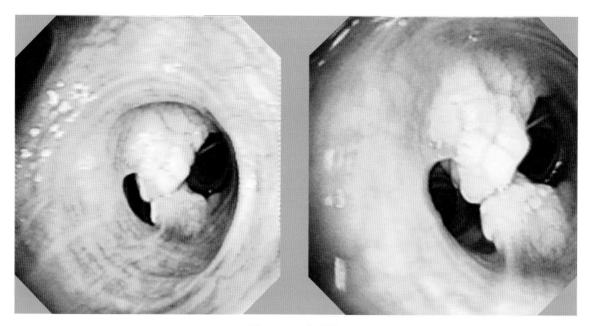

图 1-19-2　气管镜
左肺上叶舌段支气管开口内可见菜花样新生物

续观察，定期复查。尽快完善术前准备并签署知情同意书，拟近日在全麻下行 VATS 左肺上叶切除术。

【手术及术后恢复情况】

入院后 2 周行手术治疗——电视胸腔镜左侧胸腔探查＋左肺上叶切除术。双腔气管插管全麻成功后，取右侧卧位，常规消毒铺单，取左侧第 7 肋间腋中线做小切口进镜探查，胸腔内脏壁层胸膜间未见明显粘连，无胸腔积液，斜裂分化好。于第 4 肋间腋前线及第 7 肋间肩胛下角线分别做长约 4cm 及 2cm 小切口，置入操作器械进一步探查胸腔，脏壁层胸膜光滑，肺实质内未探及明确肿物。遂决定按术前预案直接行胸腔镜下左肺上叶切除术。镜下切断下肺韧带，游离肺门前、后方纵隔胸膜，显露上肺静脉，以内镜血管直线切割缝合器将上肺静脉切断。锐性分离斜裂以显露舌段及后段动脉。游离上叶支气管，以内镜直线缝合切开器闭合左肺上叶支气管，嘱麻醉师膨肺，通气确认左肺下叶可复张后切断上叶支气管。进一步游离上叶支气管，以直线切割缝合器将上叶后段动脉及尖前段动脉分别予以切断。将标本置于标本袋内取出。加水充气确认支气管残端及肺组织无出血及漏气。充分止血，冲洗胸腔，喷洒医用生物胶于支气管及血管残端，放置 28 号胸腔引流管 2 根至胸膜顶水平，关闭各切

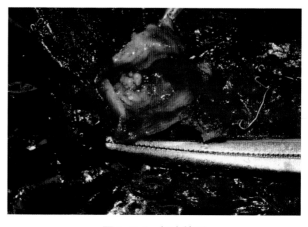

图 1-19-3　标本情况
左肺上叶开口可见肿瘤

口，术毕。术中出血量约 50ml，术后待病人清醒后拔除气管插管，安返病房。标本情况：肿瘤约 1.0cm×0.5cm×0.5cm，菜花样，距支气管残端约 1.0cm。送病理检查。

患者术后给予抗炎、雾化吸入、祛痰等治疗，恢复良好，胸引管于术后 3 天拔除，未见围术期并发症。

【最后诊断】

术后病理回报：（左肺上叶）肺组织切除标本：

支气管内颗粒细胞瘤，大小约直径 0.5cm，周围肺组织出血。肺实质内及支气管断端未见肿瘤成分。周围淋巴结未见肿瘤成分（0/5）。分送：（5、6、7、10、11 组）淋巴结未见肿瘤成分（0/2，0/1，0/1，0/6，0/2）。免疫组化染色结果：CK（－），CD68（局灶＋），S-100（＋），HMB45（－），Ki-67（个别＋），vimentin（＋），desmin（－）。

最后诊断：左肺上叶颗粒细胞瘤。

【病案特点分析】

本例患者因咳嗽、咳痰、咯血来就诊，行 CT 检查示右肺中叶磨玻璃影，而气管镜检查可见左肺上叶菜花样肿物，取病理回报颗粒细胞瘤。考虑双侧病变不宜同期手术，经讨论后拟定先行左肺上叶颗粒细胞瘤切除术，右肺中叶磨玻璃影定期复查。术后病理回报颗粒细胞瘤，与支气管镜病理一致。

【专家点评】

颗粒细胞瘤（granular cell tumor，GCT）是一种少见的肿瘤，1926 年 Abrikossoff 首次报告该病时认为来源于骨骼肌，故命名为肌母细胞瘤（myoblastoma）。近些年来随着组织化学和电镜的发展与应用，更多的证据支持神经源学说，即 GCT 来源于 Schwann 细胞或称施万细胞，故免疫组化 S-100 蛋白（＋）。GCT 可发生于人体各个部位，其好发部位依次是舌（40%）、皮肤及皮下组织（30%）、乳腺（15%）、呼吸道（10%）及胃肠道（6% ~ 10%）。50% 以上累及头颈部，呼吸道 GCT 以喉最多，气管、支气管极少，以气管 GCT 最少见。1939 年 Kramer 报道第 1 例支气管 GCT。GCT 发病高峰年龄在 30 ~ 50 岁，性别无明显差异[1]。约 16% 支气管 GCT 患者有咳嗽、咳痰、发热、咯血、气短等症状，约一半的患者为行气管镜检查寻找肺不张或继发肺部感染原因时所发现[2,3]。影像学检查无特异性。近 20 年来 GCT 的报道猛增，这反映了内窥镜在临床上应用的价值所在。GCT 在多数情况下为一良性肿瘤，恶性的可能性占 1% ~ 3%。肉眼观通常为无蒂的黏膜

下肿块，少数为有蒂息肉状。直径超过 8mm 的 GCT 易侵犯气管壁全层，浸润至气管周围组织。但尚未发现有转移的报道。

GCT 的确诊主要靠病理组织形态学观察，免疫组化和电镜有助确诊。GCT 组织学表现典型：细胞多角形，中等大小或较大，排列疏松。成片状或条带状，被纤维结缔组织或肌肉组织分隔开来，胞浆含丰富的嗜酸性颗粒，核与核仁明显，核分裂相少见。肿瘤表面一般无包膜，有时肿瘤表面被覆一层假上皮癌样增生的黏膜上皮。

GCT 生长缓慢，对放疗不敏感，不治疗甚至可以长期带瘤生存。除肿瘤体积较大、有阻塞症状的患者需要行手术外，内镜下治疗可作为首选治疗方案[4,5]。CO_2 激光切除或冷冻治疗后治疗效果均好[3]。切除后 5 年之内须每年复查气管镜。

参考文献

[1] Deavers M，Guinee D，Koss MN，et al. Granular cell tumors of the lung. Clinicopathologic study of 20 cases. Am J Surg Pathol，1995，19：627-635.

[2] Duran Toconas JC，Obeso Carillo GA，Canizares Carretero MA. Granular cell tumours：an uncommon endobronchial neoplasm. Arch Bronconeumol，2011，47：214.

[3] Epstein LJ，Mohsenifar Z. Use of Nd：YAG laser in endobronchial granular cell myoblastoma. Chest，1993，104，958-960.

[4] van Felius CL，Postmus PE，Beaumont F，et al. The role of bronchoscopic therapy in bronchial granular cell myoblastoma：presentation of three cases. Diagn Ther Endosc，1996，2：223-227.

[5] van der Maten J，Blaauwgeers JL，Sutedja TG，et al. Granular cell tumors of the tracheobronchial tree. J Thorac Cardiovasc Surg，2003，126：740-743.

病案 20　肺癌术后炎性结节

【本案精要】

患者肺癌（$T_2N_0M_0$）术后 2 年，乳腺癌（$T_{1a}N_0M_0$）术后 1 年，CT 发现右肺中叶及下叶新发实性结节，术前考虑不能除外肺癌及转移癌，行 VATS 手术探查，病理证实为炎性结节。

【临床资料】

1. 病史：患者女性，56 岁，主因"肺癌术后 2 年余，CT 发现右肺新发实变及多发小结节 10 天余"入院。患者 2 年余前因肺癌行 VATS 右肺上叶切除术，术后病理提示：（右肺上叶）腺癌（中 - 高分化），余肺组织未见癌残留，支气管断端未见癌侵犯。（2 组，4 组，7 组，9 组，11 组）淋巴结未见转移癌（0/5, 0/3, 0/6, 0/1, 0/2）。分期：$T_2N_0M_0$, IB 期。术后恢复良好，行 TC 方案化疗 3 次。1 个月前复查胸部 CT 回报：右肺新发实变及多发小结节。现为行进一步诊治收住入院。患者近期无畏寒、发热，无恶心、呕吐，无呼吸困难，无声音嘶哑，无吞咽困难等，偶感胸闷、干咳、咳嗽后偶胸痛。既往：10年前行子宫切除术，1 年前行左侧乳腺癌保乳根治术 + 前哨淋巴结活检术。术后病理回报：（左乳）浸润性导管癌 I 级（直径 0.6cm），部分呈浸润性小叶癌表现。免疫组化染色结果：ER（90%+），PR（90%+），cerbB-2（-），CK5/6（-），E-cadherin（+），Ki-67 < 10%+，p53（个别 +），Top-2 < 10%+，p63（-），EGFR（-），TTF1（-）。（切缘 1、2、3、4）未见癌。前哨淋巴结未见癌（0/3）。分期 $T_{1a}N_0M_0$，IA 期。

2. 查体：颈部淋巴结未及肿大。胸廓无畸形，胸式呼吸存在，未见静脉曲张。右侧胸壁可见陈旧手术瘢痕，左乳可见陈旧手术瘢痕。中下腹可见陈旧手术瘢痕。双侧呼吸动度一致，双侧触觉语颤对称，无增强或减弱，未及胸膜摩擦感，双肺叩诊清音，肺下界分别位于锁骨中线第 6 肋间、腋中线第 8 肋间、肩胛下角线第 10 肋间。双肺呼吸音清，未闻及明显湿啰音。

3. 辅助检查：

胸部 CT：右上肺切除术后，右肺中叶可见不规则实变影，边界欠清，周围伴索条影及浅淡磨玻璃影，右下肺基底段可见多发结节状实变影；双侧肺门不大，气管及各叶段支气管开口通畅，纵隔内未见肿大淋巴结影，可见迷走右锁骨下动脉，肺动脉主干未见增宽，心脏不大，双侧胸腔无积液，胸膜未见明显增厚。对比 14 个月前胸部 CT：右肺新发实变及多发小结节（图 1-20-1），建议进一步检查。

4. 初步诊断：肺癌术后，右肺新发实变及多发小结节；乳腺癌术后；子宫全切除术后。

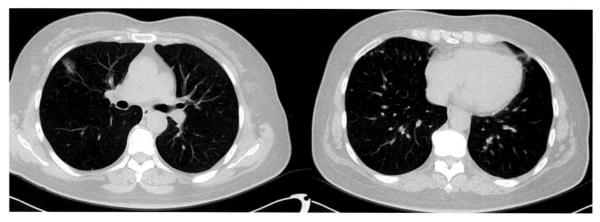

图 1-20-1　肺癌术前胸部 CT

右肺下叶可见多发微小结节

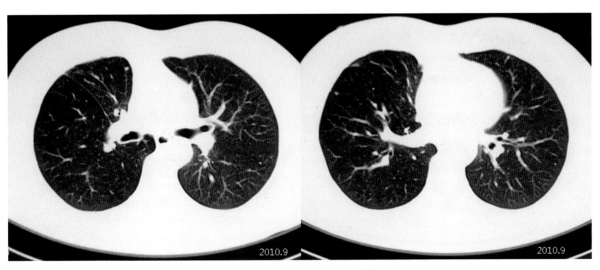

图 1-20-2　肺癌术后 1 年复查胸部 CT

右肺下叶结节较前无变化

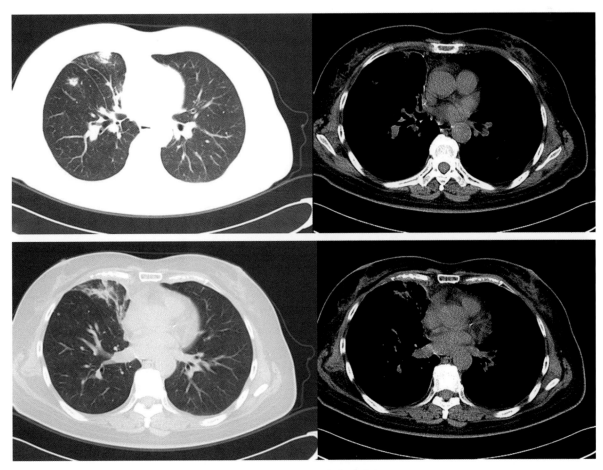

图 1-20-3　肺癌术后 2 年复查胸部 CT

右下肺基底段可见多发结节状实变影

【术前讨论】

患者女性，56 岁，主因"肺癌术后 2 年余，复查发现右肺新发实变及多发小结节 10 天余"入院。入院后完善检查，未见手术禁忌。经全科讨论后，考虑对比 14 个月前胸部 CT，只有右肺中叶及下叶两个结节有明显变化，患者既往有肺癌、乳腺癌病史，不除外转移可能，拟全麻下行胸腔镜右肺中叶及下叶楔形切除术，根据术中冰冻病理结果决定具体手术方式。

【手术及术后恢复情况】

入院后 6 天行手术治疗——胸腔镜下肺楔形切除术。

全麻满意后，患者取左侧卧位，常规消毒、铺单。右侧第 7 肋间腋中线原切口部位行胸腔镜切口，右侧第 8 肋间肩胛下角线、右侧第 4 肋间腋前线形操作切口。探查右肺与胸壁弥漫粘连，叶间裂粘连；胸腔内无积液。松解粘连，解剖叶间裂。探查结节，其一位于右肺中叶外侧段近胸膜处，未侵犯胸膜，直径约 1.5cm，质韧（图 1-20-4A），楔形切除；另一肿物位于右肺下叶背段近斜裂处，直径约 1cm（图 1-20-4B），楔形切除。标本分别置标本袋取出。台下剖视标本，两枚肿物均剖面淡黄色，均质韧，边界不清。送冰冻，回报"肺泡细胞增生、炎症细胞浸润"。蒸馏水及无菌生理水反复冲洗切口及胸腔，缝合脏层胸膜破损处。检查余肺无明显漏气出血。严密止血。腋前线第 4 肋间、腋中线第 7 肋间留置 28 号胸引管 2 根，尖端至胸顶，关胸。手术顺利，术中出血少，患者脱机拔管后安返病房。标本送病理。

患者术后给予抗感染、对症治疗。恢复顺利，胸引管于术后 7 天拔除，无围术期并发症。

【最后诊断】

术后病理回报：（右肺中叶，右肺下叶）切除标本：肺组织部分区域肺泡间隔增宽纤维化，部分肺泡腔内可见纤维化，部分细支气管上皮增生，细支气管周围可见多量淋巴细胞、浆细胞及泡沫样组织细胞浸润，送检肺组织中未见明确恶性肿瘤成分。右肺中叶淋巴结内可见纤维性瘢痕及炭末沉积，未见肿瘤成分。

最后诊断：右肺炎性病变。

【病案特点分析】

患者中年女性，右肺上叶癌术后 2 年，乳腺癌术后 1 年，均为原发早期肿瘤，预后较好。复查发现右肺中叶不规则实变影，边界欠清，周围伴索条影及浅淡磨玻璃影，右下肺基底段可见多发结节状实变影。结合病史及影像学表现，考虑不除外肺癌或乳腺癌转移可能，进一步治疗需要获得病理学证

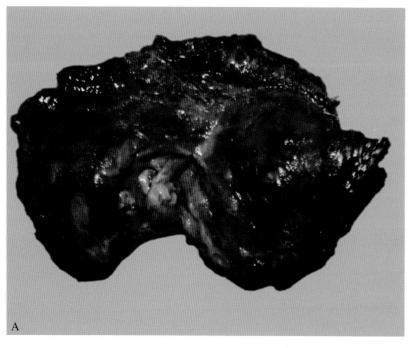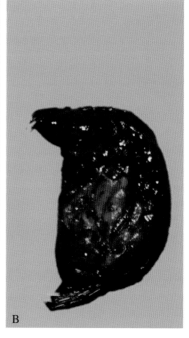

图 1-20-4　切除标本及剖面

据。患者手术指征明确，胸腔镜下肺楔形切除术创伤小，对患者肺功能影响小，可明确诊断并有效治疗转移癌。患者术后病理证实为炎性病变，避免了盲目治疗。

【专家点评】

CT 在肺部占位的诊断中具有重要的作用，全面而细致的 CT 分析非常有必要。肿块的形态、边缘特征、内部结构、周围改变等是鉴别诊断的重要因素。恶性占位常见的影像学表现包括：分叶征、毛刺征、空泡征、胸膜凹陷征，增强后明显强化，或同时伴有肺门纵隔淋巴结肿大等。

周围性肺癌结节有明显的分叶，呈深度分叶，而良性病变很少有分叶，即使有也较浅。但分叶的深浅程度很难把握。肺癌结节边缘绝大多数清楚而不光整，CT 上显示为毛刺征。而良性病变（非良性肿瘤）绝大多数的边缘带有尖角或锯齿状。不能准确识别浓密而细短的典型毛刺，将尖角锯齿状边缘也当成毛刺征，是造成误诊的重要原因；当然，即使见到毛刺征也并不一定就是肺癌。典型的胸膜凹陷征和空泡征常提示肺癌，但这并不表示看见典型的胸膜凹陷征或空泡征就能诊断肺癌。有日本学者通过研究孤立性肺部结节（SPN）的 CT 后认为：深度分叶征中有 82%，浓密毛刺征中有 97%，晕环征中 100% 的 SPN 为恶性，触角征与多边形征象中有 80% 的 SPN 为炎症，光滑圆形征象中有 66% 的 SPN 为良性肿瘤。此外，由于对肺门纵隔淋巴结肿大的定义标准掌握不当，而且炎性病变也可以有淋巴结肿大。Agrons 等发现，52 例炎性假瘤中 11 例（22%）有肺门纵隔淋巴结肿大。因此根据肺门纵隔淋巴结的大小来判定肺内病变性质并不可靠。相反，肺内炎性肿物多伴有周围肺纹理的增粗聚集，亦可有周围散在的卫星病灶，而肺癌中多不见此征象。

总之，所有这些所谓的特征性恶性表现，在肺部炎性病变中也可以具有相对典型的表现。这就要求我们一方面要不断地总结和积累对这些征象的正确辨识经验，另一方面还要认识到，即使做到综合分析各种相关的具有鉴别诊断意义的征象，对于一些不典型的病例，仍然会有误诊的发生。因此，在临床实际工作中要注意结合支气管镜、穿刺或外科手术活检等方法的应用。

参考文献

[1] Seemann MD, Seemann O, Luboldt W, et al. Differentiation of malignant from benign solitary pulmonary lesions using chest radiography, spiral CT and HRCT. Lung Cancer, 2000, 2: 105-124.

[2] 周勇生，张承惠. CT 薄层增强扫描对良恶性肺结节的鉴别诊断. 中华结核和呼吸杂志，2001，2: 93-95.

[3] 王家强，刘光华，孙海辉，等. 误诊为周围性肺癌的 15 例炎性病变的 CT 分析. 医学影像学杂志，2002，12（1）: 22-25.

病案 21　异物肉芽肿性炎

【本案精要】

患者为中年女性，以慢性咳嗽、咳痰、痰中带血，偶有血痰为主要症状，行胸片及胸部CT发现右肺占位病变，抗炎治疗效果不佳。术后病理示异物肉芽肿性炎。追问病史患者诉异物吸入史，与起病时间相符合。

【临床资料】

1. 病史：患者1年余前开始出现咳嗽、咳痰，为白色、黄色黏痰，无痰中带血，伴胸痛、低热3天，后患者持续咳痰，复查胸片提示右肺片状阴影，就诊于当地医院住院治疗，考虑"肺隔离症"，患者于我院会诊，考虑感染不除外，予抗感染治疗2周后，患者自觉咳痰症状缓解，但仍有持续咳痰，半夜及晨起大量咳黄痰。9个月前，患者开始出现痰中带血，偶有血痰，无发热，就诊于当地医院，复查胸部CT，右肺阴影较前缩小，考虑"咽炎"，抗感染治疗后，痰中带血无缓解。遂考虑"胃溃疡出血"可能，行抗HP治疗，症状无缓解，仍持续咳痰，痰中带血为主，偶有血痰。7个月前，患者再次复查胸部CT，提示右肺阴影明显缩小，以"支气管扩张"治疗，效果不佳。1个月前，患者症状加重，血痰较前明显增多，偶有鲜血痰，无发热，遂就诊于我院门诊，为进一步治疗收入院。患者自发病以来神清，睡眠、食欲可，大小便无异常，体重无明显改变。既往史：慢性咳嗽、咳痰30余年，为白色清痰，冬季发作，春季可自愈，曾行脱敏治疗。

2. 体格检查：全身表浅淋巴结未及明显肿大。气管位置居中。胸廓无畸形，胸壁静脉无曲张，胸骨无压痛。肺部呼吸运动度对称，肋间隙正常，语颤对称，无胸膜摩擦感，无皮下捻发感，叩诊清音，呼吸规整，左肺呼吸音清晰，右肺呼吸音稍粗，无干湿性啰音。

3. 辅助检查：胸部CT（2011-11-07，外院，图1-21-1）：右肺下叶近脊柱旁占位，考虑肺隔离症，合并感染可能，建议复查。胸部CT（2012-03-13，外院，图1-21-2）：右下纵隔旁胸膜肥厚，余胸部CT平扫未见明显异常。

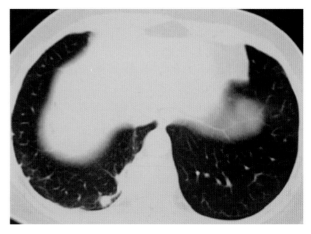

图1-21-1　9个月前胸部CT

右肺下叶近脊柱旁占位，合并感染可能

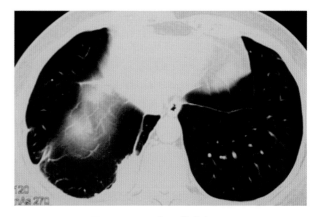

图1-21-2　7个月前胸部CT

右肺下叶病变较前缩小

4. 初步诊断：右肺下叶占位性质待查。

【术前讨论】

患者病程较长，以慢性咳嗽、咳痰、痰中带血，偶有血痰为主要症状，行胸片及胸部CT发现右肺占位病变，抗生素治疗后病灶较前缩小，但症状仍持续存在，痰中带血原因不明确，考虑不除外肺隔症合并感染可能，拟于明日在全麻下行气管镜检查，明确出血原因，若无特殊情况，拟行右侧胸腔镜探查，右肺下叶切除术。向患者及家属充分交待病情及手术风险，并签署知情同意书。于明日在全麻下行气管镜检查＋右侧胸腔镜探查，右肺下叶切除术，根据术中情况决定具体手术方式。

【手术及术后恢复情况】

入院后第5行手术治疗——VATS右肺下叶切除术。

全麻成功后患者取平卧位，电子气管镜探查气管及双肺各叶、段支气管均未见异常。改左侧卧位，常规消毒铺无菌单，于右侧腋中线第7肋间行胸腔镜探查小切口，腋前线第5肋间及肩胛下角第7肋间行操作小切口，顺利置入胸腔镜及操作器械后探查，见右侧胸腔无明显积液，右下肺与侧后胸壁以及后肋膈角膈肌之间明显粘连，呈膜状及胼胝状。右侧脏壁层胸膜光滑，未见明显结节。首先仔细分离胸腔粘连，后全面探查，见右肺下叶后基底段局部肺组织略显厚韧，内可触及条索样结节，质韧。其余肺内未及明显结节及其他异常。以电钩打开下肺韧带及肺门后方纵隔胸膜，尽量游离后肺门，电灼切断支气管动脉，摘除隆突下淋巴结活检。显露舒适后，以直线型切割缝合器于相对正常的肺组织处行下叶后基底段大楔形切除。标本（图1-21-3）置无菌袋内取出。体外于其相对厚韧的部位剖开，见局部小支气管腔内呈多支的条状异物，长约2.5cm，直径约0.3～0.4cm，形态辨认不清，似箬竿芒或鱼尾刺，局部肺组织增厚变韧（图1-21-4）。切取部分局部肺组织送检，冰冻病理报告：未见肿瘤组织。仔细检查见异物未延伸至切缘，检查在体切缘和台下切缘，均未见异物残留。以温盐水反复冲洗胸腔，膨肺检查，见肺组织良好复张，无明显漏气及渗血，再仔细探查，未触及明显残余结节，肺内无明显血肿。肺切缘及纵隔创面喷涂医用蛋白胶，确切止血后，腋中线第7肋间留置28F胸管一根，清点器械敷料无误后，逐层缝合胸壁切口，术毕。手术顺利，术中出血约30ml。术毕待麻醉恢复平稳，顺利拔除气管插管后，患者安返病房。

【手术及术后恢复情况】

术后常规给予补液、抗炎等治疗，恢复过程顺利，术后第7天拔除胸腔引流管，第8天出院，伤口Ⅱ/甲愈合。术后定期复查并随访，无复发。病理回报后追问病史，患者诉1年余前有可疑异物吸入史，于当地医院检查未发现异常，后未复诊。

【最后诊断】

病理诊断：（右肺下叶）部分肺组织切除标本：

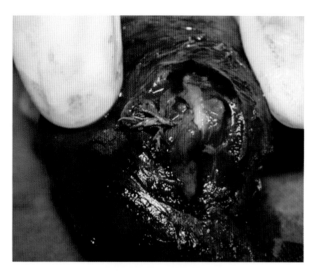

图1-21-3 手术标本

可见右肺下叶支气管腔内异物

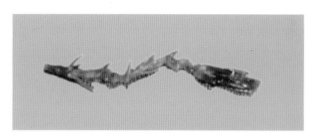

图1-21-4 异物取出后证实为松叶

送检肺组织，细支气管扩张，周围多量淋巴及浆细胞浸润。局灶可见异物成分，伴有异物肉芽肿性炎表现。

最后诊断：右肺下叶异物性肉芽肿性炎。

【特点】

患者为中年女性，以慢性咳嗽、咳痰、痰中带血，偶有血痰为主要症状，行胸片及胸部CT发现右肺占位病变，抗炎治疗效果不佳。行右肺下叶切除，术后标本支气管腔内发现异常，病理示异物肉芽肿性炎。追问病史患者诉1年余前可疑异物吸入史，与起病时间相符。

【专家点评】

肉芽肿是病理组织学上慢性炎症的主要类型，是致炎因子长期持续性刺激所致的迟发型变态反应，在炎症局部形成以巨噬细胞增生为主、境界清楚的结节状病灶，根据病因可将肉芽肿性肺疾病分为感染性和非感染性两大类：（1）感染性肉芽肿：包括各种病原体的感染，主要有：① 细菌感染：如结核、麻风、梅毒等；② 真菌感染：如隐球菌、曲霉菌、组织胞浆菌、球孢子菌等；③ 寄生虫感染：肺吸虫、血吸虫、弓形虫等。(2) 非感染性肉芽肿：包括：① 异物性肉芽肿：如手术缝线、石棉、滑石粉、无机和金属粉尘（铍、铝、锆等）、鱼刺、鸡骨等；② 原因不明性肉芽肿：结节病、Wegner 肉芽肿、朗格罕肉芽肿等；③ 血管炎及胶原血管病性肉芽肿：坏死性血管炎、多动脉炎、类风湿关节炎（RA）、系统性红斑狼疮（SLE）、进行性系统性硬化病（PSS）、多发性肌炎（PM）/ 皮肌炎（DM）以及干燥综合征（SS）等；④ 无菌炎性反应肉芽肿：创伤后的组织反应、炎性反应后的慢性机化性炎症、外源性过敏性肺泡炎（EAA）、隐源性机化性肺炎（COP）、寻常型间质性肺炎（UIP）、淋巴细胞性间质性肺炎（LIP）、药物所致的炎性反应等；⑤ 肿瘤性肉芽肿：霍奇金淋巴瘤和非霍奇金淋巴瘤中，分别有 13.8% 和 7.3% 的病例表现为上皮细胞性肉芽肿；3% ~ 7% 的肿瘤患者在原发灶中可见肉芽肿病变，如精原细胞瘤等。

如果病理检查提示肉芽肿病变，则应根据肉芽肿常见的疾病展开鉴别诊断。异物性肉芽肿通常是以进入组织内的异物，如缝线、石棉小体等为核心，周围有巨噬细胞、纤维母细胞、异物巨细胞等包绕形成肉芽肿。异物巨细胞内胞核数目不等，由数个到数十个，甚至上百个，胞核多聚集于细胞中央区。胞浆内常有吞噬的异物。异物性肉芽肿内很少有淋巴细胞浸润。

参考文献

[1] 李惠萍. 间质性肺疾病的临床诊断进展. 临床内科杂志，2005，22（4）：219-222.

[2] 宋继谒. 病理学. 北京：科学出版社，1999：75-76.

[3] Schwarz Ml, King TE. Interstitial lung disease. 4th ed. London：BC Dicker Inc. Hamilton，2003：332-373.

第二章

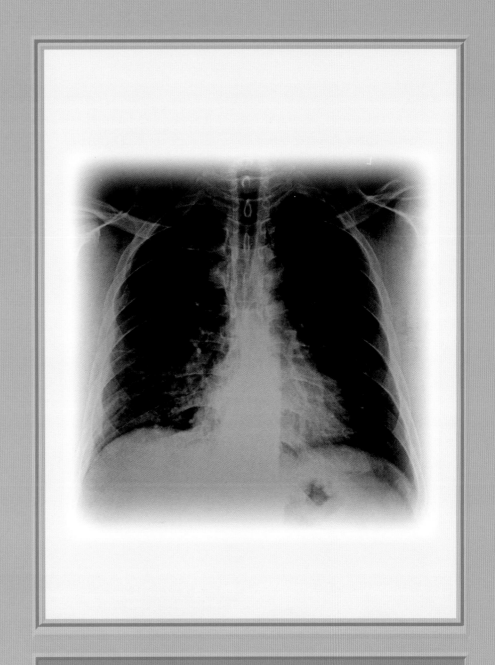

肺部恶性疾病

第二章

病案 1 小细胞肺癌误诊为良性结节

【本案精要】

查体发现肺内高密度小结节，圆形界清，影像学表现提示良性病变可能。患者未行复查，7 年后病变进展，EBUS-TBNA 确认为小细胞肺癌。

【临床资料】

1. 病史：患者男性，41 岁，因"发现右肺上叶结节 7 年，间断咳嗽 1 月余"收入院。患者 7 年前胸部 CT 检查发现右肺上叶前段一圆形高密度结节影，密度均匀，边缘光滑，纵隔窗大小 0.8cm × 0.8cm，当时考虑炎性病变，未予特殊处理。之后未行复查。1 个月前患者无明显诱因出现干咳，无发热、咳痰、痰中带血，无胸闷、胸痛、呼吸困难，无低热、盗汗、乏力等不适。6 天前因咳嗽症状一直未缓解，再次行胸部 CT 检查提示右肺上叶前段肿块影，伴右肺门淋巴结肿大。进一步行全身 PET-CT 检查提示右肺癌伴远段阻塞性炎症可能大，纵隔内淋巴结代谢异常，全身多处骨骼代谢异常增高，肝内局灶代谢性增高。为进一步诊治门诊以"右肺占位性病变"收入院。患者近期精神、食欲、睡眠可，二便正常，体重无明显变化。既往史无特殊，个人史：吸烟 10 余年，4～5 支/天；饮酒 20 年，平均约 1～2 两/天。家族史无特殊。

2. 体格检查：无特殊。

3. 辅助检查：胸部 CT（2003-10-31，外院，图 2-1-1）：右上肺前段可见一圆形高密度结节影，其内密度均匀一致，边缘光滑锐利，考虑炎性肉芽肿病变。胸部 CT（2010-5-14，外院，图 2-1-2）：右肺上叶前段见一大片高密度影，右肺门增大，纵隔窗示：右肺上叶前段软组织密度影，形态不规则，有分叶，4.6cm × 4.0cm，右肺门见肿块影。考虑右肺上叶前段肿瘤性病变伴右肺门淋巴结肿大。

4. 初步诊断：右肺上叶占位。肺癌？结核瘤？炎性假瘤？转移癌？

【术前讨论】

患者中年男性，慢性病程，主因"发现右肺上叶结节 7 年，间断咳嗽 1 月余"收入院。患者 7 年前胸部 CT 检查发现右肺上叶前段一圆形高密度结节影，密度均匀，边缘光滑，纵隔窗大小 0.8cm × 0.8cm，当时考虑炎性病变，未予特殊处理。1 个月前患者无明显诱因出现干咳，再次行胸部 CT 检查提示右肺上叶前段肿块影，伴右肺门淋巴结肿大。进一步行全身 PET-CT 检查提示右肺癌伴远段阻塞性炎症可能性大，纵隔内淋巴结代谢异常，全身多处骨骼代谢异常增高，肝内局灶代谢性增高。目前诊断为：右肺上叶占位性病变，伴纵隔淋巴结肿大，考虑

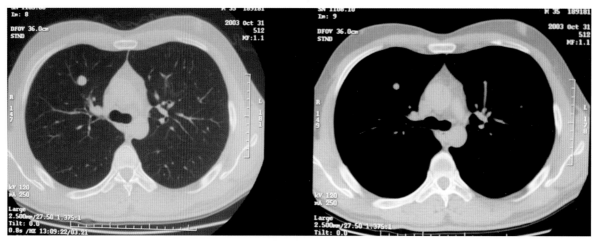

图 2-1-1 胸部 CT（2003 年）

右上肺前段圆形高密度结节影，边界清

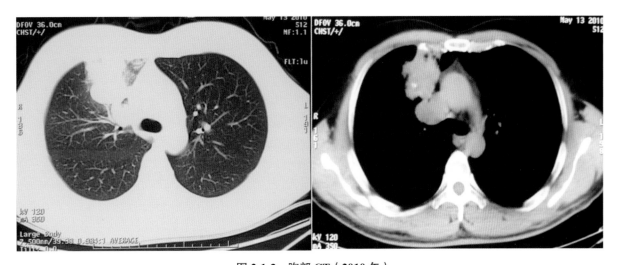

图 2-1-2　胸部 CT（2010 年）
右肺上叶前段一大片高密度影，纵隔可见肿大淋巴结

恶性肿瘤可能大，患者尚无病理学诊断依据，拟次日于静脉麻醉下行无痛电子支气管镜检查，支气管内超声引导纵隔淋巴结穿刺活检术，以明确诊断指导进一步治疗。

【手术及术后恢复情况】

入院后 3 天行手术治疗——无痛电子支气管镜检查，支气管内超声引导纵隔淋巴结穿刺活检术。

全麻成功后，面罩通气，取仰卧位。经口置入荧光支气管镜，以利多卡因及生理盐水冲洗气道后进行检查。首先在普通白光状态下检查（图 2-1-3）：喉及会厌无充血；声带活动好，无充血、无结节；气管管腔通畅，未见明显新生物，黏膜光滑，无充血，软骨环清晰，膜部活动度好，未见明显分泌物；隆突锐利；左主支气管、叶支气管、段支气管及亚段支气管

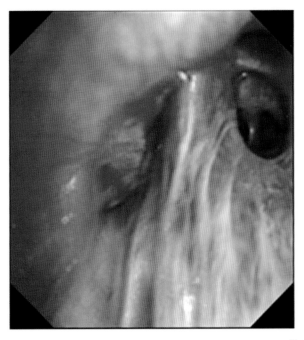
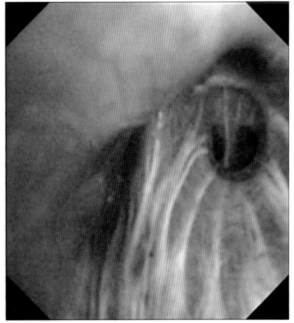

图 2-1-3　荧光气管镜探查
S3 段外侧壁黏膜粗糙，开口狭窄

开口均通畅，黏膜光滑，软骨环清晰，未见明显新生物，支气管间嵴锐利，未见明显分泌物，右肺上叶支气管前段与尖后段间嵴变钝，前段外侧壁黏膜粗糙，局部隆起，致前段开口狭窄，右肺中、下叶支气管、段支气管及亚段支气管开口通畅，黏膜未见异常。切换至荧光状态，对全部支气管树重新检查，见气管、左主支气管、叶支气管和段支气管及右中、下叶支气管开口黏膜色泽均正常，未见可疑病变，右肺上叶前段外侧壁黏膜可见色泽改变，呈紫红色。更换超声内镜，在多普勒超声引导下探查右侧气管支气管分叉处淋巴结肿大，直径约1.5cm。在超声引导下穿刺该淋巴结，分别送涂片和组织病理学检查，涂片病理结果回报小细胞癌可能性大（图2-1-4）。分别于荧光下黏膜可疑病变部位取活检病理。术毕。术中无明显出血，术后待患者清醒后，安返病房。

患者术后给予抗感染治疗，恢复情况良好，拟病理回报后行辅助化疗。

【最后诊断】

术后病理：

（R4淋巴结）经支气管穿刺涂片：在少量淋巴细胞及红细胞背景中可见多量成团及散在的异型、深染、裸核细胞，细胞核体积不大，部分细胞退变，符合肿瘤细胞，小细胞癌可能性大。

（R4）淋巴结穿刺活检标本：血性渗出物中可见巢片状分布的肿瘤细胞，细胞小，核深染，免疫组化染色结果：肿瘤细胞：CK（+），vimentin（-），p63（-），CD56（+），CgA（局灶+），Syn（+），LCA（-），符合小细胞癌。

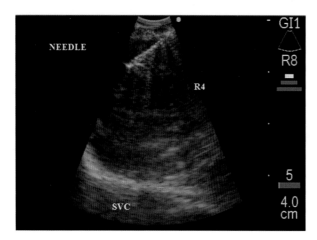

图2-1-4　对R4组淋巴结行EBUS-TBNA

最后诊断：右肺上叶小细胞肺癌。

【病案特点分析】

目前胸部CT已用于筛查肺癌。根据CT表现，可从影像学角度对肺内病灶的良恶性予以初步判断，对于倾向恶性的病变，应尽早手术，对于倾向良性的病变，可以选择继续观察。但是，影像学诊断并非完全可靠，越是早期肺癌，其影像学表现越不典型，影像学诊断越可能出现误判。因此，对于肺内结节，需要定期复查胸部CT，动态观察肺部结节的变化情况。本例即是沉痛的教训，该患者7年前发现的肺内结节，其CT表现符合良性病灶的特点，患者未予手术确诊，但是也未能定期复查胸部CT，待出现临床症状后再次检查，为时已晚，丧失了根治性手术的机会。

【专家点评】

目前肺癌的发病率在全世界位居恶性肿瘤之首，严重危害国民健康。其中小细胞肺癌（small cell lung cancer，SCLC）所占比例为15%～20%，SCLC与吸烟有一定相关性，近年来国民戒烟意识的加强，使其发病率略有下降趋势。其生物学特点为癌细胞倍增时间短，侵袭力强，恶性程度高，较早出现远处转移，虽然对化疗和放疗敏感，但治疗中易产生耐药，且治疗手段有限，易导致治疗失败，预后不佳。

小细胞肺癌起源于支气管黏膜上的Kulchitzky细胞，因此影像学多为中心型占位表现，周围型结节相对较少，有文献报道周围型小细胞肺癌CT显示多为边缘光滑锐利的分叶结节，且超过70%的病例在发现时已出现纵隔淋巴结肿大，本例病例首次发现时确为边缘光滑锐利的结节，且分叶不明显，也无明显淋巴结肿大，因此影像学特征方面倾向良性诊断可能性较大。但SCLC具有复杂的病理生物学特性且恶性程度高，因此对于有吸烟史的中老年男性，即便考虑肺部病变为良性，也应进行积极严密的随诊观察。国外研究发现，PET-CT对肺周边小病灶诊断的敏感性为92%，特异性为90%，准确度为91%，对于肿瘤性质、转移和分期的判定具有一定应用价值。

由于多数小细胞肺癌患者被确诊时已无手术根治的机会，因此国际抗癌联盟（UICC）制定的TNM分期并不太适用于SCLC，而由美国退伍军人医院（Veterans' Affairs Lung Study Group，VALSG）制定的分期系统因其简便性和临床实用性得到了广泛认可。该分期根据患者的病灶范围将 SCLC 分为局限期和广泛期：局限期是指病灶局限于一侧胸腔，且能被纳入一个放射治疗野（相当于 TNM 分期的 I ~ ⅢB 期）；而广泛期是指病灶已超出局限期的定义范围。对于分期较早的局限期病例（相当于 $T_{1-2}N_0M_0$ 期）手术治疗可以作为首选，术后应辅以化疗和（或）放疗；对于已出现局部进展的局限期病例和广泛期病例，治疗是以放疗和化疗为主的综合治疗，EP 方案（VP16+DDP）是最为经典和首选的一线化疗方案。近年来也有多项临床试验显示，采用拓扑替康、依立替康或紫杉醇联合铂类或 VP16 的二线化疗方案可以获得 24% ~ 80% 的缓解率。

参考文献

[1] Sørensen M，Felip E. ESMO Guidelines Working Group. Small-cell lung cancer：ESMO clinical recommendations for diagnosis，treatment and follow-up. Ann Oncol，2009，20：71-72.

[2] 王振光，张传玉，冯海，等. 周围型小细胞肺癌和非小细胞肺癌 CT 表现对比分析. 实用放射学杂志，2009，25：658-661.

[3] Wheatley-Price P，Ma C，Ashcroft LF，et al. The strength of female sex as a prognostic factor in small-cell lung cancer：a pooled analysis of chemotherapy trials from the Manchester Lung Group and Medical Research Council Clinical Trials Unit. Ann Oncol，2010，21：232-237.

[4] Li J，Dai CH，Chen P，et al. Survival and prognostic factors in small cell lung cancer. Med Oncol，2010，27（1）：73-81.

[5] Schmittel A.Controversies in the treatment of advanced stages of small cell lung cancer. Front Radiat Ther Oncol，2010，42：193-197.

病案 2　左肺下叶大疱型肺癌

【本案精要】

大疱型肺癌，临床上极为少见，易误诊为良性病变。

【临床资料】

1. 病史：患者女性，62 岁，主因"体检发现左肺下叶囊性病变 2 年余"收住我科。患者 2 年余前于外院体检行胸片发现左肺下叶斑片影，考虑囊肿可能性大，建议定期观察。1 月前患者再次于外院体检行胸片发现左肺下叶斑片影，考虑为囊肿，建议行胸部 CT 检查。后患者行胸部 CT 检查示：左肺下叶不规则薄壁空洞（图 2-2-1），良性可能，但不除外肺癌。现患者为求进一步诊治由门诊以"左肺下叶囊性病变"收入院。既往体健，规律体检。

2. 入院查体：无特殊。

3. 辅助检查：胸部 CT：左肺下叶前基底段可见一空洞影，形态欠规则，其大小约 22mm×30mm，洞壁厚薄不均，洞内壁大部较光整，空洞周围见条索影及轻度支气管扩张征象，相邻斜裂胸膜向病灶侧凹陷并增厚，考虑良性可能，但不除外肺癌。

4. 术前诊断：左肺下叶占位。大疱型肺癌？结核性空洞？肺大疱？肺囊肿？

【术前讨论】

患者老年女性，隐匿病程，因"体检发现左肺下叶囊性病变 2 年余"入院，患者 2 年余前于外院体检行胸片发现左肺下叶斑片影，考虑囊肿可能性大，胸部 CT 提示为左肺下叶前基底段空洞，形态欠规则，洞壁厚薄不均，空洞周围见条索影及轻度支气管扩张征象，相邻斜裂胸膜向病灶侧凹陷并增厚，结合考虑为炎性病变可能，但不除外空洞型肺癌。目前手术指征明确，无手术禁忌，拟行胸腔镜左肺下叶切除术。

【手术及术后恢复情况】

入院后 6 天行手术治疗——VATS 左肺下叶切除术。全麻成功后，患者取右侧卧位，常规消毒、铺单，分别于左侧第 8 肋间腋中线行胸腔镜切口，于左侧腋前线第 5 肋间、肩胛下角线第 8 肋间做操作切口。探查见胸腔内少量粘连，无明显积液，壁层胸膜及膈肌表面光滑，病变位于左肺下叶基底段脏层胸膜下，大小约 2cm×3cm，囊性，基底部可触及部分实性结节（图 2-2-2），左肺上叶上舌段部分肺组织不张并实变，考虑先天性发育异常，余肺

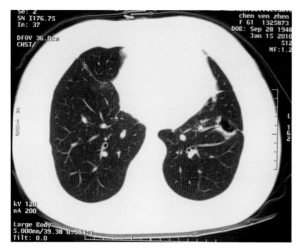
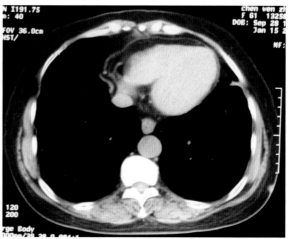

图 2-2-1　胸部 CT

左肺下叶前基底段空洞影，形态欠规则，洞壁厚薄不均

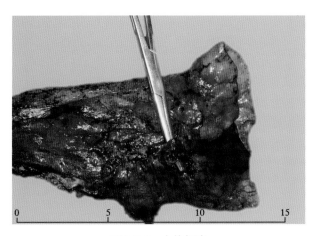

图 2-2-2 大体标本

弯钳指示处为病灶

未及明显异常，肺门及纵隔内未及明显肿大淋巴结，叶间裂分化尚可。行胸腔镜下左肺下叶切除＋纵隔淋巴结清扫，楔形切除左肺上叶舌段部分实变不张肺组织。

【最后诊断】

病理诊断（图 2-2-3）：肺组织中可见纤维囊壁样结构，囊内壁部分区域被覆立方上皮，$2cm \times 1.5cm$，囊壁周围肺组织中可见中－高分化腺癌浸润，部分呈细支气管肺泡细胞癌表现，支气管断端未见癌侵犯，支气管周围淋巴结未见癌转移（0/4），肺组织中可见支气管管腔扩张。（左肺下叶尖端）肺组织中，可见出血，未见癌侵犯（5，7，9，11 组）。

淋巴结中可见上皮样肉芽肿性病变，未见癌转移（0/2，0/11，0/1，0/3）。

最后诊断：左肺下叶腺癌（$T_{1a}N_0M_0$）。

【病案特点分析】

癌性空洞多呈厚壁、偏心，并可见壁结节，CT 诊断并不困难，但是大疱型肺癌临床上极少见，容易误诊为良性病变，贻误手术时机。本例患者既往规律体检，2 年前体检发现左肺下叶新发空洞，胸部 CT 示空洞内壁光整，呈大疱样，但外壁不规则，局部增厚，不是典型的肺大疱表现，因此建议手术治疗。病理证实为大疱型肺癌。

【专家点评】

肺大疱合并肺癌临床上较为罕见，均为个案报道，容易在诊断过程中被忽视。若肺癌隐藏于肺大疱周围不张的肺组织中，则更难被发现，同时，癌细胞若沿细支气管和肺泡壁生长，肺泡结构可不被破坏，CT 表现不出特殊征象，也会给诊断带来一定的困难。文献报道在大疱性肺病患者中，肺癌的发病率约为 3%，多见于男性吸烟患者，发病年龄相对年轻，多为 50 岁以下，病理类型腺癌超过 50%，其次为腺鳞癌，约 17%，分化程度较低，恶性程度较高，且易出现胸膜种植转移和纵隔淋巴结转移。

由于肺大疱合并肺癌临床漏诊率较高，因此对于肺大疱或慢性支气管炎、结核、支气管扩张、慢性脓肿等肺部慢性炎症性病变，若患者存在长期大量吸烟等肿瘤高危因素，CT 提示原有慢性病变中存

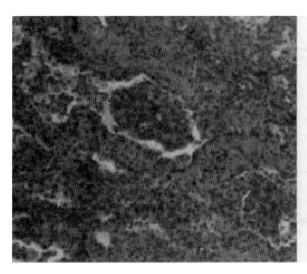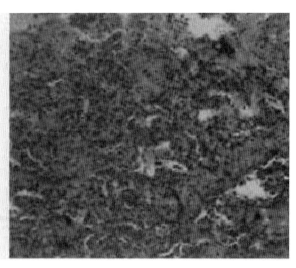

图 2-2-3 术后病理

在不均质软组织影，应高度警惕合并肺癌可能。

参考文献

[1] Kaneda M，Tarukawa T，Watanabe F，et al. Clinical features of primary lung cancer adjoining pulmonary bulla. Interact Cardiovasc Thorac Surg，2010，10：940-944.

[2] Kaneda M，Tarukawa T，Tokui T，et al. Primary lung cancer closely associated with pulmonary bulla. Lung cancer，2003，41（Supple 2）：293.

[3] 魏东山，胡润磊，李浒，等. 双侧巨大肺大疱合并同期双原发肺癌1例. 中华胸心血管外科杂志，2011，27：500.

病案 3　肺淋巴瘤

【本案精要】

右肺中叶不张，抗炎治疗无效，纤维支气管镜未见中叶开口狭窄，VATS 探查示右肺中叶肺组织实变，活检病理证实为肺淋巴瘤。

【临床资料】

1. 病史：患者 1 年半前因咳嗽、胸痛、发热就诊于外院，行胸片（图 2-3-1）提示右肺中叶及下叶片状模糊影，当时考虑肺炎，予抗生素治疗后症状缓解，右肺中叶及下叶片状模糊影部分吸收。未予进一步诊治。半年前再次因咳嗽、胸痛、发热于外院就诊行胸部 CT 提示右肺中叶不张，右肺下叶片状阴影，右胸腔少量积液，仍以抗生素抗炎治疗，患者症状逐渐缓解，但右肺中叶不张性质同前。3 周前患者再次复查胸部 CT（图 2-3-2）提示右肺下叶片状影较前吸收，右肺中叶不张基本同前。为进一步诊

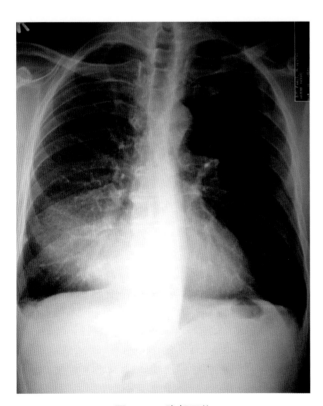

图 2-3-1　胸部正位

右侧中下肺野实变影，考虑右肺中叶不张可能

治，门诊以"右肺中叶综合征"收入院。患者发病 1 年半以来，精神、食欲、睡眠基本正常，二便基本正常，体重无明显变化。既往史：8 岁时曾患脑膜炎，已治愈。发现前列腺增生 5 年。

2. 体格检查：颈部及双锁骨上淋巴结未及肿大。胸廓无畸形，胸壁静脉无曲张，胸骨无压痛。肺部呼吸运动度对称，肋间隙正常，语颤对称，无胸膜摩擦感，无皮下捻发感，叩诊清音，呼吸规整，左肺呼吸音清，右肺中野呼吸音弱，未闻及干湿啰音，无胸膜摩擦音。

3. 辅助检查：胸部 CT：右肺中叶实变，内可见支气管气像，与半年前胸部 CT 相比无明显变化，右肺下叶片状影较前吸收，右侧胸腔少量积液。支气管镜：主气道及各级支气管未见异常，右肺中叶支气管未见狭窄。

4. 初步诊断：右肺中叶不张。右肺中叶综合征？右肺中叶肿瘤？

【术前讨论】

患者老年男性，慢性病程，主要表现为反复右肺中叶炎症，咳嗽、胸痛、发热，经抗感染治疗咳嗽、胸痛、发热症状缓解，胸部 CT 仍提示右肺中叶不张，病史逾 1 年。患者病变位于右肺中叶，应首先考虑右肺中叶综合征可能，但外院气管镜未见异常，不除外其他肺内占位，如肿瘤性病变引起肺实变可能。患者目前病变性质不明，炎症反复发作，有手术指征，相关化验检查未见明显手术禁忌，拟于全麻下行 VATS 右肺中叶切除术，根据术中情况决定具体手术方式。向患者交代病情及手术相关风险，签署知情同意书。

【手术及术后恢复情况】

入院后 4 天行手术治疗——双腔插管全麻成功后，取左侧卧位，常规消毒铺单，分别取右侧第 7 肋间腋中线，第 7 肋间腋后线、第 4 肋间腋前线分别做小切口，置入胸腔镜及操作器械，探查胸腔内淡血性胸腔积液，予吸净，量约 200ml，壁层胸膜光滑，未见粘连，叶间裂分化好，整个右肺中叶及右肺下叶内基底段实变（图 2-3-3），外观呈粉红色，斜裂及下肺韧带表面可见小结节（图 2-3-4）；肺门

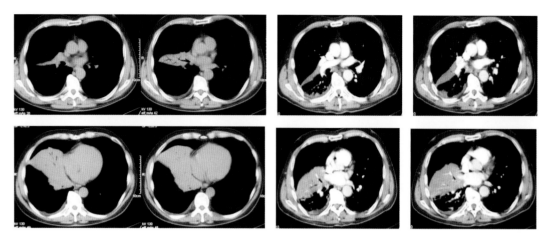

图 2-3-2　胸部 CT

右肺中叶实变，内可见支气管气像

周围、肺叶间及隆突下未见明确肿大淋巴结。斜裂及下肺韧带表面小结节予活检，楔形切除右肺中叶部分肺组织，送冰冻病理提示（右肺中下叶、下肺）肺组织中可见弥漫浸润的淋巴样细胞，细胞中等大，考虑淋巴瘤可能性大，分型等石蜡免疫组化染色后确定。再次楔形切除右肺中叶部分肺组织，送石蜡病理。加水充气确认支气管残端及肺组织无出血及漏气。以生物蛋白胶封闭支气管及血管残端。充分止血，清洗胸腔，充气确认无出血及漏气后，放置胸腔引流管 1 根，逐层关胸。术毕。

【最后诊断】

病理诊断：肺组织中可见弥漫浸润的淋巴样细

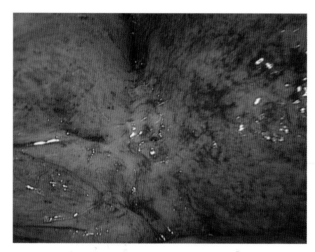

图 2-3-4　手术探查

叶间裂表面可见小结节

胞，细胞小至中等偏小，有少量透亮胞浆，符合非霍奇金淋巴瘤，B 细胞源性（黏膜相关淋巴组织淋巴瘤）。

最后诊断：肺淋巴瘤。

【病案特点分析】

肺原发淋巴瘤指原发于肺的结外淋巴组织，而无淋巴结病变的淋巴瘤，不同于累及肺组织的肺门、纵隔淋巴瘤。临床上可表现为间质性肺炎样结节或毛玻璃影，亦有累及肺实质，表现为肺实变者。该例患者主要表现为反复肺部感染症状，局限于右肺中叶，胸片及 CT 提示右肺中叶不张，抗炎治疗病灶迁延不愈，常见于右肺中叶综合征，但该患者支

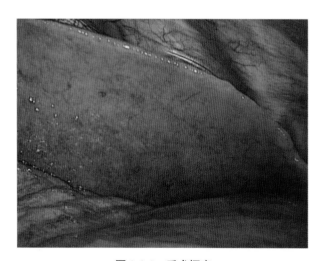

图 2-3-3　手术探查

右肺中叶实变

气管镜未见右肺中叶支气管狭窄，因此，应考虑其他可造成肺实变的疾病，如机化性肺炎、变态反应性肺浸润，尤其应警惕肿瘤性病变引起肺实变可能。最终手术活检病理明确为肺淋巴瘤，患者得以采取针对性治疗。

【专家点评】

　　肺是淋巴瘤最常侵及的器官，但是原发于肺的淋巴瘤非常少见，只占全部淋巴瘤的0.4%。发病机制尚不清楚，文献报道吸烟、感染、自身免疫疾病等是主要病因，通常起病隐匿，病期长。大多数原发自肺的淋巴瘤起源于支气管黏膜相关的淋巴结组织（MALT）。Brienenstock等于1973年首先描述了肺部MALT的存在，大多数学者认为MALT并非人支气管结构的正常成分，而是机体对长期接触的各种抗原刺激（如吸烟、感染、自身免疫病等）的免疫反应。本例报道的原发于肺的淋巴瘤符合Cordier等的诊断标准，即①病理证实；②影像学无明显纵隔或肺门淋巴结肿大；③无肺及支气管外其他部位淋巴瘤的证据。

　　肺MALT型淋巴瘤的诊断主要依靠病理学检查，标本依靠外科或CT引导穿刺方法获取，但有学者报道CT引导穿刺活检阳性率只有25%。除对病灶标本的组织病理学检查外，有学者报道支气管灌洗液的流式细胞仪检查及免疫球蛋白基因重组检查对该病诊断也有价值。支气管灌洗液的流式细胞仪检查可发现大量B细胞表型细胞，而对支气管灌洗液淋巴细胞免疫球蛋白重链基因重组分析，发现有IgH基因重组，此方法特异性与敏感性均很高。

　　原发性肺MALT型淋巴瘤是一种预后相对良好的恶性肿瘤，诊断主要依靠病理组织学及免疫组化。治疗上目前尚无标准，手术、手术+化疗、手术+化疗+放疗、化疗、放疗均有报道，对具体患者采用何种方法存在争论。文献报道，能手术切除病例尽量手术，疗效满意；不能手术的患者可根据具体情况选择化疗或临床观察。对肺叶切除而达到病灶完整切除的病例，手术效果满意。

参考文献

[1] Ferraro P, Trastek VF, Adlakha H, et al. Primary non-Hodgkin's lymphoma of the lung. Ann Thorac Surg, 2000, 69 (4): 993-997.

[2] Freeman C, Berg JW, Cutler SJ. Occurrence and prognosis of extranodal lymphomas. Cancer, 1972, 29 (1): 252-262.

[3] Cordier JF, Chailleuz E, Lanque D, et al. Primary pulmonary lymphomas: a clinical study of 70 cases in nonimmunocopromised patients. Chest, 1993, 103 (1): 201-208.

[4] Hoste RJ, Filippa DA, Lieherman PH, et al. Primary pulmonary lymphomas. A clinicopathologic analysis of 36 cases. Cancer, 1984, 54 (7): 1397-1406.

[5] Wannesson L, Cavalli F, Zucca E. Primary pulmonary lymphoma: current status. Clin Lymphoma Meyloma, 2005, 6 (3): 220-227.

[6] 陈虹, 万欢英, 李庆云, 等. 高恶性B细胞型原发性肺淋巴瘤一例报道. 上海第二医科大学学报, 2004, 24 (5): 409-410.

[7] Cordier JF, Chaillenx E, Lauque D, et al. Primary pulmonary lymphomas: a clinical study of 70 cases in nonimmunocopromised patients. Chest, 1993, 103 (1): 201-208

[8] 冯瑞娥, 田欣伦, 刘鸿瑞, 等. 肺黏膜相关淋巴组织边缘区B细胞淋巴瘤及良性淋巴组织增生性疾病的临床病理分析. 中华病理学杂志, 2008, 37 (3): 155-159.

[9] Kim JH, Lee SH, Park J, et al. Primary pulmonary non-Hodgkin's lymphoma. Jpn J Clin Oncel, 2004, 34 (9): 510-514.

病案 4 肺内小结节

【本案精要】

　　肺内小结节，随访观察长达 9 年时间，手术确诊为肺癌。其影像学资料显现了肺内病灶由肺部磨玻璃样病变（ground glass opacity，GGO）逐渐发展为实性肿瘤的自然病程，临床资料极为宝贵。

【临床资料】

　　1. 病史：患者女性，73 岁，2001 年体检时行胸部 CT 发现右肺中叶不规则磨玻璃影，大小约 2cm×1.5cm（图 2-4-1），当地医院诊为"慢性炎症"，经抗炎治疗后，复查发现病灶未见明显缩小。患者考虑手术活检创伤过大，选择继续随访观察。2008 年 3 月患者再次复查胸部 CT，发现病灶为 3.5mm×1.5mm，较 2001 年明显增大，且实性成分增多，可见毛刺征，胸膜牵拉征，并可见滋养血管，影像学高度可疑恶性变（图 2-4-2）。此后患者分别于 2008 年 6 月（图 2-4-3）和 2008 年 12 月（图 2-4-4）复查 CT，发现肺内小结节较 2008 年 3 月未见明显增大，但实性成分比例逐渐增多。患者仍未选择手术治疗。2010 年 4 月再次复查 CT 示：与 2008 年 3 月比较右肺结节体积增大，边缘形态呈分

叶状，棘状突起更多，局部胸膜粘连牵拉明显，可疑供血血管清晰，提示恶性疾病（图 2-4-5）。为行手术治疗，就诊于我院。既往史：30 年前曾患肺结核，否认气管异物吸入史。已治愈。个人史、家族史无特殊。

　　2. 体格检查：入院查体未及明显异常。

　　3. 辅助检查：胸部 CT（2001-09-27）：右肺中叶斑片状较高密度灶，余未见明显异常，诊断为右肺中叶慢性炎症。胸部 CT（2008-03-19）：双侧胸廓对称、双肺纹理分布均匀，右中肺外侧段可见不规则病灶，大小约 13mm×35mm，薄层扫描病灶表现磨玻璃状密度，多个棘状突起，局部胸膜粘连，供血管明显。双肺门无淋巴结肿大，气管和支气管断面无异常，纵隔结构显示清楚。病变较 2001-09-27 的 CT 明显增大。影像学诊断为：右中肺病变高度可疑恶性变，建议手术或其他进一步检查。胸部 CT（2008-06-25）：与 2008-03-19 的 CT 比较病变未见明显变化，诊断同前。胸部 CT（2008-12-8）：与 2008-06-25 的 CT 比较病变未见明显变化，仍需定期复查；右侧甲状腺改变，结合临床，必要时行 CT 增强检查。胸部 CT（2010-04-6）：与 2008-3-19 的 CT 比较

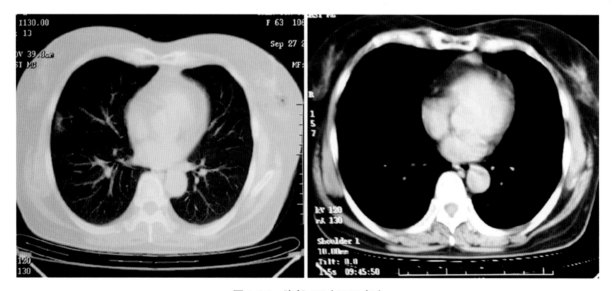

图 2-4-1　胸部 CT（2001 年）

右肺中叶不规则磨玻璃影，2cm×1.5cm，纵隔窗未见

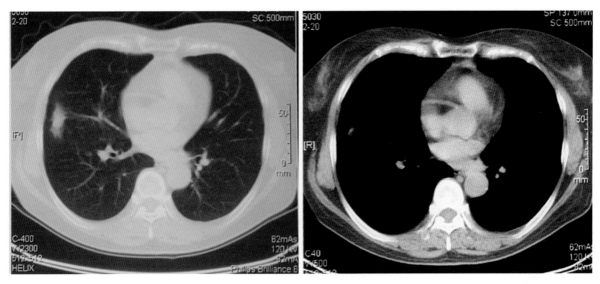

图 2-4-2 胸部 CT（2008 年 3 月）
病灶为 3.5mm×1.5mm，可见毛刺征，胸膜牵拉征，并可见滋养血管，纵隔窗见实性成分增多

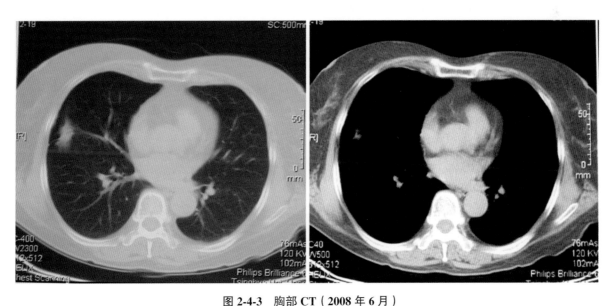

图 2-4-3 胸部 CT（2008 年 6 月）
病灶大小较 2008 年 3 月无著变，纵隔窗见实性成分增多

右肺结节体积增大，边缘形态呈分叶状，棘状突起更多，局部胸膜粘连牵拉明显，可疑供血血管清晰。双肺门无淋巴结肿大。右侧甲状腺下极增大，较前无明显改变。

4. 初步诊断：右肺中叶占位：肺癌？炎性假瘤？结核瘤？肺炎？

【术前讨论】

患者老年女性，慢性病程，主因"CT 发现右肺结节 9 年"入院，9 年前胸部 CT 发现右肺中叶磨玻璃影，给予抗炎治疗无效。2 年前复查胸部 CT 示病变较 9 年前增大，影像学表现可见明显恶性征象。2010 年 4 月 6 日再次复查 CT 示病变较 2 年前明显变化。术前考虑病灶虽生长速度相对缓慢，但实性成分逐渐增多，并可见分叶征、毛刺征、胸膜牵拉等恶性征象，影像学表现提示右肺中叶原发性肺癌可能性大，手术适应证明确，完善术前检查无明显

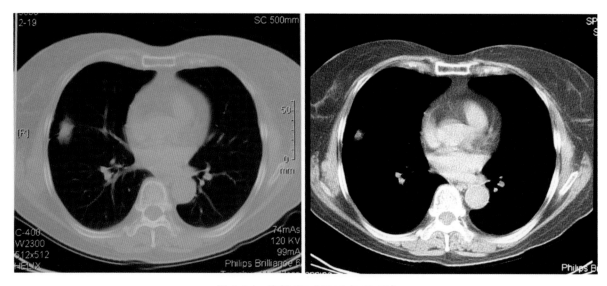

图 2-4-4 胸部 CT（2008 年 12 月）

病灶大小较 2008 年 3 月无著变，纵隔窗见实性成分增多

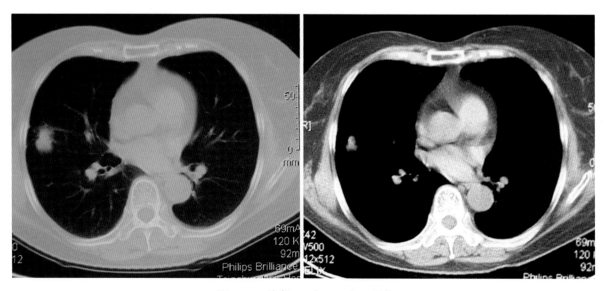

图 2-4-5 胸部 CT（2010 年 4 月）

与 2008 年 3 月比较结节体积增大，边缘形态呈分叶状，棘状突起更多，局部胸膜粘连牵拉明显，可疑供血血管清晰，纵隔窗见实性成分增多

手术禁忌。拟全麻下行胸腔镜手术，因病灶位于右肺中叶，直径较大，楔形切除后中叶剩余肺组织过少，无助于术后肺功能代偿，故手术方式选择肺叶切除。

【手术及术后恢复情况】

入院后 1 周行手术治疗 VATS 右肺中叶切除术。双腔插管全麻成功后，取左侧卧位，常规消毒铺单，分别取右侧第 8 肋间腋中线，第 7 肋间肩胛下角线、第 5 肋间腋前线分别做小切口，置入胸腔镜及操作器械，探查胸腔内少量条索状及膜状粘连，未见明显胸腔积液，脏壁层胸膜光滑，叶间裂分化差，肿物位于右肺中叶外侧段，直径约 1cm×3cm，质地韧，边界不清，不光滑，不活动，表面脏层胸膜凹陷明显（图 2-4-6），肺门周围、肺叶间及隆突下可见稍增大淋巴结。先以卵圆钳提起中叶结节，以内镜切割缝合器距结节约 1cm 包含部分正常肺组织楔

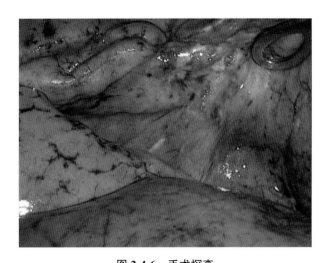

图 2-4-6 手术探查

肿物位于右肺中叶外侧段，表面脏层胸膜凹陷明显

形切除，肿物送检术中冰冻回报：腺癌。遂决定行胸腔镜下右肺中叶切除术。切断下肺韧带，游离肺门周围纵隔胸膜及斜裂，游离右侧中叶静脉，以内镜血管缝合切开器切断；游离右肺中叶支气管，以内镜直线缝合切开器闭合后，通气状态下见右上下叶可充分复张，以内镜直线缝合切开器切断右肺中叶支气管；游离右肺中叶动脉内外侧段分支，内侧段分支以内镜血管直线缝合切开器切断，外侧段分支近心端两枚远心端一枚 Hem-o-lok 夹闭后切断；最后以内镜直线缝合切开器切断分化不全的水平裂将右肺中叶完整切除。术中清扫右侧胸腔内第 2、3、4、7、10、11、12 组淋巴结。加水充气确认支气管残端及肺组织无出血及漏气。以生物蛋白胶封闭支气管及血管残端。充分止血，清洗胸腔，充气确认无出血及漏气后，放置胸腔引流管一根，逐层关胸。术毕。术中出血约 150ml，术后待病人清醒后拔除气管插管，安返病房。

术后给予抗感染、化痰、雾化吸入等治疗，恢复过程顺利，6 天后拔除胸引管，8 日出院。

【最后诊断】

病理诊断：(右肺中叶) 切除标本：肺高 - 中分化腺癌（1cm×0.6cm×0.5cm），侵犯肺被膜，周围肺组织灶片状充血、出血。(2，3，4，7，10，11，12 组) 淋巴结未见转移癌 (0/1，0/1，0/4，0/3，0/2，0/3，0/1)。免疫组化染色结果：TTF1（++），Ki-67（30%+），P53（个别 +），TS（−），ERCC1（+/-），

β-tubulin（+），RRM1（+）。

最后诊断：右肺中叶腺癌（$T_2N_0M_0$）。

【病案特点分析】

该患者为老年女性，9 年前查体发现右肺中叶小结节，胸部 CT 表现为不规则磨玻璃影，不除外炎症可能，但抗炎治疗效果不佳。但患者出于对开胸手术的畏惧心理，拒绝手术治疗，并就此观察了 9 年之久。期间复查胸部 CT 发现肿物生长速度较为缓慢，但较既往胸部 CT 变化明显，呈现恶性征象，后经手术证实为原发性肺癌。本病例特殊之处在于随访时间长达 9 年。9 年间的影像学资料显现了肺内病灶由 GGO 逐渐发展为实性肿瘤的自然病程，临床资料极为宝贵。而患者由最初拒绝开胸手术，到 9 年后最终接受胸腔镜手术，这一过程也反映出由于胸外科手术技术的变革，肺内小结节患者对手术治疗在态度上的转变。

【专家点评】

肺部磨玻璃样病变（ground glass opacity，GGO）是指高分辨率 CT 图像上表现为密度轻度增加，呈局灶性云雾状密度阴影，其内的支气管及血管纹理仍可显示。其病理基础为肿瘤细胞沿肺泡间隔生长，肺泡壁增厚，但肺泡腔未闭塞，其内可有少量黏液或脱落的肿瘤细胞。此征象是一种特征性而非特异性的影像学表现，可见于肺部多种病变。根据高分辨率 CT 上是否同时存在 GGO 和实性组织成分，将GGO 分为单纯 GGO（pure GGO，pGGO）和混合型GGO（mixed GGO，mGGO）。文献报道 pGGO 大多数无外侵性生长，其病理类型多为肺泡上皮非典型增生、非典型腺瘤样增生（atypical adenomotous hyperplasia，AAH）和肺泡细胞癌（bronchioto-alveolar carcinoma，BAC），BAC 的病理特点是 Clara细胞和 II 型肺泡细胞沿着肺泡壁生长，不侵犯肺泡间隔，故 BAC 是一种原位癌，而 AAH 是 BAC 的癌前病变。mGGO 病理类型多为腺癌或者 BAC，mGGO 直径多大于 pGGO，和 pGGO 相比，mGGO恶性程度高，生长速度快，淋巴结转移率高。本病例中患者早期即为 pGGO，经过 9 年时间逐渐转变为mGGO，病理类型也应是经历了肺泡上皮非典型增生、非典型腺瘤样增生、肺泡细胞癌到肺腺癌的过程。

在目前多数病理学分类中，BAC 仍被视为肺腺癌的一个亚型，有文献报道与同分期肺腺癌患者相比，BAC 患者中女性更为多见，患病年龄更

轻，吸烟者比例较低，病变位于上叶者较多，肿瘤直径相对较小，行肺叶切除术后 5 年生存率和无瘤生存率更高。因其特有的临床表现、组织学特征和预后与肺腺癌存在着较大区别，2011 年国际肺癌研究协会（International association for the Study of Lung Cancer）、美国胸外科协会（American Thoracic Society）和欧洲呼吸病协会（European Respiratory Society）共同制定的国际肺腺癌多学科分类中取消了 BAC 的概念，而将肺腺癌分为原位腺癌、微浸润腺癌和浸润腺癌，原位腺癌和微浸润腺癌即对应原有的 BAC。

对于 GGO 是进行随诊观察还是考虑积极手术治疗方面目前还有争议。国外文献观点对于较小病变倾向于随诊观察，有指南提出对于 < 5mm 的 mGGO 或 <8mm 的 pGGO 可在首次 CT 后间隔 12 个月复查，≥5mm 且 ≤14mm 的 mGGO，可在首次 CT 后 3 个月复查。但笔者认为此观点过于消极，本病例即为良好佐证，如能在肺泡上皮非典型增生、非典型腺瘤样增生、原位腺癌和微浸润腺癌阶段进行积极的手术治疗，预后将与待发展至浸润腺癌阶段再行干预大不相同。

参考文献

[1] Asamura H. Minimally invasive approach to early, peripheral adenocarcinoma with ground glass opacity appearance. Ann Thorac Surg, 2008, 85: 701-704.

[2] Yoshida J. Management of the peripheral small ground-glass opacities. Thorac Surg Clin, 2007; 17: 191-201.

[3] Travis WD, Brambilla E, Noguchi M, et al. International association for the Study of Lung Cancer/American Thoracic Society/European Respiratory Society International multidisciplinary classification of lung adenocarcinoma. J Thorac Oncol, 2011, 6: 244-285.

[4] Read WL, Page NC, Tierney RM, et al. The epidemiology of bronchioloalveolar carcinoma over the past two decades: analysis of the SEER database. Lung Cancer, 2004, 45: 137-142.

[5] Yoshizawa A, Motoi N, Riely GJ, et al. Impact of proposed IASLC/ATS/ERS classification of lung adenocarcinoma: prognostic subgroups and implications for further revision of staging based on analysis of 514 stage I cases. Mod Pathol, 2011, 24: 653-664.

病案 5 右肺上叶癌破裂继发血气胸

【本案精要】

继发性血气胸临床较为少见。该例为中年男性，突发血气胸，胸部CT示右肺上叶胸膜下结节，术中探查证实为肺癌继发性血气胸。

【临床资料】

1. 病史：患者男性，40岁，主因"右侧胸痛、胸闷、憋气9天，CT发现右肺上叶占位1周"入院。患者9天前无明显诱因出现右侧胸痛、胸闷、憋气，于当地医院行胸片（图2-5-1）提示右侧自发性液气胸，急诊于右侧腋中线第7肋间行胸腔闭式引流术，当时引出暗血性液体，量约600ml。其后患者生命体征平稳，胸引量少，予持续胸腔闭式引流，抗炎补液等保守治疗。1周前于当地医院行胸部CT（图2-5-3）提示右肺上叶纵隔旁可见不规则软组织影，内可见小空泡，边缘模糊，右侧胸腔内可见气体密度影，考虑为右肺上叶占位合并右侧气胸。1天前于当地医院复查胸片（图2-5-2）提示右肺复张差，包裹性气胸，遂于右侧腋中线第2肋间再次行胸腔闭式引流术。现患者为进一步诊治，于我院门诊以"右肺上叶占位，右侧血气胸"收入我院。患者自发病以来无低热、盗汗、乏力，二便正常，体重无明显变化。既往史：吸烟10年，10～15支/天；饮酒20年，每天250g。

2. 体格检查：右侧胸部可见胸引管2根，气管居中，双侧锁骨上未及明显肿大淋巴结，胸廓无畸形，胸骨无压痛，肋间隙正常。双侧呼吸动度正常，语颤正常，无胸膜摩擦感，双肺叩诊呈清音，双肺呼吸音清，未闻及明显干湿性啰音及胸膜摩擦音。

3. 辅助检查：胸片：右侧液气胸。胸部CT：右肺上叶纵隔旁可见不规则软组织影，内可见小空泡，边缘模糊，右侧胸腔内可见气体密度影。PPD试验：阴性。

4. 初步诊断：右肺上叶占位待查。肺癌？右侧血气胸（自发性？继发性？）。

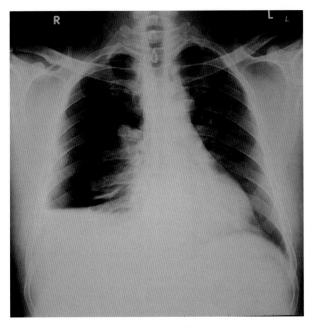

图 2-5-1 胸片

示右侧大量气胸，右内里肋膈角未见，可见液平，塌陷的右肺尖似可见肿块影

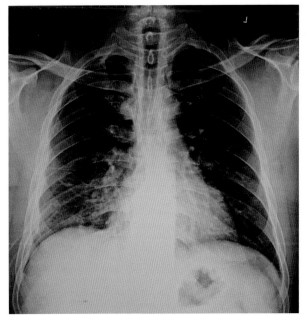

图 2-5-2 胸片

胸腔闭式引流术后复查胸片，仍可见右上肺野肿块影

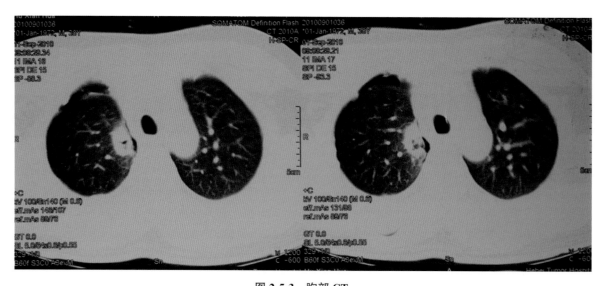

图 2-5-3　胸部 CT

示右侧气胸，右肺上叶胸膜下结节，可见空泡征，未见明显肺大疱

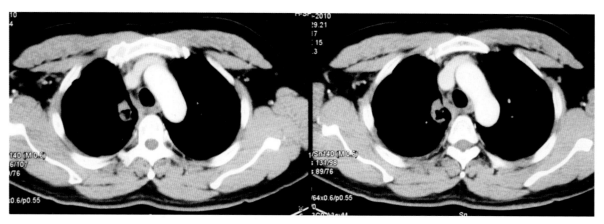

图 2-5-4　胸部 CT 纵隔窗

【术前讨论】

患者中年男性，有吸烟史，急性病程。9 天前突然出现右侧胸痛、胸闷、憋气，无低热、盗汗、乏力，行胸腔闭式引流术提示右侧血气胸，胸片及胸部 CT 示右肺上叶尖段近纵隔处胸膜下肿块影，未见明显肺大疱，右侧包裹性积气。考虑右肺上叶肿瘤破裂出血，继发血气胸可能性大。患者右上叶病变性质不明，右侧气胸持续不缓解，包裹性积气，有手术指征，拟行胸腔镜手术肺活检，胸膜活检，胸膜纤维板剥脱术。肿瘤破裂出血可能致胸膜腔种植转移，术中多点取胸膜活检，如证实转移，则行胸膜纤维板剥脱，消灭残腔；如胸膜活检病理为阴性，可行右肺上叶根治性切除术。完善术前准备。

【手术及术后恢复情况】

入院后 3 天行手术治疗——全麻成功后，患者取左侧卧位，右侧第 7 肋间腋中线行胸腔镜切口，于右侧腋前线第 4 肋间、肩胛下角线第 7 肋间做操作切口。探查见胸膜腔弥漫粘连（图 2-5-5A）。以手指及吸引器钝性分离粘连，形成互通隧道后置镜观察，钝锐性交替松解粘连，见壁层胸膜不规则增厚，表面有细小粟粒样结节（图 2-5-5B）；中、下叶肺表面增厚纤维板包裹；肿瘤位于右肺上叶尖段近纵隔，直径约 4cm（图 2-5-5C），表面破溃（图 2-5-5D）；肺门及纵隔淋巴结未见肿大；余探查未见异常。不规则增厚部位胸膜切除活检，送冰冻，回报"低分化癌浸润，腺癌可能性大"。依原计划提起上叶占

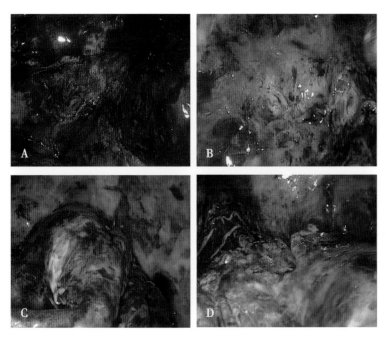

图 2-5-5 手术情况

A. 胸膜腔弥漫粘连，中下叶表面增厚纤维板包裹；

B. 壁层胸膜不规则增厚，表面有细小粟粒样结节；

C. 肿瘤位于右肺上叶尖段近纵隔，直径约4cm；

D. 肿瘤表面可见破溃处

位，以内镜切割缝合器距肿物边缘1cm楔形切除肿瘤。标本置标本袋内取出胸腔。检查切缘完整。台下剖视标本，病灶呈灰白色质脆，无明确边界。剥脱限制肺膨胀之纤维板。向家属交待病情后终止手术。蒸馏水和温无菌生理盐水冲洗胸腔，嘱麻醉师吸痰膨肺，切缘未见漏气或出血，肺复张好，残腔基本消灭。于第7肋间放置28#胸腔引流管一根，清点器械、敷料无误后，关闭胸壁各切口。手术顺利，术中出血量少，术后待病人清醒后拔除气管插管，安返病房。标本送病理。

术后患者常规给予抗感染、化痰、补液治疗。恢复情况良好，术后第6天拔除胸引管，7天准予出院。门诊拆线，伤口Ⅱ/甲愈合。拟于术后1个月起行含铂方案化疗。

【最后诊断】

术后病理：右肺内结节状肿物，肿瘤细胞异型明显，胞浆丰富，排列成腺样、乳头状、部分区域分化差，呈实性片状排列，符合中-低分化腺癌（2cm×1cm）。（胸膜纤维板）纤维组织中可见癌侵犯，低分化腺癌胸膜转移。

最后诊断：右肺上叶腺癌胸膜转移，继发性血气胸。

【病案特点分析】

血气胸常见于青年人，多为自发性，因肺大疱自发性破裂，牵拉造成胸膜粘连带断裂，导致血气胸。肿瘤破裂继发性血气胸临床上较为少见。本例患者为中年男性，突发右侧血气胸，胸片及胸部CT提示右肺上叶临近胸膜下结节，未见明显肺大疱。术前考虑肿瘤破裂继发血气胸。此类情况手术中应仔细探查，寻找有无破裂肺大疱及肿瘤破溃处，以鉴别气胸原因，同时，应行壁层胸膜可疑部位多点活检，明确有无胸膜腔种植转移。该例患者手术探查可见右肺上叶近纵隔面肿瘤，表面破溃，脏壁层胸膜多发小结节。术后病理证实为肺癌胸腔种植转移。

【专家点评】

癌性自发性气胸已有报道，然而癌性自发性血气胸却很少见，该病发病急骤，表现复杂，与癌性自发性气胸类似，由于肿瘤往往隐藏于压缩的肺组织或血性胸腔积液中，病灶很难被发现，因此极易漏诊、误诊。

癌性自发性血气胸的发生可由于：①肺肿瘤致细支气管不完全性阻塞，肺泡过度膨胀破裂；②近脏层胸膜的癌灶发生液化、坏死，破入胸腔，或癌灶直接损伤侵蚀血管破裂，两者或同时或先后发生。文献报道，癌性自发性血气胸中原发肺癌较少出现，多为转移性肿瘤所致，肝癌、骨肉瘤和消化道肿瘤肺转移是最常见的病因。除上述癌灶部分阻塞细支气管致肺泡膨大破裂、癌灶破入胸腔、侵蚀血管致破裂等因素外，骨肉瘤转移组织含有骨性成分，使脏层胸膜丧失弹性而易发生肺撕裂和（或）血管破损，以及转移灶内破骨细胞成分使脏层胸膜破裂也是导致血气胸可能的主要原因。

参考文献

[1] Ausín P，Gómez-Caro A，Rojo RP，et al. Spontaneous hemothorax caused by lung cancer. Archivos de Bronconeumología（English Edition），2005，41：400-401.

[2] 张景顺，陆妙贤，柳鑫鑫. 癌性自发性血气胸5例临床分析. 内科急危重症杂志，2001，7：28-29.

病案6 肺癌合并结核

【本案精要】

该例为早期肺癌合并肺及纵隔淋巴结结核，PET-CT 误诊为肺癌纵隔淋巴结转移，经手术活检证实为肺癌合并结核。

【临床资料】

1. 病史：患者女性，68 岁，主因"发现右肺下叶结节 10 月余"入院。患者 10 月前体检时行胸部 X 线片检查发现有右肺占位，遂行 PET-CT 检查，结果提示右肺下叶结节，FDG 摄取增高，考虑肺癌。双肺门纵隔和左颈部淋巴结 FDG 摄取异常增高，考虑转移瘤。于外院诊断为肺癌晚期，行中医支持治疗（具体不详）。近期患者复查胸片示右侧大量胸水，自觉喘憋、乏力，体力下降尤为明显，无发热、盗汗，就诊于我院，为行进一步明确诊断门诊以"右肺占位"收入院。

2. 体格检查：一般情况可。全身浅表淋巴结未触及肿大。气管居中。右侧肋间隙增宽。右下肺叩诊浊音。左肺呼吸音清，右下肺呼吸音明显减弱，未闻及干湿性啰音。

3. 辅助检查：PET-CT（2009-11-2，图 2-6-1）：右肺下叶背段结节，2.5cm×2.8cm×1.9cm，CT 值约 33Hu，呈浅分叶状，多发毛刺，最大 SUV 为 9.7，双侧肺门、气管隆凸下、气管前 - 上腔静脉后和主肺动脉窗见大小不等的淋巴结，体积最大者 1.9cm×1.2cm，最大 SUV 为 5.4。右肺下叶结节考虑肺癌，双肺门纵隔和左颈部淋巴结 FDG 摄取异常增高，考虑转移瘤。胸部 CT（2010-9-1，图 2-6-2 ～图 2-6-3）：双肺纹理增重，右肺下叶可见团块状软组织密度影，可见分叶，密度不均匀，大小约 5.2cm×3.0cm，右肺下叶背段支气管狭窄并截断，肿块平扫 CT 值约 38Hu，增强扫描呈明显强化，CT 值约 86Hu。右侧胸腔及叶间裂内可见大量液性密度影，右肺中叶及下叶肺组织明显受压，体积变小，增强扫描呈明显强化。右侧胸膜亦可见较均匀强化，并见自膈胸膜至右下侧胸膜的强化索条影。气管、纵隔明显左移，纵隔可见多发肿大淋巴结影，呈明显均匀性强化。

4. 初步诊断：右肺下叶占位伴纵隔淋巴结肿大，右侧胸水。

原发性肺癌合并纵隔淋巴结转移，胸膜转移？

【术前讨论】

患者老年女性，主因"发现右肺下叶结节 10 月余"门诊以"右肺占位"收入院。PET-CT 检查结果提示右肺下叶结节，最大径 2.5cm，FDG 摄取增高，考虑肺癌。双肺门纵隔和左颈部淋巴结 FDG 摄取异常增高，考虑转移瘤，行中药支持治疗，近期出现喘憋、乏力，复查胸部 CT 示右肺下叶结节增大至 5.2cm，双肺门纵隔淋巴结肿大，右侧胸水。考虑肺癌晚期可能性大，但尚无病理学证据。患者虽新发患侧胸水，但病程进展相对缓慢，且目前一般状况好，获得病理诊断后，有进行辅助治疗如化疗及靶向治疗的可能，术前检查未见明确手术禁忌证，拟行无痛支气管镜检，EBUS-TBNA 术，明确诊断及淋巴结分期情况，指导进一步治疗。

【手术及术后恢复情况】

入院后 2 天行手术治疗——无痛支气管镜检 +EBUS-TBNA 术。纤维气管镜下可见右肺下叶基底段支气管开口轻度外压性狭窄，纵隔多组淋巴结肿大，行右肺下叶支气管背段开口黏膜活检及 EBUS-TBNA。术后病理示（右肺下叶基底段）气管镜活检标本：小块黏膜组织呈慢性炎表现，未见明确肿瘤性病变。（7 组、R4 组淋巴结）穿刺活检标本未见肿瘤细胞。术后 4 天起因喘憋症状加重，分别行右侧胸腔穿刺术 2 次，抽出黄色清亮液体量约 1340ml（图 2-6-4）。胸水涂片亦未找到肿瘤细胞。为明确诊断，行 VATS 右侧胸腔探查术。术中见右侧胸腔内少量淡黄色胸腔积液，叶间裂分化差，脏、壁胸膜增厚、粘连，表面可见大量粟粒样小结节分布。肺结节位于右肺下叶背段叶裂处，临近下叶血管，直径约 5cm，质硬，活动度差。以电钩切取分布粟粒样结节的壁层胸膜组织，结扎后切取脏层胸膜表面粟粒样结节（图 2-6-5A）。背段结节临近血管，无法完整楔形切除，遂切开肿瘤表面肺组织，分离至肿瘤表面，剖开肿物（图 2-6-5B），以活检钳钳取部分肿瘤送检。冰冻病理回报胸壁结节肺表面结节均为肉芽肿

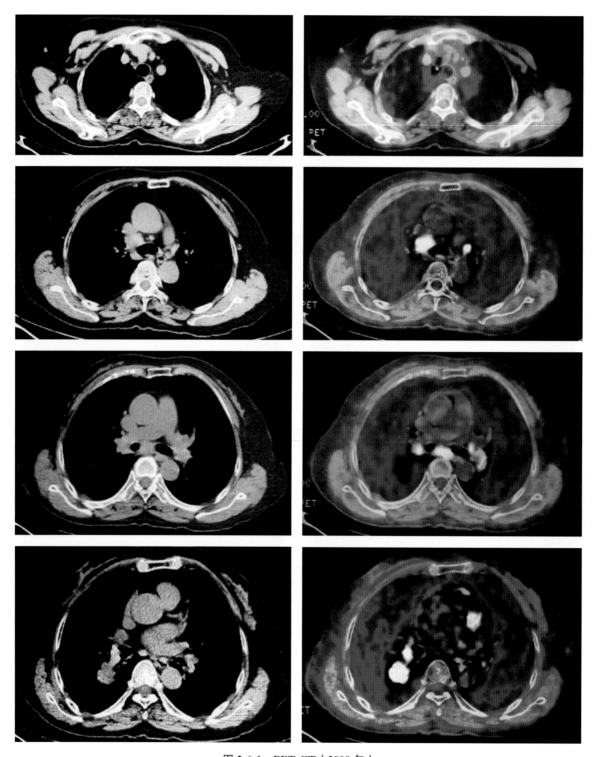

图 2-6-1　PET-CT（2009 年）

右肺下叶结节伴双肺门纵隔和左颈部淋巴结 FDG 摄取异常增高

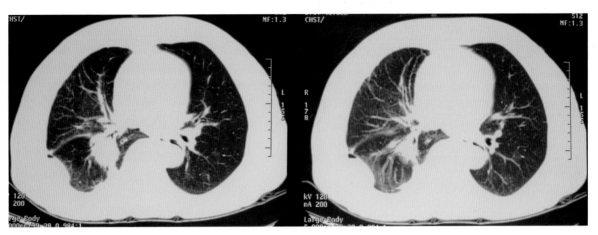

图 2-6-2　胸部 CT（2010 年）

右肺下叶结节较前明显增大

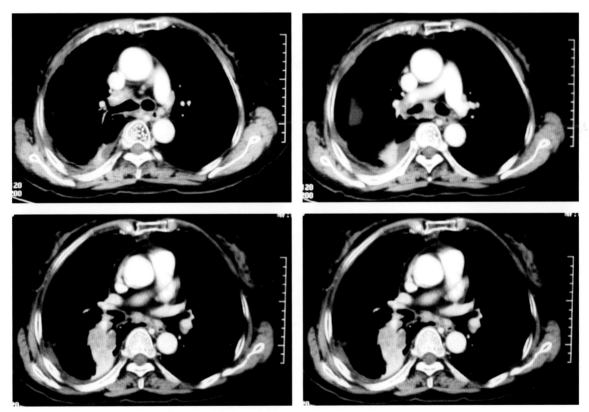

图 2-6-3　胸部 CT 纵隔窗（2010 年）

纵隔淋巴结较前未见明显增大

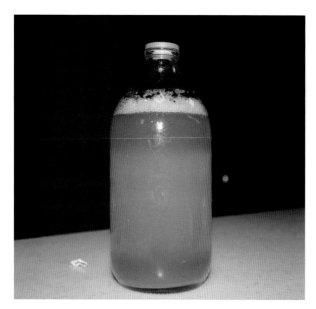

图 2-6-4　术中留取胸水呈黄色清亮液体

性炎，背段结节为腺癌。考虑脏胸膜结节为结核可能性不除外，行肺叶切除手术合并感染、结核播散、胸膜瘘风险增大，遂向患者家属，以直线切割缝合器闭合背段肺组织裂口，充分止血，生理盐水冲洗胸腔，充气确认无出血及漏气后，放置胸腔引流管一根，逐层关闭各切口。

患者术后恢复顺利，术后当日给予异烟肼 0.3 静脉输液，术后 2 天给予异烟肼、利福平、乙胺丁醇三联抗结核治疗。复查胸片示右肺复张好，术后 4 天拔除胸引管。术后 10 天出院。

【最后诊断】

病理诊断：

（壁层胸膜）肉芽肿性病变，可见干酪样坏死，累及周围肌肉组织，请结合临床其他检查除外结核，特殊染色结果：PAS（-），抗酸染色（-）。

（右肺下叶）肺组织中纤维结缔组织增生，灶状淋巴细胞、浆细胞浸润，炭末沉着，胸膜表面可见肉芽肿性病变。

（右肺下叶）中分化腺癌，直径 0.5cm，免疫组化染色结果：CK7（+），CK20（-），CDX2（-），TTF1（部分 +），SPA（部分 +），TS（+），ERCC1（+），β-tubulin（弱 +），RRM1（+）。

最后诊断：肺癌合并肺结核。

【病案特点分析】

PET-CT 对于肿瘤术前分期具有较高的敏感性和特异性，但有时易混淆肿瘤与活动性炎症。这个病例就是一个典型的 PET-CT 假阳性病例，患者本是早期肺癌，因合并纵隔淋巴结结核，PET-CT 提示右肺下叶结节，浅分叶、多发毛刺、双肺门纵隔和左颈部淋巴结肿大，FDG 摄取均异常增高，结合影像学表现及肿瘤代谢显像，误诊为肺癌晚期，延误手术治疗时期。10 个月后患者出现右侧胸水，复查胸部 CT 示右肺下叶结节较前有所进展，考虑患者尚无病理学依据，且身体状况尚可，有进行辅助治疗或化疗可能，因此，入院后拟行 EBUS-TBNA，获得纵隔淋巴结组织条，进行病理分型。术后病理纵隔淋巴结未见肿瘤转移。胸穿病理提示胸腔内积液亦为反

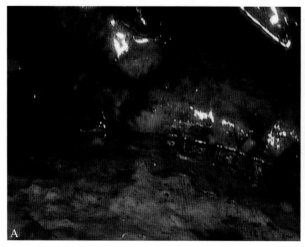

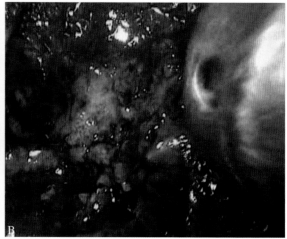

图 2-6-5　手术探查

A．膈肌及肺表面结节；B．肺内结节剖面

应性积液，未见肿瘤细胞，因此我们对患者进行了胸腔镜探查手术，术中发现脏壁层胸膜多发粟粒样结节，冰冻病理提示肉芽肿性炎，术中诊断为结核性胸膜炎，考虑同期行肺叶切除手术并发症风险过大，遂行右肺下叶肿瘤活检，术后开始三联抗结核治疗，肿瘤治疗可考虑化疗或靶向治疗。

【专家点评】

结核病在全球处于传染病死亡率的第一位，肺癌的发病率也在逐年升高，目前已居全球恶性肿瘤发病率和死亡率之首，而两病并存现象亦表现为逐年增多。由于两病在呼吸道症状、影像学表现方面存在很多相似之处，因此两病如同时存在，临床发生误诊、漏诊的可能性较高。

肺结核与肺癌的并发，从发病机制上存在着一定的相关性，目前大多数学者认为是由以下机制形成：①抗结核新药的研发，结核患者病程、寿命延长，随着年龄增加、吸烟、空气污染、食品安全等因素至肺癌的发病率增加，而肺结核在内的肺部相关疾病也是肺癌发病的危险因素，因此两病并存概率增加；②慢性炎症因子刺激，结核病灶对肺部造成慢性损害，促使上皮组织化生，病灶破坏肺组织正常的防御功能，均易导致癌变；③淋巴结钙化、结核性瘢痕组织阻碍淋巴系统引流，加之结核性支气管扩张使致癌物质滞留而诱发癌变；④肺结核患者可能由于结核杆菌抑制了机体免疫功能从而致肺癌易发；恶性肿瘤本身及肿瘤细胞产生的免疫抑制因子及抗肿瘤治疗均损伤机体的免疫功能而促使肺结核的活化；⑤药物的作用，异烟肼对机体有潜在的致癌作用，利福平是一种很强的免疫抑制剂，能使人体细胞免疫功能低下，淋巴细胞、巨噬细胞增殖及抗体形成受阻；而多种抗癌药物也是免疫抑制剂，放射线亦可使免疫功能受抑制，二者互为因果，均可导致肺结核与肺癌的并发。

肺结核与肺癌在临床症状上均可有咳嗽、咳痰、痰血或咯血、声嘶、胸背痛、发热、消瘦等表现，而影像学亦均可表现为结节影、弥漫性病灶、肺门肿大、肺不张、阻塞性肺炎、空洞、纤维钙化、胸腔积液等改变，当痰结核分枝杆菌阳性明确肺结核诊断时，极易忽略肺癌的存在。越来越多的临床报道表明一些作为肺结核与肺癌鉴别诊断的条件已不能作为除外肺癌的依据：如实质性肿块内或边缘的点状或团块状钙化灶及卫星病灶；纵隔内钙化淋巴结；肺部非癌性特点的空洞及片状阴影；年龄偏小的肺结核患者；经纤支镜活检未找到癌细胞等。因此在临床工作中，当肺结核诊断明确，但正规抗结核治疗后临床症状无好转，影像学提示病灶无变化、病灶进展或出现新发病灶，或临床症状改善但不久又再次出现，影像学提示原发病灶吸收后再次增大或出现新发病灶，或不能用肺结核解释的迅速增长的血性胸水、持续血痰等现象时，除需考虑是否合并支气管内膜结核、存在耐药肺结核的可能性外，还应考虑合并肺癌的可能。应尽早进行支气管镜活检、胸水脱落细胞学检查、胸膜活检或胸腔镜手术活检等以明确诊断。治疗方面，非活动性肺结核合并肺癌时，以治疗肺癌为主，治疗肺结核为辅；活动性肺结核合并肺癌时，应同时兼顾抗结核治疗，如需手术，应常规术前抗结核治疗2周以上以避免术后结核播散。

参考文献

[1] Park SK, Cho LY, Yang JJ, et al. Lung cancer risk and cigarette smoking, lung tuberculosis according to histologic type and gender in a population based case-control study. Lung Cancer, 2010, 68: 20-26.

[2] Heuvers ME, Aerts JGJV, Hegmans JP, et al. History of tuberculosis as an independent prognostic factor for lung cancer survival. Lung Cancer, 2012, 76: 452-456.

[3] Adžić TN, Stojšić JM, Uskoković-Stefanović ŽB, et al. 94P active pulmonary tuberculosis in lung cancer patients. Lung Cancer, 2009, 64: 42.

[4] Dehnel T. Tuberculosis linked to lung cancer mortality in the elderly. The Lancet Oncology, 2012, 13: 286.

[5] Hunter RL. Pathology of post primary tuberculosis of the lung: An illustrated critical review. Tuberculosis, 2011, 91: 497-509.

病案 7　双侧原发性肺癌同期手术

【本案精要】

双侧肺内小结节，同期行双侧VATS肺叶切除术，术后病理证实为双侧原发性肺癌。该病例体现出胸腔镜手术的微创优势。

【临床资料】

1. 病史：患者男性，67岁，主因"咳嗽咳痰10余天，发现右肺中叶及左肺下叶背段占位2天"收住我科。患者于10天前无明显诱因出现咳嗽、咳浓痰症状，咳嗽较剧烈，夜间咳嗽症状较重，痰为黄色脓痰。有乏力症状。不伴发热，无痰中带血。无胸痛、胸闷、气短，无厌食。无肩痛，无骨痛，无明显体重下降。就诊于当地医院给予左氧氟沙星等抗生素治疗后效果不明显。胸片检查，示双侧肺内小结节（图2-7-1）。行胸部CT（图2-7-2～图2-7-3），提示：右肺中叶及左肺下叶背段占位，周围型肺癌不能排除。为求进一步诊治就诊于我院。患者自发病以来，精神食欲可，大便正常，小便有刺痛。体重无明显下降。既往史：高血压10年，口服苯磺酸氨氯地平片5mg（gd），血压控制在130/80mmHg。32年前行阑尾切除术。23年前行甲状腺手术。12年前行声带息肉切除术。

2. 体格检查：气管位置居中，甲状腺正常，甲状腺血管无杂音。胸廓无畸形，胸壁静脉无曲张，胸骨无压痛。肺部呼吸运动度对称，肋间隙正常，语颤对称，无胸膜摩擦感，无皮下捻发感，叩诊清音，呼吸规整，左肺呼吸音清，右肺呼吸音清，左肺无啰音，右肺无啰音。

3. 辅助检查：胸部平片：双肺结节。胸部CT：右肺中叶及左下叶背段占位，周围型肺癌不能除外。肺功能：FEV1 3.42L，FEV1/FVC 82.05%，弥散功能正常。

4. 初步诊断：右肺中叶及左下叶背段占位待查。

双原发癌？肺癌肺内转移？转移癌？结核瘤？炎性假瘤？

原发性高血压。

【术前讨论】

患者老年男性，隐匿病程，因咳嗽、咳黄脓痰行胸部CT发现右肺中叶外侧段及左肺下叶背段结节，阅片可见双侧肺内小结节均为分界不清的软组织密度，可见毛刺征、分叶征、胸膜牵拉征等恶性表现，提示原发性肺癌可能性大。手术适应证明确，未见明显手术禁忌症，定于明日在全麻下行胸腔镜探查术。患者病变位于右肺中叶及左肺下叶，肺功能良好，肺功能：FEV1 3.42，FEV1/FVC 82.05%，弥散功能正常。鉴于右肺中叶较小，切除对肺功能影响小，估计能够耐受双侧肺叶切除术，可先行切除右肺中叶，术中单肺通气观察耐受情况，如耐受好，可考虑同期行左肺下叶切除或段切除。已将术中的危险性及术后的并发症告知家属，家属表示理解，同意手术，并签字为证。

【手术及术后恢复情况】

入院后7天行手术治疗——VATS右肺中叶切除+左肺下叶根治性切除术。双腔插管全麻成功后，首先取左侧卧位，常规消毒铺单，分别取右侧第8

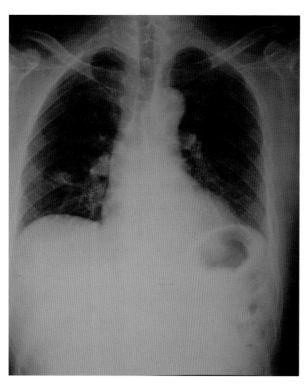

图 2-7-1　胸片

示双肺结节

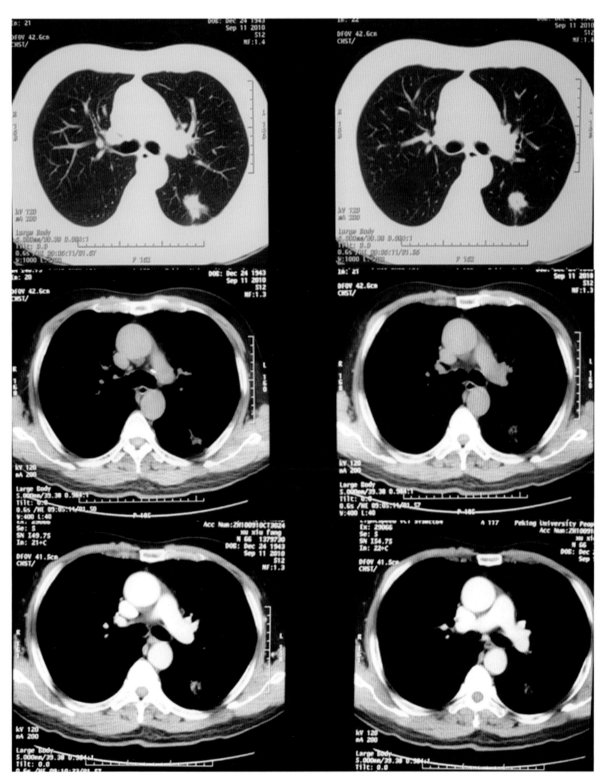

图 2-7-2 胸部 CT

左肺下叶结节，伴分叶、毛刺、胸膜牵拉征

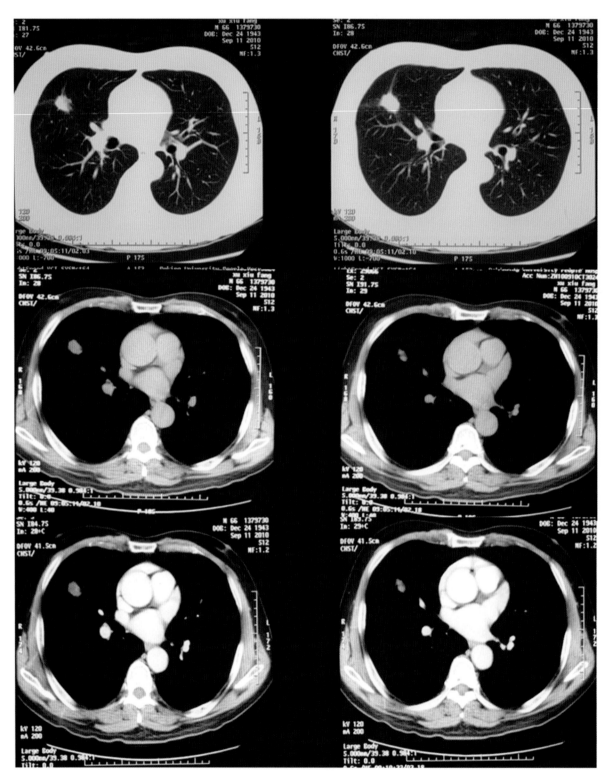

图 2-7-3　胸部 CT

右肺中叶结节，伴分叶、毛刺、胸膜牵拉征

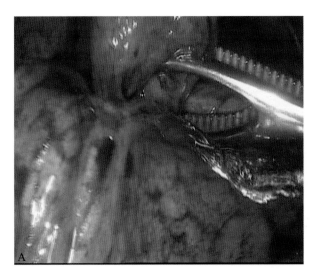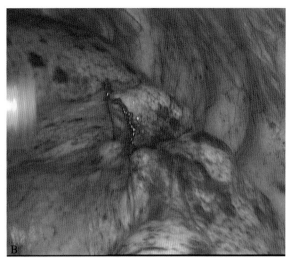

图 2-7-4　术中探查

A．右肺中叶结节；B．左肺下叶结节

肋间腋中线，第 7 肋间肩胛下角线、第 5 肋间腋中
线做小切口，置入胸腔镜及操作器械，探查胸腔内
少量条索状及膜状粘连，未见明显胸腔积液，脏壁
层胸膜光滑，叶间裂分化较差，肿物位于右肺中叶
外侧段（图 2-7-4A），直径约 3cm，质地韧，边界不
清，不光滑，不活动，表面脏层胸膜凹陷，肺门周
围、肺叶间及隆突下可见稍增大淋巴结。肿物深在，
无法行肺楔形切除术，故决定行胸腔镜下右肺中叶
切除术。切断下肺韧带，游离肺门周围纵隔胸膜及
斜裂，游离右侧中叶静脉，以内镜血管缝合切开器
切断；游离右肺中叶支气管，以内镜直线缝合切开器
闭合后，通气状态下见右上下叶可充分复张，以内
镜直线缝合切开器切断右肺中叶支气管；游离右肺中
叶动脉内外侧段分支，分别以内镜血管直线缝合切
开器切断；最后以内镜直线缝合切开器切断分化不全
的水平裂将右肺中叶完整切除。术中切开标本见肿
物直径约 3cm，鱼肉样，质地不均，未见明显出血
坏死，送检冰冻病理提示肺腺癌。遂清扫右侧 2、4、
7、8、9、10、11、12 组淋巴结。加水充气确认支气
管残端及肺组织无出血及漏气。以生物蛋白胶封闭
支气管及血管残端。充分止血，清洗胸腔，充气确
认无出血及漏气后，放置胸腔引流管一根，逐层关
胸。再取右侧卧位，常规消毒铺单，分别取左侧第 8
肋间腋中线，第 8 肋间肩胛下角线，第 5 肋间腋中
线分别做小切口，置入胸腔镜及操作器械，探查胸
腔内无明显粘连及胸腔积液，壁层胸膜光滑，叶间

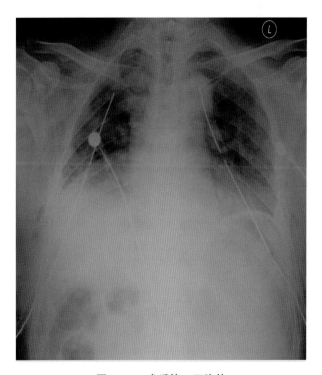

图 2-7-5　术后第 1 天胸片

裂分化好，肿物位于左肺下叶背段（图 2-7-4B），大
小约 3cm×2cm，质地韧，边界不清，不光滑，不活
动，表面脏层胸膜凹陷；肺门周围、肺叶间及隆突下
未见明显大淋巴结。将肿物提起，沿基底部正常
组织以内镜直线缝合切开器行肺楔形切除术，冰冻
病理提示肺腺癌，术中情况稳定，遂按术前预案行

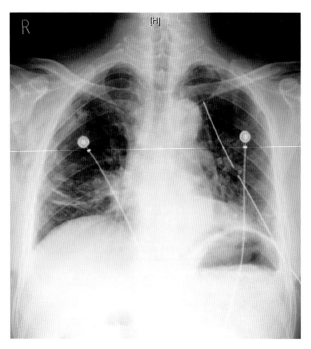

图 2-7-6 术后第 6 天胸片

右侧胸管已拔除

胸腔镜下左肺下叶切除术。切断下肺韧带，游离肺门周围纵隔胸膜，打开叶间裂；游离左肺下叶动脉基底段和背段分支，分别以内镜血管直线缝合切开器切断；游离左肺下叶静脉，以内镜血管缝合切开器切断；游离左肺下叶支气管，以内镜直线缝合切开器闭合后，通气状态下见左上叶可充分复张，以内镜直线缝合切开器切断左肺下叶支气管，将左肺下叶完整切除。清扫第 5、7、8、9、10、11、12 组淋巴结。加水充气确认支气管残端及肺组织无出血及漏气。以生物蛋白胶封闭支气管及血管残端。充分止血，清洗胸腔，充气确认无出血及漏气后，放置胸腔引流管 1 根，逐层关胸。术毕。术中出血 150ml，术后待患者清醒后拔除气管插管，安返病房。

患者术后给予抗感染、化痰、雾化等治疗，恢复情况顺利，术后 2 天下床活动，有轻度活动后气短，术后 3 天拔除右侧胸引管，1 周拔除左侧胸引管，准予出院。

【最后诊断】

术后病理：

（左肺下叶及楔形肺切除标本）：肺脏被膜下中分化腺癌（1.5cm×1.0cm），周围肺组织可见炭末沉着，支气管断端未见肿瘤性病变累及；

（右肺中叶切除标本）：肺脏中分化腺癌（2cm×2cm），部分呈黏液腺癌表现，支气管断端未见癌侵犯。免疫组化染色结果：CK7（+），CK20（-），CDX2（-），TTF1（+），SPA（+），TS（+），ERCC1（+），β-tubulin（+），RRM1（+）。

（R11 组）淋巴结可见癌转移（1/2），（L9，L10，L11，L12，R4，R8，R10，7 组）淋巴结未见癌转移（0/1，0/1，0/4，0/1，0/6，0/2，0/1，0/12），（R2 组）小块血管脂肪组织。

最后诊断：左肺下叶腺癌（$T_2N_0M_0$），右肺中叶腺癌（$T_1N_1M_0$）。

【病案特点分析】

本病例为一老年男性患者，因咳嗽、咳痰查体发现双侧肺内结节，分别位于右肺中叶及左肺下叶，双侧结节均为边界不清的软组织密度灶，有毛刺、分叶、胸膜牵拉，轻度强化，影像学表现均符合原发性肺癌特点，纵隔内未见肿大淋巴结，术前考虑为双原发癌可能性大。鉴于双侧肿瘤均为早期，治疗应以根治性手术切除为宜。相比开胸手术，胸腔镜微创手术具有微创小、恢复快的巨大优势，对患者的手术打击较小。该患者身体状况良好，术前肺功能示 FEV1 3.42，FEV1/FVC 82.05%，弥散功能正常，能够耐受双侧肺叶切除手术，且右肺中叶对肺功能影响较小，故选择同期行双侧 VATS 肺叶切除手术。患者术后恢复良好。

【专家点评】

同时性多原发肺癌（synchronous multiple primary lung cancer，sMPLC）对于胸外科医生而言并不陌生。在接受手术治疗的肺癌患者中，sMPLC 的发病率为 4%～8%[1,2]。sMPLC 常与肺癌肺内转移表现一致，然而两者的治疗原则及预后却有着很大的区别，前者以手术治疗为主，疾病的分期及预后往往取决于其中分期最晚的肿瘤。

对于肿瘤位于双侧胸腔的 sMPLC 患者，手术入路主要可分为正中胸骨劈开、双侧开胸手术及双侧 VATS 手术三种。正中胸骨劈开入路可通过单一切口同时切除双肺病变，且对术后肺功能影响较小，但对于胸腔下部病变的显露较差，不利于下肺静脉和支气管的解剖，从而使其应用范围受到限制。双侧开胸入路可以获得良好的术野暴露，有利于解剖性肺组织切除及纵隔淋巴结的清扫。但开胸手术创伤较大，破坏胸壁肌肉的完整性，伤口疼痛剧烈，且双侧 sMPLC 患者病变数目较多，通常需行双肺叶切除术，甚至是全肺切除术 + 肺叶切除术，以上因素均会对患者术后肺功能造成显著影响，故仅有极少患者可以耐受同期双侧开胸手术。分期开胸手术可以降低手术风险，但手术时间间隔通常较长（3 个月左右），未切除的肿瘤存在局部进展和远处转移的风险。与开胸手术相比，VATS 手术在肺癌治疗方面的安全性、彻底性和有效性已为众多胸外科医师所认可，且微创优势明显，主要表现在：手术时间短、术中出血少、术后疼痛轻、并发症发生率低，患者能够更早的恢复正常活动并接受辅助治疗且生活质量高、对肺功能影响小[3-4]。Nakata[2] 等报道了 11 例同期行双侧 VATS 手术治疗 sMPLC，包括 5 个肺叶切除，6 个肺段切除及 14 个肺楔形切除术，手术死亡率及术后并发症均为 0。因此，对于术前肺功能进行合理选择的 sMPLC 患者，同期行双侧 VATS 手术切除全部病灶具有相当高的安全性。

　　研究表明，接受手术治疗的 sMPLC 患者 5 年生存率为 34% ~ 69%[1,5]，手术切除仍是其主要的治疗手段。VATS 手术以其安全、彻底、微创的优势，在 sMPLC 的治疗中具有广阔的应用前景。

参考文献

[1] Trousse D，Barlesi F. Synchronous multiple primary lung cancer：An increasing clinical occurrence requiring multidisciplinary management. of Thorac Cardiovas Surg，2007，133（5）：1193-1200.

[2] Nakata M，Sawada S. Surgical Treatments for Multiple Primary Adenocarcinoma of the Lung. Ann Thorac Surg，2004，78（4）：1194-1199.

[3] Nicastri DG，Wisnivesky JP，Little VR，et al. Thoracoscopic lobectomy：report on safety，discharge independence，pain，and chemotherapy tolerance. J Thorac Cardiovasc Surg，2008，135（3）：642–647.

[4] Whitson BA，Groth SS，Duval SJ，et al. Surgery for Early-Stage Non-Small Cell Lung Cancer：A Systematic Review of the Video-Assisted Thoracoscopic Surgery Versus Thoracotomy Approaches to Lobectomy. Ann Thorac Surg，2008，86（6）：2008-2018.

[5] Fabian T，Bryant AS. Survival after resection of synchronous non-small cell lung cancer. J Thorac Cardiovas Surg，2011，142（3）：547-553.

病案 8　肺内多发 GGO

【本案精要】

肺内多发 GGO，术后病理证实为早期双原发癌。

【临床资料】

1. 病史：患者女性，65岁，主因"体检发现右肺上叶占位 10 天"收入我科。患者 10 天前于当地医院常规体检中行胸片检查发现右上肺占位，行胸部 CT 示（图 2-8-1 ～图 2-8-2）：右上肺后段局灶性磨玻璃密度结节，约 20mm×13mm；双下肺及右下肺外基底节陈旧性病灶；轻度肺气肿；左侧甲状腺低密度结节，倾向良性病变。同时行头颅 CT 检查，未见明显占位性病变。患者近 2 周有轻度咳嗽，无发热、咳痰、咳血，无憋气、胸闷，无胸痛等不适主诉。自发病以来，患者精神良好，饮食正常，睡眠正常，大小便无明显变化，体重无明显变化。

2. 体格检查：胸廓无畸形，胸壁静脉无曲张，胸骨无压痛。肺部呼吸运动度对称，肋间隙正常，语颤对称，无胸膜摩擦感，无皮下捻发感，叩诊清音，呼吸规整，双肺呼吸音清，未闻及干湿啰音。

3. 辅助检查：外院胸片：右上肺占位病变，性质待查。外院胸部 CT：右上肺后段局灶性磨玻璃密度结节，约 20mm×13mm；双下肺及右下肺外基底节陈旧性病灶；轻度肺气肿；左侧甲状腺低密度结节，倾向良性病变。头颅 CT：未见明显占位性病变。腹部 B 超：肝实质回声细密，肝右叶实质钙化灶；

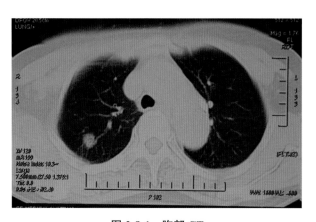

图 2-8-1　胸部 CT

右肺上叶磨玻璃影

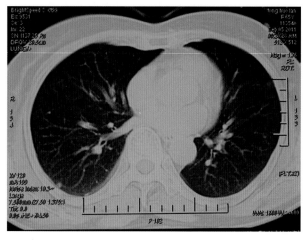

图 2-8-2　胸部 CT

双肺下叶多发磨玻璃影，可见部分实性成分

余未见明显异常。

4. 初步诊断：右肺上叶占位性质待查。

【术前讨论】

患者女性，65岁，主因"体检发现右肺上叶占位 10 天"收入我科。入院诊断：右肺上叶占位。入院后完善术前检查未见明显手术禁忌，经讨论后，考虑患者右肺上叶占位诊断明确，不除外恶性可能，有手术指征，积极完善术前准备，拟行胸腔镜下右肺上叶切除术，根据术中冰冻病理结果决定具体术式。同时患者右肺下叶及左肺上叶亦可见小 GGO，术中同时探查右肺下叶病灶，必要时手术切除。左肺小结节病变较小，可暂观察。

【手术及术后恢复情况】

入院后第 6 天行手术治疗——胸腔镜右肺上叶切除＋下叶楔形切除，淋巴结清扫术。

全麻成功后患者取左侧卧位，常规消毒铺无菌单。取右侧腋中线第 7 肋间行胸腔镜探查小切口，于腋前线第 4 肋间及肩胛线后方第 7 肋间分别做 3cm、1.5cm 操作小切口，顺利置入胸腔镜及操作器械探查，见右侧胸腔无明显积液，少许条索状粘连。肿物位于右肺上叶后段，大小约 2cm×2cm。表面脏胸膜无皱缩。右肺下叶外侧基底段胸膜下小结节，直径 0.5cm，其余肺叶及胸壁未及明显结节，斜裂及水平裂部分分化。肺门活动度好，无明显肿大的淋巴结。以卵圆钳轻轻提起下叶肿物及其邻近肺组织，以直线型切割缝合器于距离肿物 1.5cm 先楔形切除下叶结节送检，冰冻病理报告：腺癌。同法行上叶肿物楔形切除送检，冰冻病理报：腺癌。结合影像学及术中所见，考虑为双原发癌。下叶为微小结节，已行大楔形切除。上叶占位因为位置深在，楔形切除切缘距离肿物较近，遂决定进一步行上叶切除。以电钩打开下肺韧带，打开肺门周围的纵隔胸膜，游离支气管动脉，电灼切断。打开上肺静脉周围血管鞘膜，分离出上叶肺静脉，打开叶间胸膜，游离出中间干肺动脉及其发出的上叶后升支动脉及下叶背段动脉，清扫叶间淋巴结，以内镜直线切割缝合器打开分化不全的斜裂后半份，进一步游离上叶肺静脉，以血管用直线型切割缝合器钉合并切断。清扫肺门淋巴结。游离后升支及尖前段支肺动脉，分别以血管用直线型切割缝合器钉合并切断。游离上叶支气管，清扫支气管周围淋巴结，以支气管用切割缝合器平上叶支气管开口处钉合并离断上叶支气管，最后以直线切割缝合器打开分化不全的水平裂，完成右上叶切除。标本置无菌袋内取出。顺序清扫第 4、2、10、11、7、8、9 组淋巴结，以温蒸馏水及生理盐水反复浸泡冲洗胸腔，严密止血，检查无漏气及活动出血后，支气管及血管残端贴覆止血凌，喷洒医用生物胶以利止血和加固，纵隔及隆突下淋巴结创面填覆止血海绵，自下面及前面切口分别放置 28# 胸腔引流管一根接水封瓶，吸痰，膨肺，清点器械敷料无误，关胸，术毕。手术顺利，术中出血约 100ml，术后患者清醒拔管后安返病房。

标本情况（图 2-8-3）：肿瘤位于右肺上叶后段，剖视见其大小约 2cm×2cm×2cm，切面色灰白，无明显钙化及坏死，下叶结节直径 0.5cm，质韧，色灰白。纵隔淋巴结无明显肿大，一并切除送检。

术后常规给予补液抗炎等治疗，恢复过程顺利，术后第 4 天拔除胸腔引流管，第 7 天出院，伤口Ⅱ/甲愈合。术后定期复查并随访，无复发。

【最后诊断】

病理诊断：（右上叶）部分肺切除标本：肺中分化腺癌（直径 1.5cm，1.2cm），未侵及肺膜，支气管断端未见癌侵犯，支气管周围淋巴结未见癌转移（0/1），（2组、4组、7组、8组、10组、11组）淋巴结未见癌转移（0/4、0/3、0/5、0/1、0/3、0/2）。免疫组化染色结果：TS（-），ERCC1（-），β-tubulin

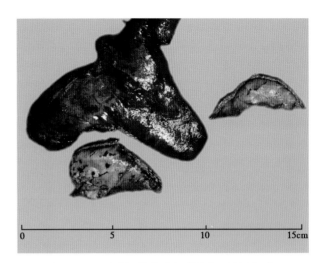

图 2-8-3 手术切除右肺上叶及右肺下叶标本

（部分细胞 +），RRM1（+）。

（右肺下叶）黏液腺癌。

最后诊断：右肺上叶腺癌。右肺下叶黏液腺癌。

【病案特点分析】

患者老年女性，体检发现右肺上叶后段 GGO，2.0cm×1.3cm，右下肺外基底节区微小结节，影像学考虑陈旧性病变可能性大，左肺上叶微小 GGO。行 VATS 探查，右肺上、下叶楔形切除术，术后病理：上叶为腺癌，下叶微小结节为黏液腺癌。故诊断为多原发肺癌。上叶病变位置较深，故行上叶切除，下叶病变临近胸膜，故行大楔形切除。

【专家点评】

随着高分辨螺旋 CT 的普及，目前临床上筛查出越来越多的肺部磨玻璃样病变（ground glass opacity，

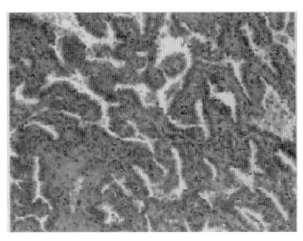

图 2-8-4 石蜡切片 HE 染色

GGO）。GGO 是指高分辨率 CT 图像上表现为密度轻度增加，呈局灶云雾状密度阴影，其内的支气管及血管纹理仍可显示。其病理基础为肿瘤细胞沿肺泡间隔生长，肺泡壁增厚，但肺泡腔未闭塞，其内可有少量黏液或脱落的肿瘤细胞。此征象是一种特征性而非特异性的影像学表现，可见于肺部多种病变，但多数学者认为 GGO 是早期肺癌，特别是肺泡细胞癌的表现。根据影像学特点，表现为 GGO 的肺泡细胞癌可分为局限型和弥漫型两类，其中局限型又可分为单发结节型和多发结节型。由于肺泡细胞癌具有多点起源的特点，即便 CT 提示表现为多发 GGO，也应考虑到多源癌的可能。尤其对于那些经过长期观察，GGO 逐渐变大，实性成分逐渐增多的病例，更应考虑积极手术以明确诊断，以免贻误诊治时机。

参考文献

[1] Asamura H. Minimally invasive approach to early, peripheral adenocarcinoma with ground glass opacity appearance. Ann Thorac Surg, 2008, 85: 701-704.

[2] Matsuguma H, Nakahara R, Anraku M, et al. Objective definition and measurement method of ground-glass opacity for planning limited resection in patients with clinical stage IA adenocarcinoma of the lung. Eur J Cardiothorac Surg, 2004, 25: 1102-1106.

[3] Yoshida J. Management of the peripheral small ground-glass opacities. Thorac Surg Clin, 2007, 17: 191-201.

病案 9　肺小结节继发胸水

【本案精要】

右肺中叶结节伴肺不张，抗炎治疗后病灶无变化，后未予诊治，1 年后复查 CT 示病灶增大，行手术探查证实胸膜种植转移。

【临床资料】

1. 病史：患者男性，68 岁，主因"发现右肺中叶占位 1 年，增大 10 天"以"右肺中叶占位、胸腔积液"收住我科。患者于 1 年前于外院因常规体检行胸部 CT 检查提示右肺中叶占位伴肺不张，抗炎治疗后复查 CT 无明显变化（图 2-9-1），患者无发热、咳嗽、咳痰、喘息、呼吸困难，无胸痛、乏力等，未予重视，10 天前复查胸部 CT 占位明显增大，伴少量胸腔积液，仍无明显症状。为进一步诊治收入我院我科。患者自发病以来，饮食、睡眠好，大小便正常，体重 2 年来减轻 5kg。既往慢性乙型肝炎 26 年，口服拉米夫定治疗肝功能正常；糖尿病 18 年，曾口服药物及胰岛素治疗，目前已停治疗，复查血糖基本正常；癫痫样发作 3 年，口服丙戊酸钠治疗 2 年，目前无再发；高血压病史十余年，口服卡托普利及尼群地平，效果好。

2. 查体：神清合作，生命体征平稳，全身浅表淋巴结无肿大。胸廓无畸形，胸壁静脉无曲张，胸骨无压痛。肺部呼吸运动度对称，肋间隙正常，语颤对称，无胸膜摩擦感，无皮下捻发感，叩诊清音，呼吸规整，左侧呼吸音清，右侧呼吸音略低，无明显干湿啰音。

3. 辅助检查：胸部 CT：右肺中叶可见楔形密度增高影，可见支气管气像，边界清楚，相连壁层胸膜增厚，右肺水平裂斜裂可见多发小结节，右侧少量胸腔积液（图 2-9-2）。

全身骨扫描：全身骨显像未见明显骨转移征象，建议随访。

头颅核磁：双侧额叶、基底节区及半卵圆中心多发腔隙灶。轻度脑萎缩。双侧额窦、上颌窦及筛窦炎，左侧上颌窦积液。

4. 初步诊断：右肺中叶占位、右侧胸腔积液。

【术前讨论】

患者老年男性，慢性起病，发现右肺中叶占位 1 年，增大 10 天入院，胸部 CT 示右肺中叶占位伴肺不张，抗炎治疗后复查 CT 无明显变化，无明显症状，未予以重视，入院前 10 天复查胸部 CT 占位明显增大，伴少量胸腔积液，仍无明显症状。入院后在全麻下行无痛气管镜检查各支气管管腔通畅未见明确管腔内新生物，病理回报未见肿瘤。根据目前病史、查体及相关辅助检查结果，考虑"右肺中叶占

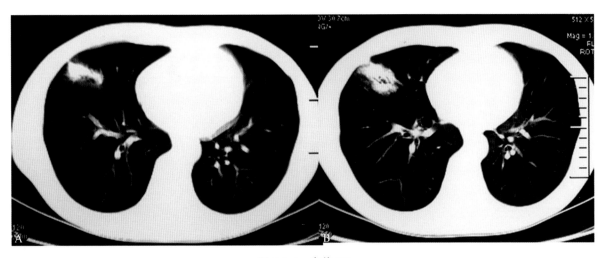

图 2-9-1　术前 CT

A．右肺中叶占位伴肺不张；B．抗炎治疗后无明显变化

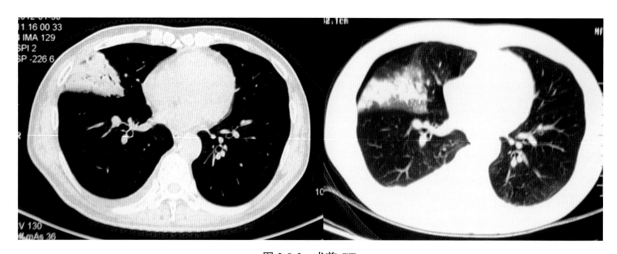

图 2-9-2 术前 CT

右肺中叶占位明显增大，伴少量胸腔积液

位、胸腔积液"诊断明确，但目前尚缺组织病理学证据，不能除外恶性病变可能，患者入院后行相关检查，未见明显手术禁忌，手术指征明确，拟全麻下行右侧胸腔镜探查、右肺中叶切除或根据术中病情决定手术方式，取病灶组织行病理检查以进一步确诊，指导下一步治疗。

【手术及术后恢复情况】

入院后第 4 天行无痛气管镜检查术，第 8 天行 VATS 右侧胸膜活检术。

全麻成功后，患者取左侧卧位，常规消毒、铺单。分别于右侧腋中线第 7 肋间行套管切口置入胸腔镜，于第 5 肋间腋前线行操作套管切口。术中探查胸腔内少量膜片状粘连，少量淡血性积液，量约 200ml，脏壁层胸膜及膈肌表面多发大小不等质韧白色小结节，右肺中叶外侧段可触及一形状不规则质韧肿物，侵及脏层胸膜，范围约 3cm×5cm。游离胸腔内粘连并吸净胸腔内积液后，以电钩多处切取壁层胸膜及膈肌表面结节（图 2-9-3），以卵圆钳提起右肺下叶外基底段，以内镜直线切割缝合器行右肺下叶楔形切除，切除部分肺表面结节，术中送冰冻

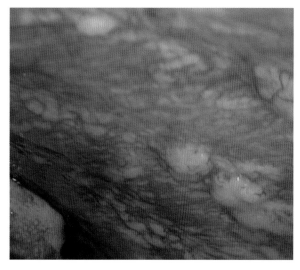 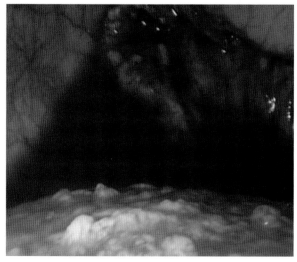

图 2-9-3 术中探查

见壁层胸膜及膈肌表面多发结节

病理提示：低分化癌。严密止血，未见活动性出血，无菌蒸馏水及生理盐水冲洗胸腔，吸痰膨肺，未见以明显漏气。于右侧第 7 肋间腋中线留置 28 号胸腔引流管一根，清点器械、敷料无误后，关胸，术毕。手术顺利，术中出血约 20ml，术后待病人清醒后拔除气管插管，安返病房。

术后恢复顺利，第 14 天出院。

【最后诊断】

病理诊断：中 - 低分化腺癌。免疫组化染色结果：TS（80%+），ERCC1（80%+），β-tubulin（90%+），RRM1（80%+），CgA（-），Syn（-），CD56（-），TTF-1（++）。送检脏层胸膜下可见小灶腺癌成分，直径 1mm。

最后诊断：右肺中叶中低分化腺癌（$T_{2a}N_xM_{1a}$ IV 期）。

【病案特点分析】

肺癌是目前发病率最高的恶性肿瘤之一，对于直径在 3cm 以下的周围型病变，往往由于病变较小、难以定位或未侵及段以上支气管而不能早期发现或治疗。在胸腔镜出现以前，开胸探查获取病理诊断是该类病变的确诊方法，但开胸手术创伤大，不易被患者和医生所接受。因此，对于临床发现的肺部周围型小结节病变，如果诊断困难，应尽早行胸腔镜获取病理诊断。如为良性病变，行肿物切除；如为恶性病变，确诊后应早期手术治疗。

【专家点评】

一般认为，癌性胸腔积液多为血性，积液量大，增长速度快，但在实际临床工作中部分肺癌患者少量胸腔积液长期存在，肺部占位病变不典型或出现较晚，容易导致误诊。

肺癌导致胸腔积液的机制比较复杂，可分为直接和间接机制。直接机制包括：恶性肿瘤直接侵犯胸膜，使胸膜表面的通透性增加，液体和蛋白质渗出进入胸腔，产生大量渗出性胸腔积液；恶性肿瘤胸膜转移导致胸膜淋巴管阻塞而产生胸腔积液；恶性肿瘤纵隔淋巴结转移使胸膜淋巴引流减少而导致胸腔积液。间接机制包括：恶性肿瘤阻塞胸导管导致胸腔淋巴回流障碍，产生乳糜性胸腔积液；恶性肿瘤引起支气管阻塞、肺不张，导致胸腔内负压增加，使液体渗出增加，积累在胸膜腔；恶性肿瘤慢性耗损，导致低蛋白血症，引起漏出性胸腔积液。在这些情况中，唯有恶性肿瘤直接侵犯胸膜或胸膜表面出现转移性结节而出现的胸腔积液才被称为肺癌恶性胸腔积液，此时大多数病例可以在胸腔积液中找到恶性细胞，但如果恶性肿瘤胸膜转移导致胸膜淋巴管阻塞而产生的胸腔积液，则可找不到恶性细胞。

肺癌患者中合并胸腔积液者约占 15%，其中腺癌超过 70%，如本例患者出现胸膜种植转移但只有少量胸腔积液者临床确实较为少见。肺癌引起恶性胸腔积液治疗方法较为有限，恶性胸腔积液可严重影响患者呼吸和日常生活，是加速病人恶病质进展的常见原因，干扰化疗等综合治疗的实施。电视胸腔镜胸膜活检和滑石粉喷洒胸膜固定手术可有效控制晚期肺癌患者的恶性胸腔积液，减少患者痛苦，改善呼吸状况，提高生活质量，使部分患者有条件接受进一步化疗以延长生存期。

参考文献

[1] Yoshida K，Sugiura T，Takifuji N，et al. Randomized phase II trial of three intrapleural therapy regimens for the management of malignant pleural effusion in previously untreated non-small cell lung cancer：JCOG 9515. Lung Cancer，2007，58：362-368.

[2] Yoneda KY，Mathur PN，Gasparini S. The evolving role of interventional pulmonary in the interdisciplinary approach to the staging and management of lung cancer. Part III：Diagnosis and management of malignant pleural effusions. Clin Lung Cancer，2007，8：535-547.

[3] Heffner JE，Klein JS. Recent advances in the diagnosis and management of malignant pleural effusions. Mayo Clinic Proceed，2008，83：235-250.

病案 10 肺原发单向型滑膜肉瘤

【本案精要】

滑膜肉瘤是一种起源未明的恶性软组织肿瘤，原发于肺部者极少见。本例为右肺下叶类圆形实性占位，术后病理为右肺单向纤维型滑膜肉瘤，伴脏层胸膜侵犯。

【临床资料】

1. 病史：患者女性，70 岁，因体检发现右肺占位 9 天收住我科。患者 9 天前在当地医院体检胸片检查（图 2-10-1）发现右下肺占位，大小约 6cm，边缘光滑，患者无明显咳嗽、咳痰、咯血、胸痛、呼吸困难，无发热、乏力。既往有高血压病、颈动脉狭窄、右颈动脉支架置入术、胆石症史。

2. 体格检查：一般情况可。全身浅表淋巴结未触及肿大。气管居中，胸廓无畸形，肋间隙正常。双侧肺廓呼吸活动度一致，未触及胸膜摩擦感，语音震颤对称。双肺叩诊清音。双肺呼吸音清，未闻及干湿性啰音。心前区无隆起凹陷，心界不大，心率齐，未闻及杂音、额外心音。

3. 辅助检查：胸部 CT（外院，2012-01-31，图 2-10-2）：右肺下叶占位，大小约 6cm，边缘光滑、内部密度不均、未见钙化，周围肺组织无明显炎症表现，右胸壁侵犯可能，右肺上叶可见小结节影。

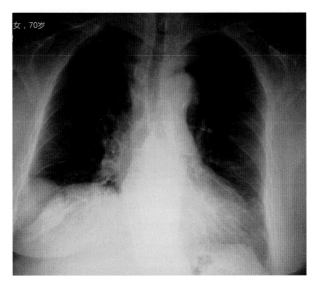

图 2-10-1 胸片

右下肺野膈肌表面类圆形肿物影，边界较清

纵隔淋巴结肿大。

4. 初步诊断：右肺下叶占位：癌肉瘤、平滑肌肉瘤、胸膜间皮瘤、滑膜肉瘤、小细胞肺癌？高血压病，颈动脉支架置入术后，胆石症。

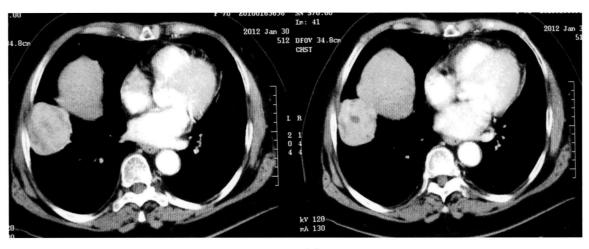

图 2-10-2 胸部 CT

右肺下叶占位，大小约 6cm，边缘光滑、内部密度不均、未见钙化

【术前讨论】

患者老年女性，因体检发现右肺占位9天收住我科。患者无明显咳嗽、咳痰、咯血、胸痛、呼吸困难，无发热、乏力等症状。入院查体及化验未见明显异常。CT示肿物位于右肺下叶，大小约6cm，边缘光滑，但内部密度不均，无明显钙化，可见坏死成分，与胸壁、膈肌关系不清，周围肺组织未见明显阻塞性肺炎表现，纵隔可见R4组、7组淋巴结增大。该肿物CT表现与典型肺癌不符，可能为不典型肺癌、胸膜间皮瘤、滑膜肉瘤等，但也不排除良性可能。拟全麻下行VATS探查、右肺下叶肿瘤切除术，根据病理决定具体方案，如为恶性肿瘤，需行右肺下叶切除、纵隔淋巴结清扫。积极完善术前准备，向患者及家属交代病情及手术相关风险，签署知情同意书。

【手术及术后恢复情况】

入院后8天行手术治疗——VATS右胸探查，右肺下叶切除术，纵隔淋巴结清扫术。全麻成功后，患者取左侧卧位，常规消毒、铺单。分别于右侧腋中线第8肋间行套管切口置入胸腔镜，于第7肋间肩胛下角线行操作套管切口，于第5肋间腋前线行一长约4cm操作小切口。术中探查胸腔内较多膜片状粘连，无明显积液，壁层胸膜及膈肌表面光滑，病变位于右肺下叶基底段，大小约5cm×6cm，侵及脏层胸膜，余肺未及明显异常，肺门及纵隔内未及明显肿大淋巴结，叶间裂分化不全。首先以电钩离断右下肺韧带并清扫下肺韧带及食管旁淋巴结，游离右下肺静脉并以内镜直线切割缝合器离断。而后，打开叶间裂，游离右肺下叶动脉干并清扫动脉旁肿大淋巴结，以内镜直线切割缝合器离断之。打开后纵隔胸膜，游离右肺下叶支气管并清扫支气管旁及隆突下淋巴结，以内镜直线切割缝合器离断之，支气管残端闭合满意，完整切除右肺下叶置入标本袋内取出。术中切取部分肿瘤组织送检，冰冻病理回报：低分化癌。于镜下进一步顺序清扫右肺门淋巴结以及R2、R4、3A组等处纵隔淋巴结。以无菌蒸馏水及生理盐水冲洗浸泡胸腔，吸痰膨肺，未见明显漏气，严密止血，确定无活动性出血后，以生物蛋白胶喷洒隆突下纵隔创面及支气管残端。于右侧第8肋间腋中线留置28号胸腔引流管一根，清点器械、敷料无误后，关胸，术毕。手术顺利，术中出血约50ml，术后待病人清醒后拔除气管插管，安返病房。标本常规送病理检查。标本情况（图2-10-3）：肿瘤

位于右肺下叶基底段，大小约5cm×6cm，侵及脏层胸膜，剖面呈鱼肉样，其内可见部分坏死液化灶。

患者术后给予抗感染、对症治疗。恢复顺利，胸引流管于术后7天拔除，无围术期并发症。因患者系老年女性，全身合并症较多，决定患者定期随访观察。

【最后诊断】

术后病理回报：（右下叶）肺及肿物＋淋巴结清扫标本：梭形细胞肿瘤，细胞丰富，呈编织状和束状排列，细胞核淡染，染色质细腻，呈卵圆形及短梭形，有一定异型，可见核分裂象，免疫组化染色结果：CK（-），EMA（++），CK7（-），vimentin（-），CD34（血管+），S-100（-），CD117（-），desmin（-），SMA（-），Bcl-2（+），Ki-67（局灶+，20%），符合滑膜肉瘤（单向、纤维型），肿瘤直径5cm，肿瘤侵犯脏层胸膜，支气管断端未见肿瘤侵犯。（2组、3A、4组、7组、9组、10组、11组、12组）淋巴结未见肿瘤转移（0/12，0/3，0/3，0/9，0/1，0/2，0/2，0/3）。

最后诊断：右肺下叶单向纤维型滑膜肉瘤。

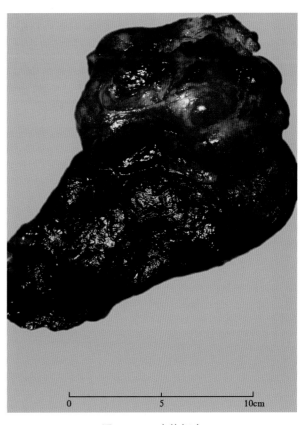

图2-10-3 大体标本

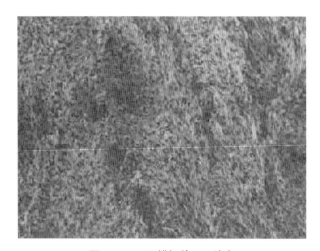

图 2-10-4　石蜡切片 HE 染色

【病案特点分析】

本例患者因体检行胸部 CT 发现右肺下叶实性占位，胸 CT 显示肿物位于右肺下叶，大小约 6cm，实性，内部密度不均匀，边缘光滑，与典型肺癌表现相差较大，考虑非上皮来源可能性大，但也不能排除不典型肺癌可能，故行胸腔镜探查手术。术中发现壁层胸膜及膈肌表面光滑，病变位于右肺下叶基底段，大小约 5cm×6cm，侵及脏层胸膜，考虑恶性可能大，故行右肺下叶切除、纵隔淋巴结清扫术。术后病理为滑膜肉瘤（单向、纤维型），淋巴结无转移。滑膜肉瘤的治疗目前主要以手术为主，辅以放化疗，但因患者老年、合并症较多，建议随访观察。

【专家点评】

滑膜肉瘤源于未发育成熟的间质成分，是软组织中较常见的恶性肿瘤，仅次于恶性纤维组织细胞瘤、脂肪肉瘤、横纹肌肉瘤，位居第四，发病率占软组织恶性肿瘤的 7% ～ 10.5%。而肺原发性滑膜肉瘤十分罕见，仅占肺原发性恶性肿瘤的 0.5%。其好发于中年患者，主要症状有胸痛、呼吸困难、咳嗽和咯血，但也有 40% 患者无任何症状。

肺滑膜肉瘤在影像学上与肺癌容易区分，前者在 CT 上可表现为肺内接近胸膜的不均匀实质性团块影，直径一般 5cm 以上，肿块内多有钙化，边缘清楚，分叶不明显，多为切迹样或铸型改变，强化不均匀，病灶通常侵犯胸膜引起胸腔积液。但其 CT 表现并无特异性，需与胸膜孤立性纤维瘤、恶性间皮瘤、恶性周围神经鞘瘤、平滑肌肉瘤、恶性纤维组织细胞瘤等软组织肿瘤鉴别。肺滑膜肉瘤根据肿瘤内细胞类型可细分为单向（纯梭形细胞）、双向（上皮样细胞和梭形细胞）和低分化三种类型。免疫组化 Bcl-2、vimentin、EMA、CK7 阳性，CD34 阴性，对滑膜肉瘤有一定诊断价值。文献报道 90% 以上的滑膜肉瘤患者存在特异的染色体易位 t（X：18）（p11.2：q11.2），导致 18 号染色体上 SYT 基因融合到 X 染色体上 SSX 基因，形成 SYT-SSX 融合基因。因此检测它们的 mRNA，可作为滑膜肉瘤的诊断指标。

滑膜肉瘤的治疗目前主要为以手术为主的综合治疗，手术完整切除肿瘤十分重要（局部切除复发率 60% ～ 86.2%），该肿瘤对放化疗中度敏感，估计手术切除不彻底者可手术前后放化疗。化疗常用阿霉素 + 异环磷酰胺。国外文献报道五年生存率为 36% ～ 76%，其中完整切除肿瘤是影响预后的最重要因素。

参考文献

[1] Mirzoyan M，Muslimani A，Setrakian S，et al. Primary Pleuropulmonary Synovial Sarcoma. Clin Lung Can，2008，9（5）：257-261.

[2] Salter D. Pulmonary and thoracic sarcomas. Current Diagnost Patho，2006，12：409-417.

[3] Zhang W，Guan Y，Chen Y，CT imaging of primary pleuropulmonary synovial sarcoma. Clin Radio，2012，67：1-5.

[4] 林滔，李力，戈烽. 原发肺滑膜肉瘤一例. 中华肿瘤杂志，2003，25（5）：436.

病案 11 自发性气胸合并中央型肺癌

【本案精要】

临床出现气胸，闭式引流效果不佳者，需警惕有无肿瘤引起肺不张的可能。

【临床资料】

1. 病史：患者男性，46 岁，因"咳嗽 2 月余，胸闷憋气 3 天"入院。患者 2 个月余以来间断出现咳嗽，咳少量白色泡沫痰，无发热、咽痛，无咯血、胸痛，一直未予重视。入院 3 天前无明显诱因出现咳嗽加重，并有右侧胸闷、憋气，伴右胸部紧缩感，无明显胸痛、头晕，无咯血，无发热，就诊于外院，查胸片提示右侧气胸，压缩约为 90%，为进一步诊治经门诊以"右侧自发性气胸"收入我科。患者自起病以来，一般情况可，饮食、睡眠可，二便如常，体重无明显变化。

2. 体格检查：胸廓无畸形，胸壁静脉无曲张，胸骨无压痛。肺部呼吸运动度右侧减弱，肋间隙正常，语颤右侧减弱，无胸膜摩擦感，无皮下捻发感，叩诊左侧清音，右侧略呈鼓音，呼吸规整，左肺呼吸音清，右肺呼吸音消失，左肺无啰音，右肺无啰音。

3. 辅助检查：入院后完善各项辅助检查，血、尿、便常规均正常。肝肾功能均未见明显异常。胸片（外院）：右侧气胸，压缩约为 90%（图 2-11-1）。

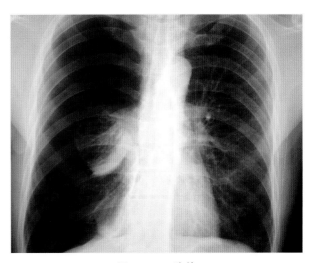

图 2-11-1 胸片

右侧气胸，压缩约为 90%

4. 初步诊断：右侧自发性气胸

【术前讨论】

患者男，46 岁，因"咳嗽 2 月余，胸闷憋气 3 天"收住我科。查体肺部呼吸运动度右侧减弱，语颤右侧减弱，叩诊右侧略呈鼓音，右肺呼吸音消失。外院胸片提示右侧气胸，肺压缩 90%。诊断右侧自发性气胸明确，急行胸腔闭式引流置管后症状、体征均有所好转，但复查床旁胸片提示右上肺复张差，右肺上野仍见胸腔积气区（图 2-11-2）。查血象

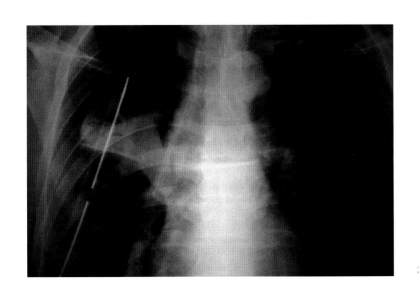

图 2-11-2 胸片

右侧胸腔闭式引流术后，右肺上叶复张不全

WBC 13.12×10^9/L，电解质、凝血等指标正常。心电图正常。考虑原因为肺大疱破口较大，应尽快行手术治疗，切除病灶修补破口。有明确手术指征，相关术前检查未发现绝对手术禁忌症，拟在全麻下行胸腔镜右侧肺大疱切除术。

【手术及术后恢复情况】

入院后第2天行手术治疗——VATS 右肺大疱切除术。

全麻成功后，患者取左侧卧位，嘱麻醉师单肺通气，胸引置管口常规消毒后，拔除右侧胸腔闭式引流管。再次消毒、铺单，于右侧第7肋间腋中线原胸引管切口置入胸腔镜，分别于右侧第4肋间腋前线及第7肋间腋后线行小切口置入操作器械，术中探查见胸腔内少量条索样粘连，无明显积液，脏、壁层胸膜光滑，未见明显肿物、结节，探查右肺各叶，可见右肺下叶背段明显肺大疱，直径约5cm，基底宽，周围瘢痕组织形成，另于右肺中叶外侧段可见簇状肺大疱，直径0.2～0.5cm，范围约2cm，部分肺大疱破裂，周围少许瘢痕组织形成，右肺各叶未见明显结节、肿块。右肺下叶背段及右肺中叶外侧段肺大疱及周围瘢痕组织分别以直线切割缝合器自大疱基底部包含部分正常肺组织完整楔形切除。无菌生理盐水冲洗胸腔，嘱麻醉师吸痰膨肺，右肺中下叶复张良好，未见明显漏气及残留肺大疱，右肺上叶完全不能复张，反复吸痰、调整气管插管位置，膨肺右肺上叶仍完全不能复张，再次仔细探查右肺各叶及支气管，未见明显肿物及外压性改变，纵隔肺门未及明显肿大淋巴结。考虑不除外右肺上叶开口局部阻塞性病变可能，遂行进一步支气管镜检查。经气管插管置入电子支气管镜，见气管插管远端气管管腔通畅，未见明显新生物，黏膜光滑，无充血，软骨坏清晰，膜部活动度好，未见明显分泌物，隆突锐利；右肺上叶支气管近开口处可见明显新生物，管腔完全堵塞，肿物呈鹅卵石样，表面黏膜尚光滑，无明显充血水肿，但触之易出血，右肺中下叶支气管、段支气管及亚段支气管开口均通畅，黏膜光滑，软骨环清晰，未见明显新生物，支气管间嵴锐利，未见明显分泌。左侧主支气管、叶支气管、段支气管及亚段支气管开口均通畅，黏膜光滑，软骨环清晰，未见明显新生物，支气管间嵴锐利，左肺上叶支气管内可见大量黄色黏痰，予吸除干净。进一步行右肺上叶开口内肿物及右肺上下叶支气管间嵴黏膜活检。术中向患者家属交代病情，

考虑患者右肺上叶占位不除外恶性可能，拟完善进一步检查，明确诊断后决定进一步治疗，患者家属表示了解病情，同意目前治疗方案。再次探查胸腔，严密止血至未见活动性出血，于第7肋间放置胸腔闭式引流管一根。

术后予抗感染、补液、对症支持等治疗，患者恢复可。

术后完善进一步检查：CYFRA21-1 4.14ng/ml，NSE 19.40ng/ml，稍升高，CA125、CA19-9、CEA 未见升高。CT 提示右肺上叶支气管周围见不规则软组织密度影包绕，增强扫描明显强化，右肺上叶支气管前段阻塞，考虑支气管肺癌（图2-11-3）。术后病理示：右肺上叶支气管内肿物为鳞状细胞癌；右肺中上叶支气管间嵴处鳞状上皮重度非典型增生，伴原位癌表现。骨显像、头颅MRI、腹部B超等未见明确转移征象，肺功能：FEV1 2.16L（66.8%），FEV1/FVC（68.28%），TLCO SB（49.3%），提示中度阻塞型通气功能障碍，弥散功能降低。考虑诊断右肺上叶鳞癌明确，未发现远处转移，手术指征明确，术前检查未提示手术绝对禁忌证，全麻下行右侧开胸探查，右肺上叶袖式切除＋纵隔淋巴结清扫术。

双腔插管全麻成功后，取左侧卧位，常规消毒铺单，取右侧第4肋间后外侧切口，常规开胸，探查胸腔内少量条索状及膜状粘连，未见明显胸腔积液，脏壁层胸膜光滑，叶间裂分化好。探查见肿物

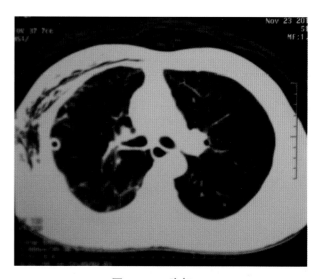

图 2-11-3 胸部 CT

右肺上叶支气管周围见不规则软组织密度影包绕

位于右肺上叶支气管开口周围，直径约 1.5cm，边界不清，质地硬。按术前预案行右肺上叶袖式切除术。切断下肺韧带，游离肺门周围纵隔胸膜；游离肺门汇管区和肺门周围；游离右侧上肺静脉，分支结扎＋缝扎后切断；游离右肺上叶肺动脉尖前段动脉和后升支动脉，分支结扎＋缝扎后切断，清扫第 2、4、7、10、11 组淋巴结。于右肺上叶支气管近端 0.5cm 处切断右主支气管，于开口远端 1.5cm 处切断中间段支气管，将右肺上叶完整切除（图 2-11-4）。将右侧中间段支气管上提，与右主支气管断端以 3-0 可吸收缝线行端端单纯间断缝合，以带蒂的前纵隔脂肪带包绕吻合口周围。加水充气确认支气管、血管残端及肺组织无出血及漏气。以生物蛋白胶封闭支气管及血管残端。充分止血，清洗胸腔，充气确认无出血及漏气后，放置胸腔引流管 2 根，逐层关胸。术毕。术中出血约 500ml，术后待病人清醒后拔除气管插管，安返病房。

术后常规给予补液、抗炎等治疗，恢复过程顺利，术后第 8 天拔除胸腔引流管，第 9 天出院，伤口Ⅰ/甲愈合。术后定期复查并随访，无复发。

【最后诊断】

术后病理（图 2-11-5）：右肺上叶支气管中央型中分化鳞状细胞癌，1cm×1cm，可见脉管内癌栓，侵透支气管软骨环至周围纤维脂肪组织，紧邻肺实质，支气管周围淋巴结可见癌转移，4 组淋巴结可见癌转移，2、7、9、11 组淋巴结未见癌转移。

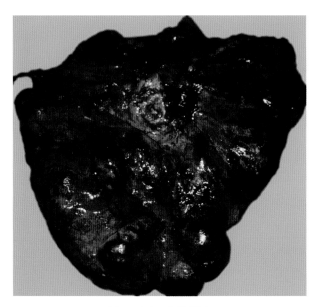

图 2-11-4　大体标本

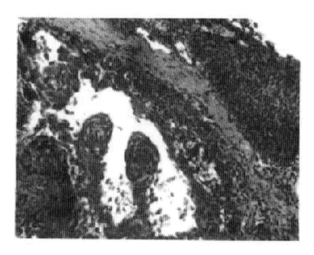

图 2-11-5　石蜡切片 HE 染色

最后诊断：右肺上叶支气管中央型鳞状细胞癌（$T_2N_2M_0$ ⅢB 期）。

右侧自发性气胸。

【病案特点分析】

患者以气胸入院，行闭式引流后肺复张不佳，手术指征明确，行胸腔镜肺大疱切除术。术中切除病变大疱，膨肺时发现右肺上叶不张。行气管镜检查发现右肺上叶开口新生物。活检示鳞癌。故再次行右肺上叶袖状切除术。气胸合并肺癌临床少见，尤其是气胸合并支气管内中央型肺癌该病临床少见。回顾本病例特点，该患者病程较长，一般气胸症状出现时间相对较短。且闭式引流后复查胸片，右肺上叶肺复张不佳，呈条索状致密影，与气胸常见的影像学表现不尽相同。此时需警惕合并支气管内新生物引起右上肺不张的可能。

【专家点评】

肺癌并发气胸在临床中极为少见，据文献报道，原发性肺癌合并自发性气胸的发病率为 0.03%～0.05%。各种病理类型的肺癌都有过报道。40 岁以下的患者气胸极少为肿瘤导致，但如果一老年患者反复发作气胸需考虑是否为存在肿瘤因素。肺癌合并气胸的患者预后较差，因为诊断时肿瘤常常已至中晚期。

支气管肺癌患者合并气胸的机制有：①肿瘤坏死破裂至支气管和胸膜腔，从而导致支气管胸膜瘘形成，此类最为常见；②中央型肺癌引起气胸的机制可能与癌肿形成类似单向阀的活瓣致管腔不完全阻塞，导致远端肺大疱扩张破裂有关；或由于癌性阻塞性肺不张，邻近肺组织发生代偿性肺气肿致肺大疱破裂（本例患者即为肿瘤完全堵塞右肺上叶支气管，进而导致位于右肺中叶及下叶代偿性肺气肿，肺大疱发生扩张而破裂）；③肿瘤直接侵犯胸膜，或压迫脏层胸膜至其缺血坏死导致气胸，较常见于周围性肺癌。

肺癌并发气胸极少见，气胸可发生于肺癌确诊之前，也可发生于肺癌确诊之后，而以气胸为首发症状的肺癌极易误诊及漏诊。肺癌并发气胸后，症状和 X 线常表现为肺组织压缩、掩盖肺癌临床表现，而延误诊治，当医生满足于气胸的诊断便会忽视合并肺癌的可能性，在 X 线片上萎缩的肺组织与肺癌并存，阴影难以区分，有结核史的误认为肺结核浸润引起。因此，当大于 40 岁的患者，既往有大量吸烟史等肺癌高危因素，反复发作气胸，当予以胸腔闭式引流后肺膨胀不全或胸片存在可疑征象时，需进一步完善痰细胞学检查、支气管镜及 CT 等检查，如有必要，予以手术探查，以避免漏诊。

肺癌合并气胸者的治疗，首先应行胸腔闭式引流，待肺复张后根据病理类型、病变部位及患者的身体状况，行手术、化疗、放疗等综合治疗措施；若肺复张困难，如肺功能允许可考虑手术治疗，切除病灶；不能手术者，可予以胸膜粘连，通过胸腔镜向脏层胸膜破口处注入粘连剂，使破口闭合。

参考文献

[1] Dines DE, Corteses DA, Brenner MD, et al. Malignant pulmonary neoplasms predisposing to spontaneous pneumothorax. Mayo Clin Proc, 1973, 48: 541-544.

[2] Steinhäuslin CA, Cuttat JF. Spontaneous pneumothorax. A complications of lung cancer. Ann Thorac Surg, 2005, 79: 716.

[3] Tsukamoto T, Satoh T, Yamada K, et al. Primary lung cancer presenting as spontaneous pneumothorax. Nihon Kyobu Shikkan Gakkai Zasshi, 1995, 33 (9): 936-939.

[4] Minami H, Sakai S, Watanabe A, et al. Check-valve mechanism as a cause of bilateral spontaneous pneumothorax complicating bronchioloalveolar cell carcinoma. Chest, 1991, 100 (3): 853-855.

[5] Nishioka M, Fukuoka M, Nakagawa K, et al. Spontaneous pneumothorax following partial resolution of total bronchial obstruction. Chest, 1993, 104 (1): 160-163.

[6] Ayres JG, Picher DW, Rees PJ. Pneumothorax associated with primary carcinoma. Br J Dis Chest, 1980, 74: 180-182.

[7] Yeung KY, Bonnet JD. Bronchogenic carcinoma presenting as spontaneous pneumothorax: case report with review of literature. Cancer, 1977, 39: 2286-2289.

病案 12　副肿瘤综合征

【本案精要】

副肿瘤综合症发生在＜1%的癌肿病例中，最常见于肺癌病例。本例患者主要症状为周围神经病表现，影像学提示左肺上叶占位，术中探查为左肺上叶后段肿物，术后病理回报大细胞癌，伴肺门淋巴结转移。

【临床资料】

1. 病史：患者男性，64岁，主因"双手麻木进行性加重2个月"收住神经内科。患者2个月前无明显诱因出现双手指末端麻木，双手拿东西无感觉，无头晕、头痛，无肢体活动障碍，无肢体抽搐，无双下肢麻木。3天前就诊于神经内科，行四肢神经传导速度示：左正中神经感觉传导速度减慢，波幅降低。行胸片提示左肺上叶占位。胸部CT（图2-12-1）提示左肺上叶占位，周围型肺癌可能性大。为进一步治疗转入胸外科。既往高血压病史20年，最高140/100mmHg，口服苯磺酸氨氯地平片5mg qd，血压未规律监测；血脂高10年，未服药；甲状腺功能减退2年，口服左甲状腺素钠（优甲乐片）治疗；既往有长期大量吸烟史。

2. 体格检查：意识清楚，精神正常，言语流利，双眼瞳孔等大等圆，直径3mm，对光反射灵敏，双眼各向运动不受限，面部痛觉正常、对称，张口不偏，角膜反射正常存在，双侧额纹对称，双眼闭合有力，双侧鼻唇沟对称，示齿口角不偏，鼓腮不漏气，伸舌居中。四肢肌张力适中，肌力V级，双侧肱二头肌反射、肱三头肌反射、桡骨膜反射、膝腱反射、跟腱反射减退，掌颏反射阴性，双侧Hoffman征阴性，双侧Babinski征阴性，双侧Chaddock征阴性。双侧指鼻试验稳准，跟膝胫试验稳准，Romberg征阴性，颈无抵抗，Kernig征阴性。双手掌指关节远端痛觉减退。双足趾末端痛觉减退。右手皮肤干燥。

3. 辅助检查：胸部CT：双肺纹理清晰，左肺上叶类圆形肿块影，大小约5.1cm×3.9cm，内见空洞，边缘多发毛刺，内壁不规则，增强后均匀强化，肿块周围可见稍高密度斑片影，左肺门多发肿大淋巴结（图2-12-2），肺动脉主干不宽，心脏各房室形态大小未见明显异常，未见胸腔积液及胸膜肥厚。印象：左肺上叶占位，周围型肺癌可能性大。左上叶斑片影，癌性淋巴管炎可能性大。左肺门多发肿大淋巴结。

4. 初步诊断：周围神经病，肺癌？副肿瘤综合征？

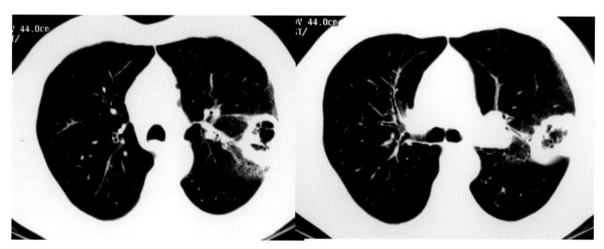

图 2-12-1　胸部 CT

左肺上叶类圆形肿块影，大小约5.1cm×3.9cm，内见空洞，边缘多发毛刺，内壁不规则

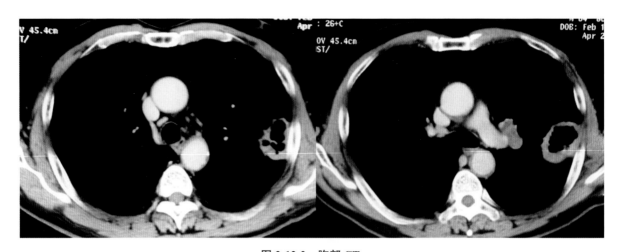

图 2-12-2　胸部 CT

肿块增强后均匀强化，左肺门多发肿大淋巴结

【术前讨论】

患者男性，64 岁，主因"双手麻木进行性加重 2 个月，发现肺部占位 3 天"收住我科。患者 2 个月前无明显诱因出现双手指末端麻木，双手拿物品无感觉，无头晕、头痛，无肢体活动障碍，无肢体抽搐，无双下肢麻木。行四肢神经传导速度示：左正中神经感觉传导速度减慢，波幅降低。3 天前查胸部 CT 示：左肺上叶类圆形肿块影，大小约 5.1cm×3.9cm，内见空洞，边缘多发毛刺，内壁不规则，增强后均匀强化，肿块周围可见稍高密度斑片影，左肺门多发肿大淋巴结。根据目前症状及辅助检查考虑左肺肿物诊断明确，肺癌及副肿瘤综合征诊断可能性大，积极完善术前准备，向患者及家属交代病情并签署知情同意书，拟近日在全麻下行胸腔镜左肺上叶切除术。

【手术及术后恢复情况】

入院后 3 周行手术治疗——VATS 左肺上叶切除 + 纵隔淋巴结清扫术。

全麻成功后，患者取右侧卧位，常规消毒、铺单。分别于左侧腋中线第 7 肋间行套管切口置入胸腔镜，于第 7 肋间肩胛下角线行操作套管切口，于第 4 肋间腋前线行一长约 6cm 操作小切口。术中探查胸腔内少量膜片状粘连，无明显积液，壁层胸膜和膈肌表面光滑，病变位于左肺上叶后段，大小约 4cm×5cm，质韧，局部可见脏层胸膜皱缩，余肺未及明显异常。左肺门可及多发肿大并融合淋巴结，纵隔内未及明显肿大淋巴结，叶间裂分化不全。首先以电钩离断左下肺韧带，打开肺门周围纵隔胸膜，清扫肺门淋巴结游离左肺上叶静脉并以内镜直线切割缝合器离断。而后，打开叶间裂，游离左肺上叶支气管并清扫支气管旁淋巴结，以内镜直线切割缝合器离断之，支气管残端闭合满意。最后，游离左肺上叶各动脉分支，动脉旁可见明显肿大质韧淋巴结（图 2-12-4），钝、锐性仔细分离肿大淋巴结与血管间粘连，分别结扎或以内镜直线切割缝合器离断左肺上叶各动脉分支，将完整切除左肺上叶置入标本袋内取出。术中切取部分肿瘤组织送检，冰冻病理回报：左肺上叶低分化癌。于镜下进一步顺序清扫隆突下、第 5 组等处纵隔淋巴结。以无菌蒸馏水及生理盐水冲洗浸泡胸腔，吸痰膨肺，未见明显漏气，严密止血，确认无活动性出血后，以生物蛋白胶喷洒隆突下等处纵隔创面及支气管残端。于左侧第 7 肋间腋中线及腋前线第 4 肋间分别留置 28 号胸腔引流管各一根，清点器械、敷料无误后，关胸，术毕。手术顺利，术中出血约 100ml，术后待病人清醒后拔除气管插管，安返病房。标本（图 2-12-3）常规送病理。

患者术后给予抗炎、补液、雾化吸入、祛痰等治疗。恢复顺利，胸引管于术后 6 天拔除，未见围术期并发症。患者于术后 3 周开始共行四个周期化疗，方案为顺铂 140mg dl + 培美曲塞（力比泰）1g dl，化疗后患者一般状况可，未见明显化疗不良反应。

【最后诊断】

术后病理回报：（左上叶）肺叶切除标本：支气管周围可见巢片状肿瘤组织浸润，细胞中等偏大，细胞异型明显，核分裂象易见（> 20 个 /10HPF），

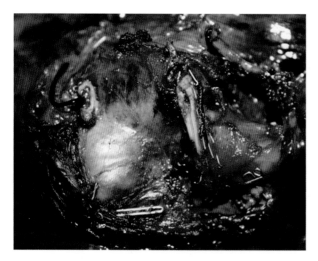

图 2-12-3　左肺上叶支气管旁可见肿大淋巴结

伴灶片状坏死，可见脉管内癌栓，免疫组化染色结果：34βE12（少数细胞+），p63（-），CK5/6（-），TTF-1（个别细胞+），CgA（局灶+/-），Syn（部分+），CD56（部　分+），TS（++），ERCC1（-），β-tubulin（+），RRM1（+），符合大细胞神经内分泌癌（4cm×3cm×3cm），肺门淋巴结可见癌转移（2/2），支气管断端未见癌侵犯；送检（5、7、10、11组）淋巴结未见癌转移（0/1、0/3、0/2、0/4）。

最后诊断：左肺上叶大细胞癌（$T_{2a}N_1M_0$，ⅡA期）；副肿瘤综合症周围神经病。

【病案特点分析】

本例患者因无明显诱因出现双手指末端麻木就诊于神经内科，诊断为周围神经病。行胸片提示左肺占位，胸部 CT 示左肺上叶类圆形肿块影，大小

约 5.1cm×3.9cm，内见空洞，边缘多发毛刺，内壁不规则，增强后均匀强化。考虑肺癌，副肿瘤综合征，周围神经病诊断可能性大。术中肿物冰冻病理回报低分化癌，遂行肺叶切除术＋纵隔淋巴结清扫术。术后病理回报大细胞内分泌癌，伴肺门淋巴结转移。遂行 4 周期术后化疗。本病例特点在于：患者最初就诊原因并非肺癌本身所引起的症状，而是因肺癌所致副肿瘤综合征的周围神经病而来就诊；因副肿瘤综合征而发现肺癌；治疗原则以治疗原发病肺癌为主。若能注意并警惕副肿瘤综合症的发生，将有助于肺癌的更早发现。

【专家点评】

副肿瘤综合征（paraneoplastic syndrome，PNS）是指与原发肿瘤部位或者它的转移灶和局部表现没有直接关系的一系列症状和体征。早在 1956 年，Guichard 首次将癌症患者中发生的多发性神经炎命名为副肿瘤综合征。现在 PNS 的概念被扩大到包括潜在恶性肿瘤在内的远隔效应（remote effect）。在所有恶性肿瘤患者中，PNS 发生率为 1.0%～7.4%，肺癌相关的副肿瘤综合征相对较常见，以神经肌肉系统副肿瘤综合征最为常见，其他还有内分泌副肿瘤综合征、骨骼系统副肿瘤综合征、皮肤副肿瘤综合征、血液副肿瘤综合征等。

肺癌副肿瘤综合征系由癌细胞产生激素、抗原、酶或代谢产物引起复杂多样的临床表现，其复杂多样可涉及全身各个系统，与肺癌的直接侵犯、转移、阻塞、压迫等无关。由于原发性肺癌早期缺乏典型的临床表现，特别是周围型肺癌，其呼吸道症状发生更晚，有学者统计约 2% 患者就诊时症状和体征肿

图 2-12-4　切除左肺上叶标本

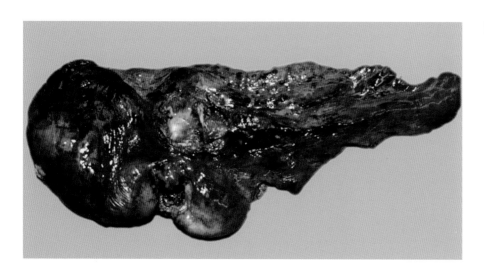

瘤扩散无关。而早早出现肺外的表现，易导致肺癌的误诊。肺外表现可出现在呼吸道症状前 12 ~ 18 个月，有报道首诊误诊率为 95.12%。曾有报道副肿瘤综合征的病例中 95.2% 延误了肺癌的诊断。副肿瘤综合征可随原发肺癌的根治性切除而消失，无法切除时，经放疗、化疗，随着肿瘤的缩小，症状相应减轻，复发时可再次出现甚至加重。因此，准确识别这些综合征对肺癌的早期诊断、减少误诊、早期治疗和预后具有重要的临床意义。

参考文献

[1] Bari S，Stock DA，Mclver A，et al. Symptoms in lung cancer：Do they help the diagnosis? Thorax，2005，60：314-315.

[2] Patel AM，Davila DG，Peters SG. Paraneoplastic syndromes associated with lung cancer. Lung Cancer，1993，10：276.

[3] Cosar-Alas R，Yurut-Caloglu V，Karagol H，et al. Paraneoplastic syndrome of non-small cell lung carcinoma：A case with pancytopenia，leukocytoclastic vasculitis，and hypertrophic osteoarthropathy. Lung Cancer，2007，56：455-458.

病案 13 肺癌肉瘤伴肿瘤性发热

【本案精要】

患者肺内占位伴间歇性发热，抗炎治疗无效，术后证实为肺癌肉瘤引起的肿瘤性发热。

【临床资料】

1. 病史：患者男性，63岁，主因"间断咳嗽伴左侧胸痛2个月"收入我院，患者于2个月前无明显原因出现咳嗽，为干咳，夜间症状明显，伴左侧前胸部及左侧肩胛区隐痛，疼痛与呼吸、活动等无关，无咯血、发热、呼吸困难、盗汗、乏力、消瘦症状，自行口服抗生素治疗约1周（药物不详），症状改善不明显，为进一步诊疗收入院。1年前体检行胸部CT提示肺气肿，肺间质纤维化。吸烟40余年，约40支/天，近2月吸烟量减少，约4～5支/日。

2. 体格检查：患者神清，查体合作，生命体征平稳，气管位置居中，双侧颈部及锁骨下区未及肿大淋巴结。胸廓无畸形，胸壁静脉无曲张，胸壁无压痛。双侧呼吸运动度对称，语颤对称，无胸膜摩擦感，双肺叩诊清音，左肺呼吸音清，右肺呼吸音清，双肺未闻及干湿啰音，未闻及胸膜摩擦音。腹部及四肢查体阴性。

3. 辅助检查：暂缺。

4. 初步诊断：咳嗽原因待查。

诊治经过：患者入院后出现间歇性发热，体温可升至38.5～39.0℃，每日发热1～2次，多于午后出现，每次持续时间1～2小时，经物理降温或观察后体温均可降至正常（图2-13-1），伴咳少量白黏痰，无寒战、意识模糊、头痛、肌肉酸痛、腹痛、腹泻、腰痛、尿频、尿急、尿痛症状。胸片检查示：双肺间质纤维化，左上肺团块状高密度影，考虑占位（图2-13-2）。胸部CT示：左肺上叶前段可见一49mm×53mm类圆形肿块影，增强扫描不均匀强化，内有不规则低密度坏死区域，可见病灶与支气管相通（图2-13-3）。

患者反复发热，考虑左肺上叶脓肿可能性大。遂予以莫西沙星静脉抗炎治疗，效果不佳，逐步提高抗菌药物等级至万古霉素、美罗培南联合用药，患者每日仍有发热，反复查血常规提示白细胞及中性粒细胞数目正常，留取血、痰标本行细菌培养均为阴性。支气管镜检查示：左肺上叶前段B3a支气管管腔被一坏死性异物完全阻塞（图2-13-4），从其周边可吸出较多脓性分泌物。支气管涂片提示：可见部分核大、深染、异型细胞，高度可疑肿瘤细胞。B3a支气管刷检行细菌、真菌培养及抗酸染色均为阴性。患者行抗炎治疗2周后仍有发热，复查胸部CT示左肺上叶前段病变较前有所增大，拟行手术治疗。

【术前讨论】

患者老年男性，有长期大量吸烟史，干咳伴左侧胸痛2月余，近2周反复出现间隙性发热，影像学提示左肺上叶占位，经足量抗炎治疗2周后，肿物较前增大，不能除外肺部肿瘤可能，有手术指征。行头颅CT、全身骨显像、腹部B超检查未见远处转移征象，肺功能：FEV1 2.56 L，FEV1% 83.0%，FEV1/FVC 76.87%，TLCO SB% 60.3%。拟行胸腔镜下左胸探查，切除病灶并明确诊断。

【手术及术后恢复情况】

双腔插管全麻成功后，取右侧卧位，常规消毒铺单，分别取左侧第7肋间腋中线、第7肋间肩胛下角线、第4肋间腋前线做小切口，置入胸腔镜及操作器械，探查可见胸腔内无明显积液，肿物位于左肺上叶前段，大小约6cm×7cm，质地韧，边界不清，不光滑，不活动，表面脏层胸膜无凹陷，肿物与侧胸壁及纵隔形成多发条索样及胼胝样粘连，以电钩彻底分离粘连，继续探查可见壁层胸膜光滑，叶间裂分化尚可，因肿物较大，靠近肺门，无法行楔形切除，故技术前与家属协商结果直接行左肺上叶切除术。切断下肺韧带，游离肺门周围纵隔胸膜；电钩打开叶间裂，以内镜切割缝合器切开分化不全的叶间裂肺组织，分别游离左肺上叶肺动脉舌段分支和后段分支，舌段分支以内镜血管缝合切开器切断，后段分支以Hem-o-lok三重夹闭后切断；游离左肺上叶静脉，以内镜血管缝合切开器切断；游离左肺上叶支气管，以内镜直线缝合切开器闭合后，通气状态下见左肺下叶可充分复张，切断左肺上叶支气管；分支游离左肺上叶肺动脉尖前段分支，分别以内镜血管直线缝合切开器切断后将左肺上叶完整切除。

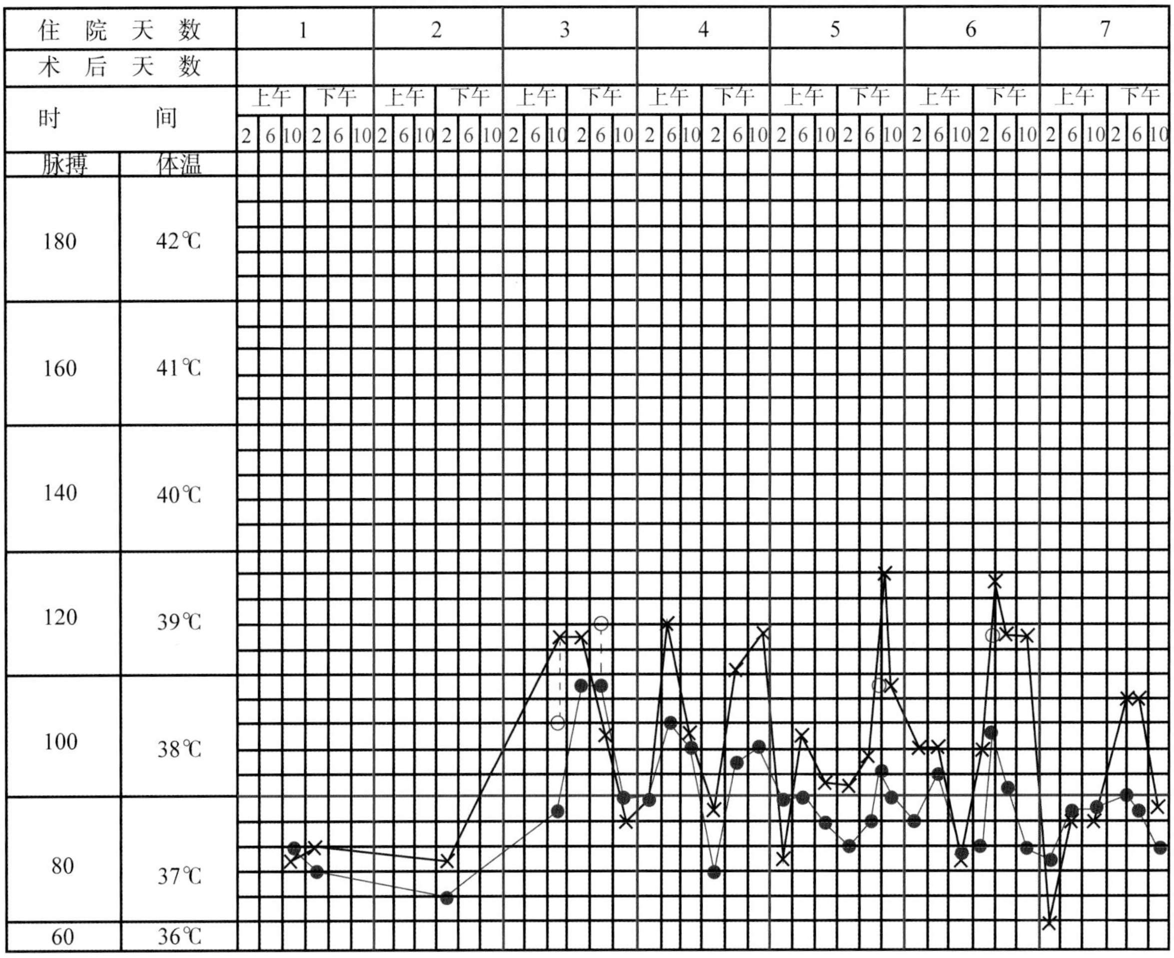

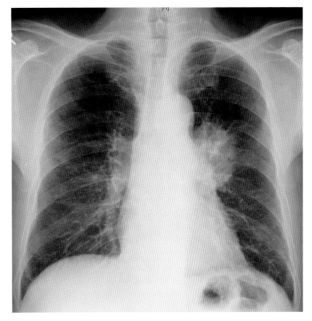

住院天数		1		2		3		4		5		6		7	
术后天数															
时间		上午	下午	上午	下午	上午	下午	上午	下午	上午	下午	上午	下午	上午	下午
		2 6 10	2 6 10	2 6 10	2 6 10	2 6 10	2 6 10	2 6 10	2 6 10	2 6 10	2 6 10	2 6 10	2 6 10	2 6 10	2 6 10
脉搏	体温														
180	42℃														
160	41℃														
140	40℃														
120	39℃														
100	38℃														
80	37℃														
60	36℃														

图 2-13-1　术前体温曲线

图 2-13-2　胸片

左肺上叶团块状高密度影

剖视标本：肿物大小约 6×7cm，切面黄白色，内有一 4cm×4cm 厚壁偏心空洞，内容物为大量黄白色粘稠胶冻样物及部分脓性黏稠液体。留取细菌、真菌及结核培养。取部分左肺上叶肿物送检术中冰冻病理回报：炎症性病变，未见明确恶性细胞。加水充气确认支气管残端及肺组织无出血及漏气。以生物蛋白胶封闭支气管及血管残端。充分止血，清洗胸腔，充气确认无出血及漏气后，放置胸腔引流管 2 根，逐层关胸。术毕。术中出血 150ml。

术后患者拔除气管插管后安返病房，给予吸氧、心电监护、抗炎、补液等治疗。患者术后体温恢复正常，未再次出现发热症状，复查胸片提示左肺下叶复张良好，分别予术后第 1 天拔除胸引前管，第 6 天拔除胸引后管，第 7 天出院。

【最后诊断】

术后病理：左肺上叶前段肿物：肉瘤样癌（5cm×5cm×2.5cm），伴有大片坏死及出血。肿瘤

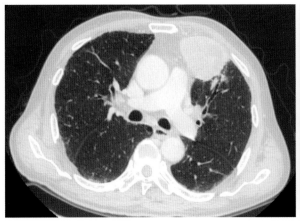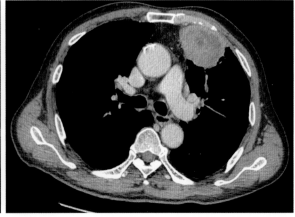

图 2-13-3 胸部 CT

左肺上叶前段类圆形肿块影，内有不规则低密度坏死区域

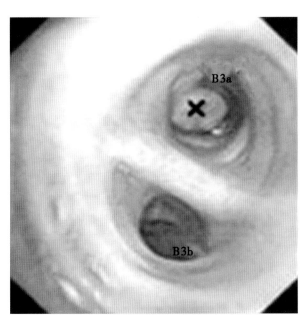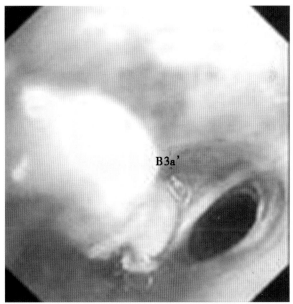

图 2-13-4 支气管镜检查

左肺上叶前段支气管腔内可见新生物

侵及脏层胸膜，支气管断端未见癌侵犯。(L10 组，L11 组) 淋巴结未见癌转移 (0/2, 0/2)。免疫组化染色结果：CK (+)，CK7 (灶状+)，CK20 (−)，vimentin (+)，CD68 (−)，S-100 (−)，Ki-67 (+)，desmin (灶状+)，CD56 (−)，CgA (−)，Syn (−)，calretinin (−)，LCA (−) (图 2-13-5)。

最后诊断：左肺上叶肉瘤样癌 $T_{2a}N_xM_0$。

【术后辅助治疗及随访】

患者于术后 1 个月起行辅助化疗，方案：顺铂 120mg d1 + 吉西他滨 2g d1，d8 (每 3 周 1 次，共 4

周期)，患者对化疗药物耐受较好，无严重化疗不良反应。患者术后 4 月复查发现左侧肾上腺占位，未予处理，术后半年复查 CT 提示左侧肾上腺占位明显增大，右侧肾上腺新发占位 (图 2-13-6)，于我院行左侧肾上腺占位切除术，术后病理证实为肺癌肉瘤肾上腺转移。患者第 2 次住院期间再次出现发热，热型与第 1 次住院时近似 (图 2-13-7)，多种抗生素治疗无效，行手术切除左侧肾上腺病灶后体温逐渐恢复正常。

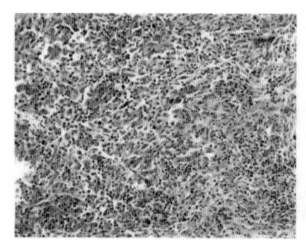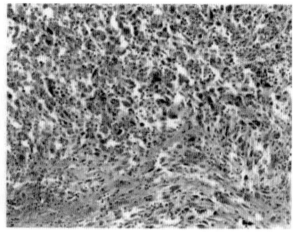

图 2-13-5　石蜡切片 HE 染色

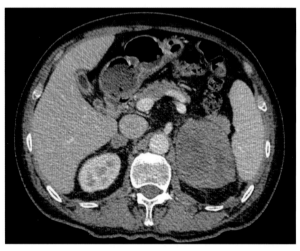

图 2-13-6　腹部 CT

可见双侧肾上腺占位

【病案特点分析】

本例肺部肿瘤患者以发热为主要临床表现，体温升高明显，每日 1～2 次，呈间歇性发热特点，反复查血象正常，血及痰培养均为阴性，抗生素治疗无效。患者肿瘤经手术切除后，体温迅速恢复正常，符合典型肿瘤性发热特点。患者术后肿瘤复发时，再次出现肿瘤性发热症状，经手术切除转移灶后，体温恢复正常。

【专家点评】

肿瘤性发热（neoplastic fever，NF）可见于各种组织学类型的恶性肿瘤患者，其中以淋巴瘤、白血病及肾癌最为常见，肺部恶性肿瘤伴有 NF 者较为少见。一般认为，肿瘤自身释放或肿瘤组织坏死时产生的各种炎性细胞因子，如 IL-1、IL-6、TNF-α 及干扰素等，可促进前列腺素 E_2 的生成并作用于下丘脑体温调节中枢，使体温调定点上升，从而导致 NF 的发生[1-2]。

肿瘤患者出现以下表现时，应考虑 NF 可能：①发热时体温超过 38℃，持续 5 天以上；②临床表现及实验室检查无感染证据；③足量抗生素治疗 7 天以上无效。NF 一般表现为间歇热热型，体温通常在 38.5℃以上，每日发热 1～2 次，体温高峰通常集中在 9AM 及 5PM 两个时间点[3]。对于肿瘤患者，NF 必须与感染性发热进行鉴别，后者血或感染部位分泌物培养常为阳性，抗生素治疗有效。Liaw[3] 等提出应用住院患者生命体征记录表对 NF 与感染性发热进行鉴别。其中，NF 组患者均表现为间歇热热型，93% 的 NF 患者脉率正常，仅在发热时升高，热退后即恢复至正常水平。感染性发热组仅有 33% 的患者表现为间歇热热型，所有患者均出现脉率上升，热退后仍不下降。

NSAID 类药物及激素等对 NF 均有效，但症状易反复，常须多次用药。NF 治疗的关键在于原发肿瘤的治疗，包括化疗、放疗及手术切除等，当肿瘤明显缩小或切除后，NF 患者的体温常可迅速恢复正常。经过治疗的 NF 患者再次出现体温升高，通常提示肿瘤进展或复发。

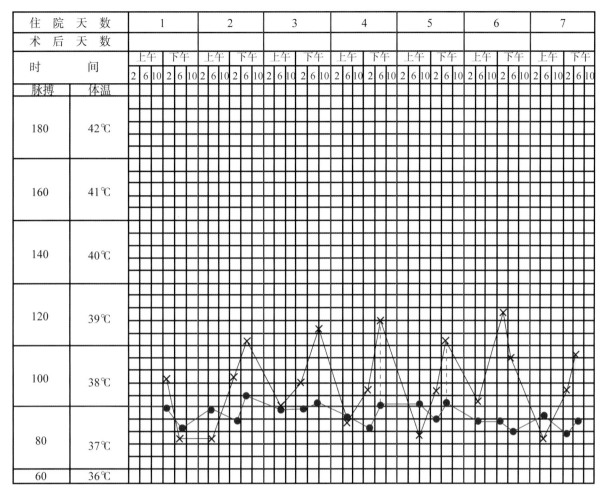

图 2-13-7　肾上腺转移后体温曲线：热型与术前相似

参考文献

[1] Zell JA，Chang JC. Neoplastic fever：a neglected paraneoplastic syndrome. Support Care Cancer 2005，13：870-877.

[2] Johnson M. Neoplastic fever. Palliat Med，1996，10：217-224.

[3] Liaw CC. Using vital sign flow sheets can help to identify neoplastic fever and other possible causes in oncology patients：A retrospective observational study. J Pain Symp Manage，2010，40：256-265.

病案 14 卵巢癌肺转移

【本案精要】

卵巢癌术后 12 年肺转移，罕见。

【临床资料】

1. 病史：患者女性，64 岁，主因"发现左肺占位半月余"收住我科。患者半个月前体检行胸部 CT 发现左肺上叶占位，考虑肺癌，无咳嗽、咳痰，无痰中带血，无气短、胸闷等不适，无恶心、呕吐，无腹痛、腹泻，无低热、盗汗等不适。现为进一步诊治于今日收入院。患者自发病以来饮食、睡眠可，大、小便规律，体重无明显变化。既往史：12 年前行"卵巢癌根治术"，术后定期复查未见复发转移。

2. 体格检查：颈部及双侧锁骨上淋巴结未触及肿大，气管居中，胸廓对称，腹式呼吸，双侧呼吸动度无明显差别，双侧触觉语颤无明显差别，未及胸膜摩擦感，双肺叩清音，双肺呼吸音清。双肺未闻干湿啰音及胸膜摩擦音。

3. 辅助检查：胸部 CT（外院）：左肺上叶尖后段可见一软组织团块影，大小约 2.5cm×2.5cm，边界清，呈分叶状，并可见毛刺影，左上叶舌段可见一薄壁透亮区影（图 2-14-1）。考虑为左肺上叶占位，考虑肺癌；左上肺舌段肺大疱。

4. 初步诊断：左肺上叶占位，肺癌？

【术前讨论】

患者女，64 岁，主因"发现左肺占位半月余"收住我科。入院诊断为：①左肺上叶占位；②卵巢癌术后。入院后复查胸片示：左上肺可见片状

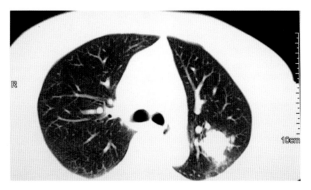

图 2-14-1　胸部 CT 肺窗
左肺上叶尖后段可见一软组织团块影，伴分叶、毛刺

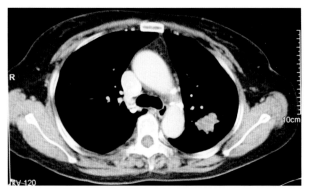

图 2-14-2　胸部 CT 纵隔窗
增强相可见不均匀强化

高密度影，与半月前胸片比较，略增大，现大小约 2.7cm×2.9cm，边界欠清，呈分叶状，可见毛刺影。全身骨扫描及头颅核磁未见明显异常。结合患者病史及影像学表现，考虑左肺上叶占位诊断明确，原发癌可能性大，有手术指征，未见明显手术禁忌，拟于全麻下行 VATS 左肺上叶切除术，根据术中具体情况决定术式。

【手术及术后恢复情况】

入院后第 10 天行手术治疗——VATS 左肺上叶切除术。

双腔气管插管全麻成功后，取右侧卧位，常规消毒铺单，取左侧第 7 肋间腋中线做小切口进镜探查，胸腔内脏壁层胸膜间未见明显粘连，无胸腔积液，斜裂分化可。于第 5 肋间腋前线及第 7 肋间肩胛下角线分别做长约 5cm 及 2cm 的小切口，置入操作器械进一步探查胸腔，见肿物位于左肺上叶前段，表面脏层胸膜无明显凹陷。以卵圆钳进一步探查各叶，余肺未触及其他结节。考虑肿物恶性可能性大且体积偏大，楔形切除困难，遂决定按术前预案直接行胸腔镜下左肺上叶切除术。镜下切断下肺韧带，清扫下肺韧带淋巴结。游离肺门前、后方纵隔胸膜，于肺门前方游离上肺静脉。隆突下及肺门区域均可见多发肿大淋巴结，予以清扫。于左主支气管上下缘将支气管动脉以 Hem-o-lok 血管夹夹闭后切断。于叶间裂处找到下叶基底干动脉，以切割缝合器打开分化不全的斜裂后，游离出上叶舌段动脉，以切割

缝合器予以切断。以内镜血管直线切割缝合器将游离好的上肺静脉切断后，继续游离上叶支气管，钝、锐性结合剔除支气管周围淋巴结，以内镜直线缝合切开器闭合左肺上叶支气管，嘱麻醉师膨肺，通气确认左肺下叶可复张后切断上叶支气管。以切割缝合器将尖前段动脉和后叶动脉分别切断后，将左肺上叶完整切除。将标本（图2-14-3）置于标本袋内取出。台下剖视标本：肿物直径约3cm，黄白色，质地韧。切取部分肿物组织送冰冻病理检查，回报：低分化癌。镜下继续清扫5、6组淋巴结。加水充气确认支气管残端及肺组织无出血及漏气。充分止血，冲洗胸腔，喷洒医用生物胶于支气管残端及淋巴结创面，放置28号胸腔引流管2根至胸膜顶水平，关闭各切口，术毕。术中出血量约300ml，术后待病人清醒后拔除气管插管，安返病房。肺叶标本与淋巴结一并送病理检查。

【手术及术后恢复情况】

术后常规给予补液、抗炎等治疗，恢复过程顺利，术后第5天拔除胸腔引流管，第6天出院，伤口Ⅱ/甲愈合。术后定期复查并随访，无复发。

【最后诊断】

病理诊断：（左上）肺叶切除标本：肺组织中可见中-低分化腺癌浸润（直径3cm），伴大片坏死，部分呈乳头状结构，未累及脏层胸膜，支气管断端未见癌，（5组，6组，7组，9组，10组，11组，支气管周）淋巴结未见转移癌（0/2，0/5，0/4，0/4，0/2，0/4，0/2）。免疫组化染色结果：CK7（+），CK20（-），p53（+++），TTF-1（-），ER（-），PR（-），TS（-），ERCC1（-），β-tubulin（+），RRM1（+）（图2-14-4）。结合临床病史，考虑卵巢癌转移可能性大。

最后诊断：卵巢癌肺转移。

【病案特点分析】

患者老年女性，12年前行"卵巢癌根治术"，术后定期随访无复发。半月前查体发现左肺上叶软组

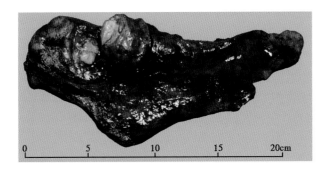

图2-14-3　大体标本

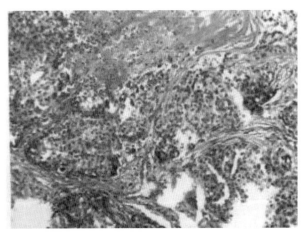

图2-14-4　石蜡切片

织团块影，CT表现可见分叶状，毛刺影，术前考虑原发癌可能性大，术后病理回报为卵巢癌肺转移。原发灶切除12年后肺转移，罕见。

【专家点评】

卵巢癌多经血行转移至肺部，少数通过淋巴途径发生肺转移，临床较为少见。如本病例中卵巢癌术后12年出现肺转移极为罕见。根据文献报道，对于中老年女性出现双肺上部病变时不应遗忘本病之可能；对于卵巢癌手术及化疗后肺部出现异常阴影者，均应考虑肺转移并仔细加以鉴别，胸片阴性者亦不能轻易排除，有疑点时应及时行胸部CT检查。在诊断本病时应注意与多原发癌相鉴别，只要条件适当，均需做支气管镜和（或）肺、胸膜活检。肿瘤标记物（CEA、CA125）及淀粉酶检测可提供重要诊断线索。由于卵巢癌的转移范围较难明确，发现肺转移时无论是否手术治疗，只要能够获得明确的病理诊断均应采用全身联合化疗。

参考文献

[1] Tangjitgamol S，Levenback CF，Beller U，et al. Role of surgical resection for lung，liver，and central nervous system metastases in patients with gynecological cancer：a literature review. Int J Gynecol Cancer，2004，14：399-422.

[2] dos Santosa LA，Modicab I，Floresc RM，et al. Enbloc resection of diaphragm with lung for recurrent ovarian cancer：A case report. Gynecol Oncol，2006，102：596-598.

[3] Lu Y，Goldblatt JC. Multiple mediastinal metastasis of ovarian carcinoma. Heart，Lung and Circulation，2005，14：118-120.

病案 15 局部晚期肺癌诱导放化疗后手术治疗

【本案精要】

患者局部晚期非小细胞肺癌，予新辅助同步放化疗后复查示原发病灶及转移淋巴结均明显缩小，行开胸中下叶切除，术后分期 $ypT_2N_0M_0$。

【临床资料】

1. 病史：患者男性，54 岁，因"确诊右肺下叶腺癌 2 个月，新辅助放化疗后"收住我科。患者 2 个月前因"右肺下叶占位"于我院行胸部 CT（图 2-15-1）提示右肺下叶占位大小约 6.5cm×5.1cm，于我院行 EBUS-TBNA（图 2-15-2），病理提示为：右肺下叶小块支气管黏膜组织中可见低分化癌浸润，腺癌可能性大，7 组淋巴结可见巢状癌细胞，诊断右肺下叶低分化腺癌（$T_{2b}N_2M_0$，ⅢA 期）。给予顺铂 110mg + 多西他赛（泰索帝）110mg 方案化疗 2 个周期，并同步放射治疗。放疗后出现放射性食管炎，表现为吞咽困难。患者此次为行手术入院。患者自发病以来无明显咳嗽、咳痰，平素无发热、盗汗，睡眠可，纳差，大小便如前所述，体重无明显变化。

2. 体格检查：一般情况可，生命体征平稳，颈部淋巴结未及肿大，气管居中。胸廓无畸形，胸骨无压痛，双肺呼吸动度一致，肋间隙正常，语颤对称，无胸膜摩擦感，叩诊清音，呼吸规整，双肺呼吸音清，未闻及干湿啰音。前胸壁放疗野皮肤弹性减弱，伴色素沉着。

3. 辅助检查：胸部 CT（同步放化疗结束后）右肺下叶周围型肺癌，最大径线约 5.0cm×5.7cm×4.7cm，强化不明显，病变沿支气管浸润，右肺下叶癌性淋巴管炎，右肺门、纵隔淋巴结转移，内大部分坏死。右下肺阻塞性肺炎，盘状肺不张。左下叶后基底段两个小结节影，转移？双肺轻度间质性改变，双肺气肿。右肺下叶中间段支气管内侧芽状突出，其内侧少许肺组织，考虑先天发育异常。

头颅核磁：未见明确异常。

全身骨显像：未见明确转移征象。

经皮肺穿刺病理：极少量低分化癌组织伴片状坏死。

4. 初步诊断：右肺下叶低分化腺癌（T_{2b}-N_2M_0，

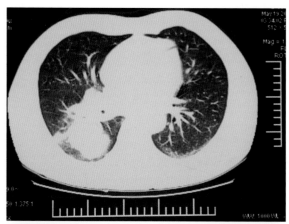

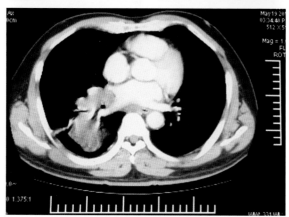

图 2-15-1 新辅助治疗前 CT

ⅢA 期）、新辅助同步放化疗后。

【术前讨论】

患者男性，54 岁，因"确诊右肺下叶腺癌 2 个月，新辅助放化疗后"收住我科。患者 2 个月前诊断右肺下叶低分化腺癌 $T_{2b}N_2M_0$，给予顺铂 + 多西他赛（泰索帝）方案化疗 2 个周期，并同步放射治疗。此次为行手术入院。入院后完善术前检查，未见手术禁忌，影像学评估 cPR。经全科讨论后，考虑患者右肺下叶腺癌诊断明确，新辅助放化疗后达 cPR，手术指征明确，拟全麻下行开胸探查 + 右肺下叶切除术 + 淋巴结清扫术备右全肺切除术。

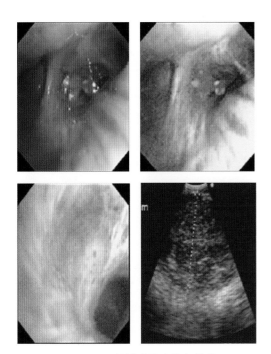

图 2-15-2 新辅助治疗前气管镜

    A. 右肺冲下叶开口；

    B. 右肺中下叶开口；

    C. 右肺中间支气管憩；

    D. 7 组淋巴结

【手术及术后恢复情况】

入院后第 6 天行手术治疗开胸探查术 + 右肺中下叶切除术 + 淋巴结清扫术。

全麻满意后，患者取左侧卧位，常规消毒、铺单。右侧第 5 肋间外侧切口约 20cm，游离第 5 肋间肋骨肌瓣，部分切除第 5 肋骨。探查胸腔内无积液，肺与胸壁、膈肌少量粘连。松解粘连后再行探查，胸腔内无积液；肿瘤位于右肺下叶基底段，直径约 5cm；叶间裂粘连；余肺及壁层胸膜探查未及异常。依计划行右肺中下叶切除术。离断下肺韧带。环周打开肺门周围纵隔胸膜。下肺静脉周围粘连紧密，游离困难。清扫隆突下淋巴结。肺门前方游离上肺静脉，辨认中叶属支。解剖叶间裂，显露右肺动脉中间干及上叶后段升动脉支，断不全分化水平裂及上段斜裂。保护后升支，游离并切断中间干动脉。断上肺静脉中叶属支。解剖下肺静脉与支气管间隙，断下肺静脉。解剖右肺中间支气管，确认上叶通气好后沿根部断中间支气管。标本离体。台下剖开标本（图 2-15-4），见右肺下叶肺癌，未累及脏层胸膜，侵犯右肺下叶支气管开口，剖面大片坏死呈干酪样，可见分叶结构。顺序清扫 2、4 组淋巴结。严密止血。蒸馏水和无菌盐水冲洗胸腔。腋后线第 7 肋间留置 28 号胸引管 1 根，关胸。手术顺利，因同步放化疗后，手术难度大。术中出血 300 ml，患者脱机拔管后安返病房。标本送病理。

术后常规给予补液、抗炎等治疗，恢复过程顺利，术后第 5 天拔除胸腔引流管，第 7 天出院，伤口 Ⅱ / 甲愈合。术后定期复查并随访，无复发。

【最后诊断】

病理诊断：（右肺中，下叶）切除标本：送检肺组织内可见大片坏死组织，坏死周围残留个别异型细胞（图 2-15-5），不能除外非小细胞癌残留，气管断端未见癌。（2、4、12 组）淋巴结未见癌转移（0/9、

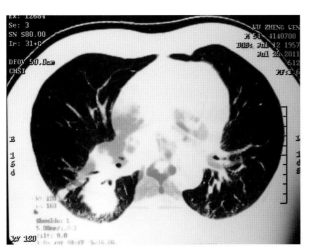

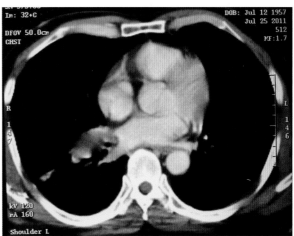

图 2-15-3 新辅助治疗后复查 CT

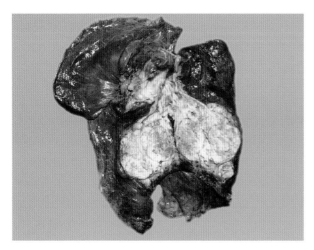

图 2-15-4　大体标本

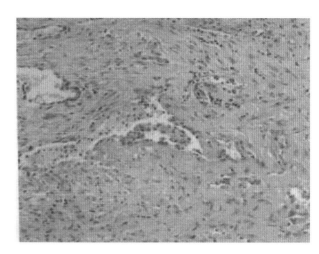

图 2-15-5　石蜡切片 HE 染色

0/1、0/4)，(10 组) 送检淋巴结 3 枚，其中 1 枚可见片状坏死。(11 组) 送检淋巴结 4 枚，其中 1 枚可见大片坏死组织。(A) 纤维脂肪组织未见癌。

最后诊断：右肺下叶低分化癌癌 ($ypT_2N_0M_0$)。

【病案特点分析】

患者通过 EBUS-TBNA 诊断为局部晚期非小细胞肺癌，分期 $T_{2b}N_2M_0$，ⅢA 期，予 DP 三周方案新辅助同步放化疗 2 周期后复查示原发病灶及转移淋巴结均明显缩小，临床评价 cPR。放化疗提高了局部晚期非小细胞肺癌的局控率，但瘤体及周围组织纤维化明显增加了手术难度。该患者术后分期 $ypT_2N_0M_0$，疗效评价 pPR。国内新辅助同步放化疗后手术的病例鲜有报道，该病例为同行积累了宝贵经验。

【专家点评】

35% ~ 40% 的非小细胞肺癌患者初诊时已为局部晚期病例，难以进行完全外科手术切除，近期已有部分文献报道表明，对于具有较好行为状态 (performance status，Ps) 评分的局部晚期非小细胞肺癌患者，同步放化疗可以获得较好的局部控制率和近期有效率，同时可以提高手术切除率和远期生存率。我中心近期也逐渐开展了此方面的尝试。

既往对于局部晚期的非小细胞肺癌患者直接进行手术治疗，往往由于无法达到 R0 切除而导致预后不佳，单纯放疗往往失败于远处转移，而化疗的局部控制不理想。因此人们设想将多种方法联合，取长补短，使治疗有效率和生存率提高。有学者对 52 个随机试验进行 Meta 分析，结果表明放化疗联合治疗模式优于单纯放疗和化疗。局部晚期非小细胞肺癌的放化同步疗法是近年来非小细胞肺癌治疗的重要进展之一。有文献对 7 个同步与序贯放化疗治疗非小细胞肺癌疗效比较的研究进行了 Meta 分析，结果显示：同步治疗的有效率与 1 年生存率优于序贯治疗。这可能是由于序贯治疗耗时时间较长，在治疗期间可能发生肿瘤再增殖而降低疗效；放化疗同步进行有相互协同作用，能早期控制微小转移灶；化疗药物能提高肿瘤细胞对放疗的敏感性，放疗也可增强化疗药物的细胞毒性，从而增强了对局部肿瘤的直接杀伤作用，因而可能获得最大并用效果。近年来也有个别文献报道对于同步放化疗后的局部晚期患者进行手术治疗，近期疗效已获得肯定，但尚缺乏远期生存与对比研究数据，还需胸外科医生、肿瘤内科医生和放疗科医生共同协作以取得进一步成果。

参考文献

[1] Shi AH，An TT，Zhu GY，et al. Phase I study to determine the MTD of paclitaxel given three times per week during concurrent radiation therapy for stage III non-small cell lung cancer. Curr Med Res Opin，2007，23（5）：1161-1167.

[2] Hatton M，Nankivell M，Lyn E，et al. Induction chemotherapy and continuous hyperfractionated accelerated radiotherapy（CHART）for patients with locally advanced inoperable non-small-cell lung cancer：The MRC INCH randomized trial. Inter J Radiat Oncol Bio Phy，2011，81：712-718.

[3] SOLÉ MONNÉ JM，GARAU MM，CAMBRA SERÉS MJ，et al. Concurrent hyperfractionated radiotherapy and chemotherapy for patients with limited small-cell lung cancer：Results from a single institution. Reports Prac Oncol Radiother，2009，14：46-52.

[4] Sekine I，Sumi M，Ito Y，et al. Phase I study of concurrent high-dose three-dimensional conformal radiotherapy with chemotherapy using cisplatin and vinorelbine for unresectable stage III non-small-cell lung cancer. Inter J Radiat Oncol Bio Physics，2012，82：953-959.

[5] Hallqvist A，Wagenius G，Rylander H，et al. Concurrent cetuximab and radiotherapy after docetaxel-cisplatin induction chemotherapy in stage III NSCLC：Satellite—A phase II study from the Swedish Lung Cancer Study Group. Lung Cancer，2011，71：166-172.

[6] NSCLC Meta-analyses Collaborative Group. Adjuvant chemotherapy，with or without postoperative radiotherapy，in operable non-small-cell lung cancer：two meta-analyses of individual patient data. The Lancet，2010，375：1267-1277.

病案 16 胸腔镜全肺切除术

【本案精要】

肺门占位，气管镜明确诊断，行胸腔镜下全肺切除术。

【临床资料】

1. 病史：患者男性，66岁，主因"咳血、胸痛3月余，加重2周"入院。患者3个月前因受凉出现咳嗽，咳大量鲜血痰，伴胸痛、胸闷、头晕、乏力，无恶心、呕吐。咳血症状持续1周后自行缓解，后未再发生。此后，患者自觉胸痛、胸闷，持续不缓解，伴头晕、乏力，胸痛为钝痛，可放射至后背，口服止痛药物后可缓解，余症状同前。患者于当地医院行胸部CT及增强扫描，提示慢性支气管炎、肺气肿、肺大疱改变，右肺门可见肿大淋巴结，直径约1.7cm，其后缘可见点状钙化，增强扫描呈轻度环形强化，纵隔内可见多发小淋巴结，部分钙化。2周前，患者自觉胸痛症状较前加重，持续不缓解，予口服药物对症。1天前，患者于外院行胸部CT检查（图2-16-1），提示对比前片，左肺上叶大片状磨玻璃样略高密度灶已吸收，右肺门可见一肿大淋巴结，直径2.5cm，较前增大。患者为进一步治疗来我院就诊。门诊以"肺门淋巴结肿大"收入院。患者发病以来，睡眠饮食可，二便如常，体重无明显变化。

既往史：40年前曾于外院行肠系膜淋巴结核开腹探查手术，并长期服用抗结核药物治疗，现已治愈。有吸烟史。家族史：父亲因胃癌去世，母亲因肺癌去世。

2. 体格检查：生命体征平稳。气管位置居中，锁骨上淋巴结未及肿大。胸廓无畸形，胸壁静脉无曲张，胸骨无压痛。肺部呼吸运动度对称，肋间隙正常，语颤对称，无胸膜摩擦感，无皮下捻发感，叩诊清音，呼吸规整，双肺呼吸音粗，左肺无啰音，右肺无啰音。

3. 辅助检查：胸部CT（入院2个月前，外院）：左肺上叶大片状磨玻璃样略高密度灶，左舌叶可见少许索条影。右肺门可见一肿大淋巴结，直径1.7cm，其后缘可见点状钙化，增强扫描呈轻度环形强化。纵隔内可见多发小淋巴结，部分钙化。右侧胸膜可见局部轻度增厚。胸部CT（入院1天前，外院）：与2个月前对比，左肺上叶大片状磨玻璃样高密度灶已吸收，右肺门可见一肿大淋巴结，直径2.5cm，较前增大。

4. 术前诊断：肺门淋巴结肿大原因待查，肺癌？结核？

肠系膜淋巴结核术后。

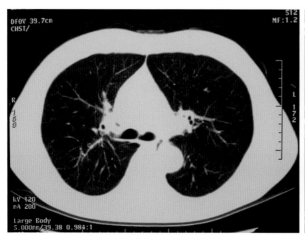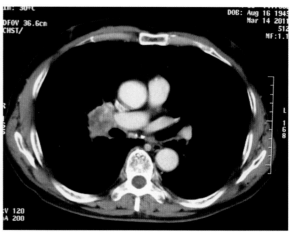

图 2-16-1 胸部 CT

右肺门可见一肿大淋巴结，直径 2.5cm

【术前讨论】

患者男性，66 岁，因"咳血、胸痛 3 月余，加重 2 周"入院。既往 40 年前曾于外院行肠系膜淋巴结核开腹探查手术，并长期服用抗结核药物治疗。7 年前因不完全性肠梗阻于外院住院行保守治疗后好转。入院查体无特殊异常。2 个月前胸部 CT 示：右肺门可见一肿大淋巴结，直径 1.7cm，其后缘可见点状钙化，增强扫描呈轻度环形强化。纵隔内可见多发小淋巴结，部分钙化。入院 1 天前胸部 CT：右肺门可见一肿大淋巴结，直径 2.5cm，较前增大。患者目前右肺门淋巴结肿大诊断明确，不除外恶性病变及结核，需进一步完善气管镜检查或穿刺活检明确病情及诊断指导下一步诊疗，向患者交代病情及手术相关情况，患者表示理解同意，完善术前准备。

【手术及术后恢复情况】

入院后第 4 天行手术治疗——全麻下行荧光电子支气管镜及 EBUS-TBNA 术（图 2-16-2）。

手术过程顺利，取肺门淋巴结组织，结合患者病史及化验，考虑结核病变可能大，术后病理送常规病理，加送结核细菌培养及结核杆菌 PCR 检查。病理回报为低分化癌。

入院后第 17 天行手术治疗——VATS 下右全肺切除，纵隔淋巴清扫术。

全麻成功后，患者取左侧卧位，常规消毒铺巾，分别于右肺腋中线第 7 肋间行套管切口置入胸腔镜，于第 6 肋间肩胛下角线行操作套管切口，于第 4 肋间腋前线行一长约 5cm 操作小切口。术中探查胸腔内少量膜片状粘连，无明显积液，肿瘤位于右肺门，位置深在，尚未侵及脏层胸膜，大小约 3cm×3cm，余肺未见明显异常，脏壁层胸膜及膈肌表面光滑，肺门及纵隔内未及明显肿大淋巴结，叶间裂分化不全。首先以电钩离断右侧下肺韧带并打开肺门周围纵隔胸膜，游离右肺中上叶静脉并以内镜直线切割缝合器离断之，进一步探查肿瘤已侵及右肺上叶支气管根部及右侧中间支气管，无法行肺叶袖式切除，为完整切除肿瘤，遂按照手术预案行右侧全肺切除。游离右肺下叶静脉并以内镜直线切割缝合器离断，清扫右肺门淋巴结并游离右肺动脉主干，以内镜直线切割缝合器离断。清扫隆突下及右主支气管旁淋巴结，以内镜直线切割缝合器距隆突约 0.5cm 处离断右主支气管，完整切除右肺全肺，支气管残端闭合满意。标本（图 2-16-3）置入标本袋内取出。进一步顺序清扫上纵隔淋巴结（R2 及 R4 组淋巴结），

以无菌蒸馏水及生理盐水冲洗浸泡胸腔，吸痰膨肺，支气管残端未见漏气，严密止血，确认无活动性出血后，以生物蛋白胶喷洒隆突下等处纵隔创面及支气管残端，于右侧第 7 肋间腋中线留置 28# 胸腔引流管 1 根并夹闭。清点器械、敷料无误后，关胸，术毕。手术顺利，术中出血约 100ml，术后待病人清醒后拔除气管插管，安返病房，标本常规送病理检查。

术后予常规抗炎、补液、化痰治疗，严格控制补液速度。患者术后出现喘憋、心率加快、血氧下降、呼吸困难，考虑为痰液残留。予多次电子支气管镜吸痰后，喘憋症状明显好转。术后第 3 天拔除胸引流，第 2 天因胃胀气留置胃管接负压，第 3 天拔除，第 10 天出院，伤口 Ⅱ / 甲愈合。

【最后诊断】

病理诊断：（R10）活检标本：凝血块中可见低分化癌浸润，部分呈鳞状分化，部分呈腺样分化。

肺低分化鳞状细胞癌（3.5cm×3.5cm×1.5cm），未侵及被膜，支气管断端未见癌侵犯，支气管周围淋巴结可见癌转移（1/3）。（2 组、4 组、7 组、10 组、11 组、12 组）淋巴结未见癌转移（0/2，0/5，0/3，0/1，0/1，0/1），（9 组）纤维脂肪组织，未见癌侵犯。免疫组化染色结果：TS（-），ERCC1（灶 +），β-tubulin（-），RRM1（+），TTF-1（-），34β E12（+），CK5/6（+），CEA（-），SP-A（-）（图 2-16-4 ～ 图 2-16-5）。

最后诊断：右肺低分化鳞癌（$T_{2a}N_1M_0$，Ⅱ A 期）。肠系膜淋巴结核术后。

【病案特点】

患者为老年男性，发现肺门占位，有吸烟史及肿瘤家族史，既往有肠结核病史，术前诊断考虑肺癌或结核可能性大，EBUS-TBNA 及术后病理均证实为低分化鳞癌，结核菌相关检查为（-）。因病变已侵及右肺上叶支气管根部及右侧中间支气管，无法行肺叶袖式切除，故行腔镜下全肺切除。

【专家点评】

自 20 余年前电视胸腔镜手术问世以来，其在治疗胸部疾病中的重要作用已逐渐确立。对于许多胸外科疾病，胸腔镜手术提供了一种除传统开胸手术外更加理想的选择。但是由于肿瘤切除的完整性、技术难度以及安全性等方面的考虑，其用于肺癌的治疗仍十分谨慎。

近年来，许多报道均证实了胸腔镜肺叶切除术

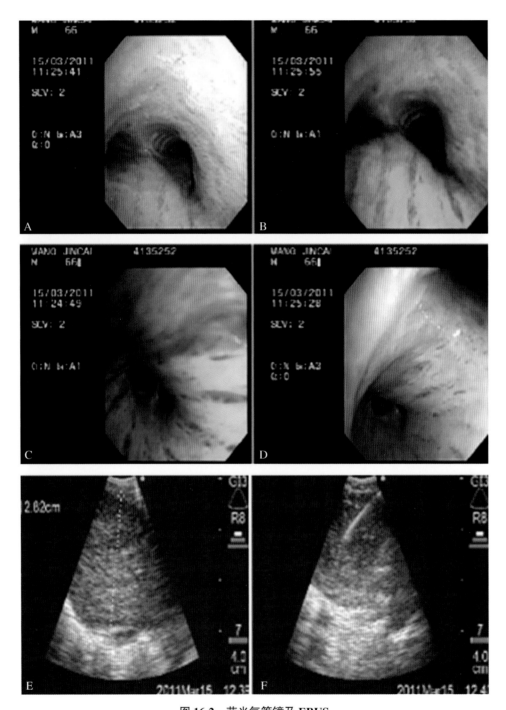

图 16-2　荧光气管镜及 EBUS

右主支气管及各叶支气管腔内未见新生物，行 R10 组淋巴结穿刺活检

A 和 B. 隆突；C 和 D. 右中间支气管；E 和 F. R10 组淋巴结

治疗治疗早期肺癌在可行性以及安全性等方面与传统开胸手术无差异。而且，接受胸腔镜肺叶切除术的患者住院时间更短、疼痛更轻、术中出血更少，能够更早的恢复正常活动并接受辅助治疗，生活质量明显提高。但是，胸腔镜手术是否能够用于更加晚期的疾病，如需要接受全肺切除术治疗的患者，目前还有争议，关于胸腔镜全肺切除术的技术报道近期已有出现，最大宗的报道是 Rohit K. Sahai 等的研究。该研究通过 70 名肺癌患者进行的全肺切除手术（其中胸腔镜全肺切除手术 32 例，开胸全肺切除手术 38 例）证实了胸腔镜全肺切除术的安全性、可行性以及近期疗效与传统开胸手术无差异，而且对于身体状况不好的患者而言，该手术更是一种较为理想的选择。但是胸腔镜全肺切除手术需要一个较为明确的学习曲线，改进的外科手术器械的使用有利于该手术的推广。我们希望在不久的将来出现越来越多的文献对胸腔镜全肺切除手术与开胸手术的的长期随访结果进行报道，以确立其在肺癌治疗领域的重要地位。

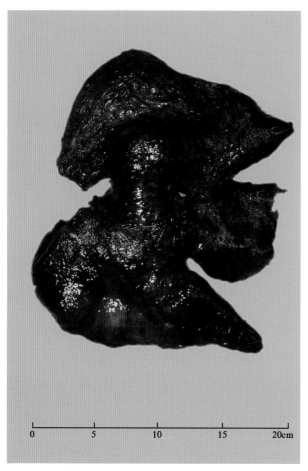

图 2-16-3 切除右肺大体标本

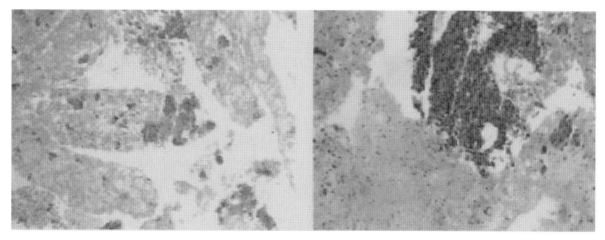

图 2-16-4 R10 组淋巴结穿刺标本切片

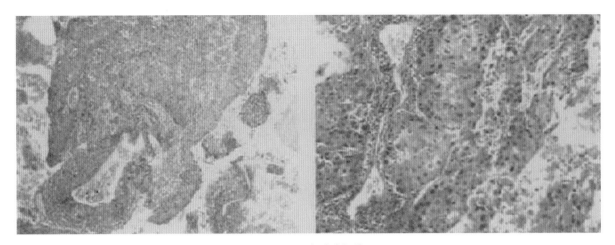

图 2-16-5 右肺癌切片

参考文献

[1] Sahai RK，Nwogu CE，Yendamuri S，et al. Is Thoracoscopic Pneumonectomy Safe? Ann Thorac Surg，2009，88：1086-1092.

[2] Nwogu CE，Yendamuri S，Demmy TL. Does Thoracoscopic Pneumonectomy for Lung Cancer Affect Survival? Ann Thorac Surg，2010，89：2102-2106.

[3] Nakanishi R，Hirai A，Yamashita T，et al. Video-assisted thoracoscopic completion pneumonectomy for a second primary cancer：a case report. J Thorac Cardiovasc Surg，2008，135：945-946.

病案17 胸腔镜袖状肺叶切除术

【本案精要】

全胸腔镜下袖式肺叶切除术。

【临床资料】

1. 病史：患者男性，73岁，因"间断咯血1月余，发现右肺占位1个月"收住我科。患者1月余前无明显诱因于夜间出现咯血1次，量约5ml，呈暗红色，不伴头晕、心悸、胸闷等其它不适，平素无咳嗽、咳痰、发热等症状。遂就诊于当地医院，行胸部CT（图2-17-1）示双肺门结节影伴颈部软组织结构不清。10天来咯血症状加重，10天来共咯血2次，每次量约10ml，性状同前，不伴其他不适症状，与时间、体位无明显相关。1周前行气管镜检查发现右支气管上叶开口新生物，活检病理示鳞状细胞癌。患者为进一步诊治就诊于我院门诊，以"肺癌"收入院。患者自发病以来精神、食欲、睡眠尚可，厌油腻，小便正常，偶便秘，1～2天一次，体重无明显变化。

2. 体格检查：气管位置居中，胸廓无畸形，肺部呼吸运动度对称，肋间隙正常，语颤对称，无胸膜摩擦感，无皮下捻发感，叩诊清音，呼吸规整，双肺呼吸音较弱，左肺无啰音，右肺无啰音。双下肺底位于肩胛下线第10肋间。

3. 辅助检查：胸部CT：右肺上叶后段少许云絮状阴影，边界不清，右肺上叶支气管开口支气管腔狭窄，管壁增厚，并向腔内外突出结节状影，直径约22mm，密度均匀，轻度分叶状，增强扫描轻度强化，其远侧支气管黏液栓塞。气管镜：右支气管上叶开口见新生物堵塞，有血性分泌物，触之易出血。病理：鳞状细胞癌。喉镜：左声带活动受限，鼻咽部黏膜糜烂。

4. 初步诊断：右肺上叶癌。

【术前讨论】

患者男性，73岁，因"间断咯血1月余，发现右肺占位1个月"收住我科。入院后完善相关检查，考虑肺癌诊断明确，拟全麻下行气管镜下气管活组织检查术。明确病变侵犯范围，确定手术方式。

【手术及术后恢复情况】

入院后第4天行手术治疗——气管镜下气管活组织检查。

患者取仰卧位，全麻成功后，经口置入荧光支气管镜（图2-17-2），以利多卡因及生理盐水冲洗气道后进行检查。首先在普通白光状态下检查，见声门活动闭合良好。气管通畅，软骨环清晰，黏膜光滑，未见新生物。隆突锐利，左侧主支气管及各叶、段支气管通畅，黏膜光滑，未见异常新生物。右肺上叶开口可见菜花样新生物，质脆，触之易出血。右肺中间段支气管及中、下叶支气管管腔通畅，

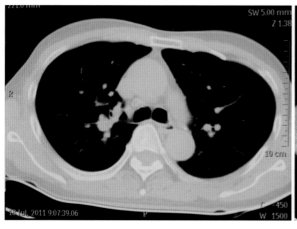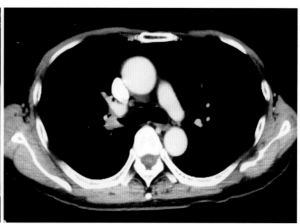

图2-17-1 胸部CT

右肺上叶支气管开口结节影

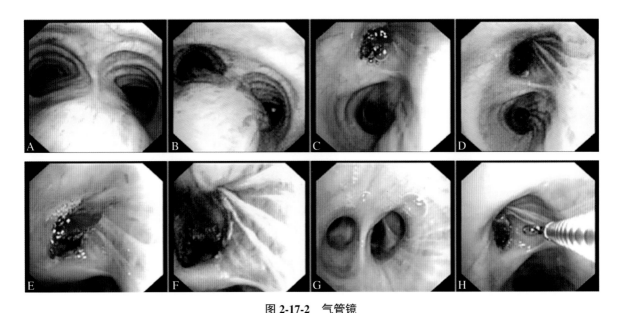

图 2-17-2 气管镜

右肺上叶支气管开口内新生物，阻塞管腔

A 和 B. 隆突；C 和 D. 右主支气管；E 和 F. 右肺上叶支气管；G. 右肺间支气管；H. 右上叶支气管开口

黏膜光滑，未见明显异常。切换至荧光状态，对全部支气管树重新检查，见气管、左侧主支气管、叶支气管和段支气管开口黏膜色泽均正常，未见可疑病变。右肺上叶开口新生物呈紫红色（黏膜荧光Ⅲ级），周围黏膜未见明显异常（黏膜荧光Ⅰ级）。右侧中间段支气管间嵴、中、下叶及段支气管黏膜未见异常（黏膜荧光Ⅰ级）。以活检分别于右肺上叶新生物、右侧主气管及右中间段间嵴黏膜三处取活检送病理检查，术毕。术中无明显出血，术后待病人清醒后，安返病房。

术后病理示右主支气管中间段间嵴黏膜均阴性，经全科讨论后，决定全麻下行胸腔镜支气管袖式右肺上叶切除＋淋巴结清扫术。

全麻成功后患者取左侧卧位，常规消毒铺无菌单。取右侧腋中线第 7 肋间行胸腔镜探查小切口，于腋前线第 4 肋间及肩胛线第 8 肋间分别做 5cm、1.5cm 操作小切口，顺利置入胸腔镜及操作器械探查，见右侧胸腔无明显积液，少许条索样粘连。脏壁层胸膜光滑，未及结节，右肺各叶未触及明显结节。右肺上叶近肺门处似可触及肿物，斜裂及水平裂部分分化。肺门活动度好，无明显肿大淋巴结。首先以电钩打开下肺韧带，打开肺门周围的纵隔胸膜，同时清扫隆突下淋巴结。打开上肺静脉周围血管鞘膜，分离出上叶肺静脉，打开叶间胸膜，游离出中间干肺动脉及其发出的中叶动脉、上叶后升支动脉（两支）及下叶背段动脉，清扫肺门及叶间淋巴结。进一步游离上叶肺静脉，以血管用直线型切割缝合器钉合并切断。以内镜直线切割缝合器打开分化不全的斜裂后半份及水平裂，进一步游离后升支及尖前段支肺动脉，前者由于较细以丝线双重结扎后切断，近心端再以 Hemo-o-lock 夹闭，后者以血管用直线型切割缝合器钉合并切断。游离上叶支气

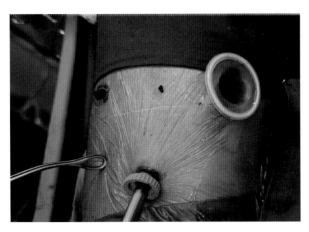

图 2-17-3 手术切口布局

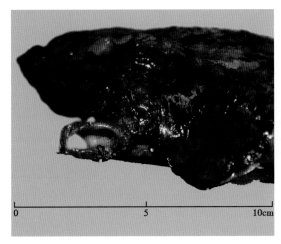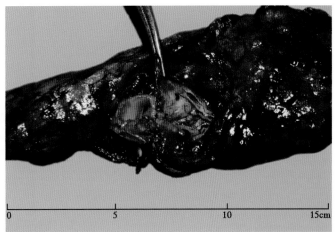

图 2-17-4 手术切除标本，肿瘤位于右肺上叶叶支气管开口

管，电灼切断支气管动脉，清扫支气管周围淋巴结，见上叶支气管开口附近明显增粗呈肿块样，大小约3cm×2cm×2cm，但无明显外侵。以剪刀于距离上叶开口上下缘各约0.5cm处切断右主支气管及中间段支气管，完成右肺上叶切除。标本（图2-17-4）置无菌袋内取出。检查见支气管上下切缘无肿瘤浸润，切取残端送检，冰冻病理报告均未见肿瘤。遂行中间段支气管与右主支气管端端吻合，其中软骨部以3-0可吸收 Dexon 线间断缝合，膜部以4-0滑线连续缝合，吻合满意，吻合口无张力，完成后胸腔内注水膨肺检查，见右肺中下叶复张良好，吻合口无漏气。顺序清扫第4、2组淋巴结，以邻近的下叶肺组织缝合覆盖支气管吻合口，以温蒸馏水及生理盐水反复浸泡冲洗胸腔，严密止血，检查无漏气及活动出血后，支气管及血管残端及隆突下填塞止血纱布，喷洒医用生物胶以利止血和加固。自下面及前面切口分别放置28# 胸腔引流管一根接水封瓶，吸痰，膨肺，清点器械敷料无误，关胸，术毕。手术顺利，术中出血约450ml，术后病人清醒拔管后安返病房。

标本情况：肿瘤位于右肺上叶叶支气管开口，大小约3cm×2cm×2cm，质韧，剖面色灰白，无明显钙化及坏死。肺门及纵隔隆突下、气管旁有肿大淋巴结，质软，色黑。

术后常规给予补液、抗炎等治疗，术后第2天咳痰困难，在局部浸润麻醉下行气管镜检查+吸痰术，术后第4天出现房颤，给予胺碘酮复律后心律齐，术后第8天拔除胸腔引流管，第9天出院，伤口Ⅱ/甲愈合。术后定期复查并随访，无复发。

【最后诊断】

病理诊断：（右上）肺叶切除标本：肺鳞状细胞癌，低分化（非角化型），侵及支气管壁，未累及脏层胸膜，支气管断端未见癌侵犯，（2组，4组，7组，8组，10组，11组，12组）淋巴结未见转移癌（0/4，0/2，0/2，0/2，0/1，0/5，0/4）。免疫组化染色结果：34βE12（++），CEA（灶+），Ki-67（50%++），p63（+），TS（+），ERCC1（+），β-tubulin（++），RRM1（++）。（右主支气管，中间段支气管断端）未见癌（图2-17-5）。

最后诊断：肺癌（Ⅰ期）。

【病案特点分析】

患者老年男性，查体发现右肺上叶占位，纤维支气管镜示右上叶开口完全阻塞。行全胸腔镜下袖式肺叶切除术。

【专家点评】

支气管或血管的成形手术曾一度被认为是全胸腔镜手术相对禁忌证。随着全胸腔镜肺叶切除手术技术的提高和大量病例的积累，胸外科医生已经开始不满足于单纯的切除手术，而开始了镜下支气管重建的尝试。2002年，意大利学者 Luigi Santambrogio 报道了世界上首例全胸腔镜下袖式支气管成形手术，开创了此类手术之先河。但该手术难度大，对手术技术要求较高，所以推广较难，发展缓慢。至今全世界报道病例不足20例，仅 Mahtabifard 和 McKenna 报道了一组13例的病例总结，其他都是个案报道。目前该技术在国内也是刚刚起步，开展极少。

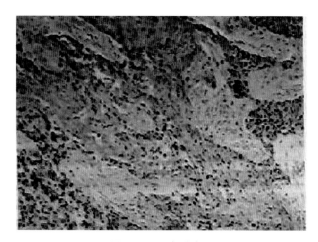

图 2-17-5 术后病理

我中心自 2011 年 9—12 月逐渐开始尝试并完成了 8 例全胸腔镜袖式支气管成形术，通过总结研究以及与大宗文献报道的手术时间、术中出血量、支气管吻合时间、中转开胸情况、术后恢复过程、术后并发症发生率及近期随访结果相对比，我们发现全胸腔镜下支气管成形手术与全胸腔镜下肺叶切除或开胸支气管成形手术的结果类似。结合其他中心的研究结果可以认为：采用恰当的切口设计与缝合方式，胸腔镜下已可顺利开展支气管成形手术；随着手术技术的不断优化及器械改进，支气管甚至血管的成形手术已经不再是胸腔镜手术的禁忌证。全胸腔镜下支气管成形手术对于部分选择性病例来说已是一种安全、有效、彻底的手术方式。

参考文献

[1] Santambrogio L，Cioffi U，De Simone M，et al. Santambrogio L，Cioffi U，De Simone M，et al. Video-assisted sleeve lobectomy for mucoepidermoid carcinoma of the left lower lobar bronchus：a case report. Chest，2002，121（2）：635-636.

[2] Mahtabifard A，Fuller CB，McKenna RJ Jr. Video-assisted thoracic surgery sleeve lobectomy：a case series. Ann Thorac Surg，2008，85（2）：S729-S932.

[3] Schmid T，Augustin F，Kainz G，et al. Hybrid Video-Assisted Thoracic Surgery-Robotic Minimally Invasive Right Upper Lobe Sleeve Lobectomy. Ann Thorac Surg，2011，91（1）：1961-1965.

[4] Tse DG，Vadehra N，Iancu L. Left tracheal sleeve pneumonectomy：A combined approach. J Thorac Cardiovasc Surg，2005，129（2）：454-455.

[5] 刘伦旭，梅建东，蒲强，等. 全胸腔镜支气管袖式成形肺癌切除的初步探讨. 中国胸心血管外科临床杂志，2011，18（5）：387-389.

[6] 刘鸿程，朱余明，姜格宁，等. 全胸腔镜右肺上叶切除支气管袖式成形 2 例. 中华胸心血管外科杂志，2011，27（10）：618.

病案 18　合并高热、贫血的原发性肺血管球瘤

【本案精要】

患者 28 岁男性，高热伴贫血合并右肺球形病灶，经抗炎 7 个月无效，在营养支持治疗后行电视胸腔镜右肺上叶切除术。

【临床资料】

1. 病史：患者男性，28 岁，入院 7 个月前无诱因出现发热，体温波动在 37.5～39℃，自行服用退热药物后体温可降至正常，数小时后体温复升，遂于当地省级医院就诊。查血常规、骨髓穿刺，诊断小细胞低色素性贫血；胸片及胸部 CT（图 2-18-1）提示右肺上叶类球形高密度影，气管镜检查未见异常。给予间断抗炎治疗无效，因不能解释的高热，转入结核专科医院诊治。查血 Anti-RNP/Sm，Anti-Sm；Anti-SS-A，Ro-52，Anti-SS-B，Pm-Sc 1，CENP-B，PCNA，Anti-dsDNA，抗小体、组蛋白、核糖体，ANA-2 均正常，结明试验（–），ICT-TB 卡（–），TB 快速卡（–）。给予异烟肼、利福平、吡嗪酰胺、左氧氟沙星抗结核，依替米星、头孢替安抗炎治疗，同时保肝治疗共 1 个月。期间，患者仍每日高热，体温持续在 38.5～39.5℃，伴盗汗，无皮疹及四肢关节肿胀。复查支气管镜（2010.11.2）：气管隆突居中，锐利，各级支气管管腔通畅，黏膜红润，未见脓血性分泌物及新生物，右肺中叶开口黏膜活检，病理为右肺中叶支气管黏膜慢性炎。复查骨髓穿刺（2010.11.18 外院）：增生明显活跃，粒系增生，成熟阶段比例增高，部分细胞胞浆颗粒减少，红系各阶段比例大致正常，细胞大小不等，可见嗜多色性红细胞，少部分细胞中心淡染，淋巴细胞及单核细胞形态正常，巨核细胞及血小板不少，未见寄生虫。给予补充铁剂治疗。颈部 B 超（2010.11.26）：双侧颈部及双侧锁骨上未见明显肿大淋巴结。腹部 B 超（2010.11.26）：脾大，右肾囊肿，肝、胆、胰、左肾未见明显异常。病源微生物检查：真菌、结核杆菌、肺炎衣原体、肺炎支原体、细菌培养、布氏杆菌等均为阴性。血常规显示白细胞升高、贫血（2010.11.29）：WBC 13.94×10^9/L，N% 75%，RBC 3.04×10^9/L，HGB 77g/L，PLT 525×10^9/L。血 Fe：6.2umol/l，TIBC 26.7umol/l。血肿瘤标志物检查未见异常（CEA＜0.2ng/ml，AFP 1.80 ng/ml，CA-50 1.00U/ml；CA125 9.88U/ml，CA19-9＜0.6ng/ml）。血生化：GLU 5.03mmol/l；BUN 3.37mmol/l；Cre 37mmol/l；UA 117mmol/l；TCO2 24.3mmol/l；CHOL 2.23mmol/l。血清 C 反应蛋白 178mg/l（参考值 0-8），抗核抗体（ANA）：（–）；类风湿因子（RF）：9.19IU/ml（参考值 0～15）。患者

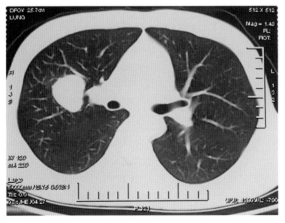 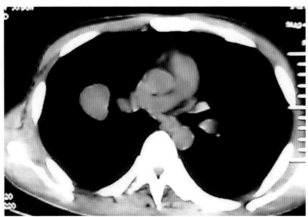

图 2-18-1　胸部 CT

为抗结核治疗前病变形态，位于右肺中间段支气管旁，直径 3cm 类圆形结节，边界较为清楚，无毛刺，内部无支气管通气征，纵隔未见肿大淋巴结

因右肺占位来我院就诊，收入我科。患者发病 7 个月来，精神、睡眠正常；食欲欠佳，进食量少；大小便正常，体重自 60 公斤降至 51 公斤。

患者既往体健，无任何慢性病和传染病史。

2. 体格检查：T 37.6℃，BP 130/60mmHg，神志清楚，精神状态尚可，睑结膜苍白，双瞳孔等大正圆，对光反射灵敏，全身浅表淋巴结未及肿大，气管居中，胸廓正常对称，未见畸形。乳头双侧正常对称。双侧呼吸动度对称，肋间隙未见增宽或变窄，双侧触觉语颤均等，无胸膜摩擦感，无皮下捻发感。双肺叩诊呈清音。双肺呼吸音清，未闻及干湿啰音，未闻及胸膜膜擦音。心率 70 次 / 分，率齐，未闻杂音及异常心音。腹平软，剑下轻压痛，无反跳痛及肌紧张，肝脾肋下未及，移动性浊音阴性，肠鸣音 3 ~ 4 次 / 分。

3. 辅助检查：血常规：WBC 10.63*10⁹/L，RBC 2.76×10^{12}/l，HGB 69g/l；胸部 CT：右肺门旁叶可见一大小约 3cm×3cm×3cm 的类圆形结节影，周围光滑，无毛刺征及分叶，未见卫星灶，余肺未见异常，纵隔内未见肿大淋巴结（图 2-18-2）。与抗结核治疗前对比未见明显变化。电子胃镜检查报告；慢性浅表性胃炎及贲门炎，未见溃疡及出血。腹部 CT 显示小肠壁广泛增厚，右肾囊肿。结肠镜检查报告：回盲部鹅卵石样改变，末端回肠活检病理：黏膜轻度慢性炎症伴息肉形成；直肠黏膜轻度慢性炎伴淋巴滤泡形成。查肺功能、心电图未见异常。

4. 初步诊断：右肺上叶占位性质待查。

肺癌？肺结核？炎性假瘤？肺部感染？

中度贫血。

发热待查。

慢性肠炎。

副瘤综合征？

【术前讨论】

患者男性，28 岁，高热伴贫血合并右肺球形病灶。体温波动在 37.5 ~ 39℃，于当地查血常规、骨髓穿刺，诊断小细胞低色素性贫血；胸片及胸部 CT 提示右肺上叶类球形高密度影，气管镜检查未见异常。给予间断抗炎治疗无效，转入结核专科医院诊治，给予正规抗结核、抗炎治疗，同时保肝治疗共 1 个月。期间，患者仍每日高热，体温持续在 38.5 ~ 39.5℃，伴盗汗，无皮疹及四肢关节肿胀。支气管镜右肺中叶开口黏膜活检，病理为黏膜慢性炎。复查骨髓穿刺（2010.11.18 外院）：增生明显活跃，粒系增生，成熟阶段比例增高，部分细胞胞浆颗粒减少，红系各阶段比例大致正常，细胞大小不等，可见嗜多色性红细胞，少部分细胞中心淡染，淋巴细胞及单核细胞形态正常，巨核细胞及血小板不少，未见寄生虫。给予补充铁剂治疗。

经抗炎 7 个月无效，全身检查发现小肠慢性炎症。临床除外感染及自身免疫性疾病，认为患者高热与右肺病变可能有关。

讨论认为患者无明确感染证据，包括非特异性感染及特异性感染。经全面检查除外自身免疫性疾病。存在小肠慢性炎症，可能是导致贫血及营养不良的原因。但发热原因不明。结合右肺病变，不除外肺部肿瘤导致副瘤综合征。

【手术及术后恢复情况】

经与家属沟通后决定手术治疗。术前予对症退

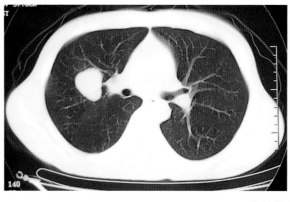
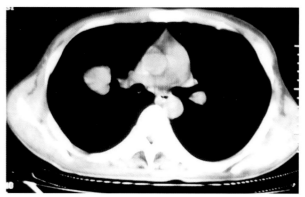

图 2-18-2　抗结核治疗 1 个月后复查 CT

病变无明显变化，纵隔未见肿大淋巴结

热，间断输注红细胞悬液及补充血浆白蛋白后，于2010 年 12 月 13 日在全麻下行电视胸腔镜（video-assisted thoracoscopic surgery，VATS）右侧胸腔探查。取右侧第 7 肋间腋中线、腋后线各 1.5cm 切口，第 4 肋间腋前线 4cm 切口，置入胸腔镜及操作器械。探查胸膜腔，未见积液；脏、壁层胸膜光滑。探查病变，位于右肺上叶根部，自水平裂向下突入中叶，但未破坏脏层胸膜。无法行肺楔形切除，遂行上叶切除术。术中见肺动脉壁菲薄，似静脉壁，并可见内部血流。以直线切割缝合器闭合切断上肺静脉及上叶动脉尖前支和后升支血管。直线切割缝合器闭合切断上叶支气管后顺利切除上叶并送检（图2-18-3）。手术过程顺利。

患者术后恢复良好，术后 2 天仍出汗较多，导致低体温 35℃，给予充分补液，于术后第 3 天起体温正常，并且出汗明显减少。术后第 4 天拔除胸腔引流管，复查血常规及生化未见异常。术后 1 周出院

【最后诊断】

病理报告（图 2-18-4 ～图 2-18-6）：右肺上叶肺组织内可见肿瘤结节，肿瘤细胞小至中等大小，成卵圆形及短梭形，细胞胞浆淡染，部分透亮，细胞核轻度异型，可见核分裂象（5 个 /50HPF），肿瘤呈巢片状围绕血管分布，部分区域可见肿瘤浸润周围肺实质，免疫组化染色结果：CK（–），vimentin（+），CD34（–），CD31（–），caldesmon（+），desmin（–），

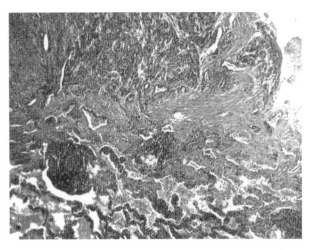

图 2-18-4 肿瘤细胞小至中等大小，成卵圆形及短梭形（40×）

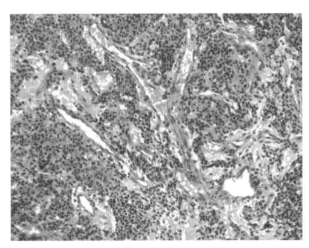

图 2-18-5 肿瘤细胞围绕分支状血管分布（100×）

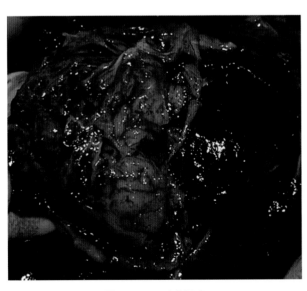

图 2-18-3 手术标本
见肿瘤于近肺门处，有假包膜，与正常肺组织界限清楚

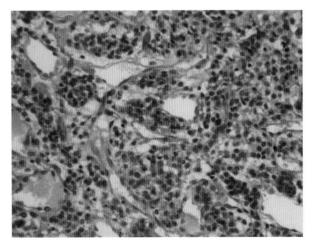

图 2-18-6 肿瘤细胞围绕血管分布，细胞胞浆淡染，部分透亮，细胞核轻度异型，可见核分裂像（5 个 /50HPF），肿瘤呈巢片状围绕血管分布，部分区域可见肿瘤浸润周围肺实质（200×）

Actin（–），SMA（–），Ki-67（10%+），HMB45（–），CD117（–），CgA（–），Syn（–），CD56（–），34βE12（–），p63（–）。Calponin（–），S-100（–），TTF-1（–），符合低度恶性血管球瘤，直径 3cm；支气管断端未见肿瘤残留，（9，10，11 组）淋巴结未见肿瘤转移（0/1，0/2，0/1）。

【复查及随访】

分别于术后 28 天、4 个月及 1 年入院复查：一般状态明显改善，体重较术前增加 13 公斤，查体未见异常，术后 28 天时胸部 CT：残端可见金属影，纵隔淋巴结未见肿大。肠镜检查：直肠、结肠、回盲部黏膜光滑，未见异常，比较术前回盲部炎症消失（图 2-18-7 和图 2-18-8）。两次复查血液学指标，对比术前异常项目均恢复正常（图 2-18-9）ESR：10mm/h 和 2mm/h（参考值 0 ～ 15mm/h）。

【病案特点分析】

本例患者年轻男性，不明原因的高热、贫血伴消瘦，病程长，病因难以确定。全面检查显示：右肺类圆形结节，小细胞低色素性贫血，回肠非特异性慢性炎症。CT 片显示肿瘤形态比较规则，没有毛刺和明显的分叶，没有胸膜牵拉征，比较支持良性诊断，而全身表现类似感染消耗，很难以肺部病变解释。术前患者表现为明显的消耗状态：高热、贫血、

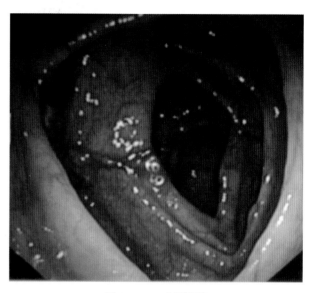

图 2-18-8　术后肠镜

回盲部黏膜正常

盗汗。经过一系列的抗感染治疗无效。因此考虑患者高热可能系肺部肿瘤所致的副瘤综合征导致。给与充分的支持治疗后行微创（VATS）肺叶切除术。术后患者高热症状消失，体重增加，首次复查发现营养不良状况（包括贫血、低胆固醇、低尿素）、炎症指标（白细胞、中性粒细胞、红细胞沉降率、C 反应蛋白）、酶学指标（ALP）异常均得到纠正，回肠慢性炎症消失。因此证实该患者右肺上叶血管球瘤是导致患者全部临床表现异常的原因，并经过手术治疗而治愈。因本病可能为潜在恶性，因此需要长期随访。

【专家点评】

血管球瘤是来自血管球的良性罕见肿瘤，是由构成血管球的组织增生而成的新生物。本病非真性肿瘤而为错构瘤，组织学上肿瘤主要由血管和特殊的血管球细胞构成，根据肿瘤细胞增生的程度，血管、基质的不同比例，分为血管瘤型、黏液样型及实体型。明显的特征是都有丰富的血管成分，血管周围由血管球细胞围绕。典型的血管球细胞呈圆形或多边形，人小较一致，界限清楚，排列紧密，似上皮样细胞；细胞质呈嗜酸性到透明不定；细胞核位于细胞中央，稍大，呈圆形或卵圆形，核染色质均细，少见核分裂象。肿瘤间质中有少许纤维组织分布于细胞之间，有时间质透明变或呈黏液样。肿瘤周围胶原组织增多，内含小血管和神经纤维，不

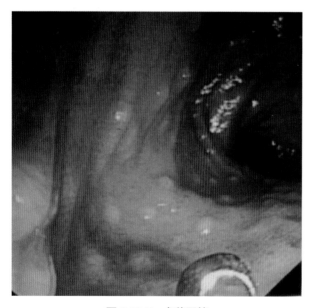

图 2-18-7　术前肠镜

回盲部黏膜水肿伴滤泡增生似鹅卵石样改变，病理诊断为慢性炎症

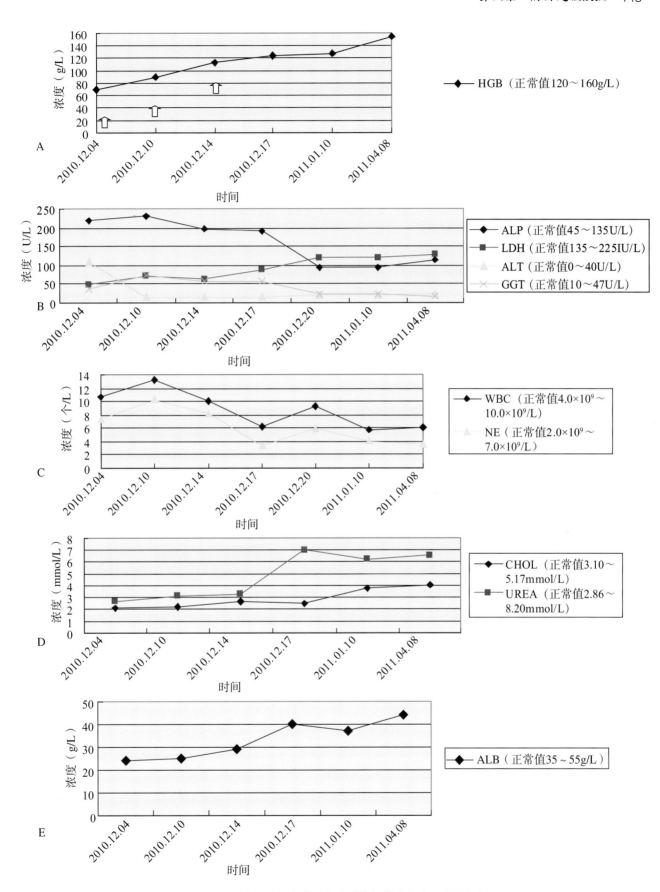

图 2-18-9 自就诊至复诊时血液学指标的变化（⇧ 为输血）

A．HGB（血红蛋白，正常值 120 ~ 160g/L）；B．ALP（碱性碱酸酶，正常值 45 ~ 135U/L），LDH（乳酸脱氢酶，正常值 135 ~ 225IU/L），ALT（丙氨酸转氨酶，正常值 0 ~ 40U/L），GGT（谷氨酰转肽酶，正常值 10 ~ 47U/L）；C．WBC（白细胞，正常值 4.0×10^9 ~ 10.0×10^9/L），NE（中性粒细胞，正常值 2.0×10^9 ~ 7.0×10^9/L）；D．CHOL（总胆固醇，正常值 3.10 ~ 5.17mmol/L），UREA（尿素，正常值 2.86 ~ 8.20mmol/L）；D．ALB（白蛋白，正常值 35 ~ 55g/L）

规则散布于肿瘤周围，偶尔可形成假包膜。根据血管球细胞、血管、平滑肌、黏液背景、嗜酸细胞的不同比例分为：经典型、球血管瘤型、球肌血管瘤型、黏液样型和嗜酸细胞细胞型。免疫组化有助于鉴别诊断：vimentin（+），caldesmon（+），SMA（-）desmin（-）；而 CD34（-），CD31（-），CgA（-），S-100（-）HMB45（-）。血管球体是一种特殊化的平滑肌细胞，与体温调节有关。血管球瘤主要发生于皮肤真皮层内，以指（趾）甲下、指（趾）腹部多见，发生于肺部极为罕见。根据文献记载，目前在全球范围内报道的肺内原发性血管球瘤也仅有 10 余例。位于肺脏层胸膜下的病例多局限性，可有假包膜形成，不侵犯周围肺组织及胸膜。组织学检查，肿瘤边界清，部分可有假包膜形成，肿瘤内由不同比例的血管球细胞、血管和平滑肌组成，虽说血管球瘤与体温调节有关，但在所有报道的肺血管球瘤的病例中，未见有体温升高者。

关于预后，大多数血管球瘤均可通过手术治愈，仅有极少数恶性表现，会出现浸润、复发及转移。因此随访是必要的。

参考文献

[1] Weiss SW, Goldblum JR. Enzinger and Weiss's soft tissue tumors. 4th ed. St. Louis, MO: Mosby, 2001.

[2] Sousa V, Carvalho L. Glomic tumor: presentation of an infrequent case. Rev Port Pneumol. 2006; 12: 269-274.

[3] Alt B, Huffer WE, Belchis DA. A vascular lesion with smooth muscle differentiation presenting as a coin lesion in the lung: glomus tumor versus hemangiopericytoma. Am J Clin Pathol, 1983, 80: 765-771.

[4] Tang CK, Toker C, Foris NP, et al. Glomangioma of the lung. Am J Surg Pathol, 1978, 2: 103-109.

[5] Koss MN, Hochholzer L, Moran CA. Primary pulmonary glomus tumor: a clinicopathologic and immunohistochemical study of two cases. Mod Pathol, 1998, 11: 253-258.

[6] Gaertner EM, Steinberg DM, Huber M, et al. Pulmonary and mediastinal glomus tumors. Report of five cases including a pulmonary glomangiosarcoma: a clinicopathologic study with literature review. Am J Surg Pathol, 2000, 24: 1105-1114.

[7] Ueno M, Nakashima O, Mishima M, et al. Pulmonary glomus tumor: CT and MRI findings. J Thorac Imaging, 2004, 19: 131-134.

[8] Yilmaz A, Bayramgurler B, Aksoy F, et al. Pulmonary glomus tumour: a case initially diagnosed as carcinoid tumour. Respirology, 2002, 7: 369-371.

[9] Rössle M, Bayerle W, Löhrs U. Glomangioma of the lungs: a rare differential diagnosis of a pulmonary tumor. J Clin Pathol, 2006, 59: 1000.

[10] Kleontasl A, Barbetakisl N, Asterioul C. Primary glomangiosarcoma of the lung: A case report. J Cardiothorac Surg, 2010, 5: 76.

[11] Dalfior D, Parisi A, Cannizzaro C. Pulmonary Glomus Tumor. Int J Surg Pathol, 2008, 16: 81.

[12] De Cocker J, Messaoudi N, Waelput W, et al. Intrapulmonary glomus tumor in a young woman. Interact Cardiovasc Thorac Surg, 2008, 7 (6): 1191-1193.

[13] Hegyi L, Cormack GC, Grant JW. Histochemical investigation into the molecular mechanisms of malignant transformation in a benign glomus tumour. J Clin Pathol, 1998, 51: 872-874.

[14] Folpe AL, Famburg-Smith JC, Miettinem M, et al. Atypical and malignant glomus tumors. Analysis of 52 cases, with a proposal for the reclassification of glomus tumors. Am J Surg Pathol, 2001, 25: 1-12.

[15] Zhang Y, England DM. Primary pulmonary glomus tumor with contiguous spread to a peribronchial lymph node. Ann Diagn Pathol, 2003, 7: 245-248.

[16] Hiruta N, Kameda N, Tokudome T, et al. Malignant glomus tumor: a case report and review of the literature. Am J Surg Pathol, 1997, 21: 1096-1103.

病案 19　前列腺癌肺转移

【本案精要】

前列腺癌病史 2 年余，痰中带血 1 月余，胸片未见异常，胸部 CT 发现右肺下叶占位，临床诊断考虑前列腺癌肺转移可能大，不除外原发性肺癌可能。经 EBUS-TBNA 确诊为前列腺癌肺转移。

【临床资料】

1. 病史：患者男性，56 岁，主因"诊断前列腺癌 2 年余，痰中带血 1 个月余"门诊以"右肺下叶占位"收住我科。患者 2 年余前于外院病理诊断为前列腺癌，给予内分泌及放射治疗，定期复查。1 个月前无明显诱因出现痰中带血，为鲜血，无发热，无胸痛，无消瘦，外院查胸片未见明显异常，未诊治。半个月前至当地医院查胸部 CT（图 2-19-1）提示右肺下叶占位，结合病史，不除外转移性可能。进一步查 PET/CT：①前列腺癌治疗后，前列腺及盆腔内未见 FDG 代谢异常增高灶；右下肺背段软组织肿块影，FDG 代谢异常增高，考虑恶性病变；②右上肺尖小结节影，FDG 代谢未见异常增高，建议密切随访除外转移；③脂肪肝；④双肾多发囊肿。患者为进一步治疗来我院就诊，门诊以"右肺下叶占位"收入我科。发病以来，患者精神可，饮食、睡眠及大小便基本正常，体重无明显变化。

2. 查体：神清合作，生命体征平稳，全身浅表淋巴结无肿大。胸廓无畸形，胸壁静脉无曲张，胸骨无压痛。肺部呼吸运动度对称，肋间隙正常，语颤对称，无胸膜摩擦感，无皮下捻发感，叩诊清音，呼吸规整，双肺呼吸音清，无干湿啰音。

3. 辅助检查：PET/CT：①前列腺癌治疗后，前列腺及盆腔内未见 FDG 代谢异常增高灶；右下肺背段软组织肿块影，FDG 代谢异常增高，考虑恶性病变；②右上肺尖小结节影，FDG 代谢未见异常增高，建议密切随访除外转移；③脂肪肝；④双肾多发囊肿。骨扫描：①四肢骨不均质性骨盐代谢活跃，双下肢著，骨转移不除外，请随访。

4. 初步诊断：右肺下叶占位待查，肺癌？前列腺癌肺转移？

【术前讨论】

患者中年男性，有前列腺癌病史，痰中带血 1 月余，胸部 CT 提示右肺下叶背段占位，结合病史考虑前列腺癌肺转移，但根据影像学表现不除外原发性肺癌可能。为明确诊断，可考虑行气管镜检查。因肿物临近下叶支气管，如常规气管镜活检无法明确诊断，可行 EBUS-TBNA 穿刺确诊。拟在全麻下行无痛气管镜检查并 EBUS-TBNA，取病灶组织行病理检查以明确诊断，指导下一步治疗。

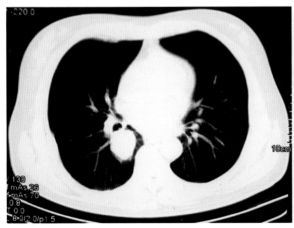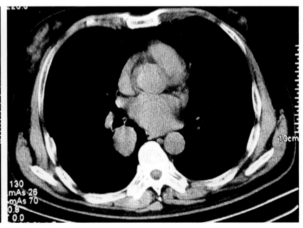

图 2-19-1　胸部 CT

右下肺背段软组织肿块影

【手术及术后恢复情况】

入院后第 2 天行无痛气管镜检查及 EBUS-TBNA 术。

患者取仰卧位，全麻成功后，经口置入荧光支气管镜，普通白光状态下见右肺下叶背段支气管管腔略狭窄，外侧亚段支气管开口可见白色新生物，质软，阻塞亚段支气管管腔。荧光下右肺下叶背段支气管黏膜荧光 II 级。常规电子气管镜下彻底清理气道内分泌物后，经口置入支气管超声内镜，通过超声图像探查纵隔及肺门结构，于右侧中间段支气管远端后外侧壁管腔外探及肿瘤（肿瘤长径 3.72cm）。利用超声观察肿物并与周围大血管相鉴别，明确目标穿刺部位后，经工作通道置入 EBUS-TBNA 专用穿刺针，在超声图像的实时监视下，经不同部位对该肿瘤进行穿刺活检。穿刺标本分别经涂片、固定及染色后送细胞病理学检查；所获得的组织标本经福尔马林固定后送常规病理检查。以活检钳于右肺下叶背段外侧亚段支气管取活检。检查及穿刺活检过程顺利，气道内无明显出血，患者耐受良好，清醒后安返病房。

术后恢复顺利，第 7 天出院。

【出院诊断】

前列腺癌肺转移。

病理：（右肺下叶背段）常规气管镜活检标本：黏膜组织水肿，散在炎细胞浸润。

（右肺下叶）EBUS-TBNA 穿刺活检标本：可见多量低分化癌成分，结合免疫组化染色结果：PSA（-），CK7（-），CK（++），CK20（-），34βE12（-），TTF-1（-），p504（+），p63（-），SPA（-），CgA（-），Syn（-），符合前列腺癌转移。

【病案特点分析】

这是一例 EBUS-TBNA 成功诊断靠近肺门的肺占位的案例，患者占位较大，且位置特殊，如 EBUS-TBNA 不能诊断，则需要行肺叶切除手术以明确诊断。但是考虑前列腺癌转移可能大，患者前列腺癌并未行根治性切除，且不除外骨转移，如能避免肺叶切除术即可获得诊断，将是最佳选择。常规气管镜检查未能明确诊断，依靠 EBUS-TBNA 活检标本，最终获得了明确的病理学诊断。

【专家点评】

纤维气管镜检查和 CT 引导下经胸针吸活检是目前诊断肺内病变最常用的方法，其中经纤维气管镜活检主要用于中央型肺癌的诊断，其总体敏感性约为 74%。对于气道内黏膜无明显肿瘤侵及的中央型病变（如黏膜下病变或外压性改变），常规气管镜活检的诊断价值有限，文献报道诊断敏感性为 43%-

图 2-19-2　荧光气管镜

右肺下叶背段外侧亚段支气管开口白色新生物，行活检及 EBUS-TBNA

A 和 B. 右下叶背段；C. 肿瘤；D. 肿瘤穿刺

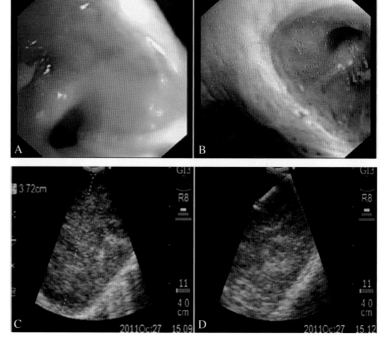

57%，联合传统的经支气管针吸活检（TBNA）可在一定程度上提高常规气管镜活检的诊断敏感性，但由于技术上的限制，传统的 TBNA 只能进行"盲穿"，因此这一技术对操作者的经验和技术要求较高，临床推广应用有限。EBUS-TBNA 的出现，解决了传统 TBNA 只能进行"盲穿"的局限性，不仅进一步提高了这一技术在肺癌诊断分期中的安全性和准确性，同时也使得这一技术更加容易掌握和普及。目前，EBUS-TBNA 主要用于肺癌的纵隔淋巴结分期，其在这一方面的应用价值已得到广泛证实。同时，EBUS-TBNA 也可以用于邻近大气道肺实质占位的诊断，但目前有关这方面的临床研究较少。2008 年 Nakajima 等报道，对于邻近中央大气道且病变位于支气管超声内镜检查范围之内的肺实质占位，EBUS-TBNA 具有很高的诊断敏感性（94.1%）。2009年 Tournoy 等报道对于常规气管镜检查未能确诊的中央型肺部病变，EBUS-TBNA 诊断肺癌的敏感性为 82%。2012 年，北京大学人民医院胸外科一项研究报告显示，EBUS-TBNA 在大气道旁肺实质内占位中明确诊断的敏感性和准确率分别为 90.2%（29/32）和 90.9%（30/33），与文献报道相似。

对于常规气管镜检查无法明确诊断的肺癌，尤其是周围型肺内病变，CT 引导报告的经胸针吸活检（transthoracic needle aspiration，TTNA）是最常用的诊断方法，其总体诊断敏感性为 90%，但与经支气管活检相比，TTNA 有其一定的局限性：如操作相对复杂，需要放射科医生配合并且患者存在放射线暴露；气胸等并发症相对较高，文献报道为 20%～30%；少数患者可能出现针道转移等。此外，与周围型病变相比，对于靠近纵隔或位置较深在的肺内病变，CT 引导的经胸针吸活检诊断率相对较低。

综上所述，EBUS-TBNA 是一种安全有效的诊断方法，对于影像学高度可疑肺癌的患者，如肺内病变邻近大气道，EBUS-TBNA 具有较高的诊断价值，尤其是当其他诊断方法难以或无法明确诊断时，可考虑采用这一技术。

参考文献

[1] Roth K, Hardie JA, Andreassen AH, et al. Predictors of diagnostic yield in bronchoscopy: a retrospective cohort study comparing different combinations of sampling techniques. BMC Pulm Med, 2008, 8: 2.

[2] Dasgupta A, Jain P, Minai OA, et al. Utility of transbronchial needle aspiration in the diagnosis of endobronchial lesions. Chest, 1999, 115: 1237-1241.

[3] 赵辉，周足力，李剑锋，等. 支气管内超声引导针吸活检术在肺内病变诊断中的应用. 中华胸心血管外科杂志，2012, 28（4）: 230-232.

[4] Haponik EF, Shure D. Underutilization of transbronchial needle aspiration: experience of current pulmonary fellows. Chest, 1997; 112: 251-253.

[5] 赵辉，王俊. 支气管内超声引导下针吸活检术（EBUS-TBNA）在肺癌分期中的应用价值. 中华胸心血管外科杂志，2010, 26: 137-139.

[6] Yeow KM, See LC, Lui KW, et al. Risk factors for pneumothorax and bleeding after CT-guided percutaneous coaxial cutting needle biopsy of lung lesions. J Vasc Interv Radiol, 2001, 12: 1305-1312.

[7] Arslan S, Yilmaz A, Bayramgurler B, et al. CT-guided transthoracic fine needle aspiration of pulmonary lesions: accuracy and complications in 294 patients. Med Sci Monit, 2002, 8: CR493-CR497.

[8] Herth F, Becker HD, Ernst A. Conventional vs endobronchial ultrasound-guided transbronchial needle aspiration: a randomized trial. Chest, 2004, 125: 322-325.

[9] Annema JT, van Meerbeeck JP, Rintoul RC, et al. Mediastinoscopy vs endosonography for mediastinal nodal staging of lung cancer: a randomized trial. JAMA, 2010, 304: 2245-2252.

[10] Herth FJ, Eberhardt R, Vilmann P, et al. Realtime endobronchial ultrasound guided transbronchial needle aspiration for sampling mediastinal lymph nodes. Thorax, 2006, 61: 795-798.

[11] Yasufuku K, Chiyo M, Koh E, et al. Endobronchial ultrasound guided transbronchial needle aspiration for staging of lung cancer. Lung Cancer, 2005, 50: 347-354.

[12] Tournoy KG, Rintoul RC, van Meerbeeck JP, et al. EBUS-TBNA for the diagnosis of central

parenchymal lung lesions not visible at routine bronchoscopy. Lung Cancer, 2009, 63: 45-49.

[13] Nakajima T, Yasufuku K, Fujiwara T, et al. Endobronchial ultrasound-guided transbronchial needle aspiration for the diagnosis of intrapulmonary lesions. J Thorac Oncol, 2008, 3: 985-988.

[14] Rivera MP, Mehta AC. Initial diagnosis of lung cancer: ACCP evidence-based clinical practice guidelines (2nd edition). Chest, 2007, 132: 131S-148S.

[15] Kacar N, Tuksavul F, Edipoglu O, et al. Effectiveness of transbronchial needle aspiration in the diagnosis of exophytic endobronchial lesions and submucosal/peribronchial diseases of the lung. Lung Cancer, 2005, 50: 221-226.

[16] Govert JA, Dodd LG, Kussin PS, et al. A prospective comparison of fiberoptic transbronchial needle aspiration and bronchial biopsy for bronchoscopically visible lung carcinoma. Cancer, 1999, 87: 129-134.

[17] Lee JE, Kim HY, Lim KY, et al. Endobronchial ultrasound-guided transbronchial needle aspiration in the diagnosis of lung cancer. Lung Cancer, 2010, 70: 51-56.

[18] Geraghty PR, Kee ST, McFarlane G, et al. CT-guided transthoracic needle aspiration biopsy of pulmonary nodules: needle size and pneumothorax rate. Radiology, 2003, 229: 475-481.

[19] Voravud N, Shin DM, Dekmezian RH, et al. Implantation metastasis of carcinoma after percutaneous fine-needle aspiration biopsy. Chest, 1992, 102: 313-315.

[20] Kim JH, Kim YT, Lim HK, et al. Management for chest wall implantation of non-small cell lung cancer after fine-needle aspiration biopsy. Eur J Cardiothorac Surg, 2003, 23: 828-832.

[21] Yung RC. Tissue diagnosis of suspected lung cancer: selecting between bronchoscopy, transthoracic needle aspiration, and resectional biopsy. Respir Care Clin N Am, 2003, 9: 51-76.

第三章

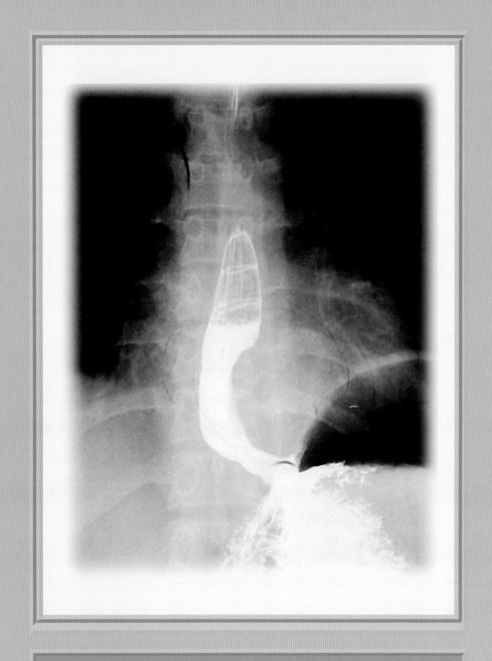

食管疾病

病案 1 食管结核

【本案精要】

食管结核是临床上少见疾病，发病率文献报道仅为 0.04% ~ 0.2%。患者主要以进食哽咽感或疼痛等为不适主诉。影像学表现食管癌或食管平滑肌瘤类似，主要通过病理明确诊断。治疗上对于病变严重和梗阻症状明显的患者应当考虑手术，术后需要常规给予抗结核治疗。

【临床资料】

1. 病史：患者男性，73 岁，主因"间断左上腹部隐痛 2 周"收住院。患者 2 周前无诱因出现间断左上腹部隐痛，症状多于深呼吸、嗳气时明显。无发热、乏力及盗汗，自觉症状持续不缓解，遂来院就诊。患者近 2 个月消瘦 4kg 左右。既往 2 年前发现"2 型糖尿病"，自行控制饮食，未予以药物治疗，未监测血糖。10 年前发现"高血压病"，规律服用富马酸比索洛尔每次 2.5mg，1 次 / 日。无肺结核病史，无结核患者密切接触史。无嗜烟酒史。无长期速食、烫食、粗食、大量腌制食物进食史。无肿瘤家族史。

2. 体格检查：体温 36.5℃，营养正常，双侧锁骨上未触及肿大淋巴结。胸部及腹部体检未见阳性体征。

3. 辅助检查：超声胃镜示（图 3-1-1）：食管距门齿 39 厘米处可见一隆起，累及食管 1/2 周，表面可见溃疡形成，溃疡底部覆盖白苔，边缘尚光滑，溃疡直径约 1cm，活检时质硬，病变长 2 ~ 3cm，齿线上缘受累。该处超声见病变食管壁结构紊乱，各层结构完全消失，回声不均匀，外膜受累，厚度大约 1.2cm。齿线距门齿 41cm，齿线欠规则，胃底、胃体及胃窦黏膜花斑，无溃疡。幽门、十二指肠球部黏膜光滑，无畸形及溃疡，十二指肠降部黏膜未见异常。胃镜病理提示：食管隆起部位活检可见小片鳞状上皮增生，其下间质纤维化，灶状淋巴细胞浸润，未见肿瘤细胞。腹部增强 CT 提示（图 3-1-2）：食管下端管壁不规则增厚，右后壁可见软组织肿块影，大小约 2.6cm×2.0cm，CT 值为 29.38Hu，边界不清，周围脂肪间隙消失，病灶内可见高密度钙化灶，管腔呈偏心性狭窄。增强扫描后食管下端软组

织肿块呈明显不均匀强化，CT 值 30 ~ 62.9Hu，周围脂肪间隙模糊消失。肝、脾及双肾未见异常，腹腔内及腹膜后未见肿大淋巴结。胸部正侧位片：双肺纹理清晰，未见钙化病灶，纵隔居中，胸片未见异常。

4. 初步诊断：食管下段占位性病变，食管癌?

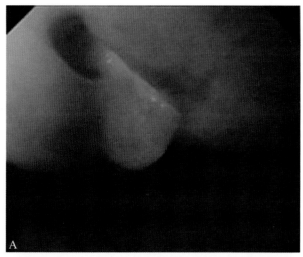

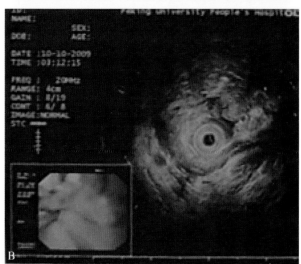

图 3-1-1 超声胃镜

A. 食管隆起性病变，累及食管壁 1/2 周，局部可见溃疡；

B. 超声下提示病变处食管壁结构紊乱，回声不均匀，外膜受累及

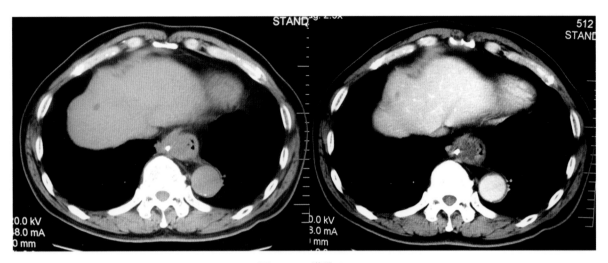

图 3-1-2　增强 CT
食管下端管壁不规则增厚，部分可强化。其内可见钙化灶

【术前讨论】

　　患者老年男性，以"间断上腹部隐痛及消瘦"为主要不适主诉，腹部 CT 提示食管下端管壁不规则增厚，右后壁可见软组织肿块影，增强扫描后病变有不均匀强化。超声胃镜示食管距门齿 39cm 处可见隆起性病变，累及食管 1/2 周，肿物质硬，齿线上缘受累。超声提示病变处食管壁结构紊乱，各层结构完全消失，回声不均匀，外膜受累。临床考虑食管下段病变，食管癌可能不除外。故有手术探查指征，术前检查已完善，无明确手术禁忌证，决定行左侧开胸探查，部分食管部分胃切除，胃食管吻合术。

【手术及术后恢复情况】

　　入院后 1 周行外科手术——左侧开胸探查，食管部分切除、食管胃弓下吻合术。全麻成功后，右侧卧位，取左侧第 7 肋间后外侧切口开胸，术中发现食管下段病变大小约 3cm×4cm×5cm，与周围纵隔组织粘连明显，分离粘连后，充分游离食管，切除病变食管（图 3-1-3），送冰冻。冰冻病理回报可见干酪坏死，慢性肉芽肿性炎，考虑结核可能。遂切除食管下段及部分胃近端组织，以圆形吻合器行食管 - 胃弓下吻合术。术后予禁食水、静脉营养支持及抗结核等治疗，15 天后患者顺利出院，院外继续规律抗结核治疗 6 个月，无并发症。

【最后诊断】

　　病理诊断：食管干酪样坏死性肉芽肿性炎伴溃疡形成，肉芽肿结节累及食管壁各层并穿透外膜累及食管外组织，抗酸染色未见明确阳性杆菌，组织

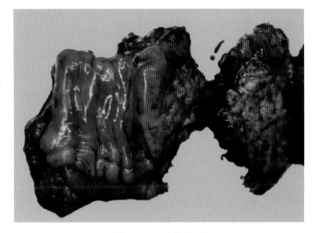

图 3-1-3　大体标本
贲门附近食管管壁增厚，切开后可见病变部分为干酪样改变

学形态倾向结核，未见肿瘤性病变。

　　最后诊断：食管结核。

【病案特点分析】

　　该疾病为临床少见疾病。根据目前临床报道，该疾病多见于 50 岁以下女性患者，病变多位于食管中段，临床上除梗阻及胸背痛症状外，可以无任何结核毒性症状。本例为 73 岁男性患者，以"上腹部隐痛 2 周和消瘦"为就诊主诉。病变位于食管下段。增强 CT 可见病变有强化，其内可见到钙化灶。超声胃镜提示病变处食管各层结构消失，外膜受累及。食管结核通常胃镜很难明确诊断，该患者胃镜局部活检病理亦未能明确诊断。但术前考虑病变范围广，

并且病理提示存在片状鳞状上皮增生，不能完全除外肿瘤可能。故行左侧胸腔探查＋病灶切除术。最终通过大体病理见到干酪样坏死性肉芽肿性炎明确食管结核诊断，术后给予规律抗结核治疗6个月。

【专家点评】

食管结核是一种临床少见疾病，据文献报道发病率仅为0.04%～0.2%。该疾病多见于50岁以下患者，女性多见。患者通常以吞咽不畅和胸骨后疼痛为就诊原因，而发热、乏力及盗汗等结核毒性症状常常不明显。部分患者既往可无结核病史。

由于食管结核病例少，目前关于其发病机制尚未明确。普遍认为食管结核感染途径主要是继发于邻近淋巴结的结核感染，如颈部、纵隔或气管旁淋巴结。由于食管本身没有浆膜层，更有利于结核杆菌的侵犯。由于纵隔淋巴结更多地分布于气管分叉水平，而且食管在此部位与淋巴结解剖上关系更为密切，所以临床上病变多见于食管中段。亦有部分学者认为原发性食管黏膜病变继发了结核的感染。如食管黏膜的损伤、真菌的感染或肿瘤等，导致食管黏膜的损伤，而进食含有结核菌的食物或含菌的痰液，附着于食管损伤处，导致原发性食管结核。此外，还有少数学者认为食管结核来源于血液循环播散。但目前大部分学者认为继发于邻近组织结核感染为食管结核的主要感染途径。本例患者虽病变位于食管下段，但存在病变旁钙化病灶，术中发现病变处与周围纵隔组织粘连明显，亦支持继发于周围淋巴结结核感染的可能。食管结核在病理上可分为溃疡型和增殖型，其中以溃疡型多见。

诊断上，食管结核在影像学及胃镜下均无特征性表现。影像学上，溃疡型食管结核与食管癌常不易鉴别，而增殖型食管结核容易与平滑肌瘤混淆。

临床上对于怀疑食管结核的患者，可行结核菌素试验及结核抗体等检查协助诊断。但是，食管结核的诊断主要是通过病理见到特异的干酪样肉样肿性炎或抗酸杆菌明确。临床上，对于年龄偏低的女性，反复胃镜活检病理不能证实肿瘤的患者，应当考虑食管结核的可能。

治疗上，目前认为肺外结核通过规律的抗结核治疗疗效确切。所以，对于明确食管结核的患者应当进行规律的抗结核治疗。但是食管结核通过胃镜局部活检常难以明确诊断。并且随着病情发展，食管结核可以导致食管不同程度的狭窄。所以，对于术前不能明确食管结核且梗阻症状明显的患者仍然应当考虑手术治疗，术后需给予系统规律的抗结核治疗。

参考文献

[1] 胡敏，潘铁成，魏翔，等．原发性食管结核误诊为食管癌1例分析并文献复习．中国误诊学杂志，2008，8（4）：772-773.

[2] 李向楠，潘雪，张春阳，等．食管结核7例诊治分析．中国误诊学杂志，2009，9（4）：967-968.

[3] 陈启华．原发食管结核1例．中华胸心血管外科杂志，1991，7（4）：225.

[4] 张燕生．肺外结核的化学治疗．中华结核和呼吸杂志，1991，14（3）：181.

[5] 何明艳．食管结核．中国胸心血管外科临床杂志，1998，5（3）188-189.

[6] 王丽冰．食管结核误诊为食管癌1例报告．中华结核和呼吸杂志，1990，13（3）：188.

[7] 王正颜．食管结核．中华结核和呼吸系统疾病杂志，1980，3（2）：115.

病案 2　食管巨大炎性肌纤维母细胞瘤

【本案精要】

　　食管炎性肌纤维母细胞瘤临床罕见，术前诊断较为困难，治疗上仍以受累食管的手术切除为主。本例病变进展迅速，虽多次检查未能获得恶性证据，但临床仍考虑恶性肿瘤晚期，几乎因此丧失手术治疗机会。

【临床资料】

　　1. 病史：患者女性，33岁。主因"进行性吞咽困难1年余"收治入院。患者1年前无明显诱因出现进食哽咽感，无腹痛、腹胀，无反酸、嗳气、胃灼热（烧心），无恶心、呕吐及溢食，无呕血及黑便，无食欲减退，无胸背痛。患者行钡餐造影提示食管下段近贲门处偏左壁见一弧形压迹，食管黏膜光滑，考虑外压性病变。患者未予重视。后患者进食哽噎症状逐渐加重，渐发展至不能进食硬食而只能进食流食，8月余前于当地医院就诊，行胃镜检查提示距门齿35～40cm食管前壁溃疡型新生物，表面清洁无苔，活动度差，累及近1/3食管，食管腔狭窄，取检质硬。病理结果考虑鳞状上皮乳头状增生。遂于当地医院行左侧开胸手术，见食管下段肿物范围广泛，经胸及腹探查，肿物与胸主动脉、左肺下叶、心包等浸润粘连，无法切除，于肿物与左肺下叶浸润处取活检，病理考虑炎性改变，未见明确肿瘤细胞。此后患者反复在北京、天津及河北各大医院就诊，反复行上消化道造影、超声胃镜以及胸部CT检查，见食管下段肿物生长迅速，并不断浸润侵犯纵隔、左肺下叶、降主动脉等周围组织，而反复多次的活检结果均提示可见急慢性炎性细胞浸润，未见明确恶性证据。经完善血沉、C反应蛋白、血结核感染T细胞检测、抗中性粒细胞胞浆抗体、抗小肠杯状细胞抗体、抗胰腺腺泡抗体、抗酿酒酵母抗体以及血清肿瘤标记物检测均为阴性。目前为进一步诊治，由门诊以"食管下段占位性质待查"收入我科。患者自发病以来，神志清，精神、睡眠可，食欲差，大小便正常，体重减轻5～8kg。

　　2. 体格检查：发育正常，营养尚可，无明显贫血病容；颈部无增粗，气管居中，双侧锁骨上未及明显肿大淋巴结；胸廓双侧对称，左胸陈旧手术切口，愈合良好，肋间隙无明显增宽，呼吸运动双侧对称，语颤对称，胸壁无压痛，未及胸膜摩擦感；双肺呼吸音清，未闻干湿啰音及胸膜摩擦音。腹平软，剑突下可及轻压痛，无反跳痛；移动性浊音阴性。

　　3. 辅助检查：外院手术前：上消化道造影：食管下段近贲门处偏左侧壁见一弧形压迹，受压食管边缘光整，管壁柔软，黏膜无破坏，余食管蠕动、黏膜纹、管壁、动力及排空均未见明显异常，未见充盈缺损、黏膜破坏等特殊表现（图3-2-1）。胸部CT：食管下段近贲门处左侧壁软组织密度影，增强后可见不均匀强化，纵隔内未见明显肿大淋巴结（图2）。本次住院时：超声胃镜：距门齿31～37cm食管近全周可见一不规则隆起，隆起处表面黏膜粗糙、糜烂；超声检查示：隆起处食管壁内可见一大小

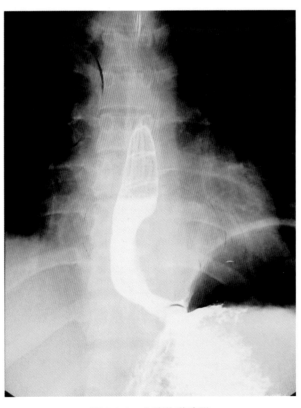

图 3-2-1　上消化道造影

食管下段近贲门处偏左侧壁见一弧形压迹，受压食管边缘光整，管壁柔软，黏膜无破坏

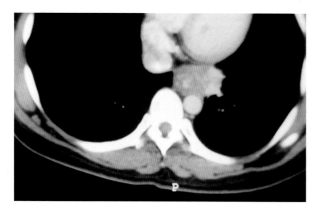

图 3-2-2 胸部 CT

食管下段左侧壁软组织团块影，密度不均，食管腔受压变窄，与降主动脉间关系尚清晰

约 1.43cm×2.4cm 的低回声占位，病变回声不均匀，病变边界不清，肿物主要位于食管壁的固有肌层，病变处食管壁的黏膜层及黏膜下层增厚明显，病变与食管壁外组织关系密切，无明确边界，部分层次病变与主动脉关系密切，分界不清楚（图 3-2-3）。胸部增强 CT：食管下段贲门区管壁不规则增厚，管腔狭窄，伴周围淋巴结肿大，二者融合成团，病变向下侵犯胃底、胃体，见局部胃壁增厚，食管病变左侧下肺静脉下方见肿物影，约 3cm×4.5cm，不均匀强化，与食管病变分界不清。食管、贲门区肿物向后方包绕降主动脉。左肺下叶少许炎性改变，左侧少量胸腔积液。考虑食管下段、贲门、胃底及胃

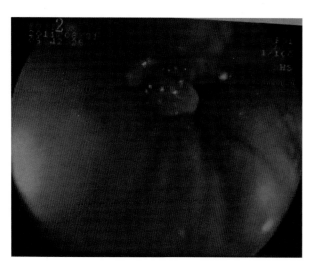

图 3-2-3 胃镜检查

距门齿 31～37cm 食管近全周可见一不规则隆起，隆起处表面黏膜粗糙、糜烂

体恶性病变可能（图 3-2-4）。全身 CT-PET：食管下段贲门部位肿物形成，FDG 摄取不均匀增高（最大 SUV 为 9.7），考虑恶性病变可能。

4. 初步诊断：①食管下段占位性质待查，食管癌？食管间质瘤？食道息肉？食管炎性病变？纵隔肿瘤？②左侧开胸探查术后。

【术前讨论】

病例特点：青年女性，病史不长。病变进展迅速，浸润性生长，经反复多次胃镜活检或超声胃镜引导下穿刺活检仍无法明确判断良恶性。肿瘤主体位于食管下段及贲门部位，食管黏膜下；病变体积大，包膜不完整，与左肺下叶、左下肺静脉以及降主动脉间关系密切。曾于外院行左侧开胸探查术，未能完成手术。

诊断与鉴别诊断：

（1）食管下段肿瘤：食管癌？间质瘤？平滑肌

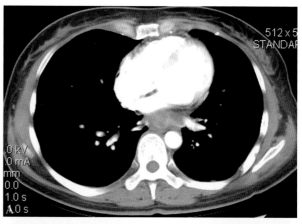

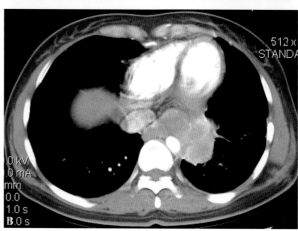

图 3-2-4 胸部 CT

A. 食管下段病变较前明显增大进展，侵犯左侧下肺静脉；

B. 食管下段病变向贲门及胃底延伸，包绕侵犯降主动脉

瘤？肉瘤？类癌？

（2）纵隔肿瘤：淋巴瘤？小细胞癌？神经源性肿瘤？

诊疗方案与注意要点：

本例病变进展迅速，浸润侵犯周围组织及肺、降主动脉等重要脏器，生物学行为倾向恶性病变诊断，但反复多次胃镜活检及超声胃镜引导下肿物穿刺活检均未能获得明确诊断。无法获得明确病理诊断严重限制进一步治疗的进行，因本例病变尚不能完全除外纵隔淋巴来源恶性肿瘤或小细胞癌等诊断可能，淋巴瘤等往往对放化疗非常敏感，预后较好，无须手术切除；而其他疾病则均应选择尽可能进行手术切除。因此通过手术获取足够的病变标本成为明确诊断并指导进一步治疗的必然选择。另外，患者年轻，对于生活质量要求较高，如能手术切除肿瘤恢复经口进食，则无论从生理还是心理角度都是良好的选择。但是，本例病变属局部晚期，根治性切除可能极小，且手术难度大，手术过程中损伤临近组织脏器甚至导致大出血风险高，术前应充分考虑各种困难以及可能的术中、后并发症并向患者及家属清楚说明。

【手术及术后恢复情况】

入院后一周行外科手术——左侧开胸探查，左肺下叶切除＋食管胸下段肿物姑息性切除，食管胃弓上吻合术。取左侧第7肋间原后外侧手术切口长约25cm，逐层切开进胸。探查胸腔见左肺下叶与原切口、后胸壁及膈肌间广泛紧密粘连，钝锐性结合仔细分离粘连后见脏壁层胸膜表面尚光滑，无明显胸腔积液。于食管下段可触及巨大肿物，质地坚硬，难以推动，与周围组织间呈浸润性生长，侵犯降主动脉内侧壁、心包，同时向左肺下叶肺实质内浸润性生长并包绕左肺下叶静脉。于肿物上方试行游离中段食管发现肿物上方食管无明显增粗，质地软，未触及明确病变，与周围组织间关系清楚。于肝脾间沟打开膈肌，探查见腹腔内轻度粘连，肝及腹腔其他脏器未及明显结节，腹腔干、胃左动脉旁未及明显肿大淋巴结。肿物局限于贲门胃底部位，位置固定，但与周围组织间关系尚清楚，肿物下方胃组织及周围脏器尚未受侵。考虑患者尚年轻，外院反复多次病理检查未获得明确病理诊断，为了获得确切组织学标本以助明确病理诊断并解决患者的进食问题改善患者生活质量，遂决定按术前手术预案行左肺下叶切除＋食管肿物姑息切除术。游离打开左肺斜裂，显露左肺下叶动脉各分支后分别结扎并切断，游离显露左肺下叶支气管后沿支气管根部离断，见支气管壁无明显增厚，管腔内未见明显病变，支气管残端局部碘伏消毒后以3-0可吸收缝线间断缝闭。逆行向下游离试行显露下肺静脉，发现下肺静脉为肿物所包绕，游离打开心包将为肿物所侵犯的局部心包切除，于心包腔内探查见左肺下叶静脉根部尚未受侵，活动度可，以血管残端闭合器于心包内离断左肺下叶静脉，将左肺下叶切除。为便于处理食管肿瘤与周围组织间关系，决定先行离断肿瘤上下食管及胃体。于肿物上方打开纵隔胸膜，游离食管及周围纵隔脂肪组织，掏出食管后予以切断并保护上切缘；分支结扎切断胃短，胃网膜左，胃左血管，保留胃右及胃网膜右血管弓，充分游离胃达胃窦后距肿瘤下方4cm以上离断胃体并保护切缘。沿肿瘤上下缘逆行向降主动脉部位游离，将肿物侵犯之心包、膈肌脚及对侧纵隔胸膜一并切除，见肿物侵犯降主动脉内侧壁范围近3cm×3cm，试行局部游离降主动脉外膜后发现肿物已浸润侵犯降主动脉内膜无法完整切除，遂将肿物自降主动脉表面姑息切除，局部残留肿瘤大小约2cm×2.5cm×0.2cm。沿食管向上补充游离至主动脉弓上水平并离断，使食管上切缘距离病变大于5cm，将剩余胃组织沿食管床上提至主动脉弓上，以25mm圆形吻合器行残胃大弯侧后壁与食管残端的端侧吻合，吻合口检查未见明显出血。关闭胃残端。腹腔内确切止血，清点纱布器械无误，关闭膈肌。以电凝反复烧灼处理降主动脉表面残余之肿瘤组织以尽可能使之失活。胸腔内反复冲洗，彻底止血，请麻醉师吸痰膨肺后见支气管残端及肺组织无明确漏气及出血，放置32#胸腔闭式引流管一根，清点纱布器械无误，关闭切口，术毕（图3-2-5）。术中患者生命体征平稳，术后患者清醒拔管，生命体征平稳，安返病房。

标本情况：食管肿物累及食管下段及贲门、胃底，几乎侵犯管壁全周，大小约10cm×6cm×5cm，质硬，与周围组织间无明显界限，未见明显包膜；剖面呈磁白色，质均，黏膜面可见坏死及表浅溃疡形成。肿瘤下缘距下切缘约4cm，食管上切缘距离肿瘤上缘约5cm。切除左肺下叶肺组织内可见肿瘤侵犯（图3-2-6）。

术后常规给予抗感染、静脉营养支持治疗，恢复情况顺利，术后7天进水，第9天拔除胃管、胸腔引流管，术后2周伤口拆线后出院。因术中降主

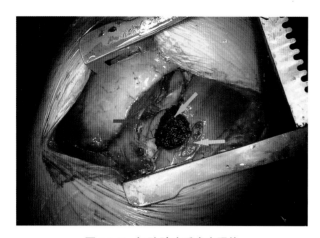

图 3-2-5　切除肿瘤后术中照片

蓝色箭头所指为切除心包部位，黄色箭头所指为试行游离降主动脉外膜部位，绿色箭头所指为降主动脉表面残存之肿瘤组织

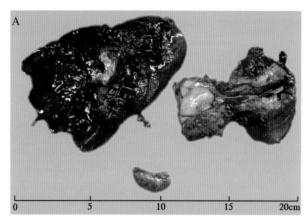

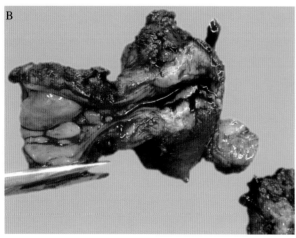

图 3-2-6　大体标本

A．手术切除之左肺下叶、食管肿瘤及食管旁淋巴结标本（已沿肿瘤纵轴剪开，另有补充切除之食管及胃组织标本未摄入）；B．肿瘤剖面，磁白色，质硬，均质，累计食管全周，黏膜面可见多发坏死及溃疡形成

动脉局部肿瘤残留，术后行手术野补充性放射治疗。术后 3 月时复查胸部 CT 示病变局部控制满意，未见明显进展或转移迹象（图 3-2-7）。

【最后诊断】

病理诊断：肿瘤由梭形细胞组成，细胞排列呈编织状，细胞核杆状或卵圆形，核仁清楚，部分区域背景中见大量淋巴细胞及浆细胞浸润，浆细胞分化成熟，免疫组化提示 CD3、CD20、PAX5、CD38、CD138、K、L（部分细胞 +），S-100（散在少数 +），SMA、desmin（部分细胞 +），CD34（血管 +），ALK（−），CD117（−），Dog-1（−），Ki-67（5%），符合炎性肌纤维母细胞瘤；食管上切缘及胃侧切缘未见肿瘤侵犯；左肺下叶肺组织中可见炎性肌纤维母细胞瘤侵犯；食管旁、隆突下淋巴结为反应性增生；送检脂肪组织未见肿瘤累及（图 3-2-8）。

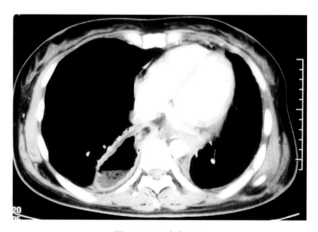

图 3-2-7　胸部 CT

术后 3 个月时复查胸部 CT，见肿瘤局部控制满意

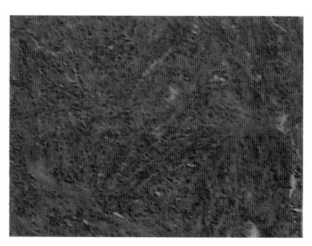

图 3-2-8　术后病理结果

食管炎性肌纤维母细胞瘤

最后诊断：食管炎性肌纤维母细胞瘤。

【病案特点分析】

本例病变进展迅速，浸润侵犯周围组织及肺、降主动脉等重要脏器，生物学行为倾向恶性病变诊断，但反复多次胃镜活检及超声胃镜引导下肿物穿刺活检均未能获得明确诊断。无法获得明确病理诊断严重限制进一步治疗的进行，因本例病变尚不能完全除外纵隔淋巴来源恶性肿瘤或小细胞癌等诊断可能，淋巴瘤等往往对放化疗非常敏感，预后较好，无须手术切除；而其他疾病则均应选择尽可能进行手术切除。本例手术的目的有2个，一为获取明确病理诊断以指导进一步治疗方案的选择；二为如术中病理诊断为非淋巴瘤以及小细胞癌等可以非手术治疗的病变，则尽量争取行病变的切除，哪怕是姑息性切除，因为手术治疗的获益包括解决患者的经口进食问题，从而尽可能地改善患者的生活质量；且在减瘤手术后可避免因化放疗后肿瘤组织大量坏死导致坏死物质入血并进而影响患者肝肾功能。

但本例患者术前影像学检查已明确患者属于局部晚期，除侵犯降主动脉外尚侵犯左肺下叶肺组织及下肺静脉，这意味着患者已经丧失接受根治性手术的机会，因而手术以肿瘤的姑息性切除为主，同时如果为了尽可能地减瘤，则术中需要离断左侧下肺静脉，即需要同时行左肺下叶切除。故而术前应将上述诊疗方案向患者家属充分交代，并需缜密设计手术方案，包括术中的活检方法和可能治疗策略的决断，并应考虑能否兼顾微创方法的合理选择。

【专家点评】

炎性肌纤维母细胞瘤（inflammatory myofibroblastic tumor，IMT）是一种"由分化的肌纤维母细胞性梭形细胞组成的，常伴大量浆细胞和（或）淋巴细胞的少见而独特的软组织肿瘤"，其多发生于肺，但也见于肺外各种组织器官，如乳腺、肝、膀胱、骨、肾、心脏、上颌窦等，但极少发生在食管。IMT的病因不明，相关因素有：手术、创伤、炎症、异常修复、EB病毒或特殊细菌感染，也有报道肿瘤中检出HIV-8序列及白介素-6和CyclinDl的过表达及发生于Wilms瘤治疗后。以往多认为IMT是一种良性病变，以往的许多命名如炎性假瘤、浆细胞肉芽肿、纤维黄色肉芽肿、肌纤维母细胞瘤、黏液样错构瘤、假肉瘤、炎症性纤维肉瘤等都曾用来描述本病。但近年来诸多报道证明其具有侵袭生长、局部复发和转移的特点，并且发现50%～75%的

IMT存在间变性淋巴瘤激酶（ALK）的表达和基因重排，这更支持了IMT是一种真正意义的肿瘤。新的WHO软组织肿瘤分类中将IMT归为纤维母细胞、肌纤维母细胞肿瘤、中间性、少数可转移类。属于一种独立的低度恶性的间叶性肿瘤。IMT的组织学分型包括3种类型：①黏液型：间质明显水肿及黏液样变，类似肉芽组织或结节性筋膜炎；②梭形细胞型：肿瘤富于细胞，瘤细胞常排列成人字形或旋涡状，此型与纤维组织细胞瘤、平滑肌肿瘤和胃肠道间质瘤等梭形细胞肿瘤相似；③少细胞纤维型：片状纤维化间质中见淋巴细胞和大量浆细胞浸润，即所谓浆细胞肉芽肿样图象。IMT的免疫组化标记包括：纤维细胞标记Vim和肌源性标记SMA、MSA。近年来发现IMT中ALK-1表达率高，免疫组化阳性率可达89%，提示可作为一项诊断指标。

IMT的症状以肿瘤导致的局部症状为主，但是部分病例可伴疼痛及发热、倦怠、盗汗、体重减轻等全身症状。实验室检查可出现贫血、血小板增多、血沉加快及多克隆高丙球蛋白血症等瘤外表现。全身症状的变化可以作为预后评价的指标。IMT的影像学检查表现多样，可以表现为良性肿瘤的膨胀性生长，但多数也表现为恶性肿瘤的浸润性生长，并与周围组织关系密切，增强扫描可以出现明显的强化，或者出现坏死和钙化。由于IMT的临床表现及影像学检查缺乏特异性，因而确诊依赖病理学。IMT的诊断不提倡依赖针吸活检或术中冰冻，以避免诊断的片面性。需要取材全面，以至完全切除肿块常规石蜡包埋切片检查，以及借助免疫组化方可确诊。

绝大部分IMT的临床过程表现良性，病程惰性、迁延。有AIK表达的一般预后较好。也有个别自发消退的病例。局部复发率约25%，复发间隔时间数月至最长9年，复发一次至数次，未发现复发与局部侵犯和ALK改变相关。肿瘤可局部浸润。头颈部IMT更具有侵袭性。偶有局部淋巴结及远隔转移，概率小于5%。

对于IMT的手术治疗，存在争议，如果不在特殊部位，不引起严重症状的IMT，可考虑保守型切除即可。但也有作者认为应该行扩大切除，尤其对于核分裂象比较多见者，即使切缘阴性也存在复发可能。无法切除的病变或者复发病变，可考虑大剂量皮质类固醇激素或者非皮质类固醇抗炎药物治疗，部分患者可缓解，但疗效并不确切；至于放化疗则效果欠佳。曾报道用于IMT的化疗药物包括：顺

铂、多柔比星、长春新碱、环磷酰胺、氮烯咪胺等。

国内外有关食管 IMT 的报道并不多见。国外最大宗的病例为 Kurihara 等总结并报道的 1975—2000 年间食管 IMT 病例 7 例，分别为 21 岁的年轻患者 1 例，50 岁以上的中老年患者 6 例；而国内多少为个案报道。总结这些病例特点显示食管 IMT 的主要临床表现为吞咽困难并因此而就诊；既往病史显示部分患者既往存在食管疾病史，如食管裂孔疝、反流性食管炎等；但也有无任何食管疾病史者。影像学检查所提示病变几乎均发生在食管的中下段。特别是在食管末端或胃食管交界处，既可表现为食管良性肿瘤特征，亦可表现为恶性肿瘤的影像特征；肿瘤直径多为 2～3cm，最大者也未超过 6cm，像本例如此巨大的食管 IMT 尚无报道。常规影像学检查包括食管钡餐造影和胸部 CT，病变部位常在食管下段或食管贲门交界处，一般表现为偏心性外压的良性新生物表现。另外最重要的一点就是在病变表面或附近的食管黏膜上多少都会存在一些轻度的黏膜走行的不规则、凹凸不平的小龛影，从而提示病变表面或附近存在着轻度的黏膜溃疡。纤维食管镜见病变位于食管黏膜下，黏膜较少受侵，病变在外观形态上主要是宽基底的、息肉样的肿块，而在病变表面的食管黏膜上或远端的食管黏膜上通常存在浅小的溃疡或已愈合的溃疡。即使黏膜出现溃疡，活检往往取到的仅是非特异改变，亦很难确诊。因此，术前诊断极为困难，确诊需术后病理。术前影像学检查能显示食管 IMT 的部位、内部结构组成、增强扫描强化特征、与邻近结构关系及有无区域淋巴结转移。为制定治疗方案提供依据。在治疗上主要采用手术切除病变段食管，并根据病变大小、外侵程度以及有无肿瘤残留等因素决定是否行术后辅助化放疗乃至类固醇治疗。

参考文献

[1] Fletcher CD，Unni KK，Mertens F. World Health Organization classification of tumours. Pathology and genetics of tllrnours of soft tissue and bone. Lyon：IARC Press，2002. 48.

[2] Gleason BC，Hornick JL. Inflammatory myofibroblastic tumours：Where are we now? J Clin Pathol，2008，61（4）：428-437.

[3] Alongi F，Bolognesi A，Gajate AM，et al. Inflammatory pseudotumor of mediastinum treated with tomotherapy and monitored with FDG-PET/CT：case report and literature review. Tumori，2010，96（2）：322-326.

[4] Gleason BC，Hornick JL. Inflammatory myofibroblastic tumours：where are we now? J Clin Pathol，2008，61（4）：428-437.

[5] Yano Y，Mori M，Kagami S，et al. Inflammatory pseudotumor of the lung with rapid growth. Intern Med，2009，48（15）：1279-1282.

[6] Hirai S，Katayama T，Chatani N，et al. Inflammatory pseudotumor suspected of lung cancer treated by thoracoscopic resection. Ann Thorac Cardiovasc Surg，2011，17（1）：48-52.

[7] 张诗杰，李挺，董颖，等. 新的 WHO 分类影响临床治疗策略—对炎性肌纤维母细胞瘤的重新认识. 中国全科医学，2006，9：554-556.

[8] 曾殿渡，高鹤丽，常健，等. 食管巨大炎性肌纤维母细胞瘤 1 例及文献回顾. 中国临床医学影像杂志，2011，22：70-71.

[9] 纪小龙，马亚敏. 从炎性假瘤到炎性肌纤维母细胞瘤—浅谈病理形态学发展的过程. 临床与实验病理学杂志. 2003，19：319-320.

[10] 任转琴，陈涛，张雷，等. 软组织炎性肌纤维母细胞瘤的 CT、MRI 诊断. 中国医学影像学杂志，2009，17：462-464.

病案 3 隐匿性食管癌

【本案精要】

术前诊断前纵隔囊肿、上纵隔占位，多次行胃镜检查无法明确诊断，电视胸腔镜辅助下右侧胸腔探查＋纵隔囊肿切除＋上纵隔肿物切除，病理为气管囊肿和转移性恶性淋巴结，术后行全身 PET-CT 提示颈段食管癌伴局部淋巴结转移。

【临床资料】

1. 病史：患者女性，63 岁，主因"声音嘶哑伴饮水呛咳半年，进食后哽噎感 3 个月"以"纵隔肿物性质待查"收入院。患者半年前无明显诱因出现声音嘶哑伴饮水呛咳，3 个月前开始出现进食后哽噎，以进食干硬食物为著，进食流食尚可，无咳嗽咳痰，无咯血及呕血，无胸痛胸闷，无呼吸困难，无低热、乏力及盗汗，无恶心呕吐，无头痛头晕及晕厥史，无肢体水肿，2 周前于当地医院行胸部增强 CT 检查提示纵隔肿物，患者为行进一步明确诊治，由门诊以"纵隔肿物"收入我科。患者自发病以来神清、精神可，饮食、睡眠可，大小便如常，体重无明显增减。

2. 体格检查：生命体征平稳，皮肤黏膜无黄染、无苍白，全身浅表淋巴结未触及肿大；心腹未见异常；颈静脉无怒张，头面部无水肿，气管居中。胸廓对称无畸形，双侧肋间隙无明显增宽，双侧呼吸运动均匀一致。胸壁静脉无曲张，双侧语颤对称，未及胸膜摩擦感，双肺叩诊清音，双侧肺下界于锁骨中线第 6 肋间、腋中线第 8 肋间、肩胛下角线第 10 肋间。双肺呼吸音稍粗，未闻及干、湿啰音及胸膜摩擦音。

3. 辅助检查：入院后完善各项辅助检查，血、尿、便常规正常。肝肾功能及各项生化检查正常，甲状腺功能七项正常，肿瘤标志物检测：鳞状上皮癌相关抗原 SCC 正常。心电图：窦性心动过缓，不完全右束支传导阻滞，房性早搏。胸部 CT 报告：右侧胸廓入口处气管食管旁可见不规则团块状软组织密度影，CT 值 33 ～ 48Hu，与相邻组织分界不清，气管及食管受压变窄，右侧纵隔可见不规则囊状低密度影，CT 值约 6Hu，边缘清晰，增强扫描右侧胸廓入口处病灶可见不均匀强化，CT 值 58 ～ 94Hu，边缘不规则，与食管和气管壁关系密切，大小约 3.5cm×2.4cm×4.0cm，周围血管受压，右纵隔囊性病灶未见明显强化，两侧胸膜不规则增厚，右侧甲状腺密度不均，可见低密度灶。诊断右侧胸廓入口处占位性病变，性质待定，右纵隔囊性病灶，右甲

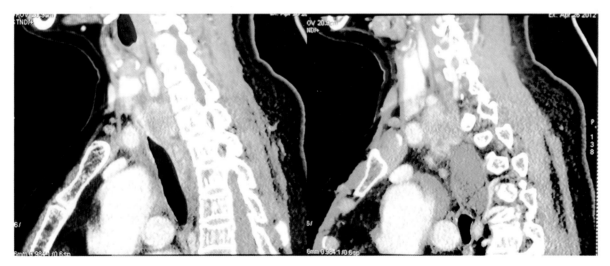

图 3-3-1 胸部 CT
胸廓入口处气管食管旁可见不规则团块状软组织密度影，右侧纵隔可见不规则囊状低密度影

状腺可见低密度灶，两侧胸膜不规则增厚。上消化道造影：胸廓入口处食管钡剂充盈缺损，造影剂尚能通过，未见食管黏膜中断。气管镜：右侧声带麻痹，气管膜部外压性改变。术前两次胃镜结果一致：食管通畅，粘膜光滑完整，血管纹理清晰，蠕动扩张度好，齿状线清晰。

4．初步诊断：右上纵隔实性占位，右上纵隔囊肿。

【术前讨论】

患者半年前无明显诱因出现声音嘶哑伴饮水呛咳，3 个月前开始出现进食后哽噎，以进食干硬食物为著，进食流食尚可，胸部 CT 报告：右侧胸廓入口处气管食管旁可见不规则团块状软组织密度影，CT 值 33 ～ 48Hu，与相邻组织分界不清，气管及食管受压变窄，右侧纵隔可见不规则囊状低密度影，CT 值约 6Hu，边缘清晰，增强扫描右侧胸廓入口处病灶可见不均匀强化，CT 值 58 ～ 94Hu，边缘不规则，与食管和气管壁关系密切，大小约 3.5cm×2.4cm×4.0cm，周围血管受压，右纵隔囊性病灶未见明显强化，诊断右侧上纵隔胸廓入口处占位性病变，性质待定，右纵隔囊性病变。目前右侧中纵隔囊肿诊断基本明确，但右上纵隔占位虽完善各项辅助检查均不能明确诊断。入院常规检查完善，无明显手术禁忌证，为明确诊断，避免误诊或误治给患者带来的危害，指导合理治疗，应进一步通过电视胸腔镜探查，拟行右中纵隔囊肿切除、上纵隔肿物切除活检术。

【手术及术后恢复情况】

左侧卧位，在全麻下行电视胸腔镜辅助下行右侧胸腔探查（取右侧第 6 肋间腋中线，第 3 肋间腋前线，第 5 肋间腋后线），探查发现肿物位于右中纵隔，囊性，大小约 4cm×5cm，于奇静脉弓上方切开纵隔胸膜，显露纵隔囊肿，分离周围粘连，完整切除纵隔囊肿。进一步向上分离，于食管前，气管后及右侧锁骨下动脉夹角内探及实性质韧肿物，边界欠清，分离肿物至颈部，尽可能游离并将肿物大部切除，仅上段气管旁及锁骨下动脉后壁有少量肿瘤组织残留，送术中冰冻病理提示为转移性鳞癌。

术后常规给予静点抗炎补液等治疗，术后 8 天拔除引流管，伤口 Ⅱ / 甲愈合；待患者术后恢复后，行全身 PET-CT 检查，结果回报：上纵隔入口处食管右旁可见肿块影，大小 3.8cm×3.3cm，放射浓聚明显，SUV 值 18.0，食管颈段见局灶性浓聚，最大

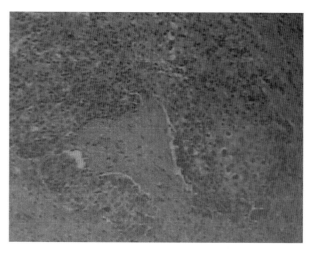

图 3-3-2　术后病理
中低分化鳞状细胞癌（HE×100）

SUV 值 4.39。

【最后诊断】

病理诊断：（上纵隔）纤维组织中可见中低分化鳞状细胞癌浸润，可见灶片状坏死。免疫组化：CD5（-），CK（+），CK5/6（+），CD117（-），CgA（-），Syn（-），TTF-1（-），p63（+）。食管旁淋巴结未见转移癌（0/2），纵隔囊肿。

最后诊断：颈段食管癌、淋巴结转移、纵隔囊肿。

【病案特点分析】

此例患者因声音嘶哑伴饮水呛咳，进食后哽噎感入院，术前气管镜检查提示右侧声带麻痹，胸部 CT 提示右侧胸廓入口处不规则团块影，病灶可见不均匀强化，CT 值 58 ～ 94Hu，边缘不规则，与食管和气管壁关系密切，大小约 3.5cm×2.4cm×4.0cm，周围血管受压，右纵隔囊性病灶未见明显强化，术前综合考虑患者存在双重病变，中纵隔囊肿及上纵隔不明原因的肿块，术前行反复胃镜检查均未发现存在食管癌灶，术中冰冻病理及术后石蜡病理明确诊断为中低分化鳞癌，为转移淋巴结，进一步行全身 PET 检查明确颈段食管癌伴淋巴结转移。

【专家点评】

颈段食管起自第 6 颈椎（C6）水平的环咽肌，止于第 1 胸椎（T1）水平的胸廓入口处，长约 5cm，颈段食管癌年发病率为 0.35/10 万，占头颈部恶性肿瘤的 2%，约占食管癌总数的 5.9% ～ 10.0%，食管黏膜含有丰富的淋巴管网，且缺乏浆膜层覆盖，很

快穿透黏膜壁，浸透肌层，向外侵入气管后壁、喉返神经及甲状腺，常有颈部淋巴结包括锁骨上淋巴结及上纵隔淋巴结转移。颈段食管癌黏膜下浸润至下咽或胸段食管，Kelley等回顾分析了67例颈段食管癌，发现32例蔓延出食管，常见部位是气管旁淋巴结，其余如喉、甲状腺、气管、椎前筋膜等，淋巴结转移主要是区域性和上下双向性的转移，跳跃性转移是其另一特点，病变浸润越深，发生连续性转移的机会越多，病变浸润越浅，则发生连续性转移的机会越少，但发生跳跃性转移的机会并不减少。由于颈段食管癌的解剖位置特殊，生物学行为类似于头颈部鳞癌。其常用的治疗方法是单一放疗或放化疗，依赖于内科治疗，而非外科手术。

本例患者非常特殊，术前无良好手段通过病理诊断明确为食管癌，虽行多次胃镜检测仍未查见食管病变，而且患者同时伴有纵隔囊肿，对食管有压迫，容易混淆临床症状，干扰诊断。目前认为，浸润性生长和转移瘤的形成是恶性肿瘤区别于良性病变的显著特征，且恶性肿瘤的侵袭转移是一个多步骤、多阶段的复杂过程，因此由于发现转移灶来寻找原发灶的患者在恶性肿瘤患者中占有极大比例。

不明原发灶肿瘤（unknown primary tumor，UPT）是一种异源性发生的，首先表现为转移性病灶，确诊时尚未发现原发灶的一类恶性肿瘤。1950年Abrams等对1000例尸检研究报道颈部UPT发生率为10%，随着CT、MRI、PET、CT-PET等先进影像学检查手段及分辨率的提高，给恶性肿瘤的诊断提供了更多可以参考的依据，近年来的文献报道为2%～4%。Freudenberg等报道在颈部UPT的诊断中PET/CT检出原发灶的概率是57%，PET+CT为52%、而CT仅为23%，提示PET/CT、PET+CT在UPT诊断中的重要性，单纯PET显像对于病灶的解剖结构及病灶与周围组织脏器的比邻关系显示欠清晰，PET／CT实现了PET功能代谢影像与CT解剖形态影像的同机融合，两种图像相互补充、相互印证、优势互补，实现了功能及形态上的统一，使得图像既有功能信息也有解剖信息，提高了诊断的灵敏度及特异度，大大提高了临床应用价值。

具体到该例患者，由于其食管原发病变具有很强的隐匿性，术前多次胃镜镜检查未能发现食管黏膜病变，其主要症状均来源于食管旁肿大转移淋巴结的浸润压迫，故而给术前诊断带来很大困难，术后结合病理及PET检查结果方最终明确诊断。通过术后的分析总结，我们体会对于此类患者，术前更加详细全面的检查十分必要，包括全身PET检查以及联合超声引导下的经胃镜（EUS-FNA）或支气管镜（EBUS-TBNA）的穿刺活检等检查，对于早期明确诊断应有帮助。

参考文献

[1] Johes A S, Roland N J, Hamiton J, et al. Maligment tumors of the cervicel esophagus. Clin Otolaryngol, 1996，21：49-53.

[2] Kelley D J, Wolf R, Shaha A R, et al. Impact of clinicopathologic parameters on patient survival in carcinoma of the cervical esophagus. Am J Surg, 1995，170：427-431.

[3] Yamada K, Mmakaml M, Okamoto Y. et al. Treatment results of radiotherapy far carcinoma of the cervical esophagus Acta Oncol. 2006. 45（8）：1120-1125.

[4] Abrams H L, Spiro R, Goldstein N. Metastases in carcinoma：analysis of 1000 autopsied cases. Cancer, 1950, 374-385.

[5] Markus J, Klemens S, Michael D, et al. ［18El-fluoro-deoxy. D-glucose positron emission tomography is a sensitive tool for the detection of occult primary cancer（carcinoma of unknown primary syndrome）with head and neck lymph node manifestation. Otolaryngol Head Neck Surg, 2000，123：294-301.

[6] Freudenberg I S, Fisccher M, Antoch G, et al. Dual modality of 18F-fluorodeoxyglucose—positron emission tomography/computed tomography in patients with cervical careinomj a of unknown primary. Med Princ Pret, 2005, 14：155-160.

[7] Bar-Shalom R, Yefremov N, Guralnik L, et al. Clinical performance of PET/CT in evaluation of cancer：additional value for diagnostic imaging and patient management. J Nucl Med, 2003, 44：1200-1209.

[8] Hemandez. MD, Hemandez-Navarro F, Gomez LN, et al. Positron emission tomography/computed tomography：diagnostic accuracy in lymphoma. Br J Haematol, 2006, 135（3）：293-302.

[9] Allen-Auerbach M，Quon A，Weber WA，et al. Comparison between Deoxy.[18F]-fluoro-D-glucose positron emission tomography and positron emission tomography/computed tomography hardware fusion for staging of patients with lymphoma. Mol Imaging Biol，2004，6（6）：411-416.

[10] Nakamura A，IguchiH，Takayama M，et al. Metastatic carcinoma of the neck from unknown primary sites. Nippon Jibiinkoka Gakkai Kaiho，2003，106：671-677.

[11] Salavsti A，Basu S，Heidari P，et al. Impact of fluorodexyglucose PET on the management of esophageal cancer. Nucl Med Commun，2009，30（2）：95-116.

[12] Thurau K，Palmes D，Franzius C，et al. Impact of PET-CT on primary staging and response control on multimodal treatment of esophageal cancer.World J Surg，2011，35（3）：608-616.

[13] Jungehulsing M，Scheidhauer K，Damm M，et al.（F）-fluoro-deoxy-D-glucose positron emission tomography is a sensitive tool for the detection of occult primary cancer（carcinoma of unknown primary sydrome）with head and neck lymph node manifestation. Otolaryngol Head Neck Surg，2000，123：294-301.

[14] Culine S，FabbroM，YchouM，et al. Altem*-ative bimonthly cycles of doxorubicin，cyclophosphamide，and eptoposide，cisplatin with hematopoietic growth factor suppoa in patients with carcinoma of unknown primary site. Cancer，2002，94（3）：840-846.

病案 4　Barrett 食管

【本案精要】

Barrett 食管，局灶癌变，行胸腔镜、腹腔镜联合颈部三切口手术。

【临床资料】

1. 病史：患者男性，74 岁，主因"反酸、烧心10 余年，加重 2 个月，发现食管占位 26 天"收住我科。患者于 10 余年前无明显诱因出现反酸、烧心，伴进食哽噎，于外院行胃镜检查，诊断重度反流性食管炎、食道下段溃疡，予洛赛克口服治疗（具体不详）。1 个月后复查胃镜显示溃疡已痊愈，予法莫替丁口服，1 个月后患者自感症状缓解，自行停药。后再次出现反酸、烧心等不适感，自服雷尼替丁、"香砂养胃丸"等治疗，症状可缓解。10 余年来，反酸、烧心等不适感间断出现，未规律口服抑酸药治疗。2 个月前，上述症状加重，伴进食后上腹部饱胀感、嗳气、胸骨后灼热感，就诊于当地医院，行胃镜检查，诊断：食管溃疡（28～31cm，性质待定），食管癌（37cm），慢性浅表性胃炎。给予耐信肠溶片40mg qd 口服，患者症状基本缓解。后再次行胃镜检查，诊断：Barrett 食管（长段型）食管溃疡形成，恶性不除外。行上消化道造影检查，提示：食管下段左前壁溃疡，早期浸润癌不除外；反流性食管炎。后患者就诊于我院门诊，查胸部 CT，提示：食管下段占位，食管癌可能；双肺下叶间质纤维化；肺气肿、肺大泡。今为进一步诊治收入院。患者目前进食正常，自发病以来无恶心、呕吐，无腹痛，无咳嗽、咳痰，无发热，无声音嘶哑，无呕血、黑便，无腹泻等不适。精神可，食欲正常，睡眠不佳，小便正常，大便干燥，体重无明显改变。

2. 体格检查：胸廓无畸形，胸壁静脉无曲张，胸骨无压痛。肺部呼吸运动度对称，肋间隙正常，语颤对称，无胸膜摩擦感，无皮下捻发感，叩诊清音，呼吸规整，双肺呼吸音清，未闻及干、湿啰音。

3. 辅助检查：胸部 CT（我院）：食管下段管壁环周增厚，局部管腔变窄，增强扫描后可见强化。提示：食管下段占位，食管癌可能；双肺下叶间质纤维化；肺气肿、肺大泡。上消化道造影（外院）

（图 3-4-1）：食管黏膜皱襞粗糙，左前壁可见大小约1.1cm×0.3cm 龛影，边界欠清，并可见小结节不平，可见明显钡剂反流。提示：食管下段左前壁溃疡，早期癌不除外；反流性食管炎。胃镜（外院）（图3-4-2）：食管 S-CJ 30cm，不整，距门齿 30～37cm

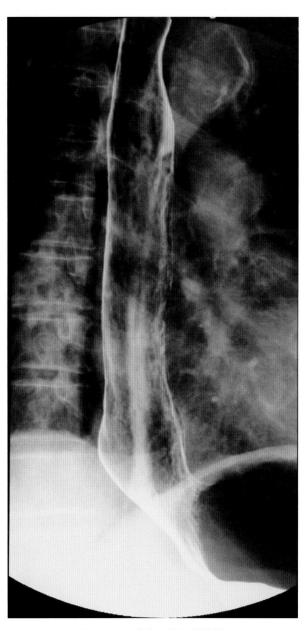

图 3-4-1　术前上消化道造影
食管黏膜皱襞粗糙

可见溃疡，浅苔、不平、充血、活检组织脆。EGJ 38cm，贲门口距门齿 41cm，贲门口松弛。病理：固有层内见较多的肠上皮组织，呈轻度异型增生，个别腺体外周轮廓不清，偶见病理性核分裂，组织一端的浅层黏膜见少量上皮细胞浆红染、核浆比例增大较明显，极性紊乱，不除外灶性癌变可能。诊断：Barrett 食管（长段型）食管溃疡形成；距门齿 37cm 慢性炎症性柱状上皮黏膜，间质腺体中度及重度非典型增生，部分考虑癌变。

4. 初步诊断：①食管肿物性质待查，食管癌；②反流性食管炎；③ Barrett 食管。

【术前讨论】

患者男性，74 岁，主因"反酸、烧心 10 余年，加重 2 个月，发现食管占位 26 天"收住我科。入院诊断：①食管肿物性质待查，食管癌；②反流性食管炎；③ Barrett 食管。入院完善相关检查，考虑食管肿物恶性可能大，手术指征明确，无明显手术禁忌，拟全麻下行食管病变切除、胃食管吻合术。

【手术及术后恢复情况】

入院后第 6 天行手术治疗——胸、腹腔镜联合食管切除，胃食管颈部吻合术。

双腔气管插管全麻成功后，先取平卧位，常规消毒铺巾。于脐上缘作长约 1.0cm 探查切口，建立气腹满意，进腹腔镜探查腹腔未见明显粘连、积液，腹膜光滑，未见明显结节等病变。于脐水平右侧腹直肌外缘做长约 1.5cm 操作切口，并依次于脐水平

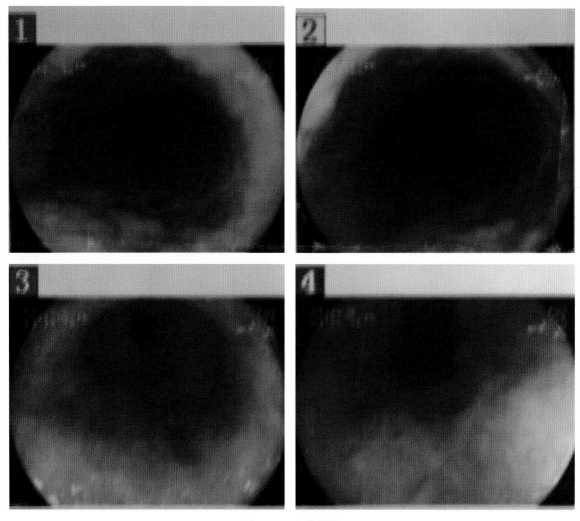

图 3-4-2　术前胃镜

食管距门齿 30 ～ 37cm 可见溃疡

左侧腹直肌外缘以及双侧肋缘下腹直肌外缘做0.5cm小操作切口（图3-4-3）。腹腔镜下探查胃底及贲门未及明显肿块，腹腔干及胃左动脉周围未及明显肿大淋巴结。腹腔镜下以超声刀打开脾胃韧带，游离切断胃短血管，打开胃结肠韧带，游离切断胃网膜左血管，打开肝胃韧带，游离显露胃左动脉，以内镜下直线切割缝合器予以夹闭切断。打开膈胃韧带，适当打开两侧膈肌脚，游离下段食管及贲门，使其能通过食管裂孔。上述游离过程中保留胃网膜右血管弓以及部分胃右血管，并清扫胃左血管旁以及贲门旁淋巴结。游离胃组织充分后以内镜下直线切割缝合器沿胃小弯侧及贲门部位切除部分胃组织以构建管状胃。腹腔内局部冲洗，充分止血，清点纱布器械无误，关闭腹部各切口并妥善覆盖。

变换为左侧后仰卧位，重新消毒铺巾，暴露右胸部及右颈部手术野。于右侧第八肋间肩胛下角线做小切口，进镜探查，胸膜腔内无明显粘连，于右肩胛下角线后侧第8肋间和腋后线第5肋间分别做长约1.5cm和2cm小切口，置入操作器械，进一步探查胸腔，胸腔内无明显胸腔积液，脏壁层胸膜光滑无结节。打开后纵隔胸膜，充分游离食管，下至食管裂孔，上至胸顶部，游离过程中游离并以内镜下直线切割缝合器切断奇静脉弓，游离过程中于下肺静脉旁、食管旁和隆突下见肿大淋巴结，直径约0.5～1.0cm，予以清扫。胸腔镜监视下将食管及已制备之管状胃经食管床自食管裂孔提至胸腔内，保证幽门通畅无扭转。于食管病变上、下方分别结扎食管后，将食管切断，标本至于标本袋内取出胸腔。上、下切缘以丝线相连。

于右颈部胸锁乳突肌前方环状软骨至胸骨上窝水平做斜行切口长约5cm，依次切开各层组织，游离推开颈血管鞘后于椎体前缘掏出颈段食管，并将食管上残端及管状胃经胸腔提至颈部，行胃-食管吻合术，吻合满意，吻合口无张力，未见活动性出血。留置胃管。胸腔冲洗膨肺，未见明显出血漏气，探查胸腔无活动性出血，清点器械、纱布无误后，留置28#胸腔引流管一根，逐层关闭胸部切口。以无菌蒸馏水和温盐水充分清洗颈部切口后，放置颈部引流管一根并接负压吸引器，逐层关闭切口。术毕。手术顺利，术中出血约200ml，术后病人清醒拔管后安返病房。切除标本均送病理检查（图3-4-4）。

术后常规给予补液、抗炎等治疗，恢复过程顺利，术后第3天拔除颈部引流管，第5天拔除胸引流管，第9天拔除胃管，第12天出院，伤口Ⅱ/甲愈合。术后定期复查并随访3年，无复发。

【最后诊断】

病理诊断：食管及胃黏膜重度慢性炎，食管浅表溃疡型黏膜内高分化腺癌，局灶可见浸润至肌层，周围黏膜呈Barrett食管表现，伴中-重度非典型性（直径0.3～0.8cm），上、下切缘未见肿瘤性病变，送检（7，8，9，贲门左，食管旁）淋巴结未见癌转移（0/7，0/2，0/1，0/3，0/7），免疫组化染色结果：

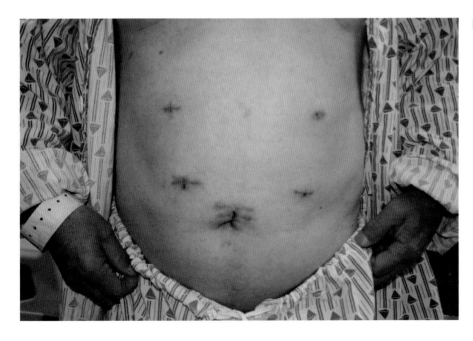

图3-4-3 腹腔镜手术切口

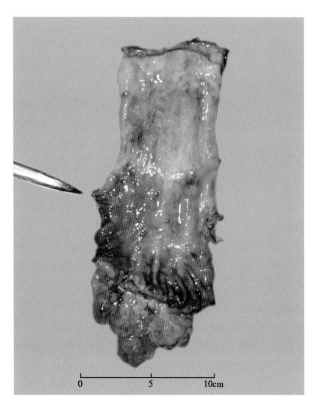

图 3-4-4　术后标本

CK（+），p53（+++），Ki-67（80%+），CEA（+）。

最后诊断：食管腺癌 $T_2N_0M_0$、反流性食管炎、Barrett 食管。

【病案特点分析】

患者老年男性，术前诊断下段食管癌，行腹腔镜下游离胃 + 管状胃构建、胸腔镜下食管切除 + 淋巴结清扫、颈部切口胃 - 食管吻合术。

【专家点评】

食管癌分为鳞癌和腺癌。在全球食管癌高发区，如中国和伊朗，大部分是鳞癌，但是在食管癌非高发区，如北美洲和许多西欧国家，腺癌更常见，鳞癌则越来越少，现仅占食管恶性肿瘤的 30%。胃食管反流性疾病引起的 Barrett 食管指食管正常鳞状上皮化生为柱状或腺上皮取代，是腺癌发生最大的高危因素。在美国，半数以上的食管癌患者存在 Barrett 食管。

存在严重胃食管反流症状的患者应接受内镜检查，特别存在 Barrett 食管或食管癌家族史的患者。经活检证实的重度不典型增生（high-grade dysplasia，HGD）是 Barrett 食管进展至癌的最强烈危险因素，而且在发现的 HGD 患者中，实际上有大约 50% 已出现癌变，甚至部分为侵袭性癌，因此，对于 Barrett 食管合并重度不典型增生的这部分患者，应采取手术切除，包括内镜下黏膜切除术（EMR）。本例患者，因存在黏膜溃疡，CT 显示食管下端肿块，提示浸润癌可能，不适宜 EMR，接受了常规的食管癌切除。

食管癌的外科治疗有多种术式，主要依据食管原发肿瘤的大小、部位以及外科医生的经验。吻合口的最佳位置一直存在争议。颈部吻合的优点包括：食管切除范围广，避免开胸手术，较少发生严重的食管反流症状以及与吻合口瘘相关的严重并发症。胸内吻合的优点包括：吻合口瘘和吻合口狭窄的发生率低。本例患者，因存在严重的反流，颈部吻合是更理想的选择，而且因早期癌无周围侵犯，采用了腹腔镜游离胃、胸腔镜游离食管、颈部吻合的方法，创伤小、恢复快。

参考文献

[1] NCCN Clinical Practice Guidelines in Oncology，Esophageal Cancer，V.2.2012.

[2] Sampliner RE. Practice guidelines on the diagnosis，surveillance，and therapy of Barrett's esophagus. The Practice Parameters Committee of the American College of Gastroenterology. Am J Gastroenterol，1998，93：1028-1032.

[3] Ferguson MK，Nauheim KS. Resection for Barrett's mucosa with high-grade dysplasia：implications for prophylactic photodynamic therapy. J Thorac Cardiovasc Surg，1997，114：824-829.

[4] Ruol A，Zaninotto G，Costantini M，et al. Barrett's esophagus：management of high-grade dysplasia and cancer. J Surg Res，2004，117：44-51.

[5] Overholt BF，Panjehpour M，Haydek JM. Photodynamic therapy for Barrett's esophagus：follow-up in 100 patients. Gastrointest Endosc，1999，49：1-7.

病案5 食管小细胞癌新辅助同步放化疗后手术切除

【本案精要】

患者为早期食管小细胞癌，新辅助放化疗后行根治性手术，病理完全缓解pCR。该例为少见病例。

【临床资料】

1. 病史：患者男性，60岁，主因"诊断食管中段小细胞癌5个月，新辅助同步放化疗后"入院。患者5个月前无明显诱因出现进行性吞咽困难，无呕血、黑便，无咳嗽、咳痰、咯血，就诊于外院，行胃镜检查示食管溃疡、慢性萎缩性胃炎，病理示：

食道鳞状上皮黏膜慢性炎伴坏死，给予抑酸、保护食道黏膜药物治疗后症状仍未缓解，遂就诊于我院，行超声胃镜示：距门齿30～33cm纵行溃疡，覆白苔，周边黏膜呈堤状隆起，EUS显示病变处黏膜层及黏膜下层分界不清，明显增厚达0.5cm（图3-5-1）。病理提示食管小细胞癌。完善检查，肝、脑、骨、肺等部位未发现转移灶，超声内镜及胸、腹部CT未发现肿大淋巴结（图3-5-2），临床分期$T_2N_0M_0$。因小细胞癌，未首先行手术切除，给予新辅助同步放化疗，其中EP方案化疗2周期：顺铂130mg d1+ 依

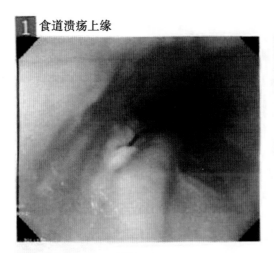
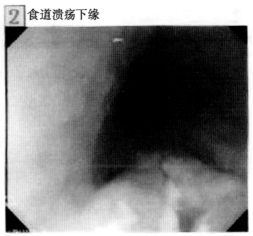
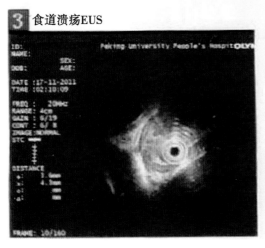
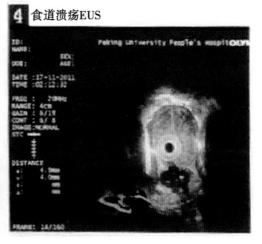

图3-5-1 超声胃镜

距门齿30～33cm纵行溃疡，EUS显示病变处黏膜层及黏膜下层分界不清

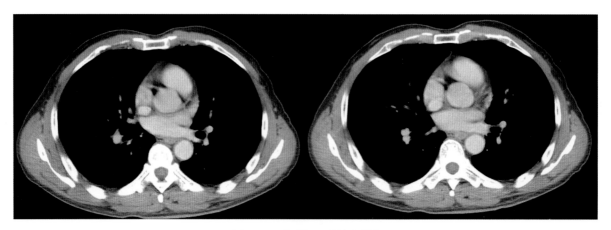

图 3-5-2　胸部 CT（化疗前）

食道左心房水平局限性增厚

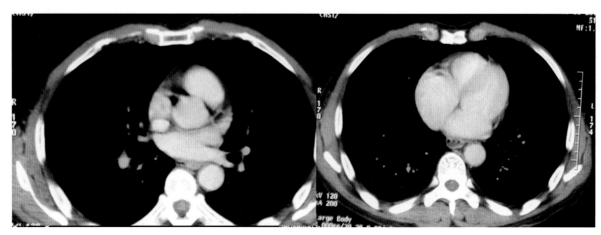

图 3-5-3　胸部 CT（化疗后）

食道局部管壁增厚程度及范围较前无著变

托泊苷 160mg d1-d3，同步行 4000 cGy/20 次。化疗结束后复查胃镜提示临床完全缓解（cCR）。此次为行手术入院。

2. 查体：胸廓无畸形，胸壁静脉无曲张，胸骨无压痛。肺部呼吸运动度对称，肋间隙正常，语颤对称，无胸膜摩擦感，无皮下捻发感，叩诊清音，呼吸规整，左肺呼吸音清，右肺呼吸音清，左肺无啰音，右肺无啰音。

3. 辅助检查：超声胃镜（化疗前）：距门齿 30 ~ 33cm 纵行溃疡，覆白苔，周边黏膜呈堤状隆起，EUS 显示病变处黏膜层及黏膜下层分界不清，明显增厚，最厚处达 0.5cm。病理提示食管小细胞癌。化疗后胃镜：原病变部位呈瘢痕样改变，未见明确新生物（图 3-5-3）。

4. 初步诊断：食管中段小细胞癌 $cT_2N_0M_0$，新辅助同步放化疗后 cCR。

【术前讨论】

患者老年男性，主因"诊断食管中段小细胞癌 5 个月，新辅助同步放化疗后"入院。术前食管小细胞癌诊断明确，已行 4000cGy/2 周期 EP 化疗方案同步放化疗，新辅助治疗阶段仅出现 2 度放射性食管炎，未出现 3 ~ 4 度毒性反应。患者为手术入院。考虑患者食管癌（新辅助同步放化疗后）诊断明确，入院后完善相关检查，未见明显手术禁忌，拟在全麻下行食管癌根治术。

【手术及术后恢复情况】

入院后 3 天行手术治疗——Ivor-Lewis：腹腔镜、右侧开胸食管切除、胃代食管吻合术。

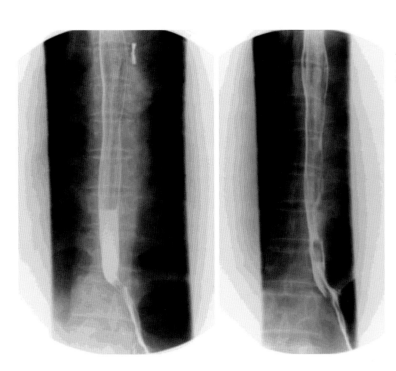

图 3-5-4　上消化道造影（化疗后，术前）
食道下段局部黏膜稍显毛糙，局部蠕动扩张未见异常

全麻成功后，患者取仰卧位，常规消毒、铺单。建立气腹。脐上行腹腔镜切口，双侧锁骨中线肋缘下及此切口与腹腔镜切口间各行两个操作切口，其中右侧中间切口为主操作口，其余为置 5mm 套管。探查腹腔，无积液，无肿瘤种植。打开大网膜，注意保护胃网膜右血管弓，离断大网膜及胃短动脉。向下牵拉胃，显露小网膜，发现胃左动脉旁肿大淋巴结 1 枚，最大径 1cm，切除。断肝胃韧带，解剖胃左血管后以切割缝合器离断。清除胃小弯小网膜结缔组织，使胃完全游离。游离腹段食管并解剖食管裂孔。切割缝合器部分离断贲门及胃小弯，成型管形胃。冲洗，严密止血。缝合腹部切口。腹部手术结束。取左侧卧位，右侧第 5 肋间外侧切口入胸，长 15cm。探查，胸内少量粘连，分离粘连，游离肺。胸腔无积液，壁层胸膜未见异常；右肺探查未见异常，离断下肺韧带，打开食管表面胸膜达气管隆突处，探查肿瘤位于隆突下，长度约 4cm，呈纵行隆起，未侵犯食管外膜，周围结构粘连紧密。游离并悬吊下段食管。清扫隆突下及食管旁淋巴结。断奇静脉弓，游离食管至奇静脉弓上。切除上纵隔气管旁淋巴结。膈上结扎胸导管。游离下段食管，解剖裂孔周围，将胃拉入胸腔，断胃，浆肌层包埋胃切缘。胸膜顶处距肿瘤近端 10cm 断食管，标本离体。吻合器将食管与残胃后壁进行端侧吻合，检查

吻合口，吻合满意，无张力，内无活动出血，上残端黏膜环完整。固定胸腔胃。鼻胃管放置吻合口以远 10cm 处，鼻空肠管放置膈下 10cm。关闭胃壁切口，浆肌层包埋。清点纱布器械无误，探查更换、清洗手术器械及手套。蒸馏水及无菌盐水反复冲洗胸腔。第 8 肋间腋中线置 28F 引流管一根，尖端放在吻合口附近。吸痰，膨肺，关胸，术毕。检查标本：食管中段溃疡型肿瘤，环周侵犯 1/2，长度约 4cm，侵犯食管肌层。送病理（图 3-5-5）。手术顺利，因同步放化疗后，局部粘连重，解剖层次消失，渗血明显，手术难度大。术中出血 1300ml。患者脱机拔管后返病房。

患者术后给予抗感染、对症治疗。恢复顺利，胸引流管于术后 10 天拔除，无围术期并发症。

【最后诊断】

病理诊断：（部分食管及部分胃）切除标本：食管壁内大量炎细胞浸润，部分区域鳞状上皮脱落，可见肉芽组织形成，呈损伤修复性改变，广泛取材未见明确癌组织残留，符合肿瘤放化疗后改变，（上切缘）未见癌侵犯，食管周围淋巴结未见癌转移（0/1），另送（2 组、4 组、7 组、10 组）淋巴结未见癌转移（0/2、0/3、0/5、0/3）。胃组织未见癌侵犯，胃断端未见癌侵犯，胃周围淋巴结未见癌转移（0/5），另送（胃小弯侧）淋巴结未见癌转移

图 3-5-5　术后切除标本及病灶

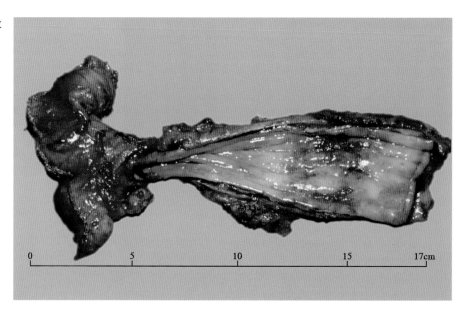

（0/3）。免疫组化染色结果：CK5/6（-），CK（-），34βE12（-），p53（个别+），p63（-），CD3（部分+），CD20（部分+），LCA（+），Ki-67（30%+），CgA（-），CD56（-），Syn（-）。

最后诊断：食管癌，$ypT_0N_0M_0$，pCR。

【病案特点分析】

患者老年男性，胃镜及超声胃镜诊断食管小细胞癌，治疗前分期 $T_2N_0M_0$。予新辅助同步放化疗后临床疗效评价 CR，继以根治性手术切除（Ivor-Lewis），病理提示 pCR。该例患者早期发现，新辅助治疗后达到 pCR，行根治性手术，预后尚需进一步随访。食管癌中小细胞癌较少见，临床表现与其他病理类型食管癌类似，恶性程度较高，目前尚无统一的规范治疗。该例患者为罕见病例。

【专家点评】

食管小细胞癌比较少见，仅占全部食管肿瘤的 0.15% ~ 2.4%，但根据不同地域，其发病率报道有所不同，例如日本的报道中其比例要高于此（9% ~ 15%）。在消化道小细胞癌中，约半数发生在食管。

食管小细胞癌一般认为起源于基底层的多能细胞，其生物学行为类似小细胞肺癌，大多数病例就诊时已存在远处转移。由于病例稀少，没有公认的治疗原则，多数学者参考小细胞肺癌的治疗原则进行治疗，包括足叶乙甙+顺铂方案的化疗。虽有研究显示化疗能延长食管小细胞癌的生存，但食管小细胞癌的总体预后仍然不佳，中位生存 4.2 ~ 18.5 个月。手术治疗的意义尚未明确，文献报道的接受手术治疗并有长期随访（＞5 年）结果的研究很少。

本例患者，诊断时分期较早，$T_2N_0M_0$，参照小细胞肺癌原则 $T_{1-2}N_0M_0$ 患者可手术切除和术后辅助化疗，但为了增加局部控制和及早消灭可能存在的微小转移，该患者接受了新辅助同步放化疗+手术。新辅助同步放化疗最大程度地完成了术前的局部控制，提高了手术切除的根治性，同时也是非转移食管癌的标准治疗。最新发表于《新英格兰医学杂志》的研究也证实，对于术前接受新辅助同步放化疗的食管癌或胃食管交界癌患者的中位总生存期约为单纯接受手术治疗患者的 2 倍。

理论上，食管癌新辅助同步放化疗后可能增加吻合口瘘等愈合性并发症，但多数研究认为这样的担忧是不必要的。

参考文献

[1] Brenner B，Tang L，Kelsen D. Small-cell carcinomas of the gastrointestinal tract：A review. J Clin Oncol，2004，22：2730-2739.

[2] Pantvaidya GH，Pramesh CS，Deshpande MS，et al. Small cell carcinoma of the esophagus：The Tata Memorial Hospital experience. Ann Thorac Surg，2002，74：1924-1927.

[3] Nichols GL，Kelsen DP. Small cell carcinoma of the esophagus. The Memorial Hospital Experience 1970 to 1987. Cancer，1989，64：1531-1533.

[4] Horai T, Kobayashi A, Wada A, et al. A cytologic study of small cell carcinoma of the esophagus. Cancer, 1978, 41: 1890-1896.

[5] Craig SR, Carey FA, Walker WS, et al. Primary small cell cancer of the esophagus. J Thorac Cardiovasc Surg, 1995, 109: 284-288.

[6] Bennouna J, Bardet E, Deguiral P, et al. Small cell carcinoma of the esophagus: Analysis of 10 cases and review of the published data. Am J Clin Oncol, 2000, 23: 455-459.

[7] Casas F, Ferrer F, Farrus B, et al. Primary small cell carcinoma of the esophagus: a review of the literature with emphasis on therapy and prognosis. Cancer, 1994, 80: 1366-1372.

[8] Wu Z, Ma JI, Yang JJ, et al. Primary small cell carcinoma of the esophagus: report of 9 cases and review of literature. World J Gastroenterol, 2004, 10: 3680-3682.

[9] Weston DP, Kelsen E, Kurtz R, et al. Small cell carcinoma of the esophagus, treatment by chemotherapy alone. Cancer, 1980, 45: 1558-1561.

[10] Yachida S, Matsushita K, Usuki H, et al. Long-term survival after resection for small cell carcinoma of the esophagus. Ann Thorac Surg, 2001, 72: 596-597.

[11] Hagen P, Hulshof M, Lanschot J, et al. Preoperative chemoradiotherapy for esophageal or junctional Cancer. N Engl J Med, 2012, 366: 2074-2084.

病案6 食管恶性黑色素瘤

【本案精要】

恶性黑色素瘤是起源于黑色素细胞的高度恶性肿瘤，好发于皮肤、眼、口腔、肛门等。而食管是发生恶性黑色素瘤的罕见部位。原发性食管恶性黑色素瘤少见但侵袭性较强，预后极差。

【临床资料】

1. 病史：患者女性，65岁，主因"吞咽不适2个月，胃镜发现食管癌2周"于2012年3月12日收入我科。患者2个月前无明显诱因出现吞咽困难，无胸骨后疼痛，恶心、呕吐，无食物反流等症状，与进食无明显相关，2周前于外院就诊，行胃镜检查提示食管增生性变，距门齿37cm处可见食管右后壁黏膜菜花样隆起，大小约1.5cm×1.0cm，病理回报为恶性肿瘤。患者目前未诉其他不适，食欲、精神可，体重无明显减轻。既往史：曾于2002年、2008年两次行乳腺手术，病理回报均为良性囊肿。

2. 体格检查：一般情况可。胸廓无畸形，胸壁静脉无曲张，胸骨无压痛。肺部呼吸运动度对称，肋间隙正常，语颤对称，无胸膜摩擦感，无皮下捻发感，叩诊清音，呼吸规整，左肺呼吸音清，右肺呼吸音清，左肺无啰音，右肺无啰音。

3. 辅助检查：胃镜（2012-2-27外院）：距门齿37cm处可见食管左前壁大小约0.5cm×0.5cm隆起病变，边界清晰，表面无溃疡（图3-6-1）。外院病理切片我院病理科会诊后认为"食管活检组织，其间可见小圆细胞性恶性肿瘤成分，结合免疫组化染色结果，考虑Ewing肉瘤/PNET可能性大。"

4. 初步诊断：食管占位：食管癌?

【术前讨论】

患者老年女性，主因"吞咽不适2个月，胃镜发现食管癌2周"于2012年3月12日收入我科。患者2个月前因出现吞咽困难于外院行胃镜检查，提示距门齿37cm处可见食管左前壁大小约0.5cm×0.5cm隆起病变，边界清晰，表面无溃疡。术前考虑食管末端癌可能大。术前胸部CT未提示食管明确占位（图3-6-3），骨扫描、头MRI无远处转移表现。外院病理切片我院病理科会诊后认为"食管活检组织，其间可见小圆细胞性恶性肿瘤成分，结合免疫组化染色结果，考虑Ewing肉瘤/PNET可能性大。"

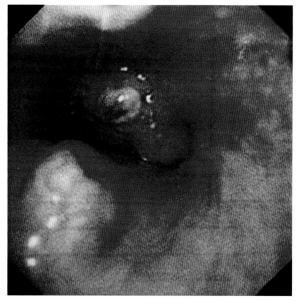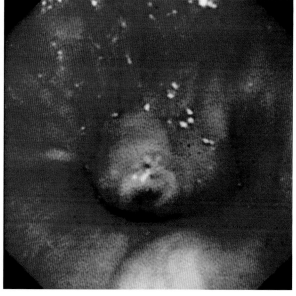

图 3-6-1 胃镜

距门齿37cm处可见食管左前壁隆起病变

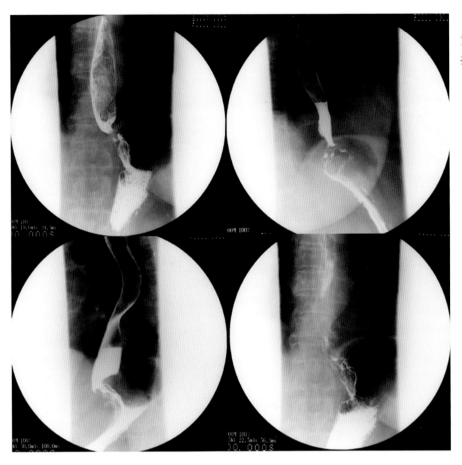

图 3-6-2　上消化道造影
贲门区小弯侧可见类圆形充盈缺损

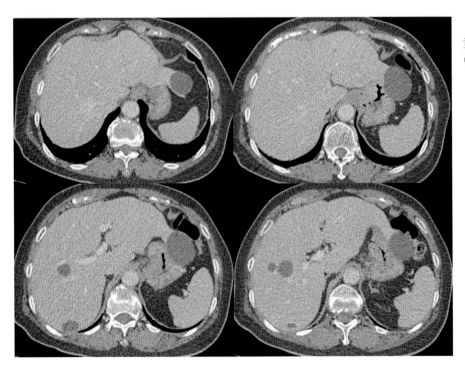

图 3-6-3　术前胸部 CT
贲门下方胃小弯胃壁增厚，局部胃小弯右侧肿大淋巴结

遂定于 2012 年 3 月 23 日在全麻下行左侧开胸食管癌根治术。积极完善术前准备，向患者及家属交代病情及手术相关风险，签署知情同意书。

【手术及术后恢复情况】

入院后 9 天行手术治疗——食管胃部分切除，食管胃主动脉弓下机械吻合术。全麻成功后，患者取右侧 45° 卧位，常规消毒、铺单。取左侧第 7 肋间前外侧切口逐层切开皮肤、皮下组织、背阔肌、前锯肌及肋间肌肉进入胸腔。术中探查胸腔内无明显粘连，无明显胸腔积液，肿瘤主体位于食管下段与贲门交界处，向下侵犯胃小弯侧约 3cm。切断下肺韧带，于食管三角掏出食管并以食管带牵引，向上游离食管至下肺静脉水平。沿肝脾间沟打开膈肌，探查腹腔可见肿瘤主体约 5cm，贲门周围可见一枚直径约 0.5cm 肿大淋巴结，予清扫。打开大网膜囊，切断并结扎胃网膜左动脉各分支，离断胃短动脉，离断围绕食管的膈肌，使食管贲门部游离。向外牵拉胃，显露并打开小网膜囊，游离并三重钳夹后切断胃左动脉，近端以 #7 线结扎两道，远端 #4 线缝扎；胃小弯完全游离。继续向右侧游离胃大弯，胃与腹腔内网膜、胰腺等轻度粘连，无明显侵犯，仔细分离粘连，将胃大弯游离达到近胃窦部，保护胃网膜右动脉。距胃小弯侧肿瘤下缘约 7cm 处以直线切割缝合器离断近端胃，食管游离至弓上胸膜顶部位切断食管，将游离好的胃提至胸膜顶与食管行机械吻合，吻合满意，吻合口无张力，未见活动性出血，以周围胃壁包埋吻合口。术中清扫纵隔第 5、6、7、9 组淋巴结和贲门周围及腹腔干动脉旁淋巴结。清点纱布器械无误，腹腔无活动出血。关膈肌并重建食管裂孔。无菌蒸馏水及生理盐水反复冲洗胸腔，第 9 肋间腋中线放置 28 号引流管一根，吸痰，膨肺，关胸，术毕。手术顺利，术中出血约 200ml，术后病人清醒并拔除气管插管后安返病房。标本情况：肿瘤位于食管下段与贲门交界部，向下侵及胃小弯侧，大小约 3cm×5cm，无明显溃疡坏死，下切缘距离肿瘤约 7cm，上切缘距离肿瘤约 7 厘米（图 3-6-4）。

患者术后给予抗感染、对症治疗。恢复顺利，胸引管于术后 6 天拔除，无围术期并发症。拟于术后 1 个月起行放化疗。

【最后诊断】

病理诊断：食管壁可见肿瘤细胞弥漫浸润，细胞小圆形，核仁不明显，核分裂像易见，细胞有少量胞浆，未见色素颗粒，免疫组化染色结果：S-100（弥

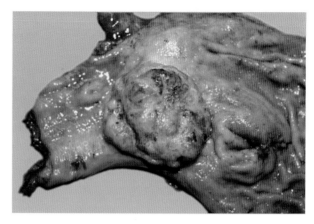

图 3-6-4　术后标本

漫 +++），Melan-A 和 HMB45（部分区域 +），NSE、CD117、CD99、CD56 部分细胞（+），vimentin（+），CK（-），EMA（-），CgA（-），Syn（-），CD34（-），desmin（-），Dog-1（-），PDGFR（-），CD20（-），CD3（-），特殊染色：PAS（-），符合小细胞性恶性黑色素瘤，4.5cm×3.5cm，肿瘤侵及食管壁全层，（食管切缘）及胃体切缘未见肿瘤侵犯，周围淋巴结可见肿瘤转移（1/15）。（5 组、6 组、7 组、8 组、9 组）淋巴结未见肿瘤转移（0/1、0/2、0/4、0/1、0/2），（腹腔干旁）淋巴结可见肿瘤转移（1/1）。

最后诊断：食管恶性黑色素瘤。

【病案特点分析】

本例患者经胃镜发现食管贲门交界部占位，内镜活检标本诊断为食管恶性病变，但未能明确病理类型，后经手术切除术后病理证实为原发性食管恶性黑色素瘤，伴胃周及腹腔干旁淋巴结转移。原发于食管 / 贲门的恶性黑色素瘤相对少见，内镜诊断率不高，因此对于术前诊断不清的恶性食管肿瘤，应考虑该疾病可能。食管恶性黑色素瘤侵袭性较强，预后极差，有手术机会者应尽可能整块切除。

【专家点评】

原发性食管黑色素瘤是来源于食管黏膜上皮基底层中的成黑色素细胞的恶性肿瘤，临床极为罕见，发病率为非皮肤性黑色素瘤的 0.5%[1]，占食管恶性肿瘤的 0.1% ~ 0.5%[2]。食管原发黑色素瘤的诊断标准是具有黑色素瘤的特征性组织学表现，瘤细胞内应含有黑色素，邻近黏膜内能找到含有黑色素的细胞[3]。

原发性食管黑色素瘤在各年龄段均有报道，多见于 60 ~ 80 岁，男女比例为 2∶1[3]，最常见的临

床表现为吞咽困难，也可表现为胸骨后疼痛、呕血、黑便，但均不具有特异性。肿瘤多表现为单发性、伴色素沉着的息肉样病变，好发于食管中段和下段，也可为多发性（12%）或不伴有色素沉着（10% ～ 25%）。原发性食管黑色素瘤的恶性程度很高，易发生淋巴及血行转移，约40%的患者在诊断时已伴有淋巴结或远处转移，其中54%的患者可通过内镜活检诊断[4]，在食道对比造影上表现为食管壁内的大息肉样肿物，不阻塞管腔[5,6]。

原发性食管黑色素瘤的预后极差，中位生存时间仅为14.4个月，5年生存率约4.2%[7]。治疗上首选根治性手术切除，而放疗、化疗和免疫治疗的疗效不理想，不作为常规推荐[8]。不推荐局限性切除，因周围受侵的黏膜残留可能增加复发转移风险。由于存在粘膜下播散的倾向，提倡扩大范围切除，本病例虽为食管下段肿瘤，亦行食管大部切除，胸膜顶吻合。

参考文献

[1] Scotto J，Fraumeni JF，Lee JAH. Melanoma of the eye and other noncutaneous sites：epidemiologic aspects. J Natl Cancer Inst，1976，56：489-491.

[2] Caldwell CB，Bains MS，Burt M. Unusual malignant neoplasms of the esophagus：oat cell carcinoma，melanoma，and sarcoma. J Thorac Cardiovasc Surg，1991，101：100-107.

[3] Allen AC，Spitz S. Malignant melanoma：clinico-pathologic analysis of criteria for diagnosis and prognosis. Cancer，1953，6：1-45.

[4] DiCostanzo DP，Urmacher C. Primary malignant melanoma of the esophagus. Am J Surg Pathol，1987，11：46-52.

[5] Agha FQ，Keren DF. Spindle-cell squamous carcinoma of the esophagus：a tumor with biphasic morphology. AJR Am J Roentgenol，1985，145：541-545.

[6] Olmsted WW，Lichtenstein JE，Hyams VJ，Polypoid epithelial malignancies of the esophagus. AJR Am J Roentgenol，1983，140：921-925.

[7] Chalkiadakis G，Wihlm JM，Morand G，et al. Primary malignant melanoma of the esophagus. Ann Thorac Surg，1985，39：472-475.

[8] Sabanathan S，Eng J，Pradhan GN. Primary malignant melanoma of the esophagus. Am J Gastroenterol，1989，84：1475-1481.

病案 7 食管外压性狭窄

【本案精要】

青年男性，因吞咽困难行胃镜及上消化道造影发现颈段食管占位，手术探查证实为颈6椎体前缘骨性增生压迫所致。

【临床资料】

1. 病史：患者男，26岁，主因"进食时哽噎感1月余"经门诊以"颈段食道占位，平滑肌瘤？"收入院。患者于1月余前无明显诱因出现进食时哽噎感，进食各种食物均无明显困难。入院前患者在我院行上消化道造影及胃镜提示颈段食管平滑肌瘤可能性大，但因肿物位置较高，未行超声检查。门诊以"颈部食道占位，平滑肌瘤？"收入我科。

2. 体格检查：一般状况可，全身浅表淋巴结未触及明显肿大。气管居中。双肺听诊清音，腹部无显著特征。

3. 辅助检查：上消化道造影（我院，2009年10月09日）示食管上段充盈缺损（图3-7-1），考虑平滑肌瘤可能。胃镜（我院，2009年10月22日）：进镜约20cm可见一半球样隆起（图3-7-2），直径

1.2～1.5cm，表面光滑，但因临近食道上口，位置高，注水后患者反应大，故未行超声内镜。

4. 初步诊断：颈段食管占位，平滑肌瘤？间质瘤？食管外压性狭窄？

【术前讨论】

患者青年男性，因进食时哽噎感1月余行上消化道造影及胃镜提示颈段食管平滑肌瘤可能性大，但因肿物位置较高，未行超声检查。术前诊断：颈部食管占位待查，食管平滑肌瘤可能性较大，不排除其他可能，如食管癌、食管外压性改变等。患者有不适症状，病变性质不明，有手术指征，无明显禁忌，拟于明日全麻下行颈部探查术，拟行食管平滑肌瘤剥除术，或根据术中情况决定手术方式：如恶性肿瘤行根治性切除术，如为其他情况，如淋巴结肿大、骨质增生等外压性病变，根据具体情况决定手术方式。手术注意如下问题：①颈部食管平滑肌瘤剥除术注意保护食管黏膜完好，破损及时缝合，②注意保护甲状腺下极及其血管，注意气管食管沟，注意保护迷走神经，特别是喉返神经，③因肿瘤小，位置高，术中请胃镜配合，仔细寻找。

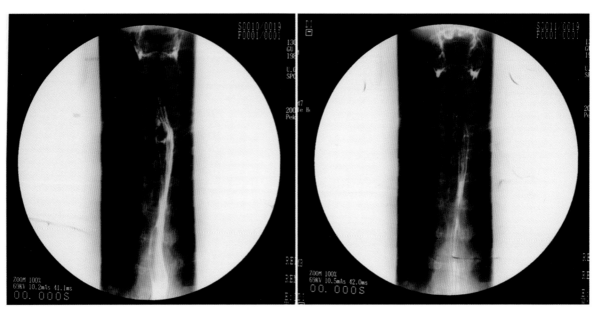

图 3-7-1 上消化道造影

食管上段充盈缺损

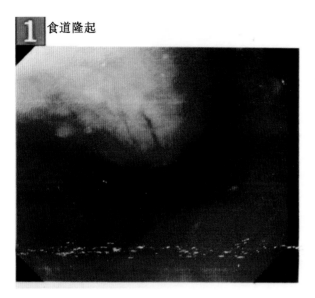

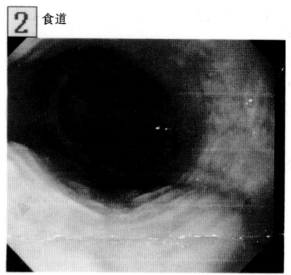

图 3-7-2 胃镜

进镜约 20cm 可见一半球样隆起

【手术及术后恢复情况】

入院后 4 天行手术治疗颈部探查术。全麻成功后，患者取仰卧位，先行胃镜检查，距门齿约 19～20cm 处食管右后壁可见黏膜层明显隆起，直径约 1.5cm，黏膜表面光滑。取左侧颈部胸锁乳突肌内侧缘切口逐层切开皮肤、皮下组织、颈前肌群，向两侧牵开胸锁乳突肌和气管，注意保护甲状腺及神经，游离颈段食管约 2cm，套带牵引，在胃镜引导下寻找肿瘤，未有明确发现，探查范围内的颈段食管前后壁及侧壁均柔软，未见明确占位。将食管向前牵引，显露食管后壁后方颈椎，可见约颈六水平椎体前缘向前突出，形成明显骨性隆起（图 3-7-3），其余上下椎体均未见明显异常。根据术中情况考虑胃镜及上消化道造影检查所见食管腔内占位可能为此椎体骨性增生向前突出压迫食管所致。术中行颈椎 C 形臂 X 线透视可见食管后方椎体前缘骨性增生向前突出（图 3-7-4）。与家属协商，告知术中探查具体情况，此骨性增生向前压迫食管产生哽咽等症状，应手术切除，但切除后可能会引起椎体不稳定或提前出现退行性病变等情况，家属经协商后决定暂不行手术切除治疗。无菌生理盐水冲洗伤口，严格止血，逐层缝合，手术结束。术后患者脱机拔管顺利，安返病房。

患者术后第 1 天咽痛明显，进食困难，有呛咳。耳鼻喉科医师会诊认为咽部红肿明显，会厌抬起差，

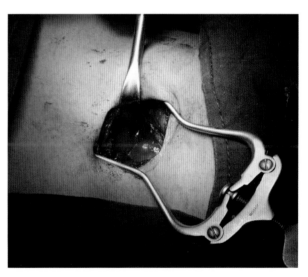

图 3-7-3 手术探查

牵开食管后，可见后方骨性凸起

声带显示不清，建议雾化吸入等治疗。雾化治疗 3 天后症状减轻明显，可进普食，准予出院。

【最后诊断】

最后诊断：食管外压性狭窄，C6 椎体骨性增生。

【病案特点分析】

食管外压性狭窄和食管间质病变易出现混淆，二者均可压迫食管壁，致管腔狭窄，引起梗阻症状，上消化道造影可见充盈缺损，内镜下可观察到食管

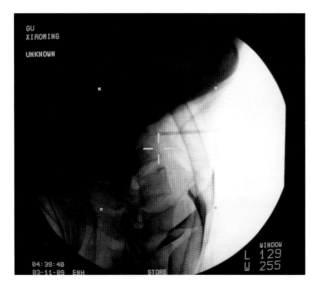

图 3-7-4　X 线透视
C6 椎体前缘骨性增生（针头定位处）

腔内隆起，但少有黏膜改变。食管外压性狭窄常见病变为纵隔肿瘤、囊肿、纵隔肿大淋巴结、骨性增生等。该例患者为青年男性，因进食时哽噎感就诊，上消化道造影及胃镜均提示颈段食管占位，因肿物位置过高，无法行超声内镜。但考虑患者为青年男性，并非退行性骨病多发年龄，且病变位于下颈段食管，食管侧后方并非肿瘤性病变好发部位，因此，误诊为食管平滑肌瘤。手术探查证实为食管外压性狭窄。

【专家点评】

因患者首发吞咽困难，钡餐提示食管充盈缺损，胃镜下见食管腔内隆起、黏膜正常，而误诊为食管平滑肌瘤在国内已有报道。经食管超声内镜能准确地区分黏膜下肿瘤和食管外压性疾病。CT 检查对鉴别食管平滑肌瘤与其他外压性疾病亦有重要作用，加上其简单、无创的特点更易被患者接受。故对此类患者选择性行经食管超声或颈部 CT 检查可减少误诊。

颈椎骨质增生引起吞咽困难较少见。文献报道颈段骨赘在中老年人的发病率约为 50%，其中有 1.7% 的患者伴吞咽困难，小于 40 岁的青年患者尚无文献报道。国外有学者将此命名为 ACH 性吞咽困难（anterior cervical hyperosteophytosis-induced dysphagia），其原因有弥漫性特发性骨质增生症（diffuse idiopathic skeletal hyperostosis，DISH）、食管型颈椎病、相邻节段病（adjacent segment disease）等，以前两种疾病较多见，其好发部位为 C5-C6，其次为 C6-C7 和 C3-C4。引起吞咽困难原因除机械性压迫外尚有骨赘处食管炎症、水肿、肌肉痉挛、会厌运动受限等。

吞咽困难不重的患者可首选保守治疗，如改善饮食、NSAID 药物、肌松药物治疗等。对于保守治疗失败的患者可行手术治疗，主要手术方法为椎前骨赘切除。国外报道 93% 的患者症状可明显缓解，主要术后并发症有声带损伤、Horner 综合征、食管或气管穿孔（瘘）等，术后复发率低。

参考文献

[1] 肖旭阳，王晓东. 颈胸椎骨质增生误诊为食管平滑肌瘤 3 例分析. 中国误诊学杂志，2010，4：867.

[2] Mark E，Oppenlander MD，et al. Dysphagia due to anterior cervical hyperosteophytosis. Surgical Neurology，2009，72（3）：266-270.

病案 8　巨大食管

【本案精要】

　　患者老年女性，贲门失弛缓，巨大食管，最大横径达 12cm，先行腹腔镜食管下段肌层切开，胃底折叠术，术后扩张食管未见缩小，遂进一步行腹、胸、颈三切口食管切除、胃 - 食管颈部吻合术。

【临床资料】

　　1. 病史：患者女性，70 岁，因"间歇性进食梗噎感40余年，食管下段贲门肌层切开术后5个月"收入院。患者40年前无明显诱因出现间歇性进食梗噎感，无明显吞咽困难及进硬质食物后疼痛等症状，一直未予特殊诊治。5个月前该症状逐渐加重，伴烧心、嗳气、反酸、呕吐等症状，呕吐物为胃内容物，量较多。就诊于当地医院，行上消化道造影、胸部CT 及胸片示食管明显扩张，内可见大量食物残留（图 3-8-1 ～图 3-8-3），诊断"贲门失弛缓症"，5 个

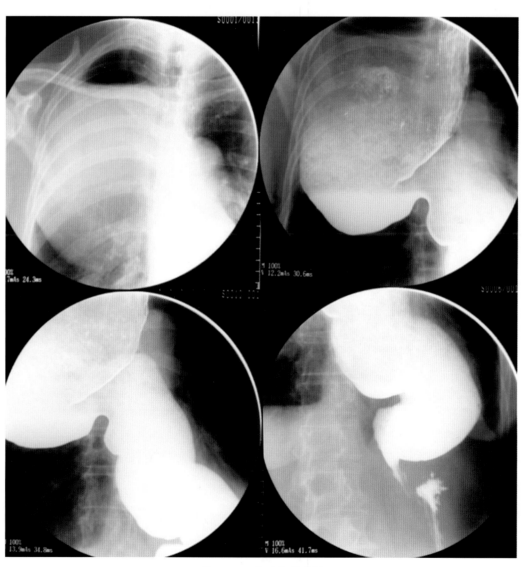

图 3-8-1　上消化道造影

胸段食管明显扩张、迁曲，内可见大量食物残留

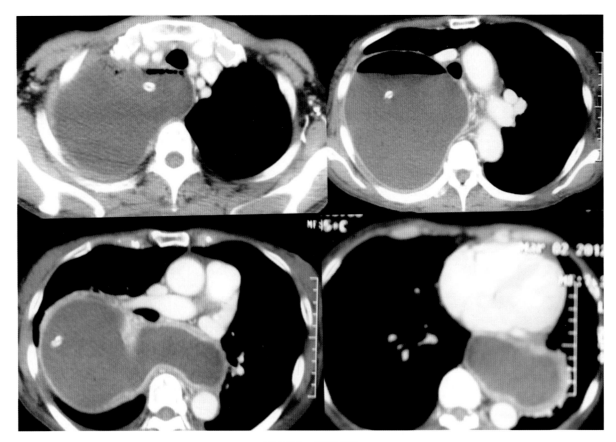

图 3-8-2　胸部 CT

纵隔增宽，食道明显扩张并弯曲呈"S"形，最大直径约为 12cm，食道中上段向右侧凸出几乎占右侧胸腔 2/3，下段向左侧凸出，内可见大量食糜残留

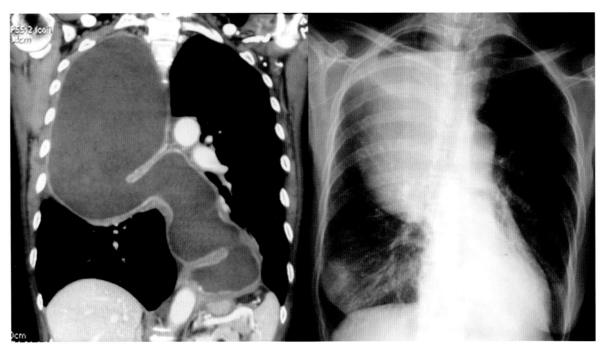

图 3-8-3　胸部 CT 重建及胸部正位片

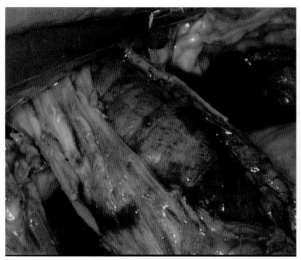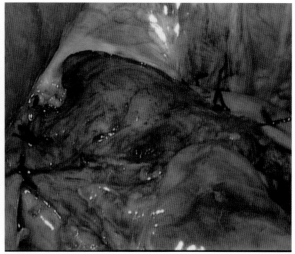

图 3-8-4 腹腔镜手术

左图为切开食管下段、贲门肌层，右图为胃底折叠（Toupet）术后

月前行腹腔镜食管下段肌层切开，胃底折叠术（图3-8-4）。术后1周内进食后行上消化道造影仍提示食管明显扩张，进食困难症状稍有缓解（图3-8-5～图3-8-8），遂留置空肠营养管，规律肠外营养，同时少量进食。2周前患者进食面条后出现咯血，量最多200ml/d，色鲜红，内未见宿食。门诊复查胸片示右上胸腔大面积高密度影，考虑为扩张食管。为进一步治疗收入院。患者4个月来体重下降10kg。既往

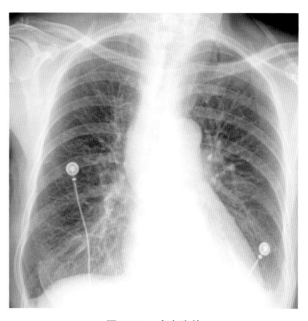

图 3-8-6 床旁胸片

术后第5天，禁食水，胃肠减压

史：40年前曾行右侧疝气修补术；诊断类风湿关节炎2年余。

2．**体格检查：**一般状况可，生命体征平稳。气管居中，胸廓无畸形，胸骨无压痛，双肺呼吸运动度对称，无胸膜摩擦感。双肺叩诊清音，双侧呼吸音清，语音震颤对称，未闻及明显湿啰音及胸膜摩擦音。心腹查体（-）。

3．**辅助检查：**①消化道造影：贲门失迟缓术后，

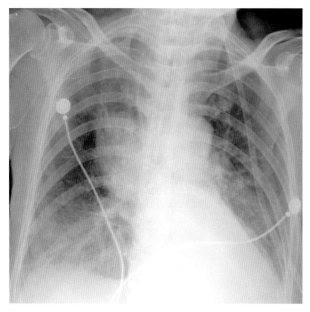

图 3-8-5 床旁胸片

术后第1天，禁食水，胃肠减压

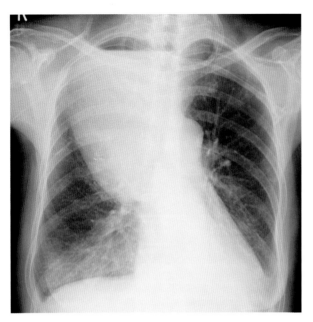

图 3-8-7　胸部正位片

术后第 8 天，进水，夹闭胃管

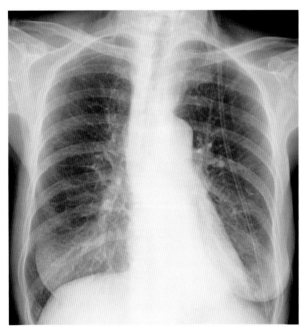

图 3-8-8　胸部正位片

术后第 10 天，禁食水，胃肠减压

上消化道造影所见：食道上段略扩张，中下段呈囊袋样扩张，内可见潴留液，造影剂通过缓慢，贲门口变窄，少量造影剂通过，胃及十二指肠可见少量造影剂。②胸部 CT：纵隔增宽，食道明显扩张并弯曲呈 "S" 形，最大直径约为 12cm，食道中上段向右

侧凸出几乎占右侧胸腔 2/3，下段向左侧凸出，食管末端管腔狭窄。食道管壁连续完整，未见明显增厚及软组织肿物，其内可见气液平面，增强扫描未见明显强化。

4. 初步诊断：贲门失弛缓症。

【术前讨论】

患者老年女性，因 "间歇性进食梗噎感 40 余年，食管下段贲门肌层切开术后 5 个月" 收入院。患者 40 年前无明显诱因出现间歇性进食后梗噎感。5 个月前诊断 "贲门失弛缓症"，行腹腔镜食管下段肌层切开，胃底折叠术。术后因食管扩张明显，进食后潴留明显，留置空肠营养管，规律肠外营养，同时少量进食。入院前 2 周患者进食面条后出现略血，量最多 200ml/d，根据目前症状及辅助检查考虑贲门失迟缓症，巨大食管诊断明确，拟在全麻下行经腹、胸、颈三切口食管切除、胃 - 食管颈部吻合术。

【手术及术后恢复情况】

全麻插管成功后，患者首先取分腿平卧位，腹部常规消毒铺巾。建立气腹后，于脐上方切口置入腹腔镜套管，双侧锁骨中线外侧肋缘下，锁骨中线内侧脐与剑突之间水平分别行操作套管。探查腹腔内无积液，肝、胆、胰、脾等未见异常，腹腔内轻度粘连，胃活动良好。断胃结肠韧带，注意保护胃网膜右血管弓，充分游离胃达幽门。向上继续切断胃短血管，切开胃脾韧带，直至解剖出左侧膈肌脚。断肝胃韧带，解剖胃左血管，以 Endo-GIA Ⅱ 切断胃左动脉。沿右膈脚向上完成胃小弯侧游离，仔细游离并松解前次手术折叠之胃底及腹段食管，适当扩大食管裂孔。以内镜切割缝合器沿小弯侧顺序切割制作管状胃。而后，停气腹，适当延长脐上切口（长约 6cm）进腹行空肠造瘘术。腹部术毕。患者改左侧卧位，右胸及颈部常规消毒铺巾。于右侧腋中线第 7 肋间行胸腔镜切口，腋前线第 4 肋间、肩胛下角线后第 7 肋间行操作切口。探查胸腔内无明显粘连，无积液。顺序探查右肺各叶，离断下肺韧带，显露并打开后纵隔胸膜，可见胸腔内食管全程明显淤曲扩张，直径约 8 ~ 10cm。游离并结扎切断奇静脉，游离食管并套带向后上方牵引，钝锐性交替沿食管床游离胸段食管，下至食管裂孔，上至胸膜顶。上提食管、贲门及管状胃至胸腔，于贲门部断胃。镜下丝线连续缝合包埋胃管切缘，胃底最高点处预留牵引线。于膈肌上约 5cm 处游离并双重结扎胸导管。于右颈部胸锁乳突肌前缘处行斜切口，长约 6cm，于气管后颈椎前分离并掏出颈段食管，上提食管至颈部切口外。利用牵引线将管状胃上提至颈部切口，管状胃上提充分，无张力，血运佳。与颈部食管以圆形吻合器行大弯侧后壁端侧机械吻合术，吻合口无张力，检查吻合口钉合良好，行吻合口减张包埋缝合固定。检查胃体通畅无扭转。清点纱布器械无误，充分止血，于颈部吻合口旁留置引流管一根后逐层缝合颈部切口，颈部术毕。手术顺利，术中出血约 650ml，因患者老年，手术时间长，术后返 SICU 病房。标本情况：食管次全切除，长径约 30cm，直径约 8～12cm，肌层明显增厚，黏膜尚光滑（图 3-8-9）。

患者术后行胃肠造瘘管肠内营养后胸腔引流较多，考虑胸内淋巴管瘘，予以全静脉营养后引流逐渐减少，术后间断出现房颤，经心内科会诊后予以西地兰及可达龙治疗后缓解。患者胸腔闭式引流管、胃肠减压管、空肠造瘘管拔出后，停肠外营养，进半流饮食及软食无不适后顺利出院。术后 3 个月复查情况良好。

【最后诊断】

病理诊断：部分胃及食管切除标本：送检食管长约 24cm，食管壁水肿，管腔显著扩张。部分鳞状上皮增生，上皮下灶状淋巴细胞浸润。食管壁肌层神经节细胞稀少，结合临床符合失弛缓症表现。慢性浅表性胃炎。胃壁局灶平滑肌组织瘤样增生。免疫组化染色结果：CD117（-），CD34（-），desmin（+），S-100（-），DOG-1（-），SMA（+）。

最后诊断：贲门失迟缓。

巨大食管。

【病案特点分析】

本例患者间歇性进食后梗噎感 40 余年，胸部 CT 提示纵隔增宽，食道明显扩张并弯曲呈"S"形，最大直径约为 12cm，食道中上段向右侧凸出几乎占右侧胸腔 2/3，下段向左侧凸出，内可见大量食糜残留。诊断巨大食管，贲门失弛缓症，行腹、胸、颈三切口食管切除、胃 - 食管颈部吻合术后效果可。

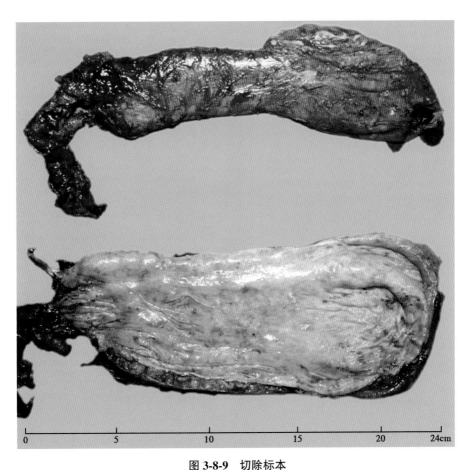

图 3-8-9　切除标本

食管腔明确扩张，管壁增厚，黏膜尚光滑

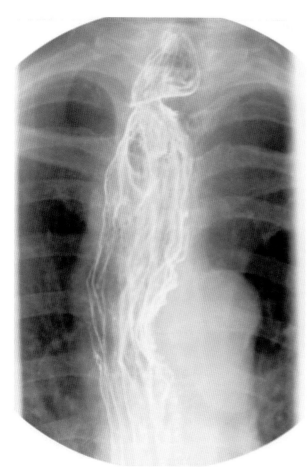

图 3-8-10　上消化道造影（二次手术后 3 个月）
可见胸腔胃，钡剂通过食道顺利

【专家点评】

贲门失弛缓症是食管动力障碍性疾病，可发生于任何年龄，但最常见于 20～40 岁的年龄组，男女发病率相似。贲门失弛缓症的确切病因及发病机制仍不明确。其基本缺陷是神经肌肉异常，病理所见为食管体部及食管下括约肌均有不同程度的肌肉神经丛病变存在。常见临床症状为吞咽困难，此外还有反流、呕吐、宿食、胸部不适、疼痛及体重下降。病程长，症状重者逐渐出现食管扩张，本例患者即由于长期未接受治疗导致出现食管全程扩张，巨大食管。根据临床病史、X 线检查、胃镜检查及食管压力测定可确诊。对于此例患者应注意与 Chagas 巨食管症在临床症状、影像学等方面加以鉴别。Chagas 巨食管症是由锥虫感染所致的以食管无张力性扩张为主要病变的疾病，病变为全身性，可累及心、结肠、腮腺及其他器官，因此临床上可伴有巨十二指肠或巨结肠。对于症状不重，初治患者，非手术治疗选择包括药物治疗和球囊扩张，内科治疗失败或者症状重者，建议行手术治疗。手术方式包括经胸食管下段肌层切开，经腹食管下段 / 贲门肌层切开加（或不加）胃底折叠术。只行肌层切开，未行胃底折叠术者最明显的术后并发症为胃食管反流，研究报道肌层切开 + 胃底折叠术可明显降低反流的发生。胃底折叠可行前折叠或后折叠，经典的 Nissen 折叠因术后吞咽困难发生率高不作为推荐。但对于此例患者，因其病程较长，食管扩张明显，仅行肌层切开 + 胃底折叠术临床症状无明显缓解，因此随后行全食管切除，胃代食管术。

参考文献

[1] Orlando RC. Diseases of the esophagus. In：Goldman L，Ausiello DA，eds. Cecil Medicine. 23rd ed. Philadelphia，Pa：Saunders Elsevier，2007，chap 140.

[2] Podas T，Eaden J，Mayberry M，et al. Achalasia：a critical review of epidemi- ologic studies. Am J Gastroenterol，1998，93：2345-2347.

[3] Rice TW，McKelvey AA，Richter JE，et al. A physiologic clinical study of achalasia：should Dor fundoplication be added to Heller myotomy? J Thorac Cardiovasc Surg，2005，130：1593-1600.

[4] Richards WO，Torquati A，Holzman MD，et al. Heller myotomy versus Heller myotomy with Dor fundoplication for achalasia：a prospective randomized double-blind clinical trial. Ann Surg，2004，240：405-412.

[5] Seng-Kee Chuah，Pin-I Hsu，Keng-Liang Wu，et al. 2011 update on esophageal achalasia. World J Gastroenterol，2012，18（14）：1573-1578.

[6] Campos GM，Vittinghoff E，Rabl C，et al. Endoscopic and surgical treatments for achalasia：a systematic review and meta-analysis. Ann Surg，2009，249：45-57.

[7] Richter JE. Update on the management of achalasia：balloons，surgery and drugs. Expert Rev Gastroenterol Hepatol，2008，2：435-445.

[8] Patti MG，Herbella FA. Fundoplication after laparoscopic Heller myotomy for esophageal achalasia：what type? J Gastrointest Surg，2010，14：1453-1458.

病案 9 食管间质瘤

【本案精要】

患者中年男性，发现食管占位 5 年余，肿物起初位于食管黏膜下，呈缓慢膨胀性生长特点，逐渐侵及食管黏膜并引起吞咽困难，术后病理证实为食管间质瘤。

【临床资料】

1. 病史：患者男性，59 岁，5 年前出现吞咽后胸骨后不适症状，无吞咽困难、反酸、烧心、胸痛、恶心、呕吐等症状，于当地医院行上消化道造影提示"食管肿物"，未予特殊治疗。3 年前行胃镜检查示"食管黏膜下肿物，平滑肌瘤可能性大"，仍未予特殊治疗。1 年前患者自觉吞咽时胸骨后疼痛，为针刺样，行胃镜示"食管中段黏膜隆起不平，表面糜烂易出血，质硬，扩张差"，病理活检提示"食管黏膜慢性炎症"，予抑酸等保守治疗后症状缓解。入院 2 个月前，患者自觉吞咽困难明显加重，伴饮食后反流，反流物中可见血性成分，伴发热，最高体温 39℃，于当地医院就诊，予对症治疗后体温恢复正常，反流物中血性成分逐渐减少，但每日下午仍有低热，夜间体温自行恢复正常。复查胃镜示"食管距门齿 28cm 处见一类圆形肿物，其下与分叶肿物相连，胃镜不能通过，不能观察肿物下限，肿物表面不平伴糜烂，活检质地糟脆易出血（图 3-9-1）"，活检病理提示"食管黏膜下梭形细胞成分，高度可疑为间叶来源肿瘤"，经门诊以"食管占位"收入院。患者自发病以来精神、食欲、睡眠可，二便如常，近 2 个月体重下降 7kg。患者既往体健，吸烟 30 年，20 支 / 天，已戒烟 10 年。否认饮酒嗜好，无肿瘤家族史。

2. 体格检查：气管位置居中，全身浅表淋巴结未触及肿大。胸廓无畸形，胸壁静脉无曲张，胸骨无压痛。肺部呼吸运动度对称，肋间隙正常，语颤对称，无胸膜摩擦感，无皮下捻发感，叩诊清音，呼吸规整，左肺呼吸音清，右肺呼吸音清，左肺无啰音，右肺无啰音。心脏、腹部及四肢查体阴性。

3. 辅助检查：胸部 CT：食管中下段管壁明显增厚，管腔扩张，内可见团块状、分叶状软组织密度影，范围约 8.1cm×5.1cm×9.6cm，密度不均，散在钙化灶，增强扫描可见明显不均匀强化，纵隔未见肿大淋巴结。

上消化道造影：食管中下段局部管壁僵硬，管腔扩张，黏膜中断，可见多发充盈缺损，范围约 11.9cm（图 3-9-2）。

4. 初步诊断：食管中下段巨大占位间质瘤？平滑肌瘤？

【术前讨论】

患者中年男性，病史较长，食管黏膜下占位缓慢增大，堵塞食管腔并引起明显吞咽困难，病理活检提示"间叶来源肿瘤可能性大"，有手术指征，拟行腹腔镜联合右侧开胸食管肿瘤根治性切除术，胃食管吻合术。

【手术及术后恢复情况】

全麻成功后，患者取仰卧位，常规消毒、铺单，取脐上缘做一长 1cm 切口建立气腹并置入腹腔镜，另取双侧锁骨中线肋缘下及脐线上 5cm 处分别作 3 个 0.5cm 长小切口和 1 个 1.0cm 切口，置入操作器械，以超声刀打开大网膜及胃结肠韧带、脾胃韧带、膈胃韧带，离断胃网膜左血管及胃短血管，注意保护胃网膜右动脉及其血管弓。打开小网膜和肝胃韧带，游离胃左动脉并清扫周围淋巴结，以直线切割缝合器闭合切断，打开膈食管膜，游离贲门及腹段食管，适当扩开食管裂孔。完成胃游离后，以内镜直线切割缝合器行小弯侧胃楔形切除以制作"管胃"。彻底止血，确认无活动出血后，关闭各切口结束腹部手术。患者改左侧卧位，常规消毒铺单，取右侧第 5 肋间后外侧小切口开胸，探查见右侧胸腔少许条索样及膜状粘连，无积液。右肺未触及结节，脏壁层胸膜未见转移结节。打开后纵隔胸膜，探查见肿瘤位于食管中下段，大小约 10cm×8cm×8cm，肿瘤侵透食管全层，与周围的心包、气管、左右主支气管、奇静脉等粘连紧密（图 3-9-3）。首先游离奇静脉弓，双重结扎并缝扎后切断。游离肿瘤上下端食管并套带牵引，仔细分离肿瘤与上述邻近结构间粘连，见肿物未侵犯邻近结构。完成游离后，清扫纵隔淋巴结，结扎胸导管。进一步游离食管上下

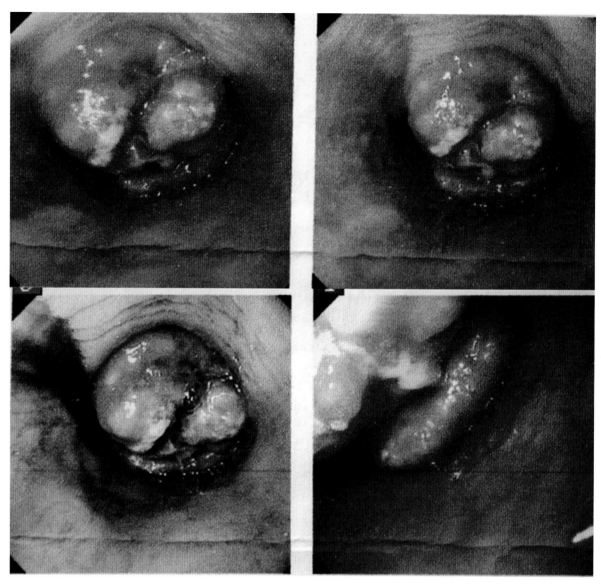

图 3-9-1 胃镜

食管距门齿 28cm 处见一类圆形肿物，其下与分叶肿物相连

端，将之前游离好的胃上提至胸腔，切缘包埋缝合。于肿瘤上方 5cm 处离断食管，完成切除。确认无扭转后，将胸胃与食管行侧 - 端机械吻合，吻合满意，吻合口无张力。冲洗胸腔，彻底止血，将吻合口下方的胃壁与邻近的纵隔胸膜间断缝合，以包埋吻合口并利于减张。反复冲洗胸腔，确认无活动出血后，留置胸管，逐层关胸，术毕。

标本情况：肿瘤位于食管中下段，侵犯食管 4/5 周，长约 10cm，浸润食管全层，但主体位于食管壁轮廓以内（图 3-9-4）。

术后患者经禁食水、胃肠减压、抗炎、抑酸、肠外营养等治疗后恢复可，逐步恢复正常饮食，术后第 11 天拔除胸腔闭式引流管，术后 22 天出院。

【最后诊断】

病理诊断：食管中下段标本：食管梭形细胞肿瘤（7cm×7cm×3.7cm），细胞轻 - 中等异型，局灶重度异型，核分裂象 > 5 个 /50HPFs，并可见病理核分裂象，部分区域可见片状坏死，免疫组化染色结果：CD117（-），CD34（-），Dog-1（-），PDGFR（局灶弱 +），S-100（-），desmin（-），SMA（++），Ki-67（30%+），考虑为胃肠道间质瘤可能性大（高度复发风险）。

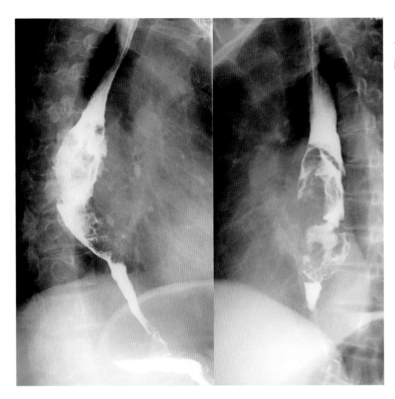

图 3-9-2 上消化道造影
食管中下段局部管壁僵硬，管腔扩张，黏膜中断，可见多发充盈缺损

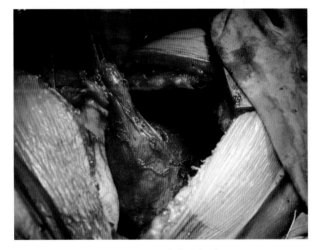

图 3-9-3 开胸术中探查
肿瘤位于食管中下段，大小约 10cm×8cm×8cm

上下切缘未见肿瘤，（胃左动脉旁、7组、8组、10组）淋巴结未见肿瘤（0/2、0/7、0/1、0/1），送检（胃小弯）纤维脂肪组织，未见肿大淋巴结。

另送部分胃切除标本：胃壁组织，未见肿瘤，上、下断端未见肿瘤，（胃小弯、胃大弯）淋巴结未见肿瘤（0/1、0/2）。

最后诊断：食管间质瘤（高度复发风险）。

【病案特点分析】

患者中年男性，发现食管占位 5 年余，肿物起初位于食管黏膜下，呈缓慢膨胀性生长特点，逐渐侵及食管黏膜并引起吞咽困难，术后病理证实为食管间质瘤。虽该患者肿瘤生长缓慢，但其病理提示核分裂象比例较高，且可见病理核分裂象，因此为高度复发风险。

【专家点评】

胃肠道间质瘤（gastrointestinal stromal tumors, GIST）是一类起源于胃肠道间叶组织的肿瘤，占所有胃肠道肿瘤的 0.2%。其中胃间质瘤最多（50%～70%），其次是小肠，食管间质瘤较为少见，在胃肠道间质瘤中的发生率不超过 5%，是一类具有潜在恶性的食管肿瘤。食管间质瘤大部分呈膨胀性生长，一般边界清楚，与食管平滑肌瘤、平滑肌肉瘤在临床表现、影像学特点及光镜病理表现上难以区分，免疫组化染色 CD117 和 CD34 阳性为其最主要的鉴别点，但有极少部分食管间质瘤上述染色为阴性结果。治疗上以手术切除为主，传统的化疗效果欠佳，口服伊马替尼主要用于不能行根治性手术的病人。瘤体较大（≥5cm）或与黏膜、肌层及周围组织广泛浸润粘连的食管间质瘤恶性可能性大，应行食管

图 3-9-4 术后标本

肿瘤位于食管中下段，侵犯食管 4/5 周，长约 10cm，浸润食管全层，但主体位于食管壁轮廓以内

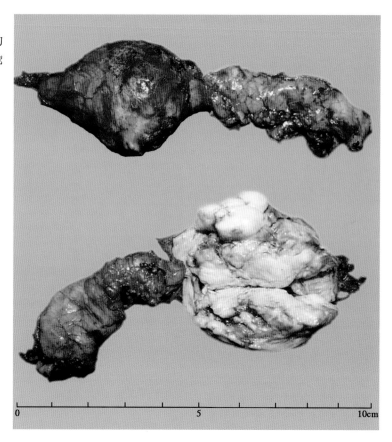

部分切除术，从而降低术后肿瘤复发和转移的风险。GIST 总的 5 年生存率为 35%，肿瘤完全切除者 5 年生存率 50%～65%，不能切除者生存期＜12 个月。肿瘤位置、大小、核分裂数和年龄均与预后有关。食道 GIST 预后最佳，而小肠 GIST 预后最差。

参考文献

[1] Miettinen M，Majidi M，Lasota J. Pathology and diagnostic criteria of gastrointestinal stromal tumors（GISTs）：a review. Eur J Cancer，2002，38：S39-S51.

[2] Demetri GD，von Mehren M，Blanke CD，et al. Efficacy and safety of imatinib mesylate in advanced gastrointestinal stromal tumors. N Engl J Med，2002，347：472-480.

[3] Miettinen M，Lasota J. Gastrointestinal stromal tumors（GISTs）：Definition，occurrence，pathology，differential diagnosis and Molecular genetics. Pol J Pathol，2003，54：3-24.

[4] Miettinen M，Sarlomo-Rikala M，Sobin LH，et al. Esophageal stromal tumors：a clinicopathologic，immunohistochemical，and molecular genetic study of 17 cases and comparison with esophageal leiomyomas and leiomyosarcomas. Am J Surg Pathol，2000，24：211-222.

第四章

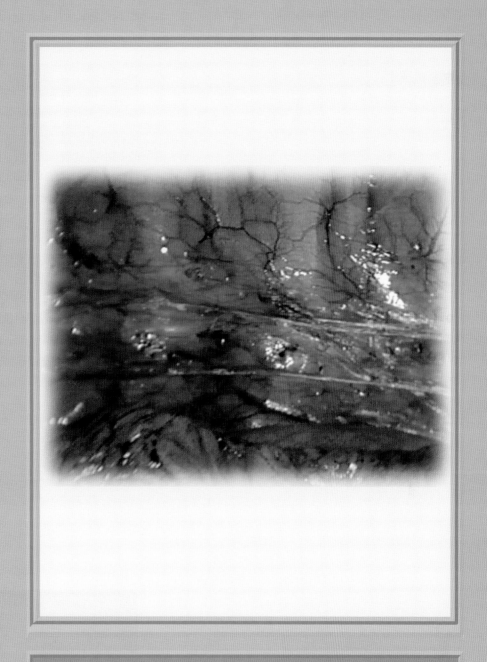

自主神经及胸膜胸壁疾病

病案 1　手汗症手术中遇 "封闭胸"

【本案精要】

手汗症患者，既往无特殊病史，拟行胸腔镜胸交感神经链切断术，术中发现胸腔广泛粘连，呈 "封闭胸"。

【临床资料】

1. 病史：患者女性，28岁，主因 "手足多汗20余年" 以 "手汗症" 入院。患者自幼每于心情紧张或天气炎热时手掌、脚掌多汗，常可形成水珠或滴汗。天气凉爽或心情平静时偶有手掌干燥。无头面及躯体多汗；无易激、心悸；无盗汗、低热；无头晕、头痛；无咳嗽、咳痰、胸痛等。患者曾于外院诊治，予中药治疗，症状无明显改善。今为进一步诊治由门诊收入院。患者自发病以来精神、饮食、睡眠可，二便如常，体重无明显变化。既往史无特殊。

2. 体格检查：双手掌皮肤潮湿，可见汗珠，皮温稍低。余查体未见异常。

3. 辅助检查：无。

4. 初步诊断：原发性手汗症。

【术前讨论】

患者女性，28岁，主因 "自觉手足多汗20余年" 入院。自发病以来无头面及躯体多汗；无易激、心悸；无盗汗、低热；无头晕、头痛；无咳嗽、咳痰、胸痛等。患者曾于外院诊治，予中药治疗，症状无明显改善。患者精神、食欲好，大小便正常，体重无显著改变。考虑 "原发性手汗症" 诊断明确。入院后完善胸部正侧位X线片、心电图及各项化验检查，未见特殊异常。拟行胸腔镜双侧胸交感神经链切断治疗，术中注意避免损伤邻近结构，如肋间血管、肺、星状神经节等，注意围手术期呼吸道护理。

【手术及术后恢复情况】

入院后第2天行手术治疗——胸腔镜双侧胸膜粘连松解，胸交感神经链切断术。

单腔气管插管，全麻成功后，患者取双上肢90°外展半坐仰卧位，常规消毒、铺单，于右侧腋中线第3肋间行1cm小切口，置入套管及胸腔镜后见肺与胸壁广泛粘连，无操作空间，遂退出内镜，以卵圆钳轻轻广泛分离，再次进镜，见右侧胸腔弥漫性膜状粘连，呈 "封闭胸"。术中向家属交代，可以尝试增加切口分离粘连后行交感神经手术，但创伤和风险大。因为是良性病变，也可终止手术。家属表示愿冒风险进一步手术。遂于腋中线稍后方第5肋间行小切口置入胸腔镜，经上述切口置入器械，仔细分离粘连（图4-1-1）。由于采用的是单腔气管插管，无法单肺通气，遂采用间断停止通气的方法完成上述操作。显露交感链后仔细定位，发现T3水平可以显露，T4水平粘连致密，且有较多肋间血管属支与神经紧贴，分离困难，遂决定该侧行T3切断。以电钩于第3肋表面水平切断交感神经链，后将切开范围沿该肋骨表面向外侧延伸约2cm，以切断散在的旁路交感神经纤维。彻底止血，留置胸腔闭式引流管，缝合切口，右侧术毕。同法实施左侧手术，术中见左胸亦呈 "封闭胸"，弥漫膜状粘连，同法分离粘连，见交感神经链显露清楚，于第4肋骨表面水平行T4切断术，术毕左侧同样留置胸腔闭式引流管。手术过程较顺利，出血约50ml，患者生命体征平稳，术后待病人清醒后拔除气管插管，安返病房。

术后第1天复查X线胸片，见双肺膨胀良好，无明显肺不张，胸腔无明显积液、积气，拔除胸引流管，第2天出院，伤口 I / 甲愈合。

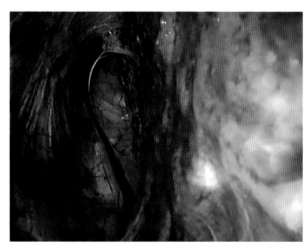

图4-1-1　分离右侧胸腔弥漫性膜状粘连

【最后诊断】

病理诊断：无。

最后诊断：手汗症。

【病案特点分析】

患者青年女性，主因"手汗症"入院，既往史无特殊，术前胸片无异常表现。术中胸腔镜发现双侧胸腔弥漫性膜状粘连，呈"封闭胸"表现，增加了手术难度。处理方式为增加一处观察切口，沿第5肋间行小切口置入胸腔镜。沿原切口进行操作。

【专家点评】

手汗症是一类影响人生活质量的良性疾患。只要有手参与的事，无论是写字、打电脑、弹琴、绘画，还是开车、端盘子、打麻将等，都很受影响。迄今没有有效的药物治疗，胸腔镜交感神经切断术是目前治疗该病唯一有良好持久效果的措施。手术创伤性小、安全性高，因而深受医患双方的欢迎。然而，随着临床上这种手术开展规模的不断增大，各种复杂的特殊情况也常常遇到。胸腔粘连是这种手术中时而会遇到的特殊情况之一。目前这种手术都采用半坐仰卧位，单腔气管插管，单一切口，常规情况下操作没有难度。但在遇到胸腔粘连时，手术难度即明显增加。对此，要从以下方面加以注意：

1. 术前谈话时要注意充分告知。手汗症患者一般身体状况良好，交感神经切断术操作简单，所以在手术前医生和患者均易产生轻视心理。但事实上，正是由于手汗症并非一定要治的严重疾患，病人往往对手术的期望值较高，任何较为严重的并发症病人都难以接受。而胸腔镜交感神经切断术事实上存在肋间血管出血、肺损伤、术后迟发血胸、气胸等并发症。尤其是存在术前预料不到的胸腔粘连时，出现上述并发症的可能会大大增加。这些风险要在术前清晰地告知病人和家属。切忌为了争取多做一个手术而对围术期问题轻描淡写，造成术后与患者沟通时的被动局面。

2. 手术中要灵活掌握，做到可进可退。胸腔粘连是所有胸外科手术都可能遇到的情况，但在手汗症手术中却另有特殊。一般其他手术可以因致密粘连而中转开胸，而手汗症病人则绝难接受中转开胸的情况。所以在遇到严重粘连，尤其是与胸顶部血管间致密的胼胝样粘连分离困难时，要想到放弃手术。术中向家属交代，一味地坚持手术可能造成严重并发症，与手术的获益不相称。

3. 分离粘连的技巧与注意事项：由于交感神经手术需要显露的只是上胸段脊柱旁这一区域，所以遇到胸腔广泛粘连时也可不必全部分离。"隧道样"分离至第3、4后肋，脊柱旁的区域，显露交感神经链即可。分离粘连切记轻柔，不要造成明显的肺损伤，也不要伤及胸壁血管。在切断交感神经时，注意与其伴行的肋间动脉或静脉。存在胸腔粘连时这些血管常显露不清，容易造成损伤。

4. 对于既往有胸膜炎病史，或者有其他可疑胸腔粘连的情况时，可考虑双腔气管插管，侧卧位。这样分离粘连时比较容易。

参考文献

[1] Lin CC, Mo LR. Experience in thoracoscopic sympathectomy for hyperhidrosis with concomitant pleural adhesion. Surg Laparosc Endosc, 1996, 6 (4): 258-261.

[2] Lin TS, Wang NP, Huang LC. Pitfalls and complication avoidance associated with transthoracic endoscopic sympathectomy for primary hyperhidrosis (analysis of 2200 cases). Int J Surg Investig, 2001, 2 (5): 377-385.

[3] Baumgartner FJ. Surgical approaches and techniques in the management of severe hyperhidrosis.Thorac Surg Clin, 2008, 18 (2): 167-181.

[4] Liu Y, Yang J, Yang F, et al. Surgical treatment of primary palmar hyperhidrosis: a prospective randomized study comparing T3 and T4 sympathicotomy. Eur J Cardio-thorac Surg, 2009, 35 (3): 398-402.

[5] Kim WO. Influence of T3 or T4 sympath-icotomy for palmar hyperhidrosis. Am J Surg, 2010, 199: 166-169.

病案 2　交感神经手术治疗先天性长 QT 综合征的一种特殊亚型：Jervell Lange Nielsen 综合征

【本案精要】

两位患儿为姐弟，发现先天性耳聋，反复发作性晕厥，诊断为 Jervell Lange Nielsen 综合征，均行"胸腔镜左侧胸交感神经链切除术"。手术顺利，术后恢复良好。

【临床资料】

1. 患儿 1（姐姐）

病史：女性，12 岁，11 年前发现对声音刺激无反应，于外院行脑干诱发电位发现先天性耳聋，10 年前开始出现发作性晕厥，多于情绪紧张、激动或受惊吓时发生，每次持续 2 ~ 10 分钟后自行恢复，有时伴胸闷不适及发作时抽搐，于外院多次行脑电图检查未见异常，症状每年发作 5 ~ 6 次。近 2 年来症状发作频繁，严重时 2 ~ 3 次 / 月，晕厥时间最长达 10 余分钟，于外院行心电图发现 QTc 延长，考虑为长 QT 综合征。1 年前开始规律服用倍他乐克 12.5mg qd 治疗，晕厥发作频率无明显减少。1 月前改为心得安 1.5mg/（kg·d）口服治疗，未再发作晕厥。现患儿为行手术治疗，于门诊以"长 QT 综合征伴耳聋"收入我科。患儿自发病以来，精神、食欲、睡眠好。

体格检查：双耳粗测无听力。心率 82 次 / 分，心律齐，心音 S1 正常，S2 正常，无杂音。无心包摩擦音，无异常血管征。

2. 患儿 2（弟弟）

病史：男性，5 岁，4 年前查体发现双侧先天性耳聋，3 年前开始反复出现发作性晕厥，多于白天玩耍时发作，偶有夜间静息时发作，持续时间 10 分钟左右，无抽搐、面色苍白及出汗，每年发作 5 ~ 6 次。2 年前于外院行心电图检查发现 QTc 延长，诊断为长 QT 综合征，给予倍他乐克 6.25mg 口服治疗，1 月前改为心得安 1.2mg/（kg·d）治疗，效果不佳。现患儿为行手术治疗，门诊以"长 QT 综合征伴耳聋"收入我科。患儿自发病以来，精神、食欲好。

体格检查：患儿双耳粗测均无听力。心率 85 次 / 分，心律齐，心音 S1 正常，S2 正常，无杂音。无心包摩擦音，无异常血管征。

3. 辅助检查：听觉诱发电位报告单：两位患儿均为双侧未引出。24 小时 Holter（患儿 1，术前）全天为窦性心律，Q-T 间期延长（0.44 ~ 0.46s）。24 小时 Holter（患儿 2，术前）全天为窦性心律，Q-T 间期延长（0.36 ~ 0.50s）。

【术前讨论】

两位患儿为姐弟，行脑干诱发电位发现先天性耳聋；反复发作性晕厥，多于情绪紧张、激动或受惊吓时发生，于外院多次行脑电图检查未见异常，行心电图发现 QTc 延长，诊断为长 QT 综合征。规

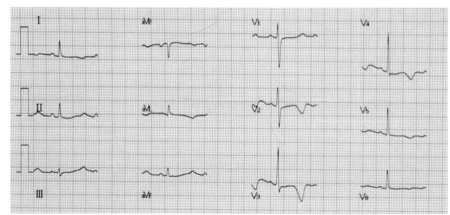

图 4-2-1　患儿 1（姐姐）入院心电图

QT 0.533s，QTc 0.636s

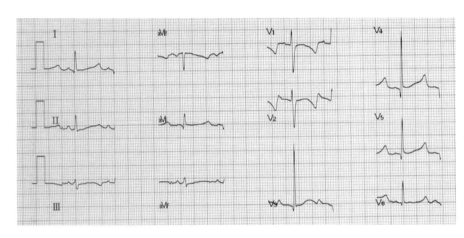

图 4-2-2 患儿 2（弟弟）入院心电图：
QT 0.471s，QTc 0.583s

律服用倍他乐克治疗后晕厥仍有发作。患儿为长 Q-T 综合征伴先天性耳聋，术前诊断为 Jervell Lange Nielsen 综合征，该综合征为常染色体隐性遗传病，药物治疗总体效果差，症状重，猝死风险大，总体预后较其他类型长 Q-T 综合征更差。发病年龄越小预后越差。考虑两位患儿 QTc > 0.55s，首次发病年龄较小，药物治疗效果不佳，建议手术治疗。拟在全麻下行左侧胸交感神经链切除术。

【手术及术后恢复情况】

两名患儿手术步骤及术中所见基本相同，双腔插管全麻成功后，患儿取右侧卧位，常规消毒铺巾，分别行左侧腋前线第 2 肋间、腋前线第 4 肋间及腋后线第 5 肋间小切口，置入胸腔镜及操作器械。探查胸腔见胸腔内无明显胸腔积液及粘连，脏壁层胸膜光滑，显露交感干，辨认肋骨后，从第 6 肋骨头表面游离并切断交感神经链（图 4-2-3、图 4-2-4），以内镜抓钳提起交感神经链，向头侧游离，逐一切断连接第 5-2 脊神经与交感神经链的灰、白交通支，至第 1、2 间隙水平，适当游离膨大之星状神经节，于星状神经节下 1/3 处以钛夹夹闭，注意保护第 1 脊神经与交感神经链间的交通支纤维，沿钛夹下缘切断交感神经链并完整取出。确认切除神经创面无活动性出血，以胸管排出胸腔内积气，嘱麻醉医师充分膨肺后，拔除胸管，关闭左侧各切口。术毕。手术过程顺利，术中生命体征平稳，术中出血极少量，术后待患儿清醒后拔除气管插管，安返病房。

术后复查 24 小时 Holter：患儿 1 全天为窦性心律，Q-T 间期延长，最快心率 100 次 / 分，QT 间期 0.38s，QTc 0.487s，最慢心率 68 次 / 分，QT 间期 0.47s，QTc 0.495s。患儿 2 全天为窦性心律，Q-T 间期延长，

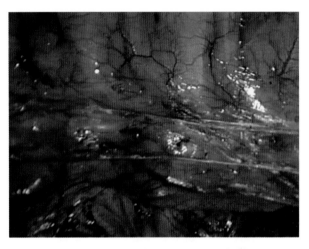

图 4-2-3 术中探查可见左侧交感神经链

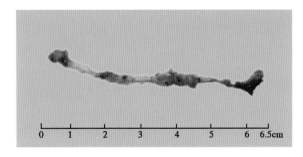

图 4-2-4 术后标本
左侧交感神经链

最快心率 134 次 / 分，QT 间期 0.46s，QTc 0.505s，最慢心率 64 次 / 分，QT 间期 0.54s，QTc 0.563s。

【最后诊断】

Jervell Lange-Nielsen 综合征。

【病案特点分析】

本例两名患儿为姐弟关系，主要临床表现均为反复发作性晕厥，多于情绪紧张、激动或受惊吓时发生，持续 2～10 分钟后可自行恢复。脑干诱发电位发现先天性耳聋，结合心电图检查考虑为 Jervell Lange-Nielsen 综合征，鉴于患儿药物控制不理想，猝死风险大，选用左侧胸交感神经链切除术治疗。该病例发病特点及诊疗经过较为典型，通过对该病例的解读有助于理清本病的临床特点。

【专家点评】

Jervell Lange-Nielsen 综合征（J-LN）又称聋心综合征，是长 QT 综合征（LQTS）的一种罕见且预后凶险的亚型，总患病率为（1.6～6）/100 万，但在耳聋患儿中该病患病率可达 0.25%～1%，临床上以先天性神经性耳聋、QT 间期延长、QT-T 易变、室性心律失常、发作性晕厥及心源性猝死为特征。该病在 1957 年首次由 A Jervell 和 F Lange-Nielsen 报道。

相对于 LQTS 的另一亚型 RWS（Romano-Ward 综合征）的常染色体显性遗传方式，J-LN 则为一种常染色体隐性遗传疾病，因此其在临床上更为少见。目前认为该病由编码缓慢激活延迟整流钾通道（IKs）的 KCNQ1 或 KCNE1 基因上的纯合突变或复合杂合突变所致，同时也有关于 KCNQ1 单一杂合突变所致 J-LN 的报道。多项有关分子学的研究报道，相对于 KCNQ1 突变，KCNE1 突变所致的 J-LN 预后较好。与先天性耳聋相关的病理发现有内耳血管纹的局部退化、螺旋器的完全退化及内淋巴系统的破坏。

一项较大样本的研究报道，50% 的 J-LN 患儿在出生后 3 年内即出现症状，86% 的患儿发生过心脏事件。晕厥发作愈早，病情愈凶险。晕厥及阿斯综合征好发于运动、紧张、恐惧等情况。女性发生心脏骤停和心源性猝死的概率较低。

诊断 J-LN 应具备两点，首先应确诊为 LQTS，同时患有先天性神经性耳聋，QT 间期以经心率校正后的 QTc 为标准，男性 QTc ≥ 450ms，女性 QTc ≥ 460ms 可以认为 QT 间期延长，但有约 6% 的 LQTS 患儿 QT 间期并不延长，诊断时应结合 T 波改变情况、临床症状（如晕厥）及家族史进行准确评估。

对于 J-LN 的先天性耳聋可以通过佩戴助听器或安装人工耳蜗来治疗。一部分 LQTS 患儿长期无症状，而 LQTS 发作时可以表现为心率失常、晕厥及猝死，而且猝死作为首发症状并不少见，也有被误诊为癫痫的病例见诸文献。患儿出现症状后第 1 年

的死亡率为 20%，10 年内的死亡率可达 50%，而经过治疗后死亡率可降至 4%，因此目前多数学者主张患儿一经确诊应及时予以干预，包括新生儿及婴儿。

首先患儿应尽量避免过于紧张、兴奋、恐惧等增加交感神经张力的因素，避免服用奎尼丁等可使 QT 间期延长的药物。在药物治疗方面，β 受体阻滞剂是 J-LN 的一线用药，目前理想剂量尚未统一。凡有复杂室性心律失常或早发心脏猝死家族史而无症状者，推荐使用最大耐量 β 受体阻滞剂。有晕厥的病人建议使用最大耐量 β 受体阻滞剂，合用 I b 类抗心律失常药物。

如果药物治疗已达到最大剂量仍反复发生晕厥者，则考虑行左侧心交感神经切除术（left cardiac sympathetic denervation，LCSD）。由于传统 LCSD 术式较为复杂，术后并发症较多，现已基本被损伤更小的胸腔镜 LCSD 所取代。Schwartz 报道术后患儿的年心脏事件由 21 次减少到 1 次，发生 5 次以上心脏事件的患儿人数由 65% 减少至 9%，患儿的 5 年生存率为 94%。

有文章报道刺激左侧星状神经节可诱发由肾上腺素介导的心肌延迟后除极，也可增加早发后除极的除极幅度。LCSD 对心肌电生理影响的机制正是在局部范围内有效减少了作用于心肌的肾上腺素的释放。通过此作用，LCSD 可以降低过早或延迟的心肌后除极的发生，从而降低长 QT 综合征患儿晕厥的发作频率和严重程度。

早期发展的 LCSD 手术多采用锁骨上切口或后背脊柱旁切口，对上胸段交感神经的暴露不充分，切除范围难以保证，且容易对左侧星状神经节造成广泛破坏而常常出现 Horner 综合征。电视胸腔镜技术的应用极大方便了对交感神经链的显露，使手术操作更为方便，神经切除更为确切。尤其是在手术切除范围上，改良为切除星状神经节的下 1/3 至 T5 范围内的胸交感神经链，既达到了心脏最大程度去交感化，又避免了术后发生 Horner 综合征。故目前已成为长 QT 综合征治疗的标准术式。

参考文献

[1] Moss AJ, McDonald J. Unilateral cervicothoracic sympathetic ganglionectomy for the treatment of long QT interval syndrome. N Engl J Med，285 1971，285：903-904.

[2] Li J，Wang LX，Wang J. Video-assisted thoracos-

copic sympathectomy for congenital long QT syndromes. Pacing Clin Electrophysiol, 2003, 26: 870-873.

[3] Jervell A, Lang-Nielsen F. Congenital deaf-mutism, functional heart disease with prolongation of the QT-interval, and sudden death. Am Heart J, 1957, 54: 59-68.

[4] Schwartz PJ, Locati EH. Left cardiac sympathetic

denervation in the therapy of congenital long QT syndrome: a worldwide report. Circulation, 1991, 84: 503-511.

[5] Schwartz PJ, Priori SG, Spazzolini C, et al. Genotype-phenotype correlation in the long-QT syndrome: gene-specific triggers for life-threatening arrhythmias. Circulation, 2001, 103: 89-95.

病案 3　胸骨柄转移癌

【本案精要】

肾癌术后，复查发现胸骨柄转移灶，行胸骨柄肿瘤切除，双层 Marlex 网修补胸骨缺损，术后效果满意。

【临床资料】

1. 病史：患者男性，59 岁，主因"左肾癌术后8 年，发现胸骨肿物 2 个月"以"胸骨柄转移癌"收入院。患者 8 年前因发现左肾肾癌、胃部占位行手术治疗，一期行左肾切除及胃部肿瘤切除术，病理为左肾透明细胞癌，胃部间质瘤，术后恢复可，长期行干扰素治疗；4 年前体检发现右肾上腺转移，于外院行腹腔镜右肾上腺切除术，术后病理证实为透明细胞癌；5 个月前自觉活动时胸部疼痛，行胸部CT 检查提示胸骨柄溶骨性骨质破坏（图 4-3-1），考虑转移癌可能大，遂来我院就诊，门诊以"胸骨柄转移癌"收入我科。

2. 体格检查：一般情况可。全身浅表淋巴结未触及肿大。气管居中。胸廓无畸形，胸壁静脉无曲张，胸骨柄稍膨隆，上缘压痛明显，未触及明显软组织包块。肋间隙正常。双肺动度一致，未触及胸膜摩擦感，语音震颤对称。双肺叩诊清音。双肺呼吸音清，未闻及干湿性啰音。

3. 辅助检查：胸部 CT：胸骨柄溶骨性骨质破坏，结合病史考虑转移癌可能大。全身骨扫描（图4-3-2）：胸骨柄代谢异常，首先考虑转移癌。PET-CT：胸骨柄异常膨出，信号明显增强，考虑转移癌。

4. 初步诊断：胸骨柄占位，转移癌？骨肉瘤？骨良性肿瘤？

【术前讨论】

患者中老年男性，慢性病程。8 年前因发现左肾肾癌、胃部占位，行左肾切除及胃部肿瘤切除术，病理为左肾透明细胞癌，胃部间质瘤，术后恢复可，长期行干扰素治疗；4 年前体检发现右肾上腺转移，

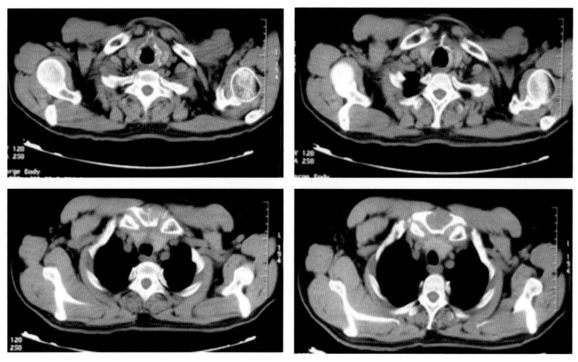

图 4-3-1　胸部 CT

胸骨柄溶骨性破坏

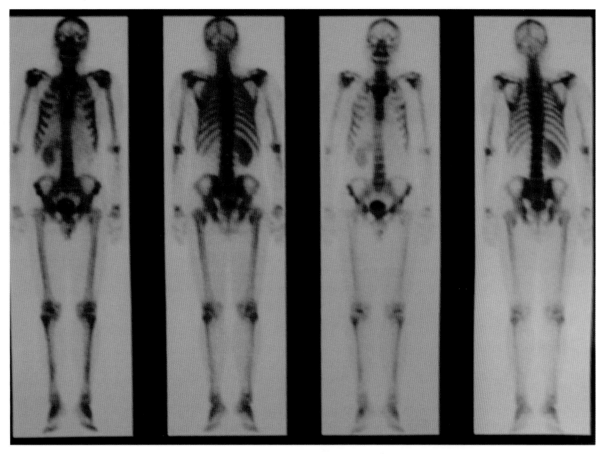

图 4-3-2　骨扫描

胸骨柄代谢浓聚灶

行腹腔镜右肾上腺切除术，术后病理证实为透明细胞癌；5 个月前自觉活动时胸部疼痛，行胸部 CT 检查提示胸骨溶骨性骨质破坏，考虑转移癌可能大。入院查体：胸骨柄有压痛。辅助检查：胸部 CT：胸骨柄溶骨性骨质破坏。全身骨扫描：胸骨柄代谢异常，首先考虑转移癌。PET-CT：胸骨柄异常膨出，信号明显增强，考虑转移癌。入院后完善检查，全身未见其他转移灶，无明确手术禁忌。手术指征：胸骨柄转移癌诊断成立，全身无其他转移灶，有手术治疗的价值。拟行手术及麻醉方式：全麻下行胸骨柄切除、胸壁成形术。术中注意事项：完整切除转移灶，尽可能保留正常胸壁组织，如切除范围较大，则需置入补片或其他人工材料。

【手术及术后恢复情况】

入院后 1 周行手术治疗——胸骨柄肿瘤切除，胸骨重建术。全麻成功后，患者取仰卧位，常规消毒、铺单。沿胸骨柄肿瘤表面由胸骨上切迹至胸骨角纵行切口逐层切开皮肤、皮下组织至胸骨表面，切断附着于胸骨柄的胸锁乳突肌胸骨头以及部分的胸大肌起点（图 4-3-3）。见肿瘤位于胸骨柄，范围约 4cm×2cm，表面骨质松软，未侵及锁骨头和肋软骨，胸锁关节结构完整。首先距离胸肋关节 1.5cm 切断左、右侧第 2 肋软骨，切开肋间肌，结扎切断双侧胸廓内动静脉及肋间血管，以线锯沿胸骨角水平切断胸骨，将胸骨柄向上翻起，钝、锐性结合充分分离胸骨后间隙的疏松粘连至胸骨上切迹，依次切断右侧第 1 肋软骨及胸锁关节囊、左侧第 1 肋软骨及胸锁关节囊，注意保护双侧锁骨下静脉，将胸骨柄及肿物一同完整切除（图 4-3-4）。蒸馏水冲洗伤口并彻底止血，检查见双侧壁层胸膜无破损。以双侧 Marlex 网修补胸骨缺损，首先以钢丝线将网片与双侧锁骨头以及胸骨体进行缝合，再以 7# 丝线将补片与双侧第 1、2 肋软骨、肋间肌以及胸锁乳突肌胸骨头缝合（图 4-3-5）。再次冲洗伤口，严密止血后留置补片下纵隔引流管外接负压吸引。清点器械、敷料无误后，缝合皮下组织及皮肤，术毕。手术顺利，术中出血约400ml，术后病人清醒拔管后安返病房。患者术后恢复顺利，术后2天拔除纵隔引流，10天后伤口拆线。伤口愈合好，双上肢运动、感觉正常。

【最后诊断】

病理诊断：（胸骨上段）转移之透明细胞癌。形态、免疫组化染色结果及临床病史符合肾透明细胞

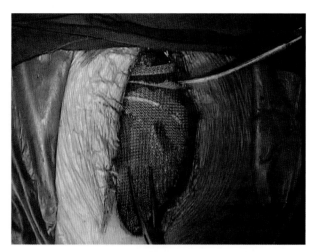

图 4-3-5　Marlex 网修补胸骨缺损效果图

癌转移。

最后诊断：胸骨转移癌。

【病案特点分析】

本病例为肾透明细胞癌术后，肾上腺转移癌切除术后，因胸痛查体发现胸骨柄占位，胸部CT及骨代谢显像提示胸骨柄转移癌，PET-CT除外全身其他部位转移灶。术前考虑为肾透明细胞癌单发胸骨转移，可手术切除，原则上应完整切除转移灶。病灶位于胸骨柄，术中需切断胸锁关节、第1、2胸肋关节，故以双层Marlex网修补胸骨缺损，首先以钢丝线将网片与双侧锁骨头以及胸骨体进行缝合，再以

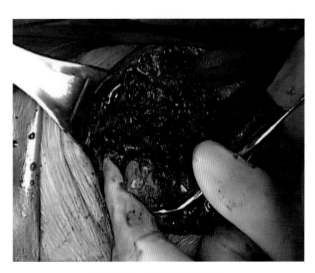

图 4-3-3　手术切口示意图

标记为切口和胸锁关节部位

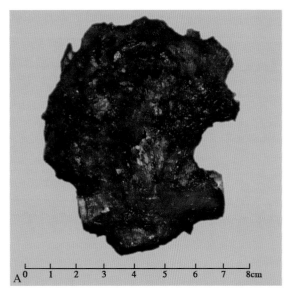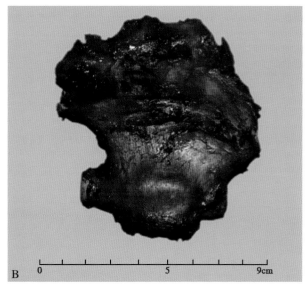

图 4-3-4　切除胸骨肿物标本

A．正面观；B．背面观

7# 丝线将补片与双侧第 1、2 肋软骨、肋间肌以及胸锁乳突肌胸骨头缝合，通过上述方法，胸骨缺损得以修补，术后患者双上肢活动度同术前，手术效果满意。

【专家点评】

骨转移瘤可见于人体的任何骨骼结构，单发的骨转移瘤，在原发灶彻底控制的情况，部分可以经手术实现根治。本例为肾癌术后单处骨转移灶，位置在胸骨柄，胸部 CT 及全身骨扫描均显示病变为可切除病灶。肾透明细胞癌转移瘤切除术后往往预后较好，故本例给予手术治疗。术后随访已 8 个月，未见复发转移。

在本书的第一版中，曾报告我单位 6 年前治疗的 1 例胸骨柄动脉瘤样骨囊肿，患者为 14 岁女性，手术方法基本与此例相同，采用"胸骨柄切除 + 双层 Marlex 网胸壁修补成形术"。手术过程顺利，术后恢复良好，近期随访患者，病变无复发，局部伤口愈合良好，无明显慢性疼痛，双上肢感觉运动无明显异常。本例同样采用这种胸骨柄重建方法，也取得了满意效果，这提示此种胸壁成形法远期效果良好。在前述病例报告中，我们对胸骨柄切除术后的重建问题进行了综述。有兴趣的读者可以参考，这里不再赘述。

参考文献

[1] Liu HS，Qin YZ，Li SQ，et al. Surgical resection of sternal tumors and reconstruction with titanium mesh. Chinese Med Sci J，2011，26：237-240.

[2] Pyle JW. Sternal resection and recons-truction after renal cell carcinoma metestatic to the sternum. J Thorac Cardiovas Surg，2005，129：1177-1178.

[3] Lee SY，Lee SJ. Sternum resection and reconstruction for metastatic renal cell cancer. Int J Surg Case Rep，2011，2：45-46.

病案4 胸外伤术后胸壁窦道

【本案精要】

外伤后胸壁窦道形成，迁延不愈。行清创，带蒂大网膜瓣移植胸廓重建术，效果良好。

【临床资料】

1. 病史：患者男性，37岁，主因"车祸伤肋骨骨折术后，伤口不愈合形成窦道10个月"经门诊以"胸外伤术后伤口不愈合，窦道形成"收入院。患者10个月前因车祸，左前胸严重暴力伤致开放性多发肋骨骨折，急诊行胸片、胸部CT发现左侧2～6肋多发肋骨骨折，3～5肋粉碎性骨折，左侧大量液气胸，左侧胸背部及纵隔积气，在外院行"开胸探查＋肋骨骨折钛板内固定术"，术后予补液、抗感染、定期换药等处理，手术切口及上述车祸伤口未能一期愈合，并逐渐开始有持续性黄色脓性分泌物溢出，伤口持续不愈合，7个月前于山东省某医院就诊，诊断"肋骨骨折术后，植入物排斥，伤口不愈合"，予手术清创2次，抗感染、补液、定期换药、伤口引流等处理后，手术切口及车祸伤口仍未能痊愈，持续伴有黄色脓液溢出，6个月前于当地医院就诊，予扩创手术，仍无明显好转，持续有脓性液引出。5个月前再次复查胸片、胸部CT示：第3～5肋骨骨折内固定术后，骨皮质侵蚀较明显，诊断"置入物排斥反应"，行手术取出内固定钛板并截除3～4肋钛板相应段被侵蚀肋骨，缺损处予胸大肌瓣覆盖，术后予定期换药、伤口引流等处理，手术切口大部分愈合，在乳头左侧2cm处仍有一直径约0.5cm范围窦道口及车祸伤处不愈合，长期有黄色脓液流出，后持续予抗炎、换药、伤口引流等处理，未见好转。为行进一步治疗由门诊以"车祸伤肋骨骨折术后，伤口不愈合，窦道形成"收入我科，既往史无特殊。

2. 体格检查：患者一般情况可。颈部淋巴结未及肿大。右侧胸壁未见明显异常，左侧胸壁7肋间处可见一横行手术瘢痕，长约15cm，内侧距锁骨中线2cm处可见一直径约0.5cm窦道口，窦道口周围皮肤发红，无触痛，挤压后可有淡黄色脓性溢出液。左侧胸部第3肋间处可见一横行车祸伤瘢痕，靠近腋窝处可见一长约3～4cm伤口不愈合，持续有脓性引流液流出，胸壁静脉无曲张，胸骨无明显压痛。无胸膜摩擦感，无皮下捻发感。左侧呼吸音稍弱，未及干湿啰音。

3. 辅助检查：胸片：左中上肺透亮度减低，左胸部肋骨缺如，欠完整，左肺陈旧性病变，左侧少量胸腔积液可能（图4-4-1）。胸部CT：左侧胸壁内固定取出术后表现，3～4肋前肋部分缺如，肺内术后改变，纤维粘连形成（图4-4-2）。

【术前讨论】

患者中青年男性，主因"车祸伤肋骨骨折术后，伤口不愈合形成窦道10个月"以"胸外伤术后伤口不愈合形成窦道"收入院。患者10个月前左胸车祸

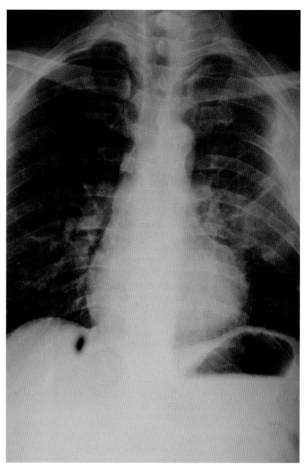

图4-4-1 胸片

左胸部肋骨缺如，欠完整

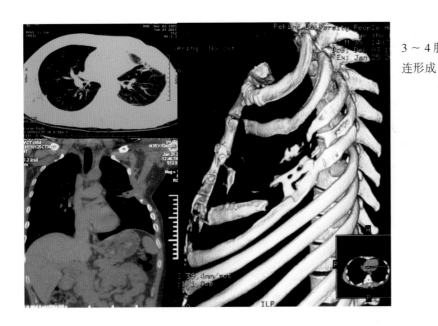

图 4-4-2　胸部 CT

3～4 肋前肋部分缺如，肺内术后改变，纤维粘连形成

伤后开放性多发肋骨粉碎性骨折，行钛板内固定术后持续伤口不愈合，5 个月前行手术清创，内固定物取出，胸大肌瓣填充，胸壁慢性感染未能控制，仍长期有脓液自皮肤窦道引出，入院后完善常规检查：浓缩查结核菌阴性，细菌培养提示为金黄色葡萄球菌感染。考虑"慢性化脓性胸壁感染，皮肤窦道形成"诊断成立，慢性肋骨骨髓炎可能性大。应行胸壁扩大清创，清除感染坏死物、死骨及肋骨感染灶，术中应注意窦道的行进方向，注意是否有胸腔内感染合并脓胸可能。彻底清创后以大网膜瓣填充胸壁缺损重建胸壁，并控制感染，患者皮肤缺损不大，可以不做皮瓣移植。

【手术及术后恢复情况】

胸壁窦道切除＋胸廓改形清创＋带蒂大网膜瓣填充重建术。

全麻成功后患者取 45° 后仰右侧卧位，常规消毒铺无菌单。取左侧胸壁原开胸切口，切开皮肤、皮下组织，梭形切除该切口前方的窦道。沿切口向上、下游离皮肤及皮下组织瓣，尤其向上游离，直至上面皮肤窦道处（图 4-4-3），梭形切除围绕该窦道的皮肤及皮下组织。沿窦道口向深方探查，见窦道向多方向延伸，且深在。遂决定行胸壁切除扩大清创。首先于第 5 肋骨上缘切开肋间肌进入胸膜腔，见肺与胸壁广泛膜状粘连，胸膜无增厚，胸腔无包裹性积液、积脓，于胸骨旁切断第 4、第 3 肋软骨，于第 2 肋骨下缘向外侧切开肋间肌，掀起胸壁两处窦道所在的第 4、3 肋骨范围内的前外侧胸壁，适当

游离并保留部分组织鲜活无明显感染的胸大肌、胸小肌组织。探查见窦道沿胸壁肌肉及第 3 肋间肌向后外侧延伸，直至第 3 肋骨外侧断端骨髓腔内，该范围胸壁内有多个死骨片（块）。窦道未向胸膜腔延伸，胸腔及肺内无窦道及包裹积液。游离第 4、3 肋骨后外侧断端，于其后方约 5cm 处切断此二肋，完整切除这一范围内有感染灶的胸壁结构（图 4-4-4、图 4-4-5）。再次仔细检查，见剩余胸壁结构中无窦道及感染坏死组织。彻底止血后，以碘伏盐水、生理盐水、双氧水反复冲洗浸泡胸腔及胸壁结构。加铺无菌单并更换干净无菌器械后，行上腹正中切口开腹，向上翻起大网膜，紧贴横结肠壁切开胃结肠韧带，待大网膜游离足够长度后，于胸骨后左侧弧形切开膈肌约 5cm，将游离好的大网膜送入胸部，摊开填覆在胸壁缺损的创面上，确认血液供应良好并且无扭转后，将网膜边缘与胸壁结构间断缝合固定（图 4-4-6）。膈肌切口边缘与网膜间断缝合。留置胸腔闭式引流管及皮下引流管各一根，逐层缝合皮下及皮肤。再次检查腹腔无出血及其他异常后，逐层关腹。术毕，手术顺利，术中出血约 500ml。胸壁予以加压包扎。切除标本送病理及细菌培养检查。

术后恢复顺利，伤口一期愈合（图 4-4-7）。术后第 7 天拔除胸腔引流管，第 14 天出院。随访 8 个月，胸壁无红肿、破溃及渗液，无腹痛、腹胀。无慢性咳嗽、咳痰。

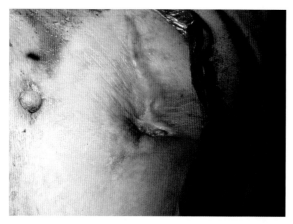

图 4-4-3 胸壁窦道手术前外观

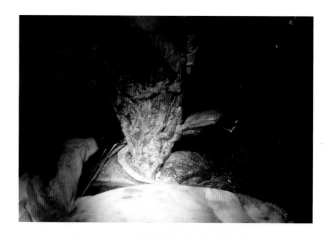

图 4-4-6 大网膜修补胸壁缺损的创面

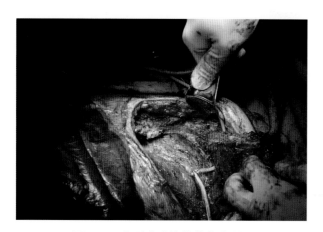

图 4-4-4 切除有感染灶的胸壁结构

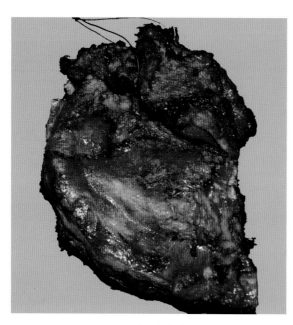

图 4-4-5 切除胸壁组织

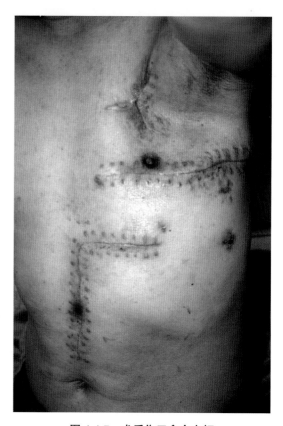

图 4-4-7 术后伤口愈合良好

【最后诊断】

病理诊断：（第 3、4 肋骨及周围组织）骨梁间、纤维组织中可见大量炎细胞浸润，部分区域可见大量浆细胞及淋巴细胞浸润，死骨形成，部分区域可见纤维囊壁样结构，未见上皮被覆，大量炎细胞浸润及组织细胞反应，结合临床病史，符合慢性骨髓炎伴窦道形成。免疫组化染色结果：CD20、CD3、

CD38、kappa、lambda 部分细胞（+），Ki-67（5%+）。

最后诊断：左胸壁慢性感染性窦道形成。

肋骨慢性骨髓炎。

左侧肋骨骨折内固定物取出术后。

【病案特点分析】

患者中年男性，严重胸部外伤，致开放性多发肋骨粉碎性骨折，清创并内固定物植入术后长期胸壁慢性感染，皮肤窦道形成，多次清创手术并取出内固定物后仍迁延不愈。长期脓液引出，患者异常痛苦。入院后伤口渗出物培养出金黄色葡萄球菌，考虑合并慢性骨髓炎可能。手术行胸壁扩大清创，彻底清除感染坏死物、死骨及肋骨感染灶，清创后以大网膜瓣填充胸壁缺损重建胸壁。术后伤口愈合良好。这是一个胸壁慢性感染处理的成功病例。

【专家点评】

胸壁深层软组织感染及化脓性肋骨骨髓炎最常见的发病原因是胸外伤，尤其是复杂的开放性胸外伤。手术、胸壁表皮急性化脓性感染、急性化脓性乳腺炎、脓胸及脓毒血症等也可引起胸壁深层软组织感染及化脓性肋骨骨髓炎，但比较少见。本例患者是继发于车祸伤后的多发粉碎性肋骨骨折及胸壁软组织开放性挫裂伤。当时的受伤过程是，患者驾小车前行，与前方的大车追尾。大车拉载的铁管由于过长而延伸至车尾以外。发生车祸时铁管穿破小车前挡风玻璃直接戳至患者左前胸。可见受伤过程多么凶险，致伤情严重而复杂。于外院积极抢救并一期清创＋肋骨内固定后生命得以保全，但后期出现伤口感染，迁延不愈。经多次清创处理，仍未能痊愈，最终来我院治疗。回顾之前的整个治疗过程，我们体会，首先，重症外伤致骨与软组织破坏严重是后续伤口感染的最主要原因；其次，后期多次清创

均不彻底，尤其是对肋骨骨髓炎的认识不足，未能彻底清除。骨髓腔感染灶是后续胸壁软组织慢性感染及伤口窦道迁延不愈的罪魁祸首。本次治疗中我们充分认识到这一点：既要彻底清创，又要尽可能保留血运较好的健康骨与软组织，以免缺损太大无法愈合。考虑到胸大肌已经在前期手术中作为转移肌瓣使用，为保证本次清创术后组织血液供应和胸壁重建，决定采用带蒂大网膜填充重建胸壁。本次手术前患者已无明显的全身感染中毒症状，仅表现为胸壁窦道口的脓性渗出。手术中见，皮肤及皮下组织内并无明显的感染灶，故切除窦道后尽可能保留。部分感染坏死的肌肉组织予以切除。重点是清除作为感染源的肋骨结构，术中见窦道延伸至肋骨断端，邻近区域软组织中可见坏死骨片。扩大切除受累的肋骨和肋间肌。所幸患者胸膜腔内无明显感染灶，故清创到此为止。大网膜的游离采用上腹正中切口，无特殊可言。患者术后伤口一期愈合，随访8个月无感染复发，但存在较明显的胸壁软化和反常呼吸运动。此例患者成功治疗的最大体会是，肋骨感染灶的清除是确保胸壁深层慢性化脓性感染治疗成功的重要条件。

参考文献

[1] 沈琦斌，李鸿伟. 带蒂肌瓣移植治疗慢性肋骨骨髓炎（附 7 例报告）. 中华胸心血管外科杂志，2004，20：163.

[2] Basa NR. Ataphylococcal rib osteomyelitis. J Pedia Sur，2004，39：1576-1577.

[3] 李凯，岑瑛. 单一或复合肌瓣移植治疗前胸壁多发性慢性窦道. 华西医学，2007，22（2）：242-243.

病案 5 右肺中下叶切除术后支气管胸膜瘘

【本案精要】

右肺中下叶切除术后 5 年，诊断支气管胸膜瘘 4 年，保守治疗无效，行右侧开胸，脓胸纤维板剥除，支气管残端切除缝合 + 背阔肌肌瓣包埋术，效果良好。

【临床资料】

1. 病史：患者男性，54 岁，主因"右肺中下叶切除术后 5 年，间断发热、咳嗽、咳痰 4 年"入院。患者 5 年前因"小细胞肺癌"于外院行右肺中下叶切除术。4 年前间断出现发热、咳嗽、咳痰、痰中带血等症状，于外院诊断为支气管胸膜瘘，4 年来保守治疗无效，遂就诊于我院。患者 5 年来精神、睡眠、食欲可，大小便正常，体重无明显变化。既往有长期大量吸烟史及多种药物过敏史。

2. 体格检查：气管位置居中。右侧胸廓凹陷，胸壁静脉无曲张，胸骨无压痛。肺部呼吸运动度对称，肋间隙正常，右侧语颤增强，左肺叩诊清音，右肺叩诊浊音。呼吸急促，左肺呼吸音清，右肺呼吸音明显减弱。心脏、腹部查体无异常。生理反射正常，病理反射未引出。

3. 辅助检查：胸部 CT（我院）：右肺中下叶术后表现，右侧胸腔包裹性液气胸，右侧胸膜增厚；双肺多发小结节，陈旧病变可能；右肺肺气肿；左下肺后基底段小支气管扩张（图 4-5-1）。

4. 术前诊断：小细胞肺癌右肺中、下叶切除术后。

支气管胸膜瘘。

肺气肿（右肺）。

支气管扩张（左肺）。

【术前讨论】

患者男性，54 岁，主因"右肺中下叶切除术后 5 年，间断发热、咳嗽、咳痰 4 年，诊断支气管胸膜瘘 4 年"入院。目前支气管胸膜瘘诊断基本明确。全身肿瘤筛查未提示有复发或转移征象。有手术指征，未见手术禁忌，拟行支气管 - 胸膜瘘闭合术。

【手术及术后恢复情况】

入院后第 7 天行手术治疗——右侧开胸探查 + 脓胸纤维板剥脱，支气管 - 胸膜瘘闭合 + 背阔肌肌瓣包埋术。

首先于静脉基础麻醉下行纤维支气管镜检查。气管及左侧各级支气管未见异常。右侧中间段支气管存在，长约 2cm，末端似可见原中叶及下叶开口呈裂隙状，瘘口不明显，未见新生物。右上叶支气管未见异常。全麻满意后，患者取左侧卧位，常规消毒、铺单。于右侧第 5 肋间原切口切开长约

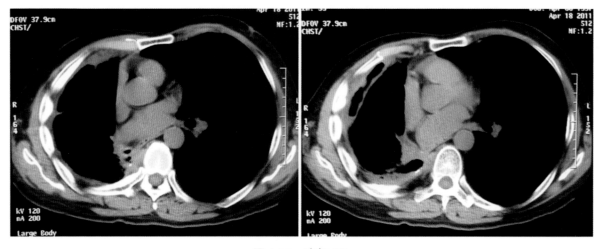

图 4-5-1 胸部 CT

右肺中下叶术后表现，右侧胸腔包裹性液气胸

20cm。上下方游离皮瓣，解剖背阔肌（图 4-5-2），注意保护供应背阔肌的血管及胸背神经，于下位肋骨及胸背筋膜肌肉起点处切断背阔肌，湿纱布保护带蒂背阔肌瓣。次全长切除第 6 肋骨，经肋床进胸。探查右侧胸膜腔呈闭锁状态。切除明显增厚壁层胸膜，游离右肺上叶。因长年感染引起致密纤维板包裹前次手术残端，无法明确血管解剖，遂打开心包，了解肺动静脉部位，定位支气管残端部位，解剖发现支气管残端残留较长结扎线团，加水膨肺可见大量气体溢出，明确为瘘口位置。因其与肺动静脉残端粘连无法游离，遂打开后纵隔胸膜，保护食管，解剖上叶支气管分叉部位后游离中间段支气管。同时沿瘘口部位纵行向头侧剖开中间段支气管，协助游离（图 4-5-3）。解剖出中间段支气管残端后以残端闭合器于上叶支气管下缘以下约 5mm 处闭合中间段支气管。垫片加固间断缝合残端以加固。加水膨肺检查无漏气。剖开瘘口部位电灼切除感染灶。以稀安尔碘溶液浸泡胸腔。严密止血。无菌盐水冲洗胸腔。背阔肌瓣包埋支气管残端（图 4-5-4），并与后胸壁缝合固定。间断缝合心包切口。腋后线第 7 肋间留置 28 号胸引管 1 根，关胸。手术顺利，因慢性脓胸纤维板致密粘连，手术难度大。术中出血约 1500 ml。术毕待患者麻醉恢复后，顺利拔除气管插管，安返病房。剥脱纤维板及残端标本送病理检查。

术后第 7 天拔除胸引流，第 9 天出院，伤口 Ⅱ/甲愈合

【最后诊断】

病理论断：（残端周围）送检纤维组织增生伴玻璃样变性，局灶钙化，大量炎细胞浸润，可见炎性

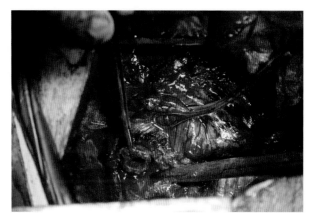

图 4-5-3 解剖支气管残端

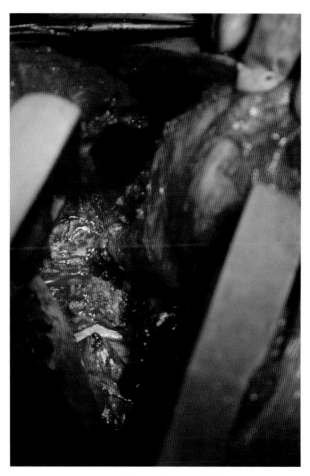

图 4-5-4 背阔肌瓣包埋支气管残端

肉芽组织形成，残留少量肺泡上皮反应性增生，局灶可见鳞状上皮化生，请结合临床诊断。

（纤维板）纤维组织增生伴玻璃样变性，局灶可见钙化，可见鳞状上皮增生。

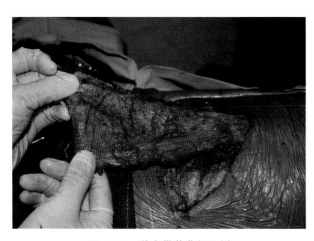

图 4-5-2 游离带蒂背阔肌瓣

（右肺第 7 组淋巴结）纤维组织增生，大量炎细胞浸润，可见鳞状上皮化生，请结合临床诊断。

最后诊断：支气管胸膜瘘。

【病案特点分析】

患者中年男性，5 年前因小细胞肺癌行右肺中下叶切除术，术后 1 年出现支气管胸膜瘘，常年咳嗽、咳黄痰，间断发热，保守治疗无效。本次住院后复查胸部 CT、腹部彩超、全身骨扫描以及脑核磁等检查未见肿瘤复发转移。考虑支气管残端瘘合并慢性脓胸，有手术治疗指征。手术中确认残端过长，行残端切除＋带蒂肌瓣包埋残端。术后恢复良好，远期无复发。

【专家点评】

支气管胸膜瘘是全肺切除或肺叶切除术后最严重、处理起来十分棘手的并发症之一，以往发生率较高。近年来由于手术技术的提高，尤其是支气管残端闭合器的使用，使残端处理有了较好的质量控制，故发生率明显下降。很多年轻的胸外科医生甚至没有见到过支气管胸膜瘘的病例。从易发因素上讲，一般认为与手术中支气管残端处理不合理有密切关系。残端保留过长，或过度游离，尤其是损伤支气管动脉，使残端血运不佳时容易出现支气管胸膜瘘；支气管残端癌阳性，术前接受过新辅助放疗，原发病为肺结核或肺化脓性疾病，术前并发糖尿病，长期应用糖皮质激素，低蛋白血症等均为支气管胸膜瘘的易感因素。为了预防支气管胸膜瘘的发生，除了在支气管处理上加以注意外，对于有高危因素的患者，可采用血运丰富的自体组织覆盖支气管残端，包括胸膜、心包、肋间肌、背阔肌、甚至大网膜等。

支气管胸膜瘘的外科治疗事实上包含了两部分操作。一部分是脓胸的清除及胸膜纤维板剥脱，另一部分是支气管残端的封闭。前者与一般脓胸的处理基本相同。但需要重点注意的是在清除纵隔面纤维板时注意切勿损伤肺血管残端，尤其是下肺静脉残端。如果定位困难时，可于肺门前方打开心包，于心包内探查协助辨认血管残端的位置。在支气管残端的处理上，由于支气管断端往往与血管断端邻近，加之炎症粘连，直接找到支气管残端往往有一定困难，且容易伤及血管残端。比较稳妥的办法是，在肺门后方，食管前方，先找到主支气管和上叶支气管，然后循其向远端解剖，游离有足够长度时，便可以支气管闭合器钉合处理或剪断后缝合处理。剩余的远端支气管残端由于有慢性感染坏死灶，尽可能切除。但如果粘连致密，剥除过于困难时也不必勉强，以免伤及血管残端。胸腔内感染灶的彻底清除和残端的恰当处理是保证支气管胸膜瘘手术成功的关键。如果可能，再次处理的残端最好以带蒂肌瓣或网膜等血运丰富的组织予以包埋。

参考文献

[1] Kamiyoshihara M. What is standard treatment for bronchopleura fistulas? Ann Thorac Surg，2010，90：1061-1062.

[2] 黄杰，周新明．经心包纵隔内关闭支气管残段治疗难治性支气管胸膜瘘．中华胸心血管外科杂志，2005，21（1）：2-4.

[3] Puskas JD. Treatment strategies for bronchopleural fistula. J Thorac Cardiovas Surg，1995，109：989-996.

[4] 陈舒展，林若柏．肺癌行全肺切除术后支气管胸膜瘘 10 例分析．中国肿瘤临床，2009，36（8）：202-204.

[5] Shekar K. Bronchopleural fistula：an update for intensivists. J Critical Care，2010，25：47-55.

病案 6 孤立性纤维瘤

【本案精要】

术前影像学资料倾向于纵隔占位，分别误诊为前纵隔及后纵隔实性肿物，术中胸腔镜探查证实来源于脏层胸膜，术后病理为孤立性纤维瘤。

病例 1
【临床资料】

1. 病史：患者女性，28岁，主因"左胸痛1个月，查体发现后纵隔占位4天"入院。患者1个月前无明显诱因出现左侧前胸及后背部疼痛不适，伴轻度憋气，未予特殊诊治，4天前于当地院行胸片，提示左下肺野内心尖区高密度影，进一步行胸部CT

提示胸椎左侧软组织占位，边界清楚。患者自发病以来，大小便如常，精神、食欲良好，睡眠佳、体力及体重无明显变化。既往体健。

2. 体格检查：一般情况可。全身浅表淋巴结未触及肿大。气管居中，胸廓无畸形，肋间隙正常。双肺动度一致，未触及胸膜摩擦感，语音震颤对称。双肺叩诊清音。双肺呼吸音清，未闻及干湿性啰音。心前区无隆起凹陷，心界不大，心率齐，未闻及杂音。

3. 辅助检查：胸部CT：T10～12椎体水平脊柱旁左后纵隔内可见梭形软组织密度影（图4-6-1），大小约6.6cm×2.6cm，边界尚清，其内密度不均，

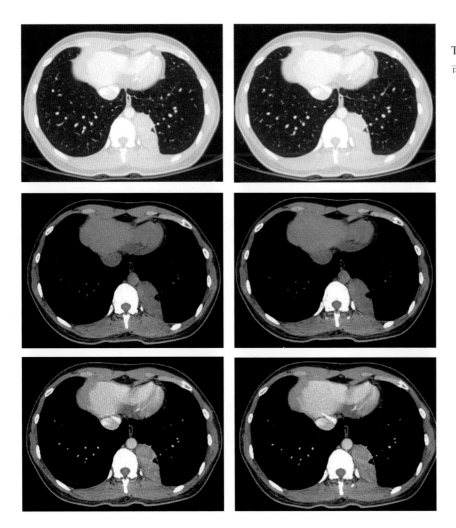

图 4-6-1 胸部 CT
T10～12椎体水平脊柱旁左后纵隔内可见梭形软组织密度影

平扫CT值为10～35Hu，增强扫描可见不均匀强化，CT值为60～110Hu，未见侵犯胸主动脉。

4. 初步诊断：左后纵隔占位，神经源性肿瘤？畸胎瘤？肺隔离症？

【术前讨论】

患者青年女性，主因"左胸痛1个月，查体发现后纵隔占位4天"以"左后纵隔占位"收入我科。患者因左侧前胸及后背部疼痛不适伴轻度憋气，行胸部CT检查，发现左后纵隔内可见梭形软组织密度影。入院查体未见明显异常，化验未见明显异常。CT示肿物位于后纵隔脊柱旁，呈实性，梭形，与周围组织无明显粘连，与胸壁呈钝角，不均匀强化，考虑良性占位可能大，根据解剖位置考虑神经源性肿瘤可能，不除外畸胎瘤、肺隔离症等。影像学提示与降主动脉尚存在软组织间隙。有手术指征。检查未见手术禁忌。拟全麻下行胸腔镜探查、肿物切除术。术中根据病变具体情况决定手术方案。积极完善术前准备，向患者及家属交代病情及手术相关风险，签署知情同意书。

【手术及术后恢复情况】

全麻成功后，取右侧卧位并前倾30°，常规消毒、铺单。首先取肩胛下角稍后方第7肋间小切口置入胸腔镜，探查见肿物位于左下后纵隔位置，与左肺下叶外侧基底段有直径约2cm窄蒂相连，但与纵隔结构、胸壁结构之间无任何关系（图4-6-2）。肿物大小约9.5cm×6.5cm×2.5cm，色黄白，质地韧，呈盘饼状，表面近蒂部附近有放射状分布的小血管，胸腔无粘连及积液。术中考虑肿物起源于左

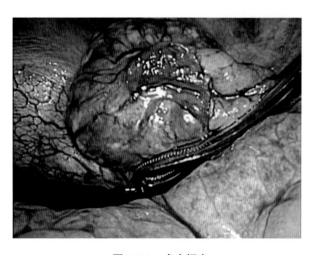

图4-6-2　术中探查
肿物与左肺下叶外侧基底段有直径约2cm窄蒂相连

肺下叶，非纵隔肿瘤。遂决定按肺占位设计切口，取腋后线8肋间行1cm小切口做胸腔镜观察孔，腋前线第5肋间做4cm小切口，连同上述肩胛下角稍后方第7肋间小切口一并作为操作切口，轻轻掀起肿物，以直线形切割缝合器于肿物蒂部尽量靠近肺组织处钉合切开，完成肿物切除。标本置无菌袋内取出，体外剖视见肿物为实性，质地不均，中心部分偏硬，周围部分韧，剖面色黄白，无钙化及坏死，无明显包膜，切取部分送检，冰冻病理报告：纤维瘤可能性大。再次全面探查胸腔及左肺，未见明显其他异常。彻底止血、检查无漏气及活动出血后，留置胸管，吸痰，膨肺，清点器械无误，关胸，术毕。手术顺利，术中出血极少量，术后麻醉恢复平稳，顺利拔除气管插管后安返病房。

患者术后给予抗感染、输液、对症止痛等治疗。恢复顺利，胸引管于术后2天拔除，3天后出院，无围术期并发症。

【最后诊断】

病理诊断：（左肺下叶）梭形细胞肿瘤：细胞无明显异型，排列呈编织状，可见胶原束，间质血管丰富，肿瘤包膜完整。免疫组化染色结果：CD34（+），CK（–），Bcl-2（+），desmin（–），SMA（–），S-100（–），caldesmon（–），符合胸膜的孤立性纤维性肿瘤。

最后诊断：胸膜孤立性纤维瘤。

病例2

【临床资料】

1. 病史：患者女性，28岁，因"体检发现前纵隔占位2月余"以"前纵隔占位"入院。患者2余月前体检行胸片提示上纵隔高密度影，1个月前进一步行胸部CT示左前纵隔可见一约4cm×3.5cm类圆形软组织肿块影，CT值48Hu，边缘规则，密度均匀。患者自发现占位来无复视，无构音障碍，无四肢乏力，无眼睑下垂，无咳嗽咳痰，无胸闷憋气，无胸痛等症状。既往体健。

2. 体格检查：一般情况可。全身浅表淋巴结未触及肿大。气管居中，胸廓无畸形，肋间隙正常。双肺动度一致，未触及胸膜摩擦感，语音震颤对称。双肺叩诊清音。双肺呼吸音清，未闻及干湿性啰音。心前区无隆起凹陷，心界不大，心率齐，未闻及杂音、额外心音。

3. 辅助检查：胸部CT：纵隔、肺门未见肿大

淋巴结,胸腺左叶外侧可见一软组织团块影,边界清晰(图4-6-3),横截面大小约4.1cm×3.2cm,平扫CT值约33Hu,增强后呈轻度不均匀强化,平均CT值约44Hu,其内未见明确坏死、囊变及钙化。心脏不大,肺动脉主干不宽,胸腔未见积液,未见胸膜肥厚。

4.初步诊断:前纵隔占位,胸腺瘤?生殖细胞来源肿瘤?淋巴瘤?

【术前讨论】

患者青年女性,主因"体检发现前纵隔占位2月余"以"前纵隔占位"收入我科。患者体检行胸片提示上纵隔高密度影,1个月前进一步行胸部CT示左前纵隔类圆形软组织肿块影,无明显症状,入院查体未见明显异常,肌电图提示尺神经于10Hz有递减趋势。CT示肿物位于前纵隔,软组织密度,边界清晰,呈轻度不均匀强化,其内未见明确坏死、囊变及钙化,与周围组织无明显粘连,考虑良性占位可能大,肌电图尺神经重复刺激有递减趋势。根据解剖位置考虑胸腺瘤可能大,不除外畸胎瘤、淋巴瘤等。拟全麻下行胸腔镜探查,纵隔肿瘤切除术,

根据术中所见决定具体方案,如为良性肿瘤,仅行肿瘤切除,如为恶性肿瘤需连同周围组织整块切除,如为淋巴瘤,明确诊断后行化疗。积极完善术前准备,向患者及家属交代病情及手术相关风险,签署知情同意书。

【手术及术后恢复情况】

入院后5天行手术治疗——胸腔镜左侧胸腔探查+肺楔形切除术。全麻成功后,取后仰45°右侧卧位,常规消毒、铺单。于左侧腋中线第5肋间行探查小切口置入胸腔镜,于左侧锁中线第5肋间行小切口置入操作器械。探查胸腔内少量膜片状粘连,无明显积液,肿物位于左肺上叶舌段脏层胸膜下,类圆形,实性,质韧,大小约4cm×3cm,包膜完整,边界清楚,与纵隔结构、胸壁结构间无任何粘连,余肺未见明显异常。壁层胸膜及膈肌表面光滑。距离肿物边缘约1cm以内镜直线切割缝合器行左肺上叶楔形切除术,完整切除肿物并经标本袋取出,术中切取部分肿瘤组织送冰冻病理检查,结果回报:梭形细胞瘤。以生理盐水冲洗胸腔,吸痰膨肺,未见明显漏气。严密止血,确认无活动性出血后,于

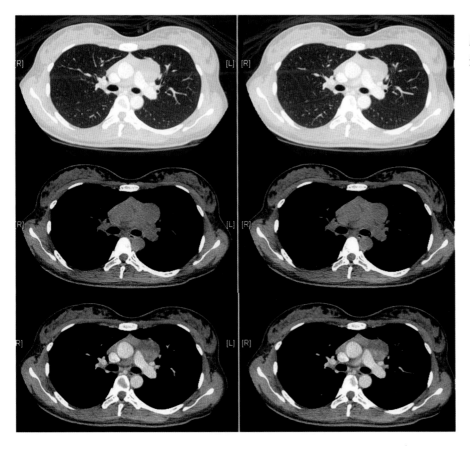

图4-6-3 胸部CT
胸腺左叶外侧可见一软组织团块影,边界清晰

第 5 肋间腋中线放置 28 号胸腔引流管一根，清点器械、敷料无误，关胸，术毕。手术顺利，术中出血极少量，术后麻醉恢复平稳，顺利拔除气管插管后安返病房。

患者术后给予抗感染、对症治疗。恢复顺利，胸引管于术后 2 天拔除，4 天后出院，无围术期并发症。

【最后诊断】

病理诊断：（左肺上叶）肿瘤组织由梭形细胞组成，细胞排列呈束状及编织状，其间可见丰富的裂隙及囊状血管成分，部分区域细胞丰富，偶见核分裂像，局灶可见变性坏死，免疫组化染色结果：CK（-），vimentin（+），CD34（+），Bcl-2（+），S1-00（-），Calrentinin（-），Ki-67（10%+），TTF1（-），CD20（-），符合胸膜孤立性纤维性肿瘤。

最后诊断：胸膜孤立性纤维瘤。

【病案特点分析】

本案 2 例患者均因体检或不相关症状行胸部 CT 检查发现胸腔内实性占位，倾向于来自胸壁的良性病变，影像学不典型。从位置和形态上看，不能除外胸腺瘤、神经源性肿瘤、恶性生殖细胞肿瘤等可能，故行胸腔镜探查手术。术中探查见肿物均来自脏层胸膜和肺组织，与肺以窄蒂相连，与胸壁及纵隔结构无任何粘连。手术中行肿瘤连同蒂部少许肺组织整块切除，冰冻病理回报为梭形细胞瘤，其中 1 例部分区域细胞丰富，偶见核分裂象，可能具有低度恶性潜能，建议患者密切随访，暂不需进一步治疗。

【专家点评】

胸膜孤立性纤维瘤（solitary fibrous tumors of the pleura，SFTP）是一种罕见的梭形细胞肿瘤，在所有住院患者中占的比例约为 2.8∶100 000。SFI'P 约占所有胸膜肿瘤的 5%，其中约 80% 起源于脏层胸膜，20% 起源于壁层胸膜。曾被称为局限性间皮瘤、局限性纤维瘤、纤维间皮瘤及胸膜纤维瘤。胸膜孤立性纤维瘤多见于成年人，与恶性间皮瘤不同，一般无石棉接触史，常无特异性表现而在体检时被发现，影像学表现多样，诊断困难。当肿物增长过大可产生相应的咳嗽、咳痰、胸闷、胸痛等占位效应相关的非特异性症状。有文献报道少数 SFTP，尤其是恶性 SFTP，可因释放内分泌因子而产生副瘤综合征，如杵状指、顽固性低血糖等，这些症状可随着瘤体的切除而缓解，症状复发则提示肿瘤复发或转移。

治疗上，因部分胸膜孤立性纤维瘤有恶性潜能，且与肿物大小及影像学表现无相关性，故手术切除是治疗胸膜孤立性纤维瘤的最佳手段，手术方式需要根据肿物位置形态及和周围结构的关系进行选择。一般推荐行肿瘤连同周围 1 ~ 2cm 正常肺组织整块切除。对于恶性胸膜孤立性纤维瘤。术后是否需要行放化疗，文献报道较少，尚未有明确的结论。

此次介绍 2 例胸膜孤立性纤维瘤，术前影像学资料倾向于胸腔内良性实性占位，分别误诊为前纵隔及后纵隔实性肿物，术中胸腔镜探查证实肿物来源于脏层胸膜，分别以细蒂与左肺上叶及左肺下叶相连，腔镜下处理顺利，术后病理为孤立性胸膜纤维瘤。这两例的经验提示，对于影像学检查发现的胸腔占位，无论位置如何，如有条件均建议先行胸腔镜探查。一些病例肿物虽然体积大，但因为与周围结构关系并不密切，易于剥离，故手术切除并不困难，如这两例患者，手术更是简单不过。如遇手术困难，再行开胸，胸腔镜探查对于开胸切口的设计，病变可切除性的评价等都具有重要意义。

参考文献

[1] Lee SC，Tzao C. Solitary fibrous tumors of the pleura：clinical，radiologial，surgical and pathological evaluation. Euro J Sur Onco，2005，1：84-87.

[2] Harrison-Phipps KM，Nichols FC. Solitary fibrous tumors of the pleura：Results of surgical treatment and long-term prognosis. J Thorac Cardiovas Surg，2009，138：19-25.

[3] Lahon B，Mercier O，Fadel E，et al. Solitary fibrous tumors of the pleura：outcomes of 157 complete resections in a single center. Ann Thorac Surg，2012，94：394-400.

[4] Cardillo G，Carbone L，Carleo F，et al. Solitary fibrous tumors of the pleura：an analysis of 110 patients treated in a single institution. Ann Thorac Surg，2009，88：1632-1637.

病案 7 弥漫性淋巴管瘤病

【本案精要】

青年女性，以一侧大量胸腔积液为主要表现，病理诊断弥漫性肺-胸膜淋巴管瘤病，临床罕见。

【临床资料】

1. 病史：患者女性，21 岁，因"干咳伴胸闷憋气 1 个月"以"左侧胸腔积液"收住院。患者入院 1 个月前无明显诱因出现咳嗽，为干咳，同时伴有胸闷、憋气，与呼吸无关，无自行缓解。12 天前于外院住院治疗，行胸片检查，提示左侧大量胸腔积液。遂给予 3 次胸腔穿刺术治疗，共抽出血性胸水约 5000ml。胸腔积液病理检查未见肿瘤细胞。并给予左氧氟沙星、哌拉西林抗炎治疗。患者间断发热，体温最高达 38℃。偶有心慌。无咳痰、咯血，无胸痛、背痛，无盗汗、乏力。后为明确诊治来我院门诊，以"左侧胸腔积液性质待查"收入我科。患者自发病以来，睡眠可、食欲尚佳，大小便正常，体重无明显变化。既往体健，无高血压、糖尿病病史，否认食物药物过敏史。否认结核病接触史，否认特殊家族病史。

2. 体格检查：生命体征平稳，步入病房，神志清楚，颈静脉无怒张，肋间隙对称，左侧叩诊呈浊音，左肺呼吸音较右肺减弱，未闻及干湿性啰音。

3. 辅助检查：胸部正位片（图 4-7-1 和图 4-7-2）：左侧胸腔积液。胸腹部 CT（图 4-7-3 和图 4-7-4）：左侧胸腔积液，纵隔气管心脏右移位。纵隔无明显肿大淋巴结。脾大，脾内多发囊实性病灶，内有分隔，未见腹腔积液或淋巴结肿大。

4. 初步诊断：左侧大量胸腔积液，性质待查。

【术前讨论】

患者，女，21 岁，因"干咳伴胸闷憋气 1 个月"于 2010 年 9 月 25 日以"左侧胸腔积液"收住我科。入院查体：左侧叩诊呈浊音，左肺呼吸音较右肺减弱，未闻及干湿性啰音。入院后胸片检查示左侧胸腔积液。心电图检查提示正常。于 2010 年 9 月 27 日在局麻下行胸腔穿刺术，共抽出陈旧血性胸水约 150ml。胸腔积液病理回报：（左胸腔积液）涂片，血性背景中见大量淋巴细胞，少量间皮细胞及中性粒

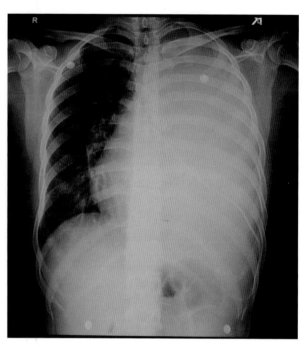

图 4-7-1 胸片
左侧大量胸腔积液

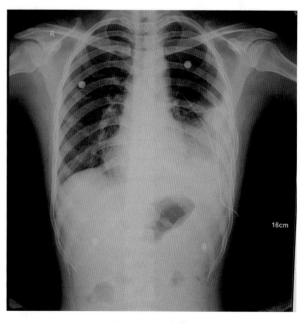

图 4-7-2 胸片
左侧胸腔置管引流术后

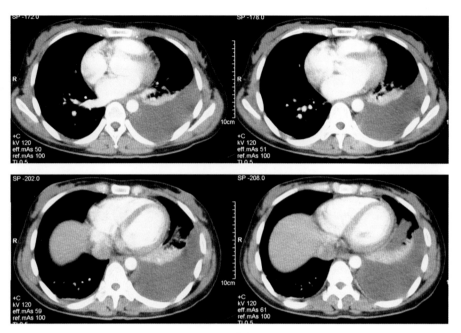

图 4-7-3　胸部 CT

左侧胸腔积液

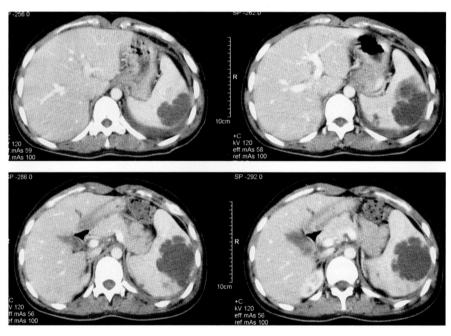

图 4-7-4　腹部 CT

脾大，脾内多发囊实性病灶，内有分隔

细胞，散在嗜酸性粒细胞。患者大量血性胸腔积液，常规方法均未明确诊断。完善常规术前检查，未见绝对手术禁忌，拟行胸腔镜左侧胸腔探查，左侧胸膜活检术明确诊断，或根据具体情况决定术式。

【手术及术后恢复情况】

入院后第 5 天行手术治疗——胸腔镜左侧胸腔探查，胸膜组织活检术。

全麻成功后，患者取右侧卧位，常规消毒、铺单，分别于左侧腋中线第 7 肋间、腋前线第 4 肋间及肩胛骨旁第 7 肋间行小切口置入胸腔镜及操作器械，探查见左侧胸腔中等量血性胸腔积液（图 4-7-5A），量约 900ml，前外侧胸壁广泛膜状粘连。吸尽积液并分离粘连后仔细广泛检查，未见明显出血点。左侧脏壁层胸膜弥漫增厚（图 4-7-5B），左侧膈肌及下胸壁胸膜表面可见多发结节（图 4-7-5C），直径 0.5 ~ 1.0cm，色黄白，质地柔软，触之无明显出血。以电钩配合活检钳切取部分结节及增厚的壁层胸膜送检，冰冻病理报告：丰富血管组织，内可见淋巴细胞浸润，考虑为血管来源性肿瘤，待免疫组化结果除外低度恶性肿瘤。以大量蒸馏水及生理盐水反复浸泡冲洗胸腔，膨肺检查，见肺组织能完全复张，活检创面及胸内可疑渗血处均仔细电灼止血，确认无出血、漏气后，肋膈角取活检处贴覆止血绫，以白介素 -2 盐水溶液保留浸泡胸腔，于腋中线第 7 肋间切口留置 28 号胸腔闭式引流管一根，逐层关闭各切口。术毕，手术顺利，术中出血约 50ml，术后待病人清醒后拔除气管插管，安返病房。

术后常规给予补液、抗炎等治疗，恢复过程顺利，胸腔引流每日 50 ~ 200ml，术后第 5 天胸引量明显减少后拔除胸腔引流管。术后病理提示弥漫性肺 - 胸膜淋巴管瘤病。

出院后 2 周于本院普外科行脾切除术，术后病理提示脾淋巴管瘤病。

术后恢复顺利。定期复查随访 1 年半，胸腔积液无复发（图 4-7-6）。

【最后诊断】

病理诊断：(壁层胸膜) 胸膜纤维脂肪中见血管及淋巴管壁样结构，间质中可见灶片状淋巴细胞和浆细胞浸润。(胸膜结节) 送检组织中可见多量薄壁腔隙，内衬扁平细胞，囊壁间灶状淋巴细胞浸润，局灶可见陈旧性出血。免疫组化染色结果：D2-40（++），HMB45（-），S-100（散在少数 +），desmin（-）。结合 S267648 以及临床表现，符合弥

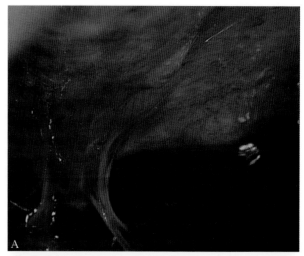

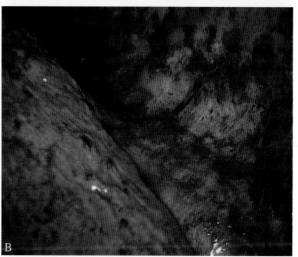

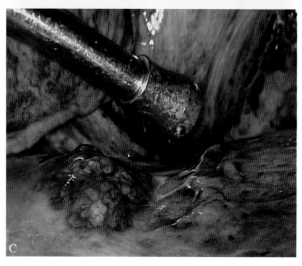

图 4-7-5　术中探查

A. 左侧胸腔内血性胸腔积液；B. 左侧脏壁层胸膜弥漫增厚充血；C. 左侧膈肌及下胸壁胸膜表面可见多发囊实性结节

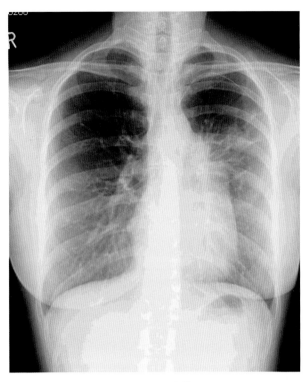

图 4-7-6　胸片
术后半年未见明显胸腔积液

漫性肺 - 胸膜淋巴管瘤病。

脾切除标本：脾组织中见大小不等囊腔结构，囊壁被覆单层扁平上皮，部分囊壁可见增生的平滑肌束，免疫组化染色结果：CK（－），vimentin（＋），CD34（＋），CD31（＋），D2-40（＋），desmin（＋），S-100（－），HMB45（－），SMA（＋）。周围脾窦扩张淤血。符合脾淋巴管瘤病。结合临床病史，符合多器官淋巴管瘤病。

最后诊断：弥漫性淋巴管瘤病。

【病案特点分析】

患者青年女性，不明原因左侧大量胸腔积液。多次胸膜腔穿刺术（胸穿）胸水化验及病理检查未能明确诊断。行胸腔镜左侧胸腔探查，术中见左侧膈肌及下胸壁胸膜表面可见多发结节，活检示肺 - 胸膜淋巴管瘤病。同时 CT 示脾可见多发囊实性病灶，故符合多器官淋巴管瘤病，临床罕见。

【专家点评】

淋巴管瘤（lymphangioma）是发生于人体淋巴管道系统的少见肿瘤。多发或多脏器受累者称为淋巴管瘤病（lymphangiomatosis），可发生在人体任何包含有淋巴管道的部位，侵犯骨骼、结缔组织和内

脏等。从发病机制上讲，乃是由于淋巴管发育不全、错构，致淋巴引流梗阻，淋巴管扩张和淋巴管瘤样增生。在骨骼系统，可使邻近骨组织受压吸收，形成多发囊肿样改变或类似溶骨性破坏，易与多发性骨髓瘤等混淆；在腹腔脏器中，脾最易受累，形成多发脾囊肿甚至巨脾。

胸部淋巴管瘤病以纵隔和胸膜受累多见，形成弥漫性纵隔软组织增厚、胸膜增厚。病变常不规则，沿纵隔脏器间隙和胸膜蔓延。CT 检查示病变密度低，近于水样密度和脂肪密度。部分胸部淋巴管瘤病可伴有肺内浸润，称肺淋巴管瘤病，肺内病灶常与纵隔、肺门病灶相互移行，沿肺内淋巴管蔓延，CT 上主要表现为双肺小叶间隔和支气管血管束增厚、斑片样磨玻璃影等。胸部淋巴管瘤病可伴有胸腔积液，乃是由于与正常淋巴管路有交通连接的扩张的淋巴管破裂所致，故为乳糜性或乳糜性血性混合胸腔积液。

胸部淋巴管瘤病并无特异性症状，纵隔弥漫受累者可有轻度呼吸困难，肺部受累者可有喘息、干咳，少数病人可有咳血、发热、牛奶样痰、反复肺部感染等。合并胸腔积液者则会有明显喘息。对于合并胸水的患者，胸穿可以获得细胞学病理证据，但如欲明确诊断通常还是需要组织学检查。本例患者表现为大量单侧胸腔积液，胸穿检查未能明确诊断，故行胸腔镜手术。术中见病变弥漫分布在壁层胸膜，无法完整切除，故仅取活检。对于弥漫性淋巴管瘤病病人出现的胸腔积液，我们体会乃是由异常扩张的淋巴管自发破裂所致。故不同于一般的渗出液或漏出液，而是类似于血管瘤破裂造成的出血。故当破口愈合后积液即可控制。本例患者经前期观察治疗并抽放胸水后积液产生速度已减缓。手术中活检后对所有创面及可疑渗血渗液处细加处理，并使用白介素浸泡。术后胸水很快控制，且 1 年半无复发。我们曾遇到另一例淋巴管瘤病患者，表现为纵隔弥漫低密度肿块影，无胸腹腔积液。胸腔镜活检后见肿物创面有粉红浑浊白色液体缓慢流出。立即给予缝扎。术后无明显胸腔积液产生。这两例病人的诊治加深我们对淋巴管瘤病患者出现体腔积液病因的认识。

淋巴管瘤病尽管有一定的侵袭性生长的行为，但多进展缓慢，其疾病演进过程更倾向于良性疾病。目前治疗尚无有效方法，多以改善症状，预防和治疗并发症为主要目的。针对病灶，如引起明显局部

压迫症状，治疗上有放疗、硬化剂治疗等方法。

参考文献

[1] Faul JL，Berry GJ，Colby TV，et al. Thoracic lymphangiomas，lymphangiectasis，lymphangiomatosis，and lymphatic dysplasia syndrome. Am J Respir Crit Care Med，2000，161：1037-1046.

[2] Zisis C，Spiliotopoulos K，Patronis M，et al. Diffuse lymphangiomatosis：are there any clinical or therapeutic standards? J Thorac Cardiovasc Surg，2007，133：1664-1665.

[3] Shahriari A，Odell JA. Cervical and thoracic components of multiorgan lymphangiomatosis managed surgically. Ann Thorac Surg，2001，71：694-696.

[4] Bermejo Casero EJ，Mongil Poce R，Arrabal Sánchez R，et al. Diffuse thoracic lymphangiomatosis：diagnosis and treatment. Arch Bronconeumol，2004，40：599-601.

[5] Banieghbal B，Davies MR. Guidelines for the successful treatment of lymphangioma with OK-432. Eur J Pediatr Surg，2003，13：103-107.

[6] Kinnier CV，Eu JP，Davis RD，et al. Successful bilateral lung transplantation for lymphangiomatosis. Am J Transplant，2008，8：1946-1950.

第五章

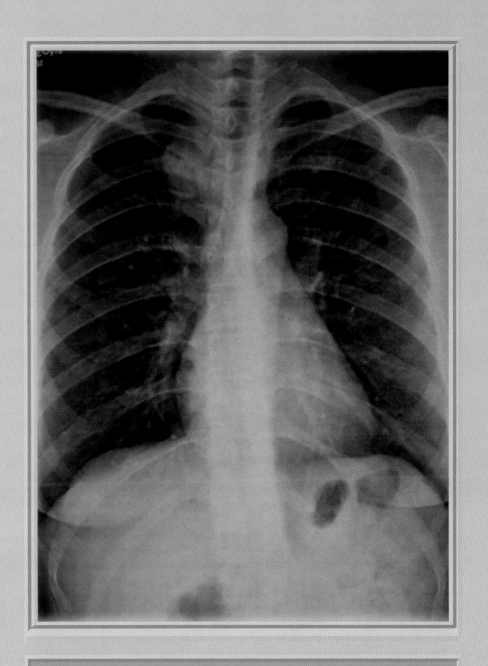

纵隔及膈肌疾病

病案 1　异位甲状旁腺瘤

【本案精要】

前纵隔异位甲状旁腺瘤引起的原发性甲状旁腺功能亢进症，临床上极为少见，行胸腔镜手术切除，术后恢复良好。

【临床资料】

1. 病史：患者男性，24岁，因"右腰痛5年，膝关节痛进行性加重2年"收住我科。患者5年前无明显诱因出现右腰部疼痛，至当地医院就诊，行B超提示右肾结石，予以药物治疗后症状缓解，未予外科治疗。2年前患者无明显诱因出现双膝关节疼痛，至当地医院就诊考虑骨质疏松，予以药物补钙效果不佳。1年半前患者因双侧膝关节疼痛加重就诊于外院，诊断为骨质疏松，嘱患者加强锻炼、多户外活动，予以药物补钙效果不佳。半年前患者于户外行走时摔倒，出现右侧髋部疼痛，至当地医院就诊提示右侧股骨颈骨折，予以牵引治疗后症状好转。患者近半年来症状逐渐加重，多次至当地中医院就诊并接受中药及针灸治疗，症状仍逐渐加重，3个月前需拄双拐行走，2周前就诊于当地中心医院，相关检验提示：ALT 76U/L，GGT 126U/L，AKP 1375U/L，钙3.51mmol/L，磷0.53mmol/L，PTH > 2500pg/ml，胸部CT提示：前上纵隔约2.8cm×2.2cm大小占位，诊断为"原发性甲状腺功能亢进，异位甲状旁腺瘤？"，给予保肝、降钙等综合治疗，患者血钙降至2.81mmol/L，AKP 1064U/L，建议患者至上级医院进行进一步手术治疗。3天前患者就诊于外院，行胸部CT（图5-1-1）提示：前上纵隔占位。腹部B超提示：肝回声略密集，肝右叶中强回声，不除外良性改变，右肾多发结石；电解质检查提示：血钙3.25mmol/L，肺功能检查提示：轻度限制性通气功能障碍，小气道功能中度减退；尿常规检查提示：白细胞、结晶、细菌数增高。患者现为进一步行手术治疗就诊于我院，门诊以"前纵隔占位，异位甲状旁腺瘤"收治入院。患者发病以来精神饮食可，睡眠可，二便正常，体重较前无明显变化。

2. 体格检查：一般状况好，胸廓无畸形，胸壁静脉无曲张，胸骨有压痛。肺部呼吸运动度对称，肋间隙正常，语颤对称，无胸膜摩擦感，无皮下捻发感，叩诊清音，呼吸规整，左肺呼吸音清，右肺

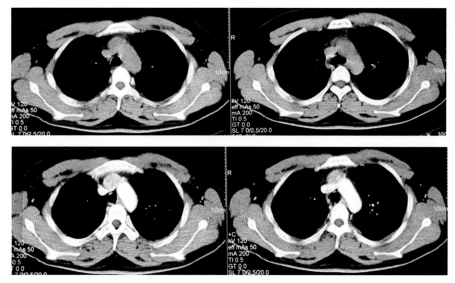

图 5-1-1　胸部 CT

上图，平扫可见前纵隔占位；下图，增强相可见肿瘤明显强化

呼吸音清，左肺无啰音，右肺无啰音。

3. 辅助检查：颈部 B 超：双侧甲状腺形态大小正常。胸部 CT：前上纵隔约 2.8cm×2.2cm 大小占位。腹部 B 超：肝回声略密集，肝右叶中强回声，不除外良性改变，右肾多发结石。电解质检查：血钙 3.25mmol/L。血常规、凝血：无明显异常。尿常规：WBC 10.10/μl，细菌 146.98/μl，结晶 8.78/μl。膝关节相（图 5-1-2）示骨质疏松。甲状旁腺核素扫描（图 5-1-3）示上纵隔代谢浓聚灶。入院复查相关检查：钙 3.33mmol/L，磷 0.60mmol/L，PTH 2384.2pg/ml。

4. 初步诊断：

前纵隔占位，异位甲状旁腺瘤？胸腺瘤？畸胎瘤？淋巴瘤？

甲状旁腺功能亢进症（原发性）。

右肾结石。

骨质疏松症。

【术前讨论】

患者青年男性，慢性病程，因"右腰痛 5 年，

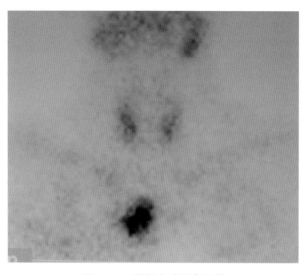

图 5-1-3　甲状旁腺核素扫描
上纵隔代谢浓聚灶

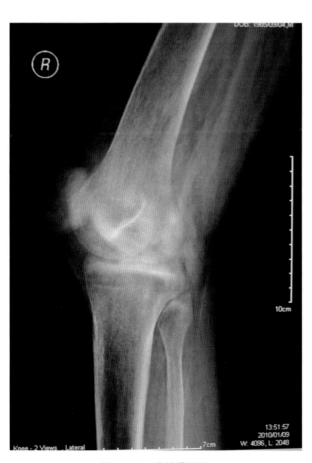

图 5-1-2　膝关节侧位
诸骨骨质疏松

膝关节痛进行性加重 2 年"入院。以严重骨质疏松症、反复泌尿系结石为主要临床表现，实验室检查显示钙 3.51mmol/L，磷 0.53mmol/L，PTH ＞ 2500pg/ml，入院复查相关检查：钙 3.33mmol/L，磷 0.60mmol/L，PTH 2384.2pg/ml。患者长期低钙史，PTH 多次检查均远高于正常值，考虑甲状旁腺功能亢进症诊断明确。患者于外院多次行胸部 CT 发现前上纵隔占位，考虑原发性甲旁亢（前纵隔异位甲状旁腺瘤）可能性大。结合目前化验检查未发现明显手术禁忌证，拟全麻下行胸腔镜前纵隔探查，前纵隔肿物切除术，胸腺切除术。完善相关检查，待术。术前予呋塞米注射液 10.0mg 小壶，qd2，降钙素（密盖息）注射液 50.0IU 肌注，qd5 控制症状。患者长期骨质疏松史，搬动时需注意患者骨骼情况，防止骨折。患者术后可能出现 PTH 一过性降低，需密切关注患者术后血钙情况，必要时静脉补钙。

【手术及术后恢复情况】

入院后 5 天行手术治疗——VATS 前纵隔肿物切除术，胸腺切除术。双腔插管全麻成功后，取左侧 30° 后倾侧卧位，常规消毒铺单。分别取右侧第 5 肋间腋中线行探查切口置入胸腔镜，于右侧腋前线第 3 肋间、锁骨中线第 4 肋间行操作切口。术中探查胸腔内少量条索状粘连，未见明显胸腔积液，脏壁层胸膜光滑，肺组织表面未见明显新生物，胸腺组织增大，以电钩切断胸腔内粘连，电钩打开右

侧纵隔胸膜发现肿物位于胸腺左右上级之间，左侧无名静脉上方，与胸腺左上极关系密切，大小约2cm×2.5cm，包膜完整，肿物未突破纵隔胸膜，未侵犯肺组织及周围的血管神经。以电钩打开右侧纵隔胸膜，前方至胸骨后，后方至膈神经前方。钝性结合锐性游离胸腺，顺序为胸腺右下极、左下极、峡部、右上极、显露后方的左无名静脉及胸腺静脉后，以超声刀切断胸腺静脉后将胸腺右上极自颈部拉下，同法分离左侧胸腺，将肿物连同全部胸腺组织完整切除。将标本放置于标本袋内从切口取出（图5-1-4）。胸腔内以无菌蒸馏水和生理盐水反复冲洗，严密止血，确认无活动性出血后放置胸腔引流管一根，清点器械、敷料无误，关胸，术毕。手术顺利，术中出血量100ml，术后病人清醒拔管后安返病房。

术后患者出现低钙血症，一过性低钾、低钠血症，积极纠正电解质紊乱。患者胸引量较多，

附表　患者PTH、血Ca及P变化情况

时间	PTH（pg/ml）	Ca（mmol/L）	P（mmol/L）
术前4天	2384.2	3.33	0.60
术前3天	降钙素注射液 50.0IU 肌内注射 qd5		
手术日	199.1（肿瘤切除5min）		
手术日	2.9（肿瘤切除30min）		
手术日 12：00		2.80	
手术日 14：00		2.82	
手术日 15：00		2.58	
手术日 16：00		2.51	
手术日 20：00		2.74	
术后第1日		2.46	0.49
	葡萄糖酸钙注射液 3.0GM 输液 qd2		
术后第2日	63.6	2.15	
术后第3日	32.7	2.17	0.42
术后第4日	4.8	2.23	0.39
	甘油磷酸钠（格列福斯）注射液 10.0ml 输液 qd2		
术后第5日	21.4	2.09	0.33
术后第6日	6.3	2.25	0.54
	停格列福斯		
术后第7日	14.2	1.99	0.70
术后第8日		1.96	0.84
术后第9日	212.9	1.84	1.08
	葡萄糖酸钙注射液 3.0GM 输液 qd2		
术后第10日		1.91	1.00
术后第11日		1.97	0.93
	换氯化钙40ml 输液 qd2，骨化三醇（罗盖全）口服		
术后第12日		2	0.95
术后第13日		2.07	0.91
术后第14日		2.03	0.99
术后第15日	300.6	2.02	0.91

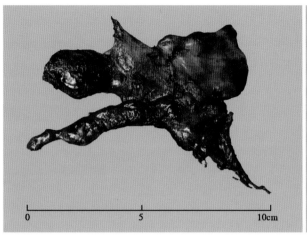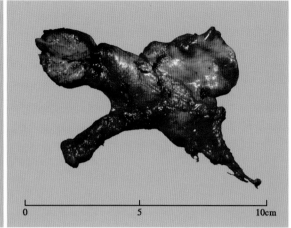

图 5-1-4　大体标本

100 ～ 600ml/d，为淡黄色清亮渗出液，术后 2 周 24 小时胸液引流量＜ 100ml 后拔管出院。

【最后诊断】

术后病理：胸腺组织中可见肿瘤结节，肿瘤细胞条索状及弥漫分布，大部分细胞较一致，局灶细胞核增大，肿瘤细胞胞浆丰富，透明及嗜酸性，间质血窦丰富，肿瘤包膜完整，周围可见残留甲状旁腺组织，结合临床，符合异位甲状旁腺来源的腺瘤（3.5cm×2.8cm×2cm）。

最后诊断：原发性甲状旁腺功能亢进症（前纵隔异位甲状旁腺瘤）。

【病案特点分析】

本例为典型的前纵隔异位甲状旁腺瘤病例。患者为青年男性，长期反复出现泌尿系结石及严重骨质疏松症，有骨折史，临床表现符合原发性甲状旁腺功能亢进症表现，实验室检查示低钙血症，PTH 明显升高，胸部 CT 发现前纵隔占位，甲状旁腺核素扫描可见肿瘤呈代谢浓聚灶，术前首先诊断原发性甲状旁腺功能亢进症（前纵隔异位甲状旁腺瘤）。完善术前准备后，经胸腔镜微创手术顺利切除肿物。甲状旁腺亢进症患者 PTH 长期高水平，手术切除异位甲状旁腺瘤后，可出现迅速降低，因此术中监测 PTH 水平变化。本病例于肿瘤离体 5 分钟及 30 分钟检测，发现切除肿瘤后 PTH 迅速减少，间接证实高功能异位甲状旁腺瘤诊断。本例术后密切监测电解质水平变化，避免了随着 PTH 水平迅速下降，患者可能出现的低钙血症及其他类型电解质紊乱，患者顺利出院。

【专家点评】

甲状旁腺通常位于甲状腺被膜的外侧缘，常有 4 个，左右各一对，棕黄色，形状大小略似大豆，每个重 35 ～ 50mg。甲状旁腺为重要的内分泌腺之一，其主要功能是分泌甲状旁腺激素（又称 PTH），PTH 是调节血钙水平的最重要激素，它有升高血钙和降低血磷的作用。原发性甲状旁腺功能亢进症（PHPT，简称原发性甲旁亢）是由于甲状旁腺本身病变引起的 PTH 合成、分泌过多而导致的钙、磷和骨代谢紊乱的一种全身性疾病。临床常表现为骨吸收增加的骨骼病变、肾结石、高钙血症和低磷血症等。PHPT 的甲状旁腺组织病理有腺瘤、增生和腺癌 3 种，其中腺瘤占多数，少数为增生，腺癌极少见。自 1932 年 Churchill 首次报道甲状旁腺腺瘤可能位于纵隔以来，我们发现 2% ～ 25% 患者的甲状旁腺腺瘤为异位性（前纵隔、甲状腺内、心包膜或食管后）。

随着影像学检查技术的进步，特别是彩超、CT 及 MRI 的发展，甲状旁腺腺瘤的诊断已达一定水平。近年研究发现，同位素 ^{99}Tcm-MIBI 扫描的功能形态学角度有一些优势，^{99}Tcm-MIBI 扫描对甲状旁腺疾病诊断的敏感度和特异度均较高，据文献报道，^{99}Tcm-MIBI 发现异位甲状旁腺腺瘤阳性率为 95.8%。特别是对异位甲状旁腺术前的定位诊断优于彩超、CT 和 MRI 等检查，已广泛应用于临床，对异位甲状旁腺腺瘤更列为首选。本例患者临床症状及化验检查均提示为甲状旁腺功能亢进症，颈部 B 超未见明显异常，进一步行胸部 CT 及甲状旁腺核素扫描发现病变位于前上纵隔。因而，我们建议甲旁亢的患者颈部未见异常时，应进行胸腔纵隔等其他部位检查以避免误诊及漏诊的发生。

术前病灶定位对纵隔异位甲状腺腺瘤的治疗有着极为重要的作用。文献报道，CT结合甲状旁腺放射性核素扫描最为合理。纵隔异位甲状腺腺瘤治疗的方法包括手术切除及血管消融。血管消融的作用机制是阻断甲状旁腺的血供使其缩小，这项技术的应用可以免去手术带来的创伤，但是其缺点包括：①文献报道其有效率不足60%；②无法取得病理结果；③对于需行甲状旁腺自体移植的患者无法提供组织。对于无法经颈部切口切除的纵隔异位甲状旁腺腺瘤，传统的手术方式有正中胸骨切开或外侧切口开胸手术，但是文献报道其术后胸部及伤口并发症较多，包括胸腔积液、气胸、肺炎、胸骨裂开、纵隔炎等。同时，开胸手术的患者术后住院时间长、术后疼痛较严重、恢复慢等诸多因素导致许多患者诊断及治疗的延后。

近20年来，腔镜微创手术飞速发展，电视胸腔镜技术应用于胸外科疾病的诊治中亦显示了极大的优越性，如创伤小、痛苦轻、疗效好、恢复快、切口符合美容要求等。经胸腔镜微创手术可直视下定位纵隔内异位的甲状旁腺腺瘤，并予以顺利切除。与正中胸骨切开或外侧切口开胸手术相比，胸腔镜手术不但可达到同样的切除效果，而且还具有手术创伤小、术后并发症少、安全有效、住院时间短以及切口符合美容要求等诸多优点。因此，我们建议，如能术前准确定位前纵隔异位甲状旁腺腺瘤，胸腔镜微创手术将成为前纵隔异位甲状旁腺腺瘤的首选治疗方式。

参考文献

[1] Roy Smythe，Joseph E，Bavaria，et al. Thoracoscopic Removal of Mediastinal Parathyroid Adenoma. The Annal of Thoracic Surgery，1995，59：236-238.

[2] Caporale DMS，Bobbio A，Accordino R，et al. Ectopic mediastinal parathyroid adenoma. Acta Bio Medica Ateneo Parmense，2003，74：157-159.

[3] 董晓玲，吕军毅. 甲状旁腺功能亢进症并异位甲状旁腺腺瘤1例报道. 临床医药实践，2010，84：241.

[4] 白锐钢，王海军，王泽锋. 异位甲状旁腺腺瘤误诊1例分析并文献复习. 中国误诊学杂志，2010，10（21）：261-263.

[5] Zhang X，Zhang L，Luo Z. Report of one case of double parathyroid adenomas and one case of ectopic mediastinal parathyroid adenoma. Chinese-German J Clin Oncol，2010，9：298-301.

[6] Medrano C，Hazelrigg SR. Thoracoscopic Resection of Ectopic Parathyroid. The Annal of Thoracic Surgery，2000，69：221-223.

[7] 杨芳，江艺，吕立志，异位甲状旁腺腺瘤伴功能亢进症8例诊断分析. 实用医学杂志，2005，21：153.

[8] Hasinski S. Ectopic primary hyper-parathyroidism. Endocer Pract，2001，7（4）：272-274.

病案 2　胸腺瘤继发单纯红细胞再生障碍性贫血

【本案精要】

以单纯红细胞再生障碍性贫血（纯红再障）起病，胸部CT发现前纵隔占位，手术病理证实为胸腺瘤继发纯红再障。

【临床资料】

1．病史：患者女性，69岁，主因"乏力、心悸、食欲减退4个月"经门诊以"前纵隔肿物"收住我科。患者4个月前无明显诱因出现乏力、活动后气短、心悸，伴食欲减退，家人发现患者面色苍白。就诊于当地医院，查血常规提示，HGB约70g/L。完善检查未明确病因，予补血治疗。乏力、心悸症状逐渐加重，就诊外院，查HGB降至约40g/L，予输血治疗后症状减轻。行骨髓活检：骨髓增生Ⅳ级，造血组织红系细胞增生受抑。行胸部CT发现前纵隔肿物（图5-2-1），右肺中叶外侧段小结节。患者发病以来体重下降约5kg。

2．体格检查：一般情况可，眼睑、口唇略苍白。双眼睑无下垂，双侧锁骨上淋巴结未触及肿大，气管居中，胸廓无畸形，胸壁静脉无曲张，胸骨无压痛。肺部呼吸运动度对称，肋间隙正常，语颤对称，无胸膜摩擦感，无皮下捻发感，叩诊清音，呼吸规整，双肺呼吸音清，未闻及干湿啰音，四肢肌力及肌张力正常。

3．辅助检查：骨髓活检：骨髓增生Ⅳ级，造血组织红系细胞增生受抑。胸部CT：前纵隔肿物，右肺中叶外侧段微小结节。

4．初步诊断：前纵隔肿物，胸腺瘤？右肺中叶小结节，单纯红细胞再生障碍性贫血。

【术前讨论】

患者老年女性，主因"乏力、心悸、食欲减退4个月"经门诊入院。患者因乏力、心悸、食欲减退，检查发现重度贫血，骨髓活检示骨髓增生Ⅳ级，造血组织红系细胞增生受抑制，考虑单纯红细胞再生障碍性贫血，后行胸部CT发现前纵隔软组织密度肿块，右肺中叶外侧段可见3mm小结节（图5-2-2～图5-2-3）。入院后给予输血治疗，复查血常规：HGB 100g/L。患者有纯红再障表现，胸部CT发现前纵隔

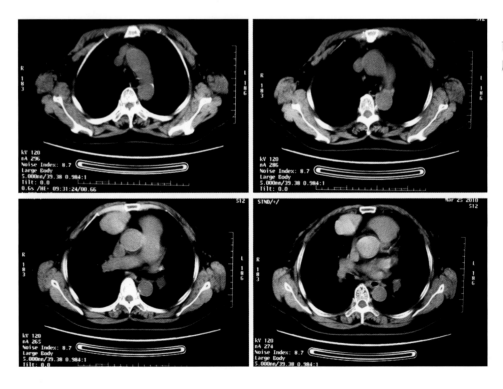

图 5-2-1　胸部 CT

前纵隔不规则软组织密度肿物，边界尚清

图 5-2-2　胸部 CT
增强后可见肿瘤内部密度不均，轻度强化

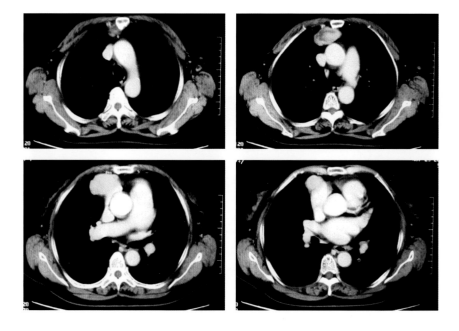

及右肺中叶占位。结合病史及辅助检查，考虑单纯红细胞再生障碍性贫血为继发性，胸腺瘤合并单纯红细胞再生障碍性贫血可能性大，不除外原发性肺癌合并单纯红细胞再生障碍性贫血。患者有手术适应证，完善术前检查，无明显手术禁忌证，拟行手术治疗。其胸部 CT 示前纵隔肿物偏向右侧，边界较清，可行 VATS 右侧胸腔探查，切除胸腺及前纵隔脂肪，患者一般状况较差，右肺微小结节不除外炎性改变，术中难以探及，可密切观察随访。

【手术及术后恢复情况】

入院后 4 天行手术治疗——VATS 胸腺扩大切除术。双腔插管全麻成功后，取右侧 45° 后倾侧卧位，常规消毒铺单。分别取左侧第 5 肋间腋中线行探查切口置入胸腔镜，于左侧腋前线第 3 和锁骨中线 5 肋间行操作切口。术中探查胸腔内弥漫粘连，松解粘连后探查无胸腔积液，脏壁层胸膜光滑，右肺各叶未触及异常。肿瘤位于胸腺右叶内，直径约 8cm×4cm，椭圆形，活动度好，边界清，表面胸膜光滑活动。电钩打开纵隔胸膜，保护膈神经，钝锐性交替游离胸腺右叶及其内肿瘤，向上牵拉胸腺，分离胸腺右叶与心包、升主动脉疏松粘连，胸骨后纵行切开胸膜，分离疏松结缔组织至峡部，向右下牵拉肿瘤，离断胸腺右上叶，完整切除肿瘤，将肿物放置于标本袋内取出。打开左侧纵隔胸膜，切除

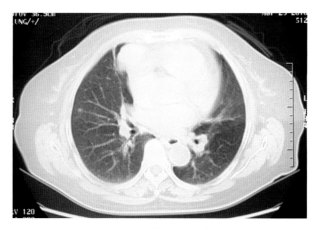

图 5-2-3　胸部 CT（肺窗）
右肺中叶微小结节

双侧膈神经内心包脂肪垫，切除双侧膈肌表面脂肪组织。胸腔内以大量蒸馏水和生理盐水反复冲洗，钛夹钳及电凝严密止血，确认无活动性出血后放置胸腔引流管一根，清点器械、敷料无误，关胸，术毕。手术顺利，术中出血 200ml，术后病人清醒拔管后安返病房。

患者术后恢复顺利，给予抗炎、补液治疗，未输血，胸引管 3 天后拔除，术后 2 周复查血红蛋白 107.6g/L。

【最后诊断】

病理结果回报：前纵隔肿物切除标本：胸腺瘤（6cm×4cm×1.8cm），A型为主，部分区域可见少许B2型胸腺瘤成分。（单送2小袋）脂肪组织，局灶可见萎缩的胸腺组织。免疫组化染色结果：CD20（灶片++），TdT（+），CD1a（灶片++），CD8$^+$（散在+），CD4$^+$（散在+），CK（+）。

最后诊断：单纯红细胞再生障碍性贫血。

【病案特点分析】

单纯红细胞再生障碍性贫血简称纯红再障，可为先天性或后天性，发病机制多数与自身免疫有关，按起病缓急可分为急性和慢性两型。慢性纯红再障多为继发性，约有50%患者继发于胸腺瘤，而胸腺瘤患者有5%继发纯红再障。该例患者即以慢性重度贫血为首发症状，骨穿提示为纯红再障，行胸部CT发现前纵隔占位，该例肿瘤最大径达8cm，但边界清楚，无侵袭性生长表现，所以选择VATS术式，先切除瘤体便于显露，再行胸腺切除。纯红再障亦可继发于肺癌，但发生率较低，该患者右肺中叶微小结节，术中难以探及，临床考虑良性可能，建议术后定期随访。

【专家点评】

Opsabh于1939年首先报道胸腺瘤与纯红细胞性再生障碍性贫血（pure red cell aplasia，PRCA）有关。此病发病率低，多呈个案报道，好发于中老年，男性较多见，常因贫血入院就诊，行胸部影像学检查发现。目前证实有2%～6%的胸腺瘤患者合并PRCA，少数病例在摘除胸腺瘤后出现PRCA。然而PRCA患者中有约50%合并胸腺瘤。

胸腺瘤合并PRCA的发病机制尚不清楚，目前认为与自身免疫有关。其依据有：①胸腺产生抑制性T细胞，抑制红细胞分化并对自身抗体产生起作用。②胸腺瘤合并PRCA患者外周血和骨髓中T细胞亚群以CD8$^+$T细胞为主，且CD4$^+$T细胞/CD8$^+$T细胞比值变化与骨髓中有核红细胞比例变化呈正相关，患者血清及胸腺瘤细胞培养液中有2种抑制物，提示PRCA发病可能与胸腺瘤细胞分泌引起患者机体免疫功能异常并直接抑制造血功能有关。③胸腺瘤患者血清中有多种抗体，血液中的自身抗体可直接抑制红细胞爆裂型集落生成单位（BFU-E）、红系集落刺激形成单位（CFU-E）和促红细胞生成素（EPO）并对自身细胞免疫机制起抑制作用。但部分患者切除胸腺瘤后，PRCA不立即缓解或根本不缓解，以及胸腺瘤切除以后才出现PRCA，说明胸腺瘤对红细胞生成可能并无直接抑制作用，而是胸腺瘤能增强免疫系统对红细胞的敏感性。

该类患者的主要症状及体征是贫血所致，但淋巴结、肝、脾不大。病程长者可有长期应用激素的副作用及大量输血导致肝脾肿大、血色病。贫血可发生在胸腺瘤之前，也可发生于胸腺瘤之后，亦有在胸腺切除后发生者。胸腺瘤查体一般不能发现，发病早期肿瘤体积小，贫血较轻，常无胸闷、胸痛表现而易忽视影像学检查，导致漏诊或延误诊断。对于PRCA患者应常规做胸部X线片检查或胸部CT以排除合并胸腺瘤可能。少数病人还可合并其他胸腺伴发疾病，但同时合并重症肌无力和PRCA者罕见。文献报道，0.5%～1.0%的胸腺瘤患者同时合并MG及PRCA，此部分患者预后极差。

胸腺瘤合并PRCA的诊断分为血液学和胸部影像学两方面。外周血实验室检查为严重的正色素正细胞性贫血，网织红细胞计数＜1%，绝对值减少或为0，白细胞及血小板计数多正常。骨髓穿刺可见有核细胞增生，红系细胞显著减少，幼红细胞形态基本正常，粒细胞及巨核细胞系统无特殊变化。胸部CT常见前纵隔内占位，多数呈界限清楚的良性表现，约70%为非侵袭性胸腺瘤，组织分型以梭形细胞型为主。

胸腺瘤合并PRCA的治疗以胸腺扩大切除为首选，且也是其他治疗手段的前提和基础。原因包括胸腺瘤增大可压迫纵隔内气管，影响呼吸系统和循环系统功能；胸腺瘤有恶变可能；一部分胸腺瘤合并PRCA患者，胸腺切除后贫血症状可得明显缓解，而未行手术治疗患者往往其他方法疗效欠佳。手术在过去常选择胸骨正中切口以彻底切除胸腺组织及前纵隔脂肪，目前胸腔镜手术技术发展成熟，胸腔镜胸腺扩大切除已逐步代替其成为首选手术方式，后者创伤小、术后恢复快、不损伤胸骨、不影响胸骨的术后造血功能，有前者无法比拟的优势。此外，围手术期术前少量多次输注浓缩红细胞纠正贫血、调整激素用量降至常用剂量以下、预防感染、术中纵隔脂肪廓清等是保证手术安全及疗效的关键。

据报道，伴胸腺瘤患者行胸腺扩大切除术后有20%～42%的患者可获得血液学缓解，其中不乏长期生存无复发病例，但临床研究发现不伴胸腺瘤的PRCA患者的手术未能达到治疗效果，目前不建议对不伴胸腺瘤的PRCA患者常规行胸腺扩大切除手术。

为防止术后复发，目前建议手术后常规行纵隔区域放疗，巩固疗效。如术后不缓解或再次复发，可考虑行激素及免疫抑制剂的免疫抑制或调节治疗。

胸腺瘤伴PRCA患者如对治疗反应不佳，预后较差，死亡原因多为与输血相关的血色病及感染等。

参考文献

[1] 夏鹄，刘白，王玉珍，等. 胸腺瘤致纯红再障发生机制的初步探讨. 中华血液学杂志，1993，14（4）：178.

[2] Nitta H, Mihara K, Sakai A, et al. Expansion of CD8+/perforin + effector memory T cells in the bone marrow of patients with thymoma- associated pure red cell aplasia. Br J Haematol, 2010, 150 (6): 712-715.

[3] 张晓峰，张其刚. 胸腺瘤合并单纯红细胞再生障碍性贫血. 中华胸心血管外科杂志，2006，22（5）：305-307.

[4] Jacobs EM, Hutter RVP, Pool JL, et al. Benign thymoma and selective erythroid aplasia of the bone marrow. Cancer, 1959, 12: 47-57.

[5] Thompson CA, Steensma DP. Pure red cell aplasia associated with thymoma: clinical insights from a 50-year single-institution experience. Br J Haematol, 2006, 135: 405-407.

[6] Zeok JV, Todd EP, Dillon M, et al. The role of thymectomy in red cell aplasia. Ann Thorac Surg, 1979, 28: 257-260.

[7] Hirokawa M, Sawada K, Fujishima N, et al. Long-term response and outcome following immunosuppressive therapy in thymoma-associated pure red cell aplasia: a nationwide cohort study in Japan by the PRCA collaborative study group. Haematologica, 2008, 93 (1): 27-33.

[8] 张志庸. 胸腺瘤合并纯红细胞障碍性贫血 // 张志庸. 现代实用纵隔外科学. 北京：中国协和医科大学出版社，2008.278-286.

病案 3 胸腺癌肉瘤

【本案精要】

胸腺癌肉瘤是胸腺癌的一个亚型，临床罕见。本例为前纵隔囊实性肿物，伴左侧胸腔积液，术中探查证实为胸腺肿瘤，累及左肺上叶，伴胸膜腔种植转移，术后病理为癌肉瘤，可见黏液腺癌、鳞癌及肉瘤样成分。

【临床资料】

1. 病史：患者女性，46岁，主因"左胸部不适20余天，胸部CT发现前上纵隔占位10天"入院。患者20余天前无明显诱因出现左胸部不适，心前区及后背部明显，行ECG检查未见异常，在当地医院进一步行胸部CT检查（图5-3-1），提示左前上纵隔区见一软组织密度影，约8cm×6cm，边缘无分叶，未见毛刺，病灶内见钙化灶，左侧胸腔积液。患者自发病以来，无呼吸困难，无构音障碍，无四肢无力，无眼睑下垂，无胸壁静脉曲张。既往体健。

2. 体格检查：一般情况可。全身浅表淋巴结未触及肿大。气管居中，胸廓无畸形，肋间隙正常。双肺动度一致，未触及胸膜摩擦感，语音震颤对称。双肺叩诊清音。双肺呼吸音清，未闻及干湿性啰音。心前区无隆起凹陷，心界不大，心率齐，未闻及杂音、额外心音。

3. 辅助检查：胸部CT：前上纵隔偏左侧可见一团块状囊实性混杂密度影，边界较清，形态不规则，大小约85mm×41mm×58mm，其内可见分隔，密度不均，并可见多发钙化影，病变实性成份CT值为25～35Hu，增强扫描实质部分强化，CT值为45～47Hu。病变与周围大血管分界较清，未见明显侵犯及受压改变，左侧胸腔后部可见水样密度影。肌电图未见异常。

4. 初步诊断：前纵隔占位伴左侧胸水，胸腺癌？胸腺瘤？恶性生殖细胞肿瘤？淋巴瘤？

【术前讨论】

患者中年女性，主因"左胸部不适20余天，胸部CT发现前上纵隔占位10天"以"前上纵隔占位"收入我科。患者因左胸部不适，心前区及后背部明显，行胸部CT检查，发现左前上纵隔区软组织密度影，伴左侧胸腔积液。否认构音障碍，无四肢无力，无眼睑下垂，无胸壁静脉曲张。入院查体未见明显

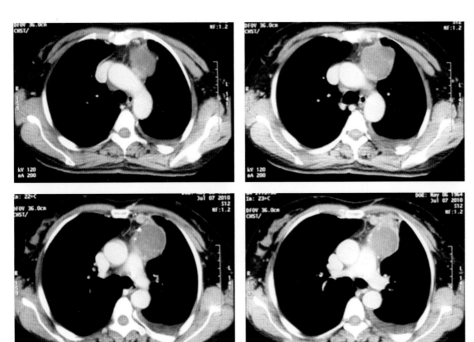

图 5-3-1 胸部 CT
前上纵隔偏左侧团块状囊实性混杂密度影，边界较清，形态不规整

异常，化验未见明显异常。CT示肿物呈囊实性，以囊性为主，厚壁，并可见多发钙化影，考虑畸胎瘤可能，不除外胸腺瘤，患者存在同侧胸腔积液，可能也存在胸腔种植转移，拟全麻下行VATS探查，纵隔肿瘤切除术，根据病理决定具体方案，如为胸腺瘤，需行胸腺切除并尽可能切除胸膜转移灶，如为恶性生殖源性肿瘤，明确诊断后行辅助治疗。积极完善术前准备，向患者及家属交代病情及手术相关风险，签署知情同意书。

【手术及术后恢复情况】

入院后3天行手术治疗——胸腔镜前纵隔肿物切除＋胸腺切除＋肺楔形切除＋胸膜结节切除术。全麻成功后，患者取后仰45°右侧卧位，常规消毒、铺单，于左侧腋前线第6肋间，腋前线第3肋间，锁中线第5肋间分别行胸腔镜观察及操作小切口。顺利置入内镜及器械探查，见左侧胸腔内有少许淡血性积液，左前外侧壁层胸膜表面、膈胸膜表面及左脏胸膜表面散在多发小结节，大小0.3～1.0cm，肿瘤位于前上纵隔，与胸腺左叶关系密切，大小约8cm×8cm×6cm，囊实性，活动度差，表面的纵隔胸膜明显受侵。左肺上叶前段与肿瘤组织间致密粘连。首先切取胸膜表面结节送检，冰冻病理回报：恶性肿瘤。术中诊断考虑胸腺癌伴胸膜多发转移可能性大，也不除外恶性畸胎瘤。向家属交代，家属表示同意行姑息性手术切除。首先以直线切割缝合器楔形切除受肿瘤侵犯的左上叶前段肺组织，以电钩打开肿瘤周围的纵隔胸膜，分离肿瘤与心包、主动脉以及胸骨后结缔组织之间的粘连，见肿瘤完全浸

润包裹左侧膈神经，遂予切断。以钛夹钳夹闭处理肿瘤滋养血管，见肿物未侵及心包及大血管，仔细分离其间粘连，完整切除肿物，再行胸腺切除。结合钝锐性方法游离胸腺左下极、右下极及左叶，后游离胸腺峡部，游离其与左无名静脉之间的粘连，以钛夹钳夹闭处理胸腺动静脉，打开胸腺被膜，向下牵拉并完整摘除胸腺左、右上极。完整切除整个胸腺组织。标本置于无菌袋内搅碎后取出。后逐一切除散在分布于脏壁层胸膜表面的转移结节，个别无法切除者行电灼处理，基本完整切除所有肉眼可见的结节。以温蒸馏水及生理盐水反复浸泡冲洗胸腔，吸痰膨肺，严密止血，确认无漏气及活动性出血后，于腋前线第6肋间放置28号胸腔引流管一根，清点器械、敷料无误，关胸，术毕。手术顺利，术中出血约200ml，术后待病人清醒后拔除气管插管，安返病房。所有切除标本送病理检查。

患者术后给予抗感染、对症治疗。恢复顺利，胸引管于术后6天拔除，无围术期并发症。拟于术后1月起行放化疗。

【最后诊断】

术后病理回报：（前上纵隔肿物，胸腺）恶性肿瘤，其中可见呈粘液腺癌，鳞癌及肉瘤样肿瘤组织，肿物周围残留胸腺组织，符合胸腺癌肉瘤。（胸壁结节）可见腺癌浸润。（左肺上叶）肺组织局灶出血，纤维结缔组织中可见腺癌浸润。免疫组化染色结果：CK（+），CD34（−），CD68（+），calponin（+部分），myoglobin（−），vimentin（+），SMA（+部分），CD5（部分+），TTF-1（−），AFP（−），HCG（−）。

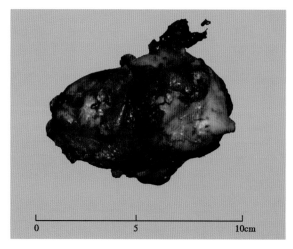
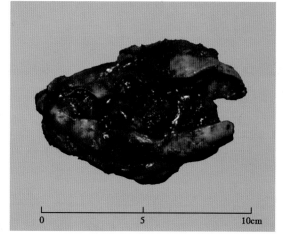

图5-3-2　术后大体标本肉眼观

最后诊断：胸腺癌肉瘤（Masaoka Ⅳ期）。

【病案特点分析】

本例患者因体检行胸部 CT 发现前纵隔囊实性占位，CT 显示肿物以囊性为主，厚壁，并可见多发钙化影，伴患侧胸腔积液，影像学不典型，不能除外胸腺瘤、胸腺癌、恶性生殖细胞肿瘤等可能，故行胸腔镜探查手术。术中胸膜活检冰冻切片回报为胸膜恶性肿瘤，考虑为胸腺癌，Masaoka Ⅳ期，累及邻近器官，并出现胸膜种植，术中评价肿瘤无法实现整块切除，但行病灶姑息性切除能有效减少肿瘤负荷，所以术中切除胸腺及受累组织，并尽可能将全部胸膜转移灶进行了切除或烧灼处理。术后病理肿瘤中可见肉瘤成分及腺鳞癌成分，为胸腔癌肉瘤，属于胸腺癌中极为罕见的亚型。本例为 R2 切除，手术后仍需多学科综合治疗，放化疗是现阶段最获认可的治疗模式，所以建议患者术后休养 1 月后继续行放化疗。

【专家点评】

胸腺肉瘤样癌是胸腺癌的亚型之一，肿瘤同时存在上皮分化（癌）和肉瘤样成分，其中存在异源性肉瘤成分的肉癌样癌，有学者称之为胸腺癌肉瘤，异源性肉瘤成分以横纹肌肉瘤最为常见，偶见骨肉瘤。胸腺肉瘤样癌临床极为罕见，仅占胸腺癌的 7%，至今英文文献报道的胸腺癌肉瘤病例尚不足 20 例。胸腺肉瘤样癌的流行病学特点尚未阐明，多好发于 40 ~ 80 岁人群，其恶性程度较高，预后较胸腺鳞癌更差，尽管采取多学科综合治疗，多数病人生存期不超过 3 年。

胸腺肉瘤样癌多呈侵袭性生长，常侵犯邻近的纵隔胸膜、心包及肺、大血管、膈神经等器官，并伴有胸腔积液和心包积液，晚期可出现淋巴转移和血行转移。临床表现多为胸痛、咳嗽、消瘦等非特异性症状，压迫上腔静脉时可出现上腔静脉阻塞综合征，但不合并重症肌无力。同其他类型胸腺癌一样，手术是胸腺肉瘤样癌最有效的治疗方式。文献报道局部侵犯的胸腺癌手术完整切除率约为 70%。多学科治疗是胸腺癌治疗的发展方向，治疗模式取决于手术切除的范围。对于手术完整切除的胸腺癌，术后可给予放疗，加或不加化疗；而无法手术切除或完整切除的胸腺癌，应给予化疗，加或不加放疗。胸腺癌对化疗不敏感，含铂方案是目前最有效的化疗方案。文献报道有效的化疗方案包括 ADOC 方案、CODE 方案、TC 方案等，2012 版 NCCN 指南推荐行 TC 方案化疗。存在 c-Kit 突变的患者可能从靶向治疗中受益，但胸腺癌的突变率很低（< 10%）。

参考文献

[1] Okudela K，Nakamura N，Sano J，et al. Thymic carcinosarcoma consisting of squamous cell carcinomatous and embryonal rhabdomyosarcomatous components. Pathology-Research and Practice，2001，197：205-210.

[2] Travis W，Brambilla E，Muller-Hermelink H，et al. Tumours of the lung, pleura, thymus and heart. Pathology and genetics. World Health Organization classification of tumours. International Agency for Research on Cancer（IARC）. Lyon：IARC Press，2004.

[3] Hernandez-Ilizaliturri FJ，Tan D，Cipolla D，et al. Multimodality therapy for thymic carcinoma（TCA）：results of a 30-year single-institution experience. American journal of clinical oncology，2004，27：68.

[4] Yoh K，Goto K，Ishii G，et al. Weekly chemotherapy with cisplatin, vincristine, doxorubicin, and etoposide is an effective treatment for advanced thymic carcinoma. Cancer，2003，98：926-931.

[5] Koizumi T，Takabayashi Y，Yamagishi S，et al. Chemotherapy for advanced thymic carcinoma：clinical response to cisplatin, doxorubicin, vincristine, and cyclophosphamide（ADOC chemotherapy）. American journal of clinical oncology，2002，25：266.

[6] Igawa S，Murakami H，Takahashi T，et al. Efficacy of chemotherapy with carboplatin and paclitaxel for unresectable thymic carcinoma. Lung Cancer，2010，67：194-197.

病案 4 胸腺类癌

【本案精要】

前纵隔占位，行 VATS 胸腺切除，手术病理回报为胸腺类癌，该病少见。

【临床资料】

1. 病史：患者中年男性，因"胸闷 6 天，胸部核磁发现前纵隔占位 4 天"以"前纵隔占位"收住院。患者 6 天前无明显诱因出现阵发性胸闷，夜间为著，无复视，无构音障碍，无四肢乏力，无眼睑下垂，无咳嗽、咳痰，无胸痛等症状。患者 4 天前行胸部 MRI 示前上纵隔可见一卵圆形等 TI 长 T2 信号影，大小约 3.9cm×2.8cm，增强后不均匀强化（图 5-4-1）。为进一步诊治以"前纵隔占位"收入院。既往史：自诉有高血压病病史 4 年，1 个月前在当地因"甲状腺囊肿"行甲状腺囊肿切除术，术后恢复顺利。

2. 体格检查：一般情况可，生命体征平稳，颈部正中可见长约 4cm 伤口，愈合好，未及明显肿大淋巴结，胸廓对称无畸形，未见胸壁静脉曲张。双侧呼吸运动对称，双侧语颤对称，未触及胸膜摩擦感，双肺叩诊清音，听诊双肺呼吸音清，未闻及干湿啰音，未闻及胸膜摩擦音。心腹未见异常。

3. 辅助检查：胸部 MRI：前上纵隔可见一卵圆形等 TI 长 T2 信号影，大小约 3.9cm×2.8cm，增强后不均匀强化。

4. 初步诊断：前纵隔占位。

【术前讨论】

患者中年男性，前纵隔占位诊断基本明确，但具体性质不清，应考虑以下疾病的可能：①胸腺瘤：患者中年男性，胸部核磁示前上纵隔占位性病变，病变边界尚清，无明显外侵，首先考虑胸腺瘤，但不排除侵袭性胸腺瘤或胸腺癌可能，进一步可行胸腔镜探查，需术后病理进一步证实。②畸胎瘤：患者病变位于前纵隔，MRI 示病变内部不均匀强化，需考虑畸胎瘤可能性，但未见肿物内钙化，不同于典型畸胎瘤表现，待术后病理确诊。③纵隔囊肿：患者 MRI 示纵隔占位，增强后不均匀强化，故囊肿可能性小。④淋巴瘤：淋巴瘤可原发于纵隔，表现为多发淋巴结肿大，发热、盗汗、乏力等，CT 中可见不规则肿块，但该患者无发热、盗汗、乏力，查体：全身浅表淋巴结未触及肿大，辅助检查未发现淋巴结肿大，故该诊断可能性不大。

【手术及术后恢复情况】

VATS 纵隔肿瘤切除术

双腔气管插管全麻成动后，取左侧 30° 侧卧位，常规消毒铺巾，取右侧第 5 肋间腋中线、第 4 肋间

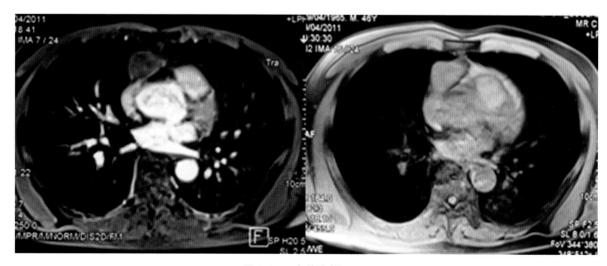

图 5-4-1　术前胸部 MRI

锁骨中线、第 2 肋间腋前线分别做小切口，置入胸腔镜及操作器械。探查可见少量淡黄色胸腔积液，壁层胸膜光滑，肿物位于左侧前纵隔组织内，直径约 5cm，质地硬，边界清楚，活动度差，与右侧纵隔胸膜及右肺下叶前基底段粘连紧密，血液供应丰富。肿物与右肺下叶前基底段粘连紧密，分离困难，故以内镜直线缝合切开器切除粘连部分右肺下叶肺组织。打开纵隔胸膜，范围上至右侧胸廓内静脉下缘，后至上腔静脉前缘，前至胸骨后缘，下至心包表面。再次探查见肿物位于胸腺实质内，故按术前预案行胸腺及肿物完整切除。钝性结合锐性游离胸腺及肿物，顺序为右侧胸腺下极，左侧胸腺下极，右侧上极，左侧上极，显露胸腺峡部深方的左侧无名静脉，可见该患者的胸腺静脉明显增粗，回流至左无名静脉根部，以 Hem-O-lock 及钛夹夹闭胸腺静脉后切断，将胸腺连同肿物完整切除（图 5-4-2）。切除的标本置于标本袋内取出送检。胸腔内以蒸馏水及生理盐水反复冲洗并确切止血后，以生物蛋白胶喷洒创面并放置止血海绵。放置胸腔闭式引流管 1 根，关闭各切口，术毕。手术顺利，术中出血 100ml，术后患者拔除气管插管后安返病房。

术后恢复顺利，术后第 4 天拔除胸腔引流管，第 6 天出院。定期随访，肿瘤无复发。

【最后诊断】

病理诊断（图 5-4-3）：（胸腺右上极）淋巴组织中可见弥漫片状分布的上皮巢结构，细胞圆形及卵圆形，大小较一致，排列成假腺样及缎带样结构，免疫组化染色结果：CK（+），34βE12（-），p63（-），

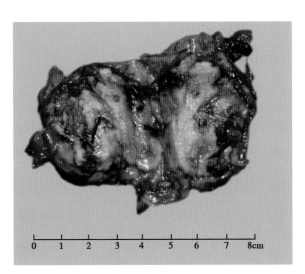

图 5-4-2 术后标本

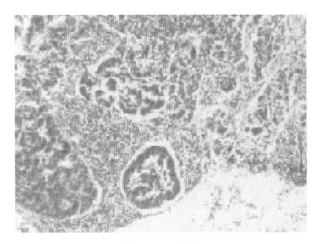

图 5-4-3 病理

CK5/6（-），CD5（-），CgA（+），Syn（+），CD56（+），Ki-67（5%+），CEA（-），TTF-1（-），TdT（-），符合胸腺类癌（1cm×1cm×0.4cm）；（瘤体）肿瘤组织大片坏死，周围可见肿瘤成分残留，细胞圆形及卵圆形，排列成缎带样结构，结合右上极肿瘤，符合胸腺类癌（4cm×3cm×3cm）。

最后诊断：胸腺类癌。

【病案特点分析】

患者中年男性，MRI 示前纵隔占位，术前检查考虑胸腺瘤可能性大。术中见肿瘤供应血管丰富，手术病理回报为胸腺类癌，该病较少见。但患者无类癌综合征表现。

【专家点评】

胸腺类癌（thymic carcinoid）是起源于胸腺神经内分泌细胞（即 Kulchitzky 细胞）的恶性肿瘤，临床十分罕见，它不同于胸腺瘤和胸腺癌，具有其独立的临床和病理特点。1972 年由 Rosi 和 Higa 首次命名。2004 年 WHO 对胸腺神经内分泌肿瘤进行了重新分类，将其分为高分化的神经内分泌癌和低分化的神经内分泌癌。前者又分为典型类癌（核分裂象 < 2 个 /10 个高倍镜视野）和不典型类癌（核分裂象 2 ~ 10 个 /10 个高倍镜视野），后者分为小细胞癌和大细胞神经内分泌癌。目前临床上所指的胸腺类癌是指高分化的神经内分泌癌，包括典型类癌和不典型类癌，其中不典型类癌占多数，发展快、易转移、预后差是不典型类癌的特点，最终死亡的患者多死于肺、骨、脑、纵隔及肾上腺等全身脏器的广泛性转移。

胸腺类癌的临床表现缺乏特异性，大多数患者

无临床症状，常在体检行胸片或胸部 CT 时发现前上纵隔占位而就诊。有症状者主要表现为肿瘤对周围组织或脏器产生的压迫症状，如刺激性咳嗽、胸闷、胸痛及呼吸困难，邻近脏器受压可出现相应的体征，如上腔静脉综合征、喉返神经麻痹等。部分胸腺类癌常合并某些内分泌疾病，如 Cushing 综合征或 I 型多发性内分泌肿瘤（MEN），有文献报道胸腺类癌合并上述两种综合征的发生率分别为 25% 和 15%，此类患者常以内分泌紊乱为主诉，在排除了垂体瘤、肾上腺腺瘤及肾上腺增生后，应怀疑胸腺类癌合并异位 ACTH 综合征的可能。胸腺类癌通常缺乏类癌综合征的表现，极个别患者可合并抗利尿激素分泌增多、肥大性骨关节病、多发性关节炎或假性重症肌无力（Eaton-Lambert）等。

影像学上，典型胸腺类癌边界清楚，密度均匀，不侵犯周围脏器。而典型胸腺类癌在影像学上表现为纵隔巨大肿块，界限不清，具有侵袭性，常侵犯纵隔胸膜、肺组织及心包等周围脏器或组织。

胸腺类癌的确诊主要依靠组织病理学及免疫组化结果。胸腺类癌具有神经内分泌肿瘤的共同特征，电镜下可观察到细胞内具有神经内分泌颗粒；光镜下可见癌细胞呈菊心团样或索条状排列及细胞内嗜银颗粒的存在；免疫组化结果示 NSE（+）、Syn（+）、CgA（+）及 S-100（+）等，伴有 Cushing 综合征的肿瘤还可显示 ACTH（+），均有助于胸腺类癌的诊断。

外科彻底切除是胸腺类癌唯一有效的治疗手段。

典型胸腺类癌因包膜完整，淋巴结转移少见，手术能彻底切除，术后不需辅助治疗，且罕见肿瘤复发，长期随诊预后颇佳；不典型胸腺类癌因常侵犯周围脏器或组织，手术不易切除干净，术后容易复发和转移，需进行辅助放疗和化疗，长期随诊预后较差。有研究发现，胸腺类癌是否合并内分泌综合征并不影响预后，切除有分泌 ACTH 功能的胸腺类癌以后，临床症状明显改善，并可能获得长期生存。

参考文献

[1] Tranis WD，Brambilla E，Muller-Hermelink HK，et al. World Health Orgnization classification of tumors of pathology and genetics. Tumors of the lung, pleura, thymoma and heart. Lyon：IARC Press，2004，145-147.

[2] Filosso PL，Actis Dato GM，Ruffini E, et al. Multidisciplinary treatment of advanced thymic neuroendocrine carcinoma（carcinoid）：Report of a successful case and review of the literature. J Thorac Cardiovasc Surg，2004，127（4）：1215-1219.

[3] Liu HC，Hsu WH，Chen YJ, et al. Primary thymic carcinoma. Ann Thorac Surg，2002，73（4）：1076-1081.

[4] 郭峰，张志庸等. 胸腺类癌外科治疗的长期结果. 中国胸心血管外科临床杂志，2007，14（6）：422-425.

病案 5　纵隔巨大畸胎瘤

【本案精要】

病史 7 年，病变逐渐进展，侵及周围组织，手术切除纵隔肿瘤及受侵肺叶。

【临床资料】

1. 病史：患者女性，40 岁，因体检发现"纵隔占位"7 年收入院。患者 7 年前查体行胸片发现前纵隔占位，进一步行胸 CT 提示前纵隔囊肿性病变，CT 值 2 ~ 3Hu，其内见脂肪密度影，边缘欠光整，无发热、咳痰、咯血、盗汗、肌肉无力、消瘦等其他不适，未予治疗，4 年前复查 CT 可见邻近右肺上叶不规则软组织密度，有不规则坏死及气泡影，仍未治疗。1 周前再次复查提示邻近胸膜受侵及。为进一步诊治以"前纵隔占位"收入院。既往史：无特殊。

2. 体格检查：生命体征平稳。全身浅表淋巴结未触及明显肿大。颈部无抵抗，颈静脉正常，肝-颈静脉回流征阴性，颈动脉搏动正常，双侧无杂音。气管位置居中，甲状腺正常，甲状腺血管无杂音。胸廓无畸形，胸壁静脉无曲张，胸骨无压痛。肺部呼吸动度对称正常，肋间隙正常，语颤对称，无胸膜摩擦感，无皮下捻发感，叩诊清音，呼吸规整，双肺呼吸音清，双肺未闻及干湿啰音。

3. 辅助检查：胸部 CT（2004 年）：前纵隔囊肿性病变，CT 值 2 ~ 3Hu，其内见脂肪密度影，边缘欠光整（图 5-5-1）。胸部 CT（2007 年）：前纵隔巨大囊肿性病变，其内见脂肪密度影，边缘欠光整，邻近右肺上叶不规则软组织密度，有不规则坏死及气泡影。胸部 CT（2011 年）：右肺上叶前段可见不

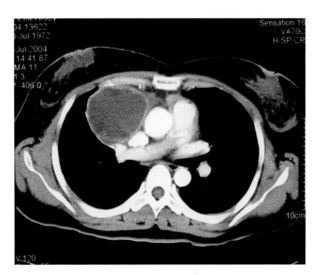

图 5-5-1　胸部 CT（2004 年）

前纵隔囊肿性病变

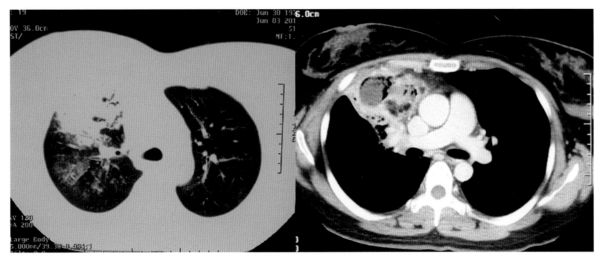

图 5-5-2　胸部 CT（2011 年）

前纵隔囊肿已侵入右上叶

规则混杂密度，中央可见液化坏死，不均匀强化，邻近胸膜受侵及（图 5-5-2）。

4. 初步诊断：前纵隔占位。

【术前讨论】

患者中年女性，查体发现前纵隔占位，无明显症状，定期复查 CT，病变进行性增大，并挤压侵及周围肺组织，右肺上叶不张，根据患者病史及检查考虑病变性质如下：①胸腺瘤：胸腺瘤是最常见的纵隔肿瘤之一，侵袭性胸腺瘤可呈侵袭性生长，可有包膜外侵犯和远处转移，患者中年女性，前纵隔占位，与大血管关系密切，不除外侵袭性胸腺瘤可能。②畸胎瘤：畸胎瘤起源于潜在多功能的原始胚细胞，多为良性，但恶性倾向随年龄增长而呈上升趋势。常位于前纵隔，多为实质性，可同时存在大小不等的囊腔，内含外、中或内胚层组织的衍生物如毛发、牙齿、软骨、平滑肌、支气管或肠壁等。部分畸胎瘤可以恶变。结合患者病史及影像学表现，考虑该诊断可能，待术后病理明确。③淋巴瘤：淋巴瘤是一组起源于淋巴结或其他淋巴组织的恶性肿瘤，临床以无痛性淋巴结肿大最为典型，其中霍奇金淋巴瘤常见于青年人，以颈部及锁骨上无痛性淋巴结肿大多见，纵隔肿物及淋巴结肿大也多见，患者无明显诱症状，影像学表现不典型，故考虑该诊断可能不大，可待术中及术后病理进一步确认。患者 CT 示 R4 淋巴结肿大，为除外恶性肿瘤转移，先通过 EBUS-TBNA 对气管支气管旁（R4 组）进行穿刺活检。病理检查未见明显肿瘤细胞。术前检查无明显手术禁忌，拟行 VATS 探查，纵隔肿瘤切除术。

【手术及术后恢复情况】

VATS 纵隔肿瘤切除 + 右肺上叶切除术。

双腔插管全麻成功后，取左侧卧位，常规消毒铺单，分别取右侧第 7 肋间腋中线和肩胛下角线、第 4 肋间腋前线分别做小切口，置入胸腔镜及操作器械，探查胸腔内大量条索状及膜状粘连，未见明显胸腔积液，壁层胸膜光滑，叶间裂分化较差。肿物位于右侧前上纵隔，直径约 10cm，边界不清，实性，有假包膜；肿物主体位于前纵隔内，右侧部分侵入右肺上叶实质内，与肺组织界限不清，右肺上叶实质明显受压，无法保留。遂决定行胸腔镜下纵隔肿瘤切除 + 右肺上叶切除术。首先打开纵隔胸膜，前方至胸骨后，后方达心包膈神经前方，上方达胸廓内静脉下方，下方达心包上缘。将肿瘤纵隔面游离。切断下肺韧带，游离肺门周围纵隔胸膜；游离肺门汇管区和肺门前方；游离右肺上叶肺动脉尖前段动脉，以内镜直线型血管缝合切开器切断尖前段动脉分支；游离右侧上肺静脉，以内镜直线型血管缝合切开器切断；游离右肺上叶后段肺动脉分支，以内镜直线型血管缝合切开器切断；游离右肺上叶支气管，以内镜直线缝合切开器闭合，通气可见右肺中下叶可充分复张，切断右肺上叶支气管；自汇管区向肺门前的方向用内镜直线缝合切开器切开分化不全的水平裂，将右肺上叶完整切除，放置于标本袋内经切口取出（图 5-5-3）。加水充气确认支气管、血管残端及肺组织无出血及漏气。以生物蛋白胶封闭支气管及血管残端。充分止血，清洗胸腔，充气确认无出血及漏气后，放置胸腔引流管 2 根，逐层关胸。术毕。术中出血约 700ml，术后待病人清醒后拔除气管插管，安返病房。

术后恢复顺利，术后第 4 天拔除胸腔引流管，第 5 天出院。

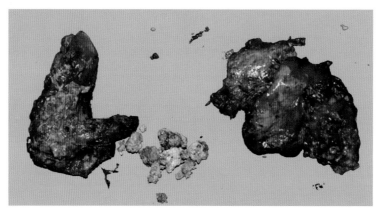

图 5-5-3　术后标本

【最后诊断】

病理诊断（图5-5-4）：（纵隔）囊性成熟性畸胎瘤（7.5cm×6cm），可见胃肠、呼吸上皮以及胰腺组织成分。

（右肺上叶）送检肺组织，肺泡结构紊乱，肺泡间可见纤维组织增生，淋巴细胞浸润伴淋巴滤泡形成，残留肺泡上皮增生，形成腺样及乳头状结构，部分区域可见广泛出血，伴有大量吞噬含铁血黄素的组织细胞，支气管显著扩张，局灶伴有鳞状上皮化生。考虑为慢性非特异性炎症性病变。（3A，11）送检呈淋巴结反应性增生，未见肿瘤侵犯（0/7）。

最后诊断：纵隔囊性成熟性畸胎瘤。

右肺上叶不张。

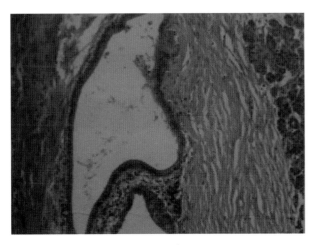

图5-5-4 病理

【病案特点分析】

7年前发现前纵隔囊实性病变，边界光整，未手术。4年前发现病灶增大，累及右上叶，内有不规则坏死及气泡影，仍未手术。1周前复查见右上叶前段受侵，中央可见液化坏死，病变较前继续进展。术中见纵隔肿瘤直径达10cm，右肺上叶受压不张，无法保留，故行手术同期切除右上叶及纵隔肿瘤，手术难度较大。

【专家点评】

畸胎类肿瘤（teratomatous tumor）是指与其所在部位组织不相符的其他多种组织成分构成的肿瘤，属于生殖细胞肿瘤的一种，纵隔为其性腺外的常见好发部位。根据其组织学特点及生物学行为，畸胎类肿瘤可进一步分为良性畸胎瘤和恶性畸胎瘤两大类。前者依据肿瘤组织的分化程度又可分为成熟性畸胎瘤和非成熟性畸胎瘤，后者则是指含有恶性上皮组织、间叶组织及生殖细胞组织成分的畸胎瘤。国内文献报导畸胎类肿瘤占原发性纵隔肿瘤的比例为21%～28%，绝大多数位于前纵隔，少数位于后纵隔（3%～8%）。纵隔畸胎类瘤最常见于20～40岁的成人，男女比例无明显差异，亦有学者报导女性的发病率偏高。

纵隔畸胎类肿瘤的发病机制目前尚无统一认识。一般认为，原始生殖细胞未能完成从泌尿生殖嵴迁徙的全程，而最终停留在纵隔，逐步增殖形成纵隔畸胎类肿瘤，故其好发于中线及旁中线部位。亦有学者认为其可能是由于胚胎时期部分鳃裂组织（第3对）中的多能干细胞随着膈肌下降而进入纵隔，逐步增殖形成。

纵隔畸胎类肿瘤含有三个胚层的多种组织成分，外胚层组织占大部分：包括皮肤、毛发、汗腺、皮脂样物质、牙齿等；中胚层组织：包括脂肪组织、骨组织、软骨、肌肉组织等；内胚层组织：包括呼吸道上皮、消化道上皮和胰腺组织等。纵隔畸胎瘤中的胰腺组织可具有外分泌功能，其通过外分泌产生的蛋白酶和消化酶可引起肿瘤与周围组织的粘连，并促进肿瘤与支气管树、胸膜腔、心包腔之间的窦道形成，最终导致肿瘤的破溃。

大多数纵隔畸胎类肿瘤患者无明显临床症状，当肿瘤逐渐增大压迫周围器官时可出现胸闷、咳嗽、胸痛等非特异性症状。当肿瘤破入支气管腔时，可出现咳出毛发、皮脂样物质等症状，具有诊断意义。若肿瘤破入心包腔，可造成急性心包炎或急性心包填塞，破入胸膜腔可造成胸腔积液，引起胸闷、憋气等症状。

纵隔畸胎类肿瘤的诊断主要依靠影像学证据。X线胸片可见前纵隔肿物影，典型病例肿物内可见牙齿或骨骼成分，确诊主要依靠CT扫描。多数纵隔畸胎类瘤CT表现为边界清楚的分叶状肿物，内部密度均匀。若肿瘤发生破溃，则肿瘤的边界变得模糊，内部密度不均，若肿瘤破入肺部、胸膜腔或心包腔时，可见肺炎、肺脓肿、胸腔积液、心包积液等影像学表现。文献报道对于纵隔成熟性畸胎瘤，CT诊断率为58%，MRI诊断率为38%，两者结合的诊断率为78%。

纵隔畸胎类肿瘤原则上一经诊断即需手术治疗。早期肿瘤较小，切除相对容易。若病程较长，肿瘤体积往往较大，且常与肺、心脏、大血管等器官形成致密的粘连，继发感染或破入胸内器官，手术难度明显增加。肺是纵隔畸胎类肿瘤的常见侵犯部位，若肿瘤与肺形成致密粘连无法分离或肿瘤破入肺组织导致肺脓肿或支气管扩张时，可同期行受累肺楔形切除术或肺叶切除术。在进行巨大纵隔肿瘤切除时，必须耐心地进行解剖，辨认肿瘤与周围大血管的关系，注意保护膈神经、迷走神经及胸交感神经等重要结构。对于瘤体巨大，粘连严重的肿瘤，强行剥离往往导致术后创面大量渗血及重要脏器的损伤，可先行部分切除或引流术，待瘤体缩小后二期手术切除。近年来，电视辅助胸腔镜外科技术（video-assisted thoracoscopic surgery，VATS）越来越多地被应用到巨大纵隔肿瘤的切除当中。Gossot 等报导一组 14 例胸腔镜下胸内巨大良性肿瘤切除研究结果，其中原发纵隔肿瘤 10 例。肿瘤的平均直径 9.2cm，平均手术时间 102 分钟，术后平均带管时间 2.1 天。但该组研究多为较大的囊肿，质地较软，术中通过穿刺抽吸减少囊肿体积，从而减少了操作难度。而本例为巨大畸胎瘤，肿瘤内存在较多皮脂样粘稠物，无法通过穿刺减小肿瘤体积，且病变与肺粘连明显，需同期切除肺叶，手术难度较大。同期切除纵隔肿瘤及肺叶时，切口位置的选择是难点。

通常情况下，因肺叶切除需处理更多的血管，且手术难度相对高，故切口位置宜按照肺叶切除的位置选择。术中可通过摇动手术床改变患者体位，以便调整视野。纵隔畸胎类肿瘤多为良性，且青年患者居多。相对于传统开胸手术 VATS 手术具有创伤小、术后恢复快、术后疼痛轻等诸多优势，在纵隔畸胎类肿瘤的治疗中，势必拥有广阔的发展前景。

参考文献

[1] 张国良. 实用胸部外科学，2007：966-969.

[2] Gossot D，Ricard Ramos Izquierdo RR. Thoracoscopic resection of bulky intrathoracic benign lesions. Euro J of Cardio-thoracic surgery，2007，32：848-851.

[3] Tomiyama N，Honda O. Anterior mediastinal tumors：Diagnostic accuracy of CT and MRI. Euro J of Radiology，2009，69：280-288.

[4] Southgate J，Slade PR. Teratodermoid cyst of the mediastinum with pancreatic enzyme secretion. Thorax，1982，37：476-477.

病案 6　纵隔混合性生殖细胞肿瘤

【本案精要】

前纵隔巨大占位，行半蛤式开胸纵隔肿物切除术，术后病理示混合性生殖细胞肿瘤。术后规律化疗。

【临床资料】

1. 病史：患者男性，27 岁，主因"胸痛 2 周余，发现前纵隔占位 12 天"以"前纵隔占位"收入院。患者 2 周多前多次饮酒后突感左胸前区疼痛，可忍，无放射痛，深呼吸及活动左臂时加重，无发热，无心慌气短，无吞咽苦难，无声音嘶哑，无活动后乏力，1 天后疼痛逐渐加重，难忍，外院查胸片示"上纵隔增宽"，行胸部 CT 示"前纵隔占位，左侧少量胸腔积液"，未诊治。患者疼痛自行缓解。为进一步诊治以"前纵隔占位"收入院。既往史无特殊。

2. 体格检查：一般状况好，结膜无苍白，全身浅表淋巴结未触及肿大，气管居中，呼吸运动规整，双侧对称，肋间隙无增宽或变窄，双侧语颤一致，无胸膜摩擦感，无皮下握雪感，叩诊音清，双肺呼吸音清，未闻及干湿啰音，无胸膜摩擦音。

3. 辅助检查：胸部 CT（图 5-6-1、图 5-6-2）：前纵隔内可见巨大软组织占位，大小约 113cm×

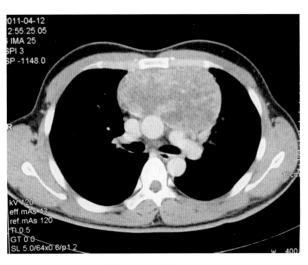

图 5-6-1　胸部 CT

前纵隔内可见巨大软组织占位，密度不均，不均匀强化

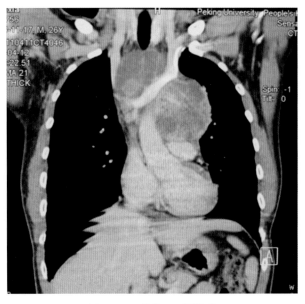

图 5-6-2　术前 CT 冠状位

68cm×130mm，密度不均，CT 值为 20～40Hu，增强扫描不均匀强化，内可见多发囊状无强化区；左肺陈旧性病变；少许心包积液。

4. 初步诊断：前纵隔占位。

【术前讨论】

患者青年男性，隐匿病程，于外院及我院行胸部 CT 检查均提示前纵隔内可见巨大软组织占位，故此诊断明确，考虑与以下疾病鉴别：①侵袭性胸腺瘤：青年男性，隐匿病程，胸部 CT 提示前纵隔内可见巨大软组织占位，大小约 113cm×68cm×130mm，密度不均，CT 值为 20～40Hu，增强扫描不均匀强化，内可见多发囊状无强化区，未见完整包膜，故考虑此诊断可能性大，明确诊断有待术后病理。②生殖细胞肿瘤：患者青年男性，隐匿病程，胸部 CT 发现前纵隔内巨大软组织占位，需考虑此诊断可能。入院后查甲胎蛋白（AFP）明显升高：1210ng/ml，人绒毛膜促性腺激素（β-HCG）1.63U/L，故考虑该诊断可能性大，待术后病理确诊。③淋巴瘤：此病常表现为多发淋巴结肿大，常伴明显全身症状、血常规变化等。该患者青年男性，隐匿起病，胸部 CT 示前纵隔内可见巨大软组织占位，密度不均，需考虑此诊断可能。术前检查无手术禁忌，拟行胸腔探查，纵隔肿瘤切除术。

【手术及术后恢复情况】

全麻成功后，取平卧位，常规消毒铺巾，取左侧第 4 肋间半蛤壳切口，从第 3 肋间横断胸骨，逐层切开。探查双侧胸腔未见明显胸腔积液，壁层胸膜光滑，肿物位于左侧前纵隔组织内，直径约 10cm，质地硬，边界清楚，不活动，与双侧纵隔胸膜及左侧无名静脉粘连紧密，血液供应丰富（图 5-6-3）。自胸骨后游离肿瘤，然后打开双侧纵隔胸膜，两侧分别至膈神经前方。然后从心包表面开始自下向上分离肿瘤。钝性结合锐性游离肿瘤。肿瘤与胸腺组织之间无明显界限。将胸腺连同肿瘤一同完整切除（图 5-6-4）。胸腔内以蒸馏水及生理盐水反复冲洗并确切止血后，以生物蛋白胶喷洒创面。放置胸腔闭式引流管 1 根，关闭各切口，术毕，手术顺利，术中出血 1300ml，术后患者拔除气管插管后安返病房。

术后恢复顺利，术后第 4 天拔除胸腔引流管，第 7 天出院。术后规律化疗 4 次，术后 1 个月复查 AFP 6.1ng/ml，恢复正常，定期随访肿瘤无复发。

【最后诊断】

病理诊断：（前纵隔）肿瘤组织囊实性，囊性区内壁被覆单层及复层上皮，囊壁纤维化，可见淋巴细胞浸润，实性区由多形性细胞组成，细胞异型性明显，核分裂多见，细胞排列成片、微囊及乳头状结构，间质疏松水肿，可见出血及坏死。免疫组化染色结果：AFP（+），CK（+），CD117（-），EMA（-），PLAP（-），Hepa-I（-），结合临床考虑为纵隔混合

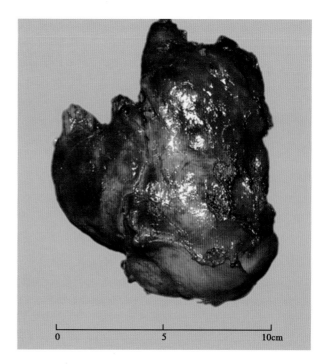

图 5-6-4　术后标本

性生殖细胞肿瘤（12cm×7cm），实性成分呈卵黄囊瘤表现，囊性区域呈囊性畸胎瘤表现。（心包）小块纤维脂肪组织，未见肿瘤侵犯。（3 组）淋巴结未见肿瘤转移（0/3）。

最后诊断：纵隔混合性生殖细胞肿瘤。

【病案特点分析】

青年男性，因胸痛查体发现前纵隔巨大占位，最大径 13cm，行半蛤式开胸纵隔肿物切除术，术后病理示混合性生殖细胞肿瘤，病灶既有畸胎瘤，又含有卵黄囊瘤，故术后辅助规律化疗，顺铂 + 依托泊苷 + 博来霉素 4 周期，随访肿瘤无复发。

【专家点评】

生殖细胞肿瘤（germ cell tumor）起源于原始生殖细胞，前纵隔（主要是前上纵隔）是生殖细胞肿瘤除性腺外最常见的部位。80% 以上的生殖细胞肿瘤都是良性的，其中最多见的就是成熟畸胎瘤（mature teratoma），占 60% ~ 70%，还有精原细胞瘤（seminoma）、非精原恶性生殖细胞瘤（nonseminomatous malignant germ cell tumors）等。据报道，成人中生殖细胞肿瘤占前纵隔肿瘤的 10% ~ 15%，而儿童约占 25%。纵隔恶性生殖细胞肿瘤患者以男性为主，高发年龄为 20 ~ 30 岁。实验室检查如血清 AFP、β-HCG 可以帮助确诊。一旦确诊纵隔恶性生

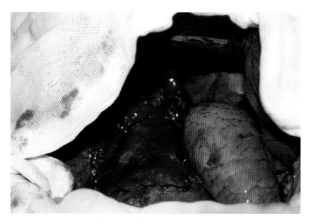

图 5-6-3　开胸探查见前纵隔直径约 10cm 质硬肿物

殖细胞肿瘤，应完善相关检查以除外性腺恶性肿瘤。

畸胎瘤是纵隔生殖细胞肿瘤中最常见的，起源于原始生殖细胞层，分为成熟性和不成熟性。成熟畸胎瘤占绝大多数，组织学分化良好，表现为良性。少数畸胎瘤包含胚胎组织，称为不成熟畸胎瘤，在儿童患者中预后较好，但也可能复发及转移。极少数成熟畸胎瘤中可发现局灶癌、肉瘤或其他恶性成分，则称为恶性畸胎瘤或畸胎癌。

成熟畸胎瘤好发于儿童和年轻的成人，男女比例接近，患者大多没有症状，但巨大的畸胎瘤可引起胸痛、呼吸困难、咳嗽等压迫症状。肿瘤中的肠腺或胰腺成分分泌的消化酶可能会瘘入气管、胸膜、心包、肺组织中。咳出头发（咯毛症）、皮脂是纵隔畸胎瘤破裂的特异性表现，但临床极为少见。成熟畸胎瘤具有完整包膜，含囊性和实性成分，部分可见器官形成，可能含有外胚层分化的牙齿、皮肤、头发，中胚层分化的软骨、骨，还可能有内胚层分化的支气管、肠、胰腺组织等。影像学上，成熟畸胎瘤表现为前纵隔的分叶状、边界清晰、包膜完整的囊实性肿物，多向一侧突出，体积可较大。在 X 线胸片上，约 26% 可见钙化，极少数可见骨或牙齿。在 CT 上，表现为多分叶的囊性肿物，囊壁厚薄不均，其特异性表现为前纵隔的混杂密度肿物，其中包含液体、软组织、钙化、脂肪等。囊液中大量脂肪形成的"脂 - 液平"是具有诊断意义的影像学表现，但实际工作中少见。治疗方法上，手术切除可治愈。

精原细胞瘤约占恶性生殖细胞肿瘤的 40%，多见于 30 ~ 50 岁的中年男性，约 10% 的患者可有血 β-HCG 水平升高，不伴 AFP 水平改变。影像学上，精原细胞瘤表现为前纵隔巨大均质的分叶状肿瘤，少见钙化，通常不伴周围组织的浸润，但可伴有区域淋巴结和骨的转移。精原细胞瘤对放、化疗敏感，但治疗上仍有争议。局部早期的小肿瘤可通过手术切除加术后放疗。局部晚期的患者宜手术治疗加全身化疗，4 年生存率约 60% ~ 80%。

非精原恶性生殖细胞瘤包括胚胎性癌、内胚窦瘤（又称卵黄瘤，yolk sac tumor）、绒毛膜癌和混合癌。此类肿瘤在年轻男性患者中可引起一系列症状如乳酸脱氢酶、AFP、β-HCG 升高等。影像学上，非精原恶性生殖细胞瘤通常表现为前纵隔的巨大占位，形态不规则，肿瘤中心常有由坏死、出血和囊肿形成所致的不规则混杂密度区域。可侵犯至周围组织如胸膜、心包、胸壁等，也可伴区域淋巴结和远处转移。在治疗上，据报道单纯手术完整切除 5 年生存率约 60%，但难以达到完整切除，故手术非首选治疗。尽管如此，在化疗前也须获得组织学依据以选择化疗方案。结合手术、化疗、放疗，早期生殖细胞肿瘤的生存率可达 99%。生殖细胞癌对铂类敏感，目前标准的化疗方案为顺铂 + 依托泊苷［VP16］+ 博来霉素的联合方案。有研究表明在较小的生殖细胞肿瘤中，3 周期方案与 4 周期方案相比在预后上无明显差异，且降低了药物的毒性和费用。经过新辅助化疗后，约 43% 的患者可获得完全缓解（CR），化疗后残余病灶再经手术完整切除可获得良好预后。β-HCG 水平升高是预后不良因素。

参考文献

[1] YS and MK. Tumors of the mediastinum. Washington, DC：Armed Forces Institute of Pathology，1997.

[2] Nichols CR. Mediastinal germ cell tumors. Clinical features and biologic correlates. Chest，1991，99（2）：472-479.

[3] Aygun C. Primary mediastinal seminoma. Urology，1984，23（2）：109-117.

[4] Johnson DE. Metastases from testicular carcinoma. Study of 78 autopsied cases. Urology，1976，8（3）：234-239.

[5] FCG. Extragonadal teratomas. In：Hartmann WH，ed. Atlas of tumor pathology，fasc 18，ser 2. Washington，DC：Armed Forces Institute of Pathology，1982，77-94.

[6] BDL，HRD，PWS. Benign teratoma of the mediastinum. J Thorac Cardiovasc Surg，1983，86：727-731.

[7] Brown LR. Computed tomography of benign mature teratomas of the mediastinum. J Thorac Imaging，1987，2（2）：66-71.

[8] Shin MS and KJ Ho. Computed tomography of primary mediastinal seminomas. J Comput Assist Tomogr，1983，7（6）：990-994.

[9] Bukowski RM. Alternating combination chemotherapy in patients with extragonadal germ cell tumors. A Southwest Oncology Group study. Cancer，1993，71（8）：2631-2638.

[10] Lee，KS. Malignant primary germ cell tumors of the mediastinum：CT features. AJR Am J Roentgenol，1989，153（5）：947-951.

[11] Einhorn LH. Evaluation of optimal duration of chemotherapy in favorable-prognosis disseminated germ cell tumors：a Southeastern Cancer Study Group protocol. J Clin Oncol，1989，7（3）：387-391.

[12] Saxman SB. Long-term follow-up of a phase III study of three versus four cycles of bleomycin，etoposide，and cisplatin in favorable-prognosis germ-cell tumors：the Indian University experience. J Clin Oncol，1998，16（2）：702-706.

[13] Hainsworth JD. Successful treatment of resistant germinal neoplasms with VP-16 and cisplatin：results of a Southeastern Cancer Study Group trial. J Clin Oncol，1985，3（5）：666-671.

[14] Kang CH. Surgical treatment of malignant mediastinal nonseminomatous germ cell tumor. Ann Thorac Surg，2008，85（2）：379-384.

病案 7 纵隔小细胞癌合并 Lambert-Eaton 综合征

【本案精要】

纵隔疑难疾病，常规气管镜检查等方法难以明确诊断，EBUS-TBNA 确诊。

【临床资料】

1. 病史：患者男性，45 岁，主因"咳嗽、咳痰伴乏力 6 个月"收住我科。患者于 6 个月前无明显诱因出现咳嗽、咳痰，咳白色泡沫痰，伴乏力、胸闷、气短，活动后加重。外院行胸部 CT 示：双肺上叶多处透光增强区，右肺门影增大，右肺上叶及中间段支气管壁增厚，管腔狭窄，局部见团块状软组织影，边界不清，纵隔见肿大淋巴结。4 个月前外院诊断为"右肺占位"，穿刺未取到病理学结果。此后行放射治疗 10 天，剂量不详，右肺占位减小，临床症状未缓解。3 周前就诊于行肌电图检查示右三角肌、股四头肌肌源性损害，余检查未能配合。2 周前就诊于行纤维支气管镜（纤支镜）检查未见明显异常。2 周前行胸部增强 CT 示：双肺下叶见模糊状高密度影，纵隔窗未见异常，两肺支气管开口通畅，管腔未见狭窄，胸骨后纵隔内腔静脉后隆凸下见明显肿大淋巴结（图 5-7-1），边界不清，密度不均，最大 6.6cm，增强扫描呈不均匀中等密度强化。再次于外院行纤支镜检查及淋巴结穿刺未见恶性细胞。患者

自发病以来，乏力进行性加重，并逐渐出现行走困难、吞咽困难等症状。外院就诊期间多次复查血钾持续性降低。精神差，睡眠差，大小便无异常，体重下降 30kg。

2. 体格检查：慢性病容，步态蹒跚。双侧眼球突出。胸廓无畸形，胸壁静脉无曲张，胸骨无压痛。肺部呼吸运动度对称，肋间隙正常，语颤对称，无胸膜摩擦感，无皮下捻发感，叩诊清音，呼吸规整，左肺呼吸音清，右肺呼吸音清，左肺无啰音，右肺无啰音。心脏、腹部查体无异常。肌力 4 级。

3. 辅助检查：肌电图 & 诱发电位（外院，2011 年 4 月 18 日）：①右三角肌、股四头肌肌源性损害，请结合临床；②重复神经电刺激：运动纤维动作电位波幅明显降低，未能行此项检查；③单纤维肌电图：患者力弱，未能配合此项检查。纤支镜（外院，2011 年 4 月 28 日）：气管隆凸锐利，左、右肺各叶、段、亚段均未见异常改变。右前隆凸淋巴结穿刺，穿刺标本内见退化柱状上皮、淋巴细胞，未见到恶性细胞。

4. 初步诊断：纵隔淋巴结肿大。

【术前讨论】

患者中年男性，6 个月前无明显诱因出现咳痰，伴乏力、胸闷、气短等症状，乏力进行性加重，并逐渐出现行走困难、吞咽困难，精神、睡眠差，体

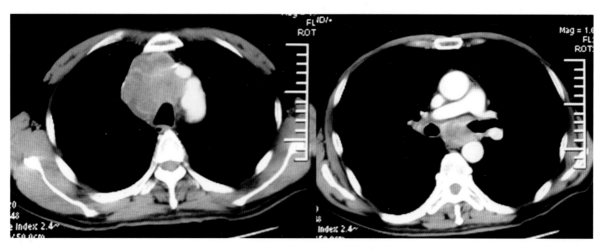

图 5-7-1 术前 CT
纵隔 R2 组、3 组、7 组可见明显肿大淋巴结

重下降30kg。多次外院就诊未能明确诊断。胸部CT示胸骨后纵隔内腔静脉后隆凸下见明显肿大淋巴结，边界不清，密度不均，最大6.6cm，增强扫描呈不均匀中等密度强化。外院就诊期间多次复查血钾持续性降低。目前诊断不明确，拟于明日行全麻下纤支镜检查，经支气管超声引导内镜穿刺活检以明确诊断。考虑到患者肌无力症状明显，予溴吡斯的明30mg tid口服，并在术中注意气管分泌物。

【手术及术后恢复情况】

入院后第2天行手术治疗——经气管超声引导纵隔肿物穿刺活检术（EBUS-TBNA）。

患者取仰卧位，全麻成功后，经口置入荧光支气管镜，以利多卡因及生理盐水冲洗气道后进行检查。首先在普通白光状态下检查，见声带活动好，气道内大量白色粘痰，予吸除干净后再次检查，见全气道黏膜呈弥漫性充血、水肿改变，黏膜质脆，触之易出血，考虑既往气管镜检查损伤后改变。气管下段呈明显外压性狭窄，软骨环尚清晰，黏膜尚光滑，未见新生物。隆突变钝，左主支气管膜部明显外压性隆起，活动减弱，左肺上叶、下叶支气管及段、亚段支气管通畅，黏膜尚光滑，未见明显新生物。右肺上叶支气管开口内侧壁可见直径约2mm息肉样黏膜结节，触之不易出血，右侧其他各级支气管均通畅，黏膜光滑，未见异常新生物。切换至荧光状态，对全部支气管树重新检查，见全气道黏膜呈散在品红色分布（Ⅱ级），考虑充血、水肿改

变，右肺上叶支气管开口内侧壁黏膜结节呈绿色（Ⅰ级），未见其他可疑病变。常规电子气管镜下彻底清理气道内分泌物后，经口置入支气管超声内镜，通过超声图像探查纵隔内各站淋巴结。可见气管支气管旁（R4组）及隆突下（7组）明显肿大淋巴结（R4组直径大于3.07cm，并与R2组淋巴结相延续，7组淋巴结直径大于3.26cm）。利用多普勒观察肿大淋巴结并与周围大血管相鉴别。明确目标淋巴结以及穿刺部位后，经工作通道置入EBUS-TBNA专用穿刺针，在超声图像的实时监视下，经不同部位对气管支气管旁（R4组）及隆突下（7组）进行穿刺活检（图5-7-2）。穿刺标本分别经涂片、固定及染色后送细胞病理学检查；所获得的组织标本经福尔马林固定后送常规病理检查。术中快速细胞病理学检查提示：（R4组及7组淋巴结涂片）可见异型细胞，考虑肿瘤细胞，小细胞癌或淋巴瘤可能。术中诊断：纵隔恶性肿瘤。检查及穿刺活检过程顺利，气道内无明显出血，患者耐受良好，清醒后安返病房。

术后恢复顺利，第7天出院。

【最后诊断】

病理诊断：（7组、R2组）穿刺活检标本（图5-7-2）：出血坏死及多量淋巴细胞背景中，可见成团片分布及散在的肿瘤成分，细胞小，短梭形，核深染，胞浆稀少，肿瘤细胞免疫组化染色结果：CK（+），CgA（+），CD56（+++），Syn（++），TTF-1（++），CK（34βE12）（-），LCA（-），p63（少数+），符合

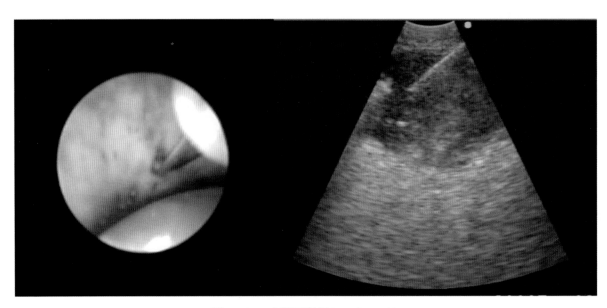

图 5-7-2　7 组淋巴结行 EBUS-TBNA

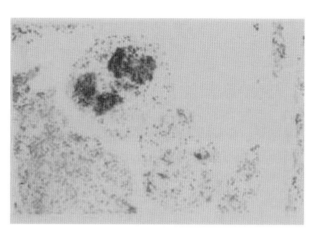

图 5-7-3 R2 组淋巴结穿刺病理

小细胞癌。

　　最后诊断：小细胞肺癌。

　　Lambert-eaton 综合征。

　　抗利尿激素分泌异常综合征。

【病案特点分析】

　　患者症状明显，肌电图显示有肌无力表现，但外院行 2 次传统 TBNA 均未能诊断纵隔占位性质，病变来源不能确定，无法给与治疗。于我院通过 EBUS-TBNA 确诊为小细胞肺癌合并 Lambert-eaton 综合征，有效避免了创伤性更大的外科活检技术（如纵隔镜、胸腔镜等）的应用。

【专家点评】

　　见本套丛书第一版。

病案 8　EUBS-TBNA 诊断结节病

【本案精要】

双肺及纵隔多发结节，行支气管内超声引导针吸活检术（endobronchial ultrasound-guided transbronchial needle aspiration，EBUS-TBNA）穿刺活检确诊结节病。

【临床资料】

1. 病史：患者男性，36 岁，主因"胸骨后隐痛 3 个月，刺激性咳嗽 1 个月"以"双肺多发结节"收住我科。患者 3 个月前无明显诱因出现胸骨后隐痛不适，非压榨性，与活动无关，常于清晨出现，半卧位可缓解，未予诊治，该症状持续 2 个月后自行消失。1 个月前无明显诱因出现间歇性刺激性咳嗽，痰量少，无痰中带血，无畏寒、发热，自服抗炎药物治疗无明显好转，遂就诊于我院门诊，查胸部 CT 扫描提示双肺多发结节，伴纵隔肺门多发淋巴结肿大。今为进一步诊治入院收治我科。既往：3 年前曾因"银屑病"服用甲氨蝶呤 2 年，无复发。"过敏性鼻炎"7 年余，未予特殊治疗。23 年前因"肺动脉狭窄"行手术矫形治疗，有输血史。

2. 体格检查：神清合作，生命体征平稳，全身浅表淋巴结无肿大。胸廓无畸形，胸壁静脉无曲张，胸骨无压痛。肺部呼吸运动度对称，肋间隙正常，语颤对称，无胸膜摩擦感，无皮下捻发感，叩诊清音，呼吸规整，双肺呼吸音清，无干湿啰音。

3. 辅助检查：胸部 CT：左舌段及右肺中叶各可见一类圆形、卵圆形高密度影，增强扫描轻度强化，双肺另可见多发大小不等的结节状高密度影（图 5-8-1），边界清楚，增强扫描轻度强化，右下肺可见一小结节，内似可见点状钙化；2L、2R、4R、5、6、7、9、10L、10R 区多发淋巴结肿大（图 5-8-2），双侧下胸部胸膜轻度增厚，肝胆囊窝右侧增强扫描可见一小的类圆形强化略低病灶，边界清楚。

腹部 CT：①肝左叶钙化灶，肝右叶多发血管瘤。②左肾上极肾盏小结石。③左侧肾上腺饱满。④门腔静脉之间软组织影考虑增大淋巴结可能。

甲状腺及颈部淋巴结超声：右颈下部锁骨上窝处、颈内静脉后方扁平状淋巴结稍大，双颈上部近下颌角处、左颈中部、双侧颌下扁平状淋巴结显示，双侧甲状腺未见明显异常。

4. 初步诊断：双肺、纵隔多发结节性质待查。

【术前讨论】

患者青年男性，慢性起病，胸骨后隐痛 3 个月，

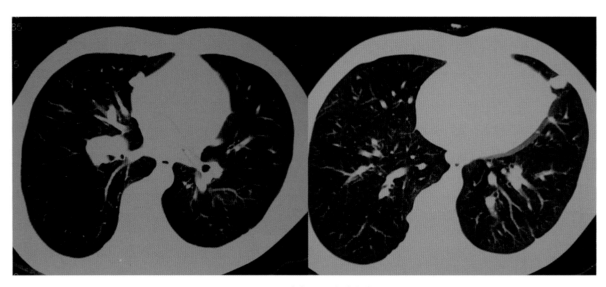

图 5-8-1　胸部 CT（肺窗）

双肺多发大小不等的结节影

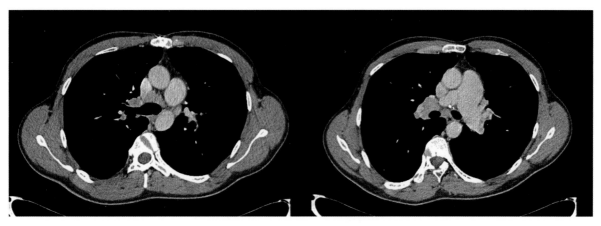

图 5-8-2 胸部 CT（纵隔窗）
纵隔、双肺门多发对称肿大淋巴结

刺激性咳嗽 1 个月，胸部 CT 示双肺多发结节，并纵隔肺门多发淋巴结肿大，结合病史、体格检查、相关辅助检查结果，考虑诊断"肺结节病"可能性大，但目前尚缺组织病理学证据，不能除外恶性病变如转移癌可能，患者入院后行相关检查，未见明显手术禁忌，手术指征明确，拟于明日全麻下行 EBUS-TBNA，备胸腔镜下左肺上叶楔形切除术，取病灶组织行病理检查以进一步确诊，指导下一步治疗。

【手术及术后恢复情况】

入院后第 2 天行手术治疗——EBUS-TBNA。

患者仰卧位，局部麻醉联合静脉全身麻醉成功后，先行常规电子气管镜检查，声门活动闭合良好。气管通畅，黏膜光滑，未见异常新生物。隆突稍钝，双侧主支气管及各肺叶、段支气管通畅，黏膜光滑，未见异常新生物。常规电子气管镜下彻底清理气道内分泌物后，经口置入支气管超声内径，通过超声图像探查纵隔内各站淋巴结，可见气管旁（R4）、隆突下及双侧肺门多发肿大淋巴结。利用多普勒检查观察肿大淋巴结血液供应并与周围大血管相鉴别。明确目标淋巴结及穿刺部位后，经工作通道置入 EBUS-TBNA 专用穿刺针，在超声图像的实时监视下，经不同部位进行气管旁（R4）、隆突下（7组）及双侧肺门肿大淋巴结的穿刺活检。穿刺标本分别经涂片、固定及染色后送细胞病理学检查；所获得的组织学标本经福尔马林固定后送常规病理检查。术中快速细胞病理学检查提示：淋巴结内未见恶性肿瘤细胞，考虑病变为结节病肉芽肿。检查并穿刺活检过程顺利，气道内无明显出血，术中考虑暂无进一

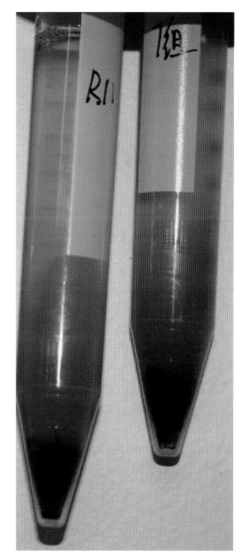

图 5-8-3 穿刺获得组织条

步手术指征，遂结束手术。患者耐受良好，清醒后安返病房。

术后恢复顺利，第 5 天出院。

【最后诊断】

病理诊断（图 5-8-4）：（R11、R4 淋巴结）经支气管穿刺涂片：可见大量退变的淋巴细胞及多量退变的上皮样细胞构成的肉芽肿性病变，散在个别中性粒细胞，其中 R11 中可见少量支气管黏膜上皮细胞，未见恶性肿瘤细胞。

（R4，7 组，R11，L11）穿刺活检组织：在淋巴细胞背景中，可见数个上皮样细胞构成的肉芽肿性病灶，病灶中心无明确的干酪性坏死。免疫组化染色：CK（-），CD68（+）；特殊染色：PAS：未见阳性病原体；抗酸染色：未找见阳性杆菌。符合淋巴结肉芽肿性病变，结合临床考虑结节病可能性大，建议临床结合其他实验室检查，除外特殊感染所致肉芽肿性病变。

最后诊断：肺结节病。

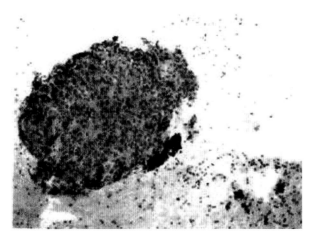

图 5-8-4　术后病理

【病案特点分析】

青年男性，慢性病程，胸部 CT 发现双肺及纵隔多发肿大淋巴结，临床诊断考虑结节病可能性大，行 EBUS-TBNA，病理确诊为结节病。EBUS-TNBA 对患者创伤小，诊断确切，值得临床推广。

【专家点评】

结节病（sarcoidosis）是一种以非干酪性肉芽肿为主要病理表现的多系统疾病，任何器官均可受累，最常见于肺部和淋巴系统。该病最初于 1877 年由 Hutchinson 报道，发病原因至今仍不清楚，可能和遗传、免疫、环境职业因素和感染相关。结节病发病呈世界性分布，任何年龄、性别及种族均可发病。该病好发于 40 岁以下，分布呈双高峰：第一高峰为青年期，第二高峰为 50 岁以上的中年期。女性发病率略高于男性，年发病率约为 6.3/10 万，人种上以黑人发病率最高，黄种人较低。发病率呈上升趋势。

临床上，结节病最常累及胸内器官，常见肺门、纵隔淋巴结肿大及肺内结节，还可有胸膜或气道浸润如喉、气管及支气管，导致气道阻塞、胸腔积液、胸膜肥厚、钙化等。结节病临床表现不特异，表现为相应受累器官症状。

实验室诊断上，结节病活动期可伴有血管紧张素酶（ACE）升高，支气管肺泡灌洗液中 CD8+ 细胞减少、CD4+/CD8+ 升高，但现有实验室检查敏感度及特异度较低，对明确诊断价值不大。

影像学上，主要依靠 X 线胸片及胸部 CT，胸内结节病的典型表现为双侧肺门和纵隔淋巴结对称性肿大，肺部以支气管血管束增粗、呈串珠状、两肺多发结节为典型表现。胸部结节病的影像学表现典型时诊断较容易，但临床上仍有不少将典型结节病误诊为肺癌或淋巴瘤进行化疗或放疗的病例，使患者遭受不必要的痛苦和损失，而不典型的结节病更是难以与纵隔淋巴结结节、肺癌、淋巴瘤、转移瘤等疾病相鉴别。

结节病的诊断主要依据：①临床和影像学表现；②非干酪性肉芽肿性病理改变；③除外其他肉芽肿性疾病。确诊主要依赖病理组织学检查，主要的活检方法有纤维支气管镜活检、CT 或超声引导下经皮肺穿刺（transbronchial lung biopsy，TBLB）、纵隔镜（mediastinoscopy）、电视胸腔镜（video-assisted thoracic surgery，VATS）、甚至开胸探查等方法。前两种检查方法的诊断阳性率与结节病的分期有关，对于肺内弥漫性浸润病变的 III 期患者阳性率较高，而对于以肺门及纵隔淋巴结肿大为主要表现的 I、II 期患者阳性率则明显偏低。外科活检技术的诊断阳性率虽然很高，但需要全身麻醉、气管插管、颈部或胸部切口，创伤相对较大并存在一定的并发症，患者常难以接受。

EBUS-TBNA 是一项新的微创新技术，是超声和纤维支气管镜技术的融合，不但能观察气管、支气管管腔内的情况，而且能显示管腔外的结构，可在实时超声下进行肺门、纵隔淋巴结穿刺活检，因为创伤小、患者耐受性好、安全性高、诊断率高，在临床上也得到越来越多的应用。据报道 EBUS-

TBNA 对结节病的诊断率可达 83.3% ~ 91.4%，明显好于传统 TBNA、TBLB、支气管内黏膜活检和支气管肺泡灌洗液等检查方法。EBUS-TBNA 对于结节病的诊断具有值得推广的意义。

参考文献

[1] Newman LS，Rose CS，Maier LA. Sarcoidosis，N Engl J Med，1997，336（17）：1224-1234.

[2] Zinck SE. CT of noninfectious granulo-matous lung disease. Radiol Clin North Am，2001，39（6）：1189-1209.

[3] JH. Case of livid papillary psoriasis：illustrations of clinical surgery. London，UK：J'A Churchill，1877.

[4] Hunninghake GW. ATS/ERS/WASOG statement on sarcoidosis. American Thoracic Society/European Respiratory Society/World Association of Sarcoidosis and other Granulomatous Disorders. Sarcoidosis Vasc Diffuse Lung Dis，1999，16（2）：149-173.

[5] Baughman RP. Clinical characteristics of patients in a case control study of sarcoidosis. Am J Respir Crit Care Med，2001，164（10 Pt 1）：1885-1889.

[6] The 6th WASOG meeting. Sarcoidosis Vasc Diffuse Lung Dis，1999，16：5-54.

[7] Lieberman J. Elevation of serum angiotensin-converting-enzyme（ACE）level in sarcoidosis. Am J Med，1975，59（3）：365-372.

[8] Kantrow SP. The CD4/CD8 ratio in BAL fluid is highly variable in sarcoidosis. Eur Respir J，1997，10（12）：2716-2721.

[9] Rockoff SD and Rohatgi PK. Unusual manifestations of thoracic sarcoidosis. AJR Am J Roentgenol，1985，144（3）：513-528.

[10] TY L，LH，and J JL. Some noticeable problems in the radiological diagnosis of tharacic sarcoidosis. Chin J Radiol，2003，37：299-302.

[11] Gossot D. Mediastinoscopy vs thoracoscopy for mediastinal biopsy. Results of a prospective nonrandomized study. Chest，1996，110（5）：1328-1331.

[12] Tremblay A. A randomized controlled trial of standard vs endobronchial ultrasonography-guided transbronchial needle aspiration in patients with suspected sarcoidosis. Chest，2009，136（2）：340-346.

[13] Nakajima T. The role of EBUS-TBNA for the diagnosis of sarcoidosis—comparisons with other bronchoscopic diagnostic modalities. Respir Med，2009，103（12）：1796-1800.

[14] Vilmann P. Transesophageal endoscopic ultrasound-guided fine-needle aspiration（EUS-FNA）and endobronchial ultrasound-guided transbronchial needle aspiration（EBUS-TBNA）biopsy：a combined approach in the evaluation of mediastinal lesions. Endoscopy，2005，37（9）：833-839.

病案 9　纵隔巨大脂肪瘤

【本案精要】

纵隔巨大脂肪瘤较少见，通过穿刺明确病理性质，确定手术适应证。

【临床资料】

1. 病历：患者男性，61岁，主因"间断进食后咳嗽3月余，发现中上纵隔占位2月余"以"纵隔占位"收住院。患者3个月前出现间断进食后咳嗽，无明显咳痰，无返酸、烧心、无恶心、呕吐，无发热、畏寒、寒战，无全身肌无力，无消瘦、乏力，无呼吸困难等，患者未予重视，未进行任何诊疗，之后症状间断出现，多于进食馒头等后出现，后患者就诊于外院，行胃镜检查未见明显异常，行胸片提示纵隔占位，进一步行胸部CT提示中上纵隔可见低密度团块影，CT值约–65Hu，内有少许条索影，肿物与周围组织界限清晰，肿物上下直径12cm，左右径约6cm，考虑脂肪瘤可能性大，为行进一步诊疗以"纵隔占位"收入院。既往史无特殊。

2. 体格检查：发育正常，营养良好，无皮疹，浅表淋巴结未触及肿大。巩膜无黄染，肺部呼吸运动度对称，叩诊清音，呼吸规整，双肺呼吸音清，未闻及干湿性啰音。心率78次/分，心律齐，各瓣膜区未闻及杂音。

3. 辅助检查：胸部CT：中上纵隔可见低密度团块影，CT值约–65Hu，内有少许条索影，肿物

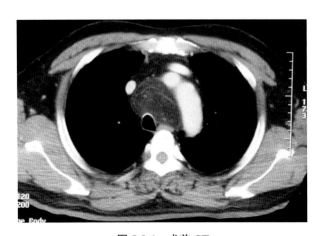

图 5-9-1　术前 CT

中上纵隔可见脂肪密度团块影

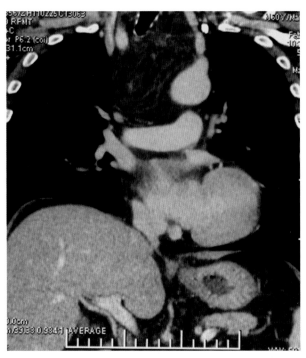

图 5-9-2　术前 CT 冠状位

与周围组织界限清晰，肿物上下径12cm，左右径约6cm，考虑脂肪瘤可能性大（图5-9-1、图5-9-2）。

4. 初步诊断：纵隔巨大占位，脂肪瘤？

【术前讨论】

患者中老年男性，主因间断进食后咳嗽，行胸片检查提示纵隔占位，气管受压右偏，行胸部CT提示中上纵隔可见低密度团块影，CT值约–65Hu，内有少许条索影，肿物与周围组织界限清晰，肿物上下径12cm，左右径约6cm，主支气管受压右移，肿物大小约12cm×6cm×4cm，增强后未见明显异常强化，考虑脂肪瘤可能性大。不能除外间叶来源的恶性肿瘤可能，如脂肪肉瘤，但恶性肿瘤一般进展较快，多伴有远处侵及，目前患者无此方面证据。此外，也不除外淋巴瘤的可能，该病可能原发于纵隔，呈纵隔巨大不规则占位，但该病多以无痛性颈和锁骨上淋巴结肿大为首见表现，常有全身无力、消瘦、食欲不振、盗汗及不规则发热，好发于全身，与本患者症状不符。为明确诊断，已行EBUS-TBNA穿刺肿物。经支气管超声内镜利用过超声探查纵隔内

各区域淋巴结，可见 R2、R4 及区隆突前方大片略低回声区，余各区未见明显肿大淋巴结或异常回声区。在超声图像的实时监视下，经不同部位对该纵隔肿物进行穿刺活检。病理结果回报：可见脂肪细胞，未见恶性证据，术前考虑脂肪瘤可能性大。患者有明确压迫症状，有手术适应证，无明显手术禁忌，拟行 VATS 探查，纵隔肿瘤切除，因肿瘤较大，如术中操作困难，术中可能中转开胸。

【手术及术后恢复情况】

VATS 中转开胸纵隔肿瘤切除术。

双腔气管插管全麻成动后，取左侧卧位，常规消毒铺巾，取右侧第 7 肋间腋中线、第 4 肋间腋前线、第 7 肋间肩胛后线分别做小切口，置入胸腔镜及操作器械。探查未见明显胸腔积液，壁层胸膜光滑，打开纵隔胸膜，见肿物位于上纵隔气管前方，上腔静脉后，大小约 8cm×6cm×5cm，质地韧，边界清楚，活动，血液供应丰富。肿物与周围气管、食管及奇静脉等粘连较紧密，镜下分离困难，故延长第四肋间切口，中转开胸手术。以内镜直线缝合切开器切断奇静脉。钝性结合锐性完整游离肿物（图 5-9-3）。切除的标本（图 5-9-4）置于标本袋内送检，冰冻病理提示组织呈慢性炎症状态，未见明显肿瘤细胞（图 5-9-5）。胸腔内以蒸馏水及生理盐水反复冲洗并确切止血后，以生物蛋白胶喷洒创面。放置胸腔闭式引流管 1 根，关闭各切口，术毕。手术顺利，术中出血 300ml，术后患者拔除气管插管后安返病房。

术后病情平稳，咳嗽症状明显缓解，进食无异常，术后第 10 天拔除胸腔引流管，第 11 天出院。

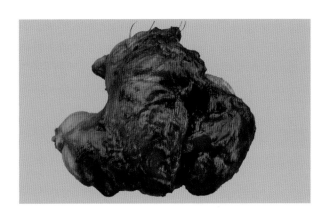

图 5-9-4　术后标本

【最后诊断】

纵隔纤维脂肪瘤。

【病案特点分析】

本例为较少见的纵隔巨大纤维脂肪瘤，病变位于中上纵隔，气管前、血管后方，大小 12cm×6cm，术前诊断不明，如为淋巴瘤则无需手术，直接行化疗。通过 EBUS-TBNA 确定病变性质为脂肪瘤，明确了手术指征。术中见肿物位于上纵隔气管前方，上腔静脉后，血液供应丰富与周围气管、食管及奇静脉等粘连较紧密，镜下分离困难，故中转开胸切除。

【专家点评】

脂肪瘤是最常见的软组织肿瘤，好发于皮下组织，而发生于纵隔、胸腔内的脂肪瘤则很少见。国外数据显示纵隔脂肪瘤占所有原发纵隔肿瘤的 1%～2.3%。可发生于任何年龄，尤以中老年多见。儿童纵隔脂肪瘤罕见，Hanorf 对相关文献作了搜集，仅有 15 例儿童纵隔脂肪瘤报道。

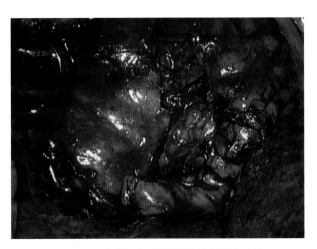

图 5-9-3　术中切断奇静脉后游离肿瘤下缘

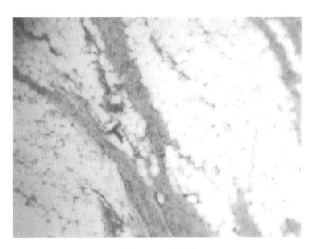

图 5-9-5　病理

纵隔脂肪瘤主要来源于纵隔内的脂肪组织，也有人认为其来源于退化的胸腺组织。脂肪瘤大体病理形态呈球形或结节状，有分叶，从小结节到巨大肿块不等，常有包膜，肿瘤切面呈现淡黄色，油腻状，一般质软。组织学上脂肪瘤由成熟的脂肪细胞组成，但大小不如正常脂肪细胞一致，瘤内可有纤维分隔。可发生于纵隔内任何地方，以前上纵隔及心膈角区多见。

由于脂肪瘤为良性肿瘤，生长缓慢，且质软，特别是肿瘤不大时很少引起临床症状，往往是在体检行胸部影像学检查时发现。只有肿瘤逐渐增大到一定程度，对周围器官形成压迫时才会出现症状。压迫食管引起吞咽异物感、吞咽困难；压迫上腔静脉引起头面部水肿，上肢、胸部静脉充盈；压迫交感神经出现 Horner 征；压迫膈神经引起膈肌麻痹；压迫心脏引起心律失常，甚至有文献报道出现心功能不全；压迫气管、肺引起气促、呼吸困难等症状。

纵隔脂肪瘤按照所在位置通常分为三类：①纵隔内脂肪瘤（通常位于前上纵隔及心膈角区）；②颈纵隔脂肪瘤（持续到颈部）；③透壁脂肪瘤（通常是前上纵隔脂肪瘤穿透胸壁）。胸片上脂肪瘤表现为软组织密度影，其胸片特点为：①发生部位，多位于前中纵隔及心膈角区，少数发生于非典型部位的脂肪瘤易被误诊；②由于纵隔脂肪瘤质地柔软，轮廓形态很少呈圆形或椭圆形，而是上窄下宽的囊袋状悬垂于心脏旁或膈肌上，似心影增大，其上界可达胸腺区；③脂肪密度较低，空气、脂肪、水的比重为 0：0.86：1。因此，脂肪瘤密度介于肺野与心脏之间，密度较其他纵隔肿瘤为淡，特别是透视检查时，X 线似可穿透肿瘤，这是纵隔脂肪瘤的另一重要特征。胸片无法发现心脏等后方的脂肪瘤，而 CT 可更加清楚地显露病灶，脂肪瘤 CT 值约 –100Hu，国内部分专家认为 CT 值小于 –40Hu 就具有特异性，一般肿瘤表现为边缘光滑，密度均匀，内部可伴有纤维索条影。MRI 比 CT 对脂肪组织更加敏感，表现为短 T1 长 T2 高信号改变，其对脂肪瘤的定位、与周围组织的关系更加精确。

纵隔脂肪瘤需与脂肪肉瘤、胸腺脂肪瘤、脂肪母细胞瘤、蛰伏脂肪瘤等相鉴别，这些肿瘤均为脂肪来源肿瘤，且胸片、CT、MRI 等影像学表现相似。脂肪肉瘤为恶性肿瘤，病情进展快，通常有压迫周围器官的相关症状，CT 表现为密度不均匀的软组织影，CT 值比脂肪瘤密度稍高。虽然如此，术前通过影像学很难对脂肪瘤与脂肪肉瘤进行鉴别，而且分化良好型脂肪肉瘤与脂肪瘤很相似，只有通过组织学进行鉴别。目前各种微创的针吸活检技术，如经 B 超或 CT 引导经皮穿刺、EBUS-TBNA 等，在这方面的诊断价值有待进一步探讨。有文献报道术前对纵隔脂肪源性肿瘤进行 CT 引导下穿刺活检，组织学检查为正常脂肪组织，未见恶性细胞，但术后病理证实为脂肪肉瘤。

目前纵隔脂肪瘤的治疗主要是手术，对肿瘤直径小、无临床症状、术前高度认为是良性的纵隔脂肪源性肿瘤可进行观察。完整切除肿瘤是手术的主要原则，脂肪瘤完整切除后很少复发，而脂肪肉瘤的复发率较高，尤其是未完全切除的脂肪肉瘤。有文献报道未完全切除的分化良好型脂肪肉瘤的局部复发率为 53%，而完全切除后其局部复发率降为 30%。因此对于术前无法明确良恶性的纵隔脂肪源性肿瘤应尽量切除干净。

参考文献

[1] Gaerte SC，Meyer CA，Winer-Muram HT，et al. Fat-containing lesions of the chest. Radiographics，2002，22：61-78.

[2] Marchevsky AM，Kaneko M. Surgical pathology of the mediastinum. Raven，New York，1984，58-281.

[3] Handorf CR. Intrathoracic lipomas in children. South Med J，1982，75：1403-1405.

[4] Jack AI，Blohm ME，Lye M. An intrathoracic lipoma impairing left ventricular function. Br Heart J，1995，74（7）：95.

[5] 姚恒扬，王兵，刘宝伟. X 线诊断纵隔脂肪瘤 3 例报告. 黑龙江医学，Vol.28，No. 7 Jul. 2004.

[6] Alvarez-Sala R，Casadevall J，Caballero P，et al. Long-term survival in a surgically treated nonencapsulated mediastinal primary liposarcoma：diagnostic utility of core-needle biopsy for mediastinaltumors. J Cardiovasc Surg，1995，36：199-200.

[7] Sekine YK. Successful resection of a primary liposarcoma in the anterior mediastinum in a child：report of a case. Surg Today，2001，31：230-232.

[8] Enzinger FM，Winslow DJ. Liposarcoma：a study of 103 cases. Virchows Arch Pathol Anat Physiol Klin Med，1962，335：367-388.

病案 10   Castleman 病伴副瘤性天疱疮

【本案精要】

副瘤性天疱疮，临床甚为罕见。手术切除纵隔肿瘤（Castleman病）。术后天疱疮皮损逐渐好转，长期随访无复发。

【临床资料】

1. 病史：患者男性，39岁，主因"口腔黏膜溃疡、糜烂3月余，发现右胸膜占位伴全身多发水疱1月余，加重5天"于2009年12月1日经门诊以"胸腺瘤"收入院。患者3月余前无明显诱因出现口唇和口腔黏膜溃疡，伴眼结膜发红、分泌物增多，就诊于外院诊断为白塞病，予复方草核苷（美能）、激素等治疗，症状无明显缓解。1月余前口唇和口腔黏膜广泛糜烂、疼痛，口腔分泌物增多，伴进食困难，且全身多发散在水疱，就诊于外院诊断为天疱疮，予口服泼尼松龙40mg/d治疗，进一步行胸部CT提示右胸膜占位，取穿刺活检病理提示胸腺瘤可能性大，考虑副肿瘤性天疱疮。1周前为行手术治疗停用激素，5天前出现全身水疱增多，以躯干为著，遂继续口服泼尼松龙24mg/d及外用呋喃西林治疗。今日患者为进一步诊治，经门诊以"胸腺瘤"收入院。患者自发病以来体重下降10公斤。

2. 体格检查：一般状况可，口唇及唇内侧黏膜、颊黏膜、上腭、舌面和舌下广泛糜烂、结痂，躯干、上臂及大腿多发散在大小不等的水疱，部分水疱破溃、结痂。双侧锁骨上淋巴结未触及，心肺腹未见明显异常。

3. 辅助检查：胸部CT平扫+增强：右侧胸腔内可见弧形液体密度影，右肺内可见梭形软组织团块影，大小约6.8cm×4.5cm，CT值约35Hu，其内可见斑片状钙化，相邻胸膜伴有结节，增强后可见明显强化（图5-10-2）。胸椎MRI平扫+增强：颈椎MRI平扫未见异常，T4-5椎体前缘可见类圆形长T1长T2信号影，增强后信号不均匀，大小2.13cm×2.63cm（图5-10-3）。全身骨扫描：左侧顶骨、右侧肱骨、右侧第6后肋、左侧第7后肋、第4~7、10~12胸椎、第1~3腰椎、骶骨、右侧骶髂关节、双侧髋臼、双侧股骨显像剂分布增浓区，

可疑恶性病变改变。右胸膜穿刺活检病理检查：考虑符合胸腺瘤（AB1型）。皮肤病理检查：基底层上大疱，疱底为单层的基底细胞，可见绒毛形成突向管腔，管腔内可见明显的棘松解细胞，考虑符合天疱疮。喉镜：喉内黏膜充血，会厌游离缘、双侧杓会厌壁及双侧杓区可见散在溃疡样改变，双侧声带充血，黏膜光滑，运动良，声门闭合不严。

4. 初步诊断：后纵隔占位合并副瘤性天疱疮，Castleman病？小细胞癌？胸腺瘤？

【术前讨论】

患者中年男性，主因"口腔黏膜溃疡、糜烂3月余，发现右胸膜占位伴全身多发水疱1月余，加重5天"入院。外院胸部CT提示右胸膜占位，取穿刺活检病理提示胸腺瘤可能性大，考虑副肿瘤性天疱疮。入院查体：一般状况可，口唇及唇内侧黏膜、颊黏膜、上腭、舌面和舌下广泛糜烂、结痂，躯干、

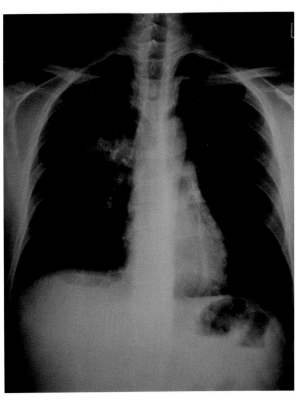

图 5-10-1   胸片

右肺门旁水平肿物

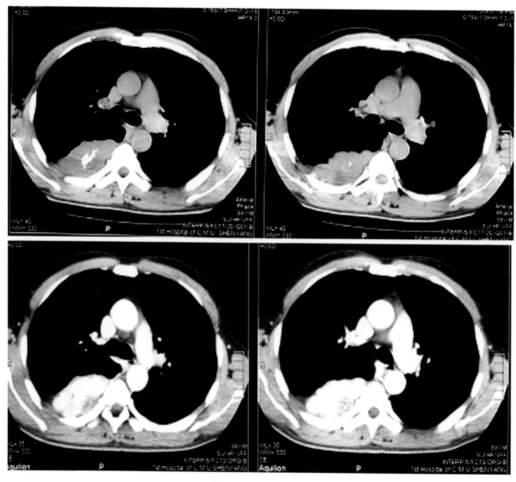

图 5-10-2 胸部 CT

右侧胸水，右肺内梭形软组织团块影，可见斑片状钙化，相邻胸膜伴有结节，增强后可见明显强化

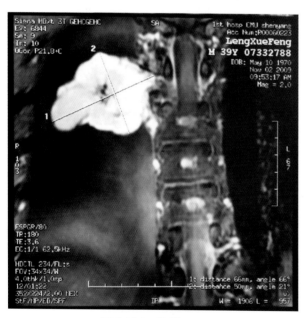

图 5-10-3 胸部 MRI

T4～5椎体前缘可见类圆形长 T1 长 T2 信号影，增强后
信号不均匀，大小为 2.13cm×2.63cm

上臂及大腿多发散在大小不等的水疱，部分水疱破
溃、结痂。双侧锁骨上淋巴结未触及，心肺腹未见
明显异常。病理切片我院会诊示：（后纵隔）穿刺活
检组织：纤维结缔组织中可见灶片状淋巴细胞浸润，
细胞体积小，组织形态不支持胸腺瘤，结合临床不
能除外淋巴组织增生性病变，淋巴瘤待除外。患者
为后纵隔占位合并天疱疮，考虑副瘤性天疱疮可能
性大，为明确诊断，可行后纵隔肿瘤活检术，但有
报道副瘤性天疱疮如抗体大量释放，可致阻塞性细
支气管炎，导致肺功能急剧恶化，严重者死亡，予
甲泼尼龙（美卓乐）32mg po qd 及人免疫球蛋白 20g
ivgtt qd×5 天冲击治疗后待术。术式拟采用在全麻下
右侧开胸探查，手术操作时间宜短，术中操作宜轻
柔，避免过多触膜、挤压瘤体致抗体大量释放。考
虑手术风险极大，需向患者及家属仔细交待病情。

【手术及术后恢复情况】

患者入院后予甲泼尼龙 32mg qd 口服，制霉菌素 1 片 tid 口服，3% 碳酸氢钠液漱口（餐后及睡前），术前予人免疫球蛋白 20g ivgtt qd×5 天后行手术治疗——开胸后纵隔肿瘤切除术。双腔插管全麻成功后，取左侧卧位，常规消毒、铺单，取右侧第 5 肋间后外侧切口，逐层开胸探查，见胸腔内无明显粘连，大量清凉淡黄色胸腔积液，约 1500ml，予吸净，左肺脏层胸膜光滑，叶间裂分化可，肺表面未见明显病变。肿物位于后纵隔第 4 后肋水平，向前斜行延续至第 5 肋水平，大小约 8cm×3cm×4cm，表面包膜完整，顶部有钙化。先以电刀打开肿物边缘脏层胸膜，游离结扎肿物回流静脉及滋养血管，钝锐性结合将肿物彻底从胸壁游离切除，肿物创面以电刀电凝烧灼止血，创面活动性出血血管予结扎处理，术中注意保护胸壁交感神经（图 5-10-5、图 5-10-6）。剖视标本：包膜完整，部分钙化，切面呈黄色鱼肉状，无明显坏死出血（图 5-10-7）。术中送检冰冻病理结果汇报：淋巴组织增生性病变。再次严格止血，胸腔内未见活动性出血，以无菌温蒸馏水及生理盐水反复冲洗胸腔，肿物创面以医用胶及可吸收止血纱布覆盖，双肺通气肺复张良好，手术结束。于右侧第 7 肋间腋中线放置 28 号胸腔引流管一根，逐层关胸。术毕。手术顺利，术中出血 200ml，术后待病人清醒后拔除气管插管，安返病房。

患者于 2009 年 12 月 19 日拔除引流管。术后口腔黏膜溃烂较前缓解，全身多发散在糜烂面，部分结痂，但 2009 年 12 月 21 日起出现新发水泡。2009 年 12 月 28 日请皮肤科会诊，予甲氨蝶呤 10mg qd 口服，甲泼尼龙 32mg qd 口服，2009 年 1 月 1 日予人免疫球蛋白 20g 静点 qd×3 天治疗。其后皮损情况逐渐好转，术后 3 周出院。术后 3 个月患者皮损已愈合，皮肤可见色素沉着，无新发皮损（图 5-10-8、图 5-10-9）。术后 9 个月患者随访肿瘤无复发。

【最后诊断】

病理诊断：（后纵隔）Castleman 病，玻璃样血管型。免疫组化染色结果：CD3（+ 部分），CD20（+ 部分），CD21（+），CD34（+），CD43（+ 部分），CD79a（+ 部分）。

最后诊断：Castleman 病（玻璃样血管型）合并副瘤性天疱疮。

【病案特点分析】

该患者因口腔黏膜溃疡、糜烂，全身多发水疱

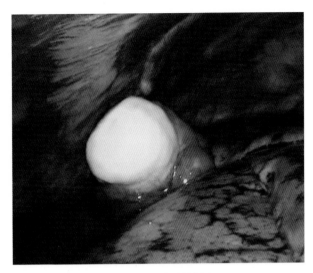

图 5-10-4　胸腔镜探查

可见后纵隔占位，表面包膜完整，顶部有钙化。胸腔内淡黄色胸腔积液

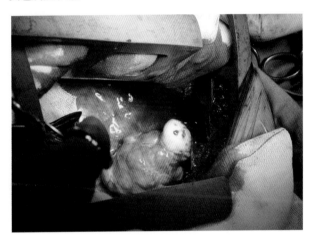

图 5-10-5　开胸探查

开胸游离肿瘤

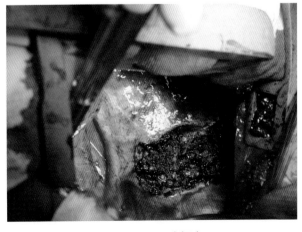

图 5-10-6　开胸探查

肿瘤切除后创面

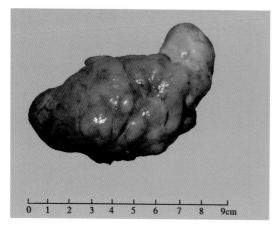
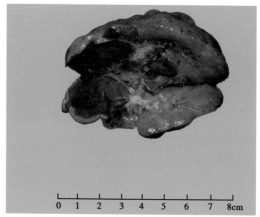

图 5-10-7　大体标本

图 5-10-8　术后口唇黏膜
皮损恢复情况

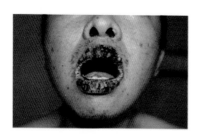

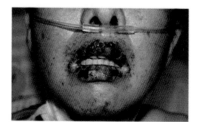

术前　　　　　　　　　　　　　　术后2天

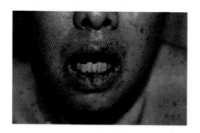
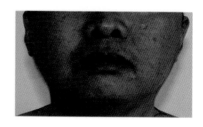

术后3周　　　　　　　　　　　　术后3个半月

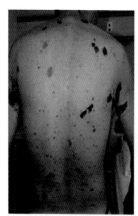
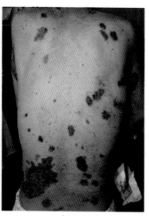
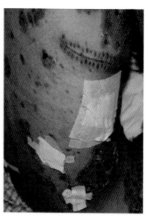
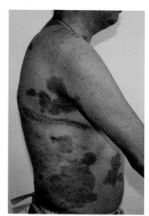

术前　　　　　术后2天　　　　　术后3周　　　　　术后3个半月

图 5-10-9　术后皮损恢复情况

于外院诊为天疱疮，胸部 CT 提示右侧后纵隔占位，考虑副肿瘤性天疱疮。纵隔肿瘤穿刺病理切片我院会诊不能除外淋巴组织增生性病变，淋巴瘤待除外，拟行后纵隔肿瘤切除术。此例手术本身并不复杂，但有报道副瘤性天疱疮术中激惹可导致肿瘤中抗体大量释放入血，引发阻塞性细支气管炎，导致肺功能急剧恶化，严重者死亡，故术前给予甲泼尼龙 32mg po qd 及人免疫球蛋白 20g ivgtt qd×5 天冲击治疗。术中注意操作轻柔，避免挤压瘤体致抗体大量释放，并首先游离结扎肿物回流静脉及滋养血管。手术过程顺利，术后患者天疱疮迅速缓解。

【专家点评】

副肿瘤性天疱疮（paraneoplastic pemphigus，PNP）1990 年由 Ahalt 等首先报道并命名，是副肿瘤综合征之一，临床少见。PNP 以黏膜损害，尤其是口腔黏膜的广泛糜烂，皮肤出现多形性皮疹，且伴发肿瘤为特征。采用大剂量皮质类固醇激素及免疫抑制剂如甲氨蝶呤、环磷酰胺等治疗通常效果欠佳，如不及时诊断、及时将肿瘤切除，死亡率甚高。

PNP 患者最常见症状为口腔及唇部黏膜糜烂、溃疡、出血，同时可累及支气管、食道和外阴等黏膜，与寻常性天疱疮相似；另一突出表现为疼痛性、糜烂性结膜炎；躯干及四肢皮疹呈多形性，常见有红斑、水疱、糜烂、结痂、丘疹、鳞屑性损害、多形红斑样损害及掌跖部位的扁平苔藓样皮损。对这样的病例，应取患者血清，以大鼠膀胱移行上皮为底物，作间接免疫荧光检查，若棘细胞内有荧光或取皮肤或黏膜作组织病理检查见到特征性改变，则应高度怀疑 PNP，并做胸片、CT 或超声等检查明确有无内脏肿瘤。国外文献报道 PNP 常见伴发肿瘤依次为非霍奇金淋巴瘤（47%）、慢性淋巴细胞性白血病（27%）、Castleman 瘤（10%）和胸腺瘤（10%）等。国内文献报道最常见伴发肿瘤为 Castleman 瘤（39%），其次为淋巴瘤（22%）、慢性淋巴细胞白血病（11%）和结肠癌（11%）等，与国外人群略有不同。患者皮肤损害原因主要为肿瘤性 B 细胞产生特异性抗体破坏皮肤、黏膜细胞间的连接蛋白。

PNP 的治疗主要是手术切除肿瘤病灶或治疗原发肿瘤，同时给予糖皮质激素和（或）免疫抑制剂治疗，静脉注射免疫球蛋白冲击治疗预防 PNP 的呼吸系统并发症，病理上主要表现为闭塞性细支气管炎（BO），它是一种少见的肺细支气管闭塞性疾病，病变主要发生在直径 0.4 ~ 0.9mm 的终末支气管，受累支气管腔高度狭窄（＞80% ~ 90%），呈限制性通气功能障碍，临床上呈不可逆的进行性呼吸困难，药物治疗无效，63% 以上的患者 5 年内死于呼吸衰竭。BO 是导致 PNP 患者死亡的主要原因之一，其早期诊断主要依据高分辨 CT、肺功能等影像学检查，早期预防 BO 发生的有效治疗有待进一步研究。

参考文献

[1] Anhalt CJ，Kim SC，Stanley JR，et al. Paraneoplastic pemphigus：an autoimmune mucocutaneous disease associated with neoplasis. N Engl J Med，1990，323（25）：1729-1735.

[2] 李浩，谭雪晶，韩世新，等. 副肿瘤性天疱疮 1 例. 中国皮肤性病学杂志，2010，24（8）：743-746.

[3] 朱学俊，王京，陈克雪，等. 伴发副肿瘤性天疱疮的 Castleman 瘤——附 10 例报告. 中华皮肤科杂志，2005，38（12）：745-747.

[4] Takahashi M，Shimatsu Y，Kazama T，et al. Paraneoplastic pemphigus associated with bronchiolitis obliterans. Chest，2000，117（2）：603-607.

[5] Cronin DM，Warnke RA. Castleman disease：an update on classification and the spectrum of associated lesions. Adv Anat Pathol，2009，16（4）：236-246.

病案 11 巨大纵隔囊肿合并脊柱侧弯

【本案精要】

巨大纵隔囊肿合并脊柱侧弯，经 VATS 联合颈部切口手术切除，手术难度较大。

【临床资料】

1. 病史：患者女性，25 岁，主因"食欲下降 1 年余，胸部 CT 发现右侧胸腔巨大占位 13 天"门诊以"右胸腔巨大占位"收入院。患者 1 年余前逐渐出现食欲较前稍下降，食量减少，偶有咳嗽，无明显咳痰，无呼吸困难、胸闷、憋气，无夜间平卧困难，无发热、胸痛等不适，未予特殊处理。近 1 个月来患者咳嗽较前加重，胸片示右侧胸腔巨大占位，进一步行胸部 CT 提示右胸腔巨大占位，密度均匀，纵隔受压向左移位，脊柱侧弯。现为进一步治疗，经门诊以"右侧胸腔巨大占位"收入我科。既往史：13 年前发现脊柱侧弯；2 年前行剖宫产，产下 1 子。

2. 体格检查：脊柱侧弯伴胸廓畸形。右肺呼吸动度减弱，右肺语颤减弱，右肺内野及下野呼吸音明显减弱，上野呼吸音与左侧对称。左肺呼吸音清，未及明显干湿性啰音。心界不大，心率 108 次 / 分，律齐，各瓣膜区未及杂音。下腹部正中可见横行剖宫产后手术瘢痕。

3. 辅助检查：胸片：脊柱侧弯，右侧胸腔巨大占位（图 5-11-1）。胸部 CT（图 5-11-2）：脊柱侧弯，右侧胸腔内巨大囊状影，大小约 11.4cm×14.4cm×22.0cm，向上达右肺尖，向下走行于气管食管后方抵达膈面，边界清晰，未见侵犯周围组织，纵隔及胸主动脉受压左偏，支气管受压、局部变窄，肿块密度均匀，平扫 CT 值约 30Hu，内有分隔，增强后边缘及分隔均匀强化，其内无强化。右肺体积较小，提示右胸腔巨大囊性占位，考虑支气管囊肿或食管囊肿，不除外囊腺瘤。肺功能：FEV1.25L/min，FVC/FEV1 80.53%。

4. 初步诊断：右侧胸腔巨大占位：支气管囊肿？食管囊肿？神经源性囊肿？淋巴水瘤？脊柱侧弯。

【术前讨论】

患者年龄女性，主因"食欲下降 1 年余，胸部

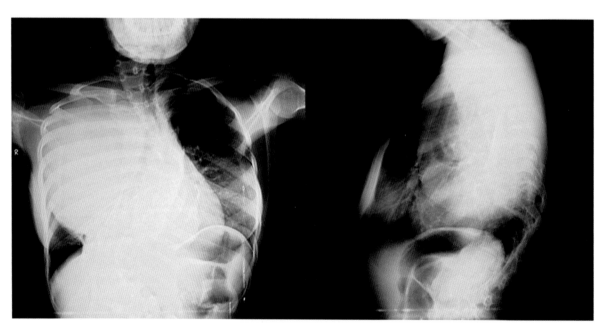

图 5-11-1 胸片

脊柱侧弯，右侧胸腔巨大占位

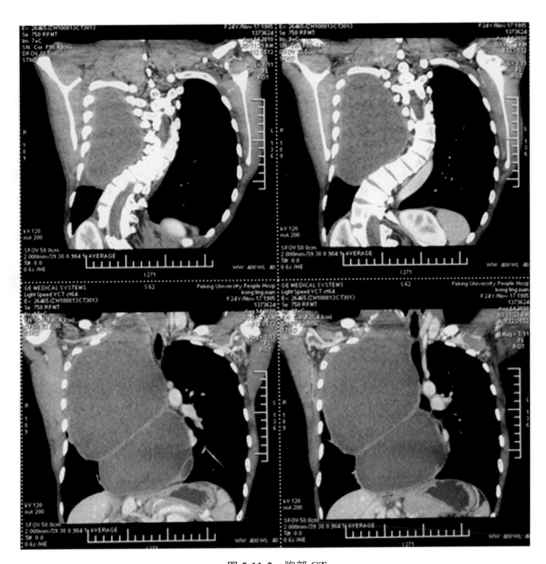

图 5-11-2　胸部 CT

脊柱侧弯，右侧胸腔内巨大囊状影

CT 发现右侧胸腔巨大占位 13 天"门诊以"右胸腔巨大占位"收入院。既往 13 年前发现脊柱侧弯；入院后化验未见明显异常，腹部 B 超未见明显异常，肺功能示 FEV1.25L/min，FVC/FEV1 80.53%。胸部 CT 提示脊柱侧弯，右侧胸腔内巨大囊状影，大小约 11.4cm×14.4cm×22.0cm，向上达右肺尖、向下走行于气管食管后方抵达膈面，边界清晰，未见侵犯周围组织，纵隔及胸主动脉受压左偏，支气管受压、局部变窄，肿块密度均匀，平扫 CT 值约 30Hu，内有分隔，增强后边缘及分隔均匀强化，其内无强化。右肺体积较小，提示右胸腔巨大囊性占位，考虑支气管囊肿或食管囊肿，不除外囊腺瘤。患者年轻女性，右侧胸腔巨大占位，胸部 CT 提示为囊肿走行于

后纵隔，故考虑支气管囊肿或食管囊肿可能大，或者为淋巴水瘤。患者右侧胸腔巨大囊肿，消化道症状考虑为肿物压迫所致，有手术指征，术前相关检查未见明显手术禁忌，拟行手术治疗。患者囊肿体积巨大，向上超出胸廓入口，向下抵达膈面，手术难度较大，但考虑其存在脊柱侧弯伴胸廓畸形，故首选胸腔镜术式，以减少手术对胸廓的损伤，术中可先行囊肿减压，以便于游离。阅片可见囊肿上极位置较高，超出胸廓入口，考虑该处解剖结构复杂，如经胸手术无法游离上极，可联合颈部切口。向患者及家属充分交代手术及术后相关风险，签署知情同意书。

【手术及术后恢复情况】

　　入院后 1 周行手术治疗——VATS 联合颈部切口纵隔囊肿切除术。双腔插管全麻成功后，取左侧卧位，常规消毒、铺单，取左侧第 7 肋间腋中线行胸腔镜切口（图 5-11-3），第 8 肋间肩胛下角线、右侧第 5 肋间腋前线形操作切口。探查见胸腔内巨大占位，占据几乎整个胸腔，上达胸膜顶，下及膈肌，肿物表面光滑，有完整包膜（图 5-11-4），包膜厚，张力明显，另可见少量淡黄色清亮胸腔积液，脏壁层胸膜光滑，肺探查未见明显病变。首先在肿瘤上表面以电钩行 1.0cm 切口，可见乳白色浑浊液体流出，共放出白色黏稠液体约 1100ml 后，肿物明显缩小，张力下降。再次探查，发现肿瘤下极与膈肌表面固定，上方达胸膜顶后继续向上延伸，胸腔内无法探及肿物上极，前方与上腔静脉粘连，后方与胸壁及纵隔固定。沿肿瘤边界处打开壁层胸膜，沿包膜外逐步游离囊肿，先游离囊肿前后方，在奇静脉弓水平肿瘤前后方均可见多个粗大的侧枝血管形成，超声刀逐一切断各血管，未见明显单一的奇静脉。之后将下极与膈肌分离，逐渐向上游离，仔细分离肿瘤前方与腔静脉粘连部分，直达胸膜顶。探查发现肿物上方达胸膜顶后继续向上延伸，胸腔内无法探及肿物上极，考虑胸腔内操作无法完全切除肿物，需同时行颈部切口完全切除肿物。向家属交待病情后，完全吸除肿物内液体，继而将大部分肿物于胸膜顶处切断取出，余肿物系线标记，充分止血，清洗胸腔，充气确认无出血及漏气后，放置胸腔引流管一根，关胸。继续取仰卧位，头偏向左方，常规消毒、铺单，取右侧颈部胸锁乳突肌前缘斜行切口，长约 5cm，切开颈阔肌，分别将胸锁乳突肌向后、颈动脉鞘及带状肌向前拉开，逐层分离至气管后，可及肿物，将肿物连同系线从胸腔内拉出，探查肿物上极约位于甲状腺上极水平，附于椎体前方（图 5-11-5）。将肿物完整切除。充分止血，确认无出血后，逐层关闭切口，术毕。术中出血少，共出血 200ml，肿物内共吸出乳白色浑浊囊液约 1500ml，台下剖开肿物可见内壁光滑，囊壁厚 3～4mm。术后待病人清醒后拔除气管插管，安返病房。标本送病理（图 5-11-6）。

　　患者术后恢复顺利，无围手术期并发症，5 天后拔除胸引流管，1 周后颈部切口拆线出院。

【最后诊断】

　　病理诊断：(右侧胸腔)支气管囊肿，局灶上皮

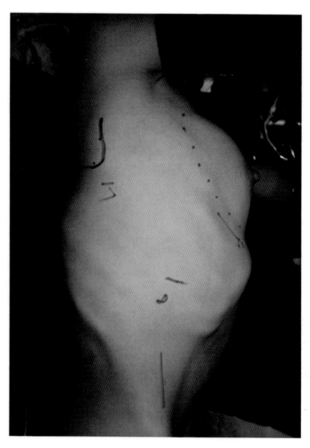

图 5-11-3　手术体位及切口设计图

鳞化。

　　最后诊断：支气管囊肿。

【病案特点分析】

　　巨大支气管囊肿并非罕见。该病例特点在于一是囊肿巨大，上极位于颈根部，下极与膈肌粘连，贯穿整个胸腔；二是合并脊柱侧弯、胸廓畸形，大大增加了手术难度。由于术前通过 CT 明确了病变的性质及范围，充分评估了手术的难度，并预定经胸腔镜和经颈联合手术的方案，因此，囊肿得以顺利切除。胸腔镜手术要点一是要对囊肿适当减压，体积缩小能够满足显露的需要，注意适当保留部分囊液，以便对囊肿边界的判断；二是要注意辨明囊肿周围的解剖结构，由于患者存在严重脊柱侧弯，胸腔内脏器的解剖位置不同于常人，因此，游离时需极为谨慎，避免损伤食管、重要血管和神经。

【专家点评】

　　先天性支气管囊肿（congenital bronchogenic cyst）是胚胎发育时期气管支气管树分支异常的罕见畸形，分为纵隔囊肿、食道壁内囊肿和支气管囊肿。

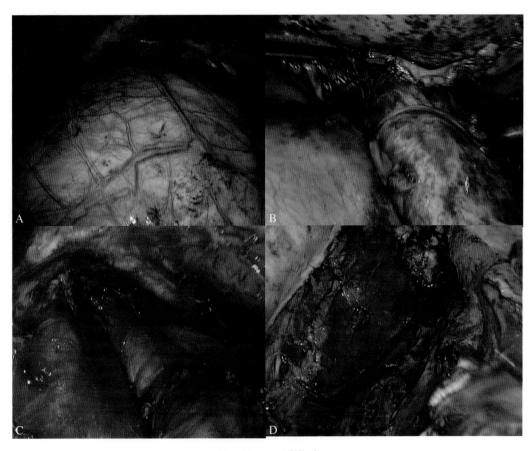

图 5-11-4　手术探查
A. 胸腔镜探查；B. 囊肿下极；C. 囊肿上极；D. 经胸囊肿大部切除后

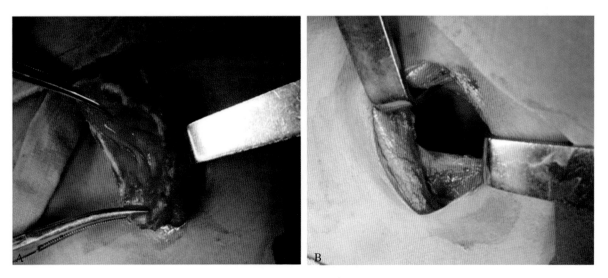

图 5-11-5　经颈手术探查
A. 囊肿上极；B. 囊肿切除后

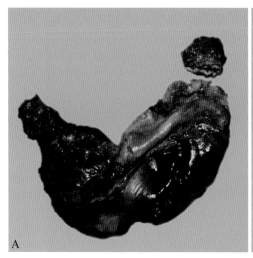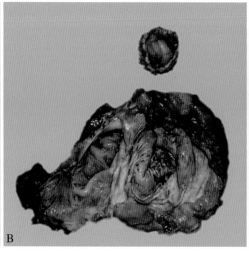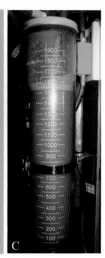

图 5-11-6 标本照片

A. 囊肿外观；B. 囊肿内壁；C. 囊液

可为单发或多发，大小可从数毫米至占据一侧胸廓的 1/3 ～ 1/2。病理检查镜下可见囊肿为单房或多房，薄壁，囊壁内衬假复层纤毛柱状上皮，囊内壁可见腺体及软骨组织、平滑肌组织。因发育阶段不同，病变可发生在不同部位[1-2]。不与支气管相通，感染后可充满脓液或空气。本病根据病变部位分为纵隔型、肺内型和异位型。文献报道发生于肺内的支气管囊肿以下叶多见[3]，两肺分布均等。典型的 X 线表现为类圆形或分叶状均匀密度阴影，边缘光滑，囊壁厚薄均匀[1]。根据囊内容物成分不同，支气管囊肿的密度可由水样密度（CT 值 0 ～ 20Hu）到高密度（CT 值 80 ～ 90Hu），引起 CT 值增高的主要原因有囊液高蛋白含量、出血和钙乳[4]。除非感染，否则不与支气管相通为其特征。75% 的病例最终可发生感染，建立交通后囊肿含有空气或同时含有液体。

先天性肺支气管囊肿影像表现有时不典型，常发生误诊。应与如下疾病鉴别[3-4]：①肺大泡：单纯肺大泡壁很薄，诊断相对容易，感染后肺大泡壁可增厚，与含气肺囊肿鉴别较困难，但肺大泡一般发生在有肺气肿病变基础的肺内；②肺脓肿：与肺囊肿合并感染表现相似，区别是脓肿壁一般较厚，周围肺组织内实变影范围较大，抗炎治疗后空洞消失较快，而肺囊肿炎症吸收后仍可见囊腔遗留；③肺结核空洞：也多为薄壁空洞，但结核性空洞病灶周围多有卫星病灶，临床上常有咳嗽、咯血、低热、盗汗、消瘦等结核中毒症状；④隔离肺囊变：肺隔离症发

病部位一般恒定，多位于下叶后基底段，周围可见局限性肺多血管征，增强扫描可发现体循环的异常分支供血；⑤良性或低度恶性黏液性肺肿瘤：单发含液支气管囊肿可表现为密度较高或浅分叶状团块影，此时与良性或低度恶性肺肿瘤鉴别较困难，进一步行 MRI 检查可确定囊肿内容物是液性还是实质性，有利于鉴别；⑥中央坏死液化范围较大的肺癌有时可误诊为支气管囊肿，但肺癌洞壁不规则，可见壁结节，如外缘见分叶、短毛刺、胸膜凹陷等征象，CT 增强扫描见有强化，甚至边缘可见供血血管穿入，则提示肺癌诊断；⑦多发性肺囊肿患者多有咯大量脓痰史，大量黏液排出后留下厚壁或薄壁的空腔，与囊性支气管扩张症不易鉴别；⑧"块中囊"为软组织肿块型支气管囊肿的特征性表现，这是因为囊肿周围肺组织长期慢性炎症反应，导致肉芽组织形成和纤维组织增生形成较厚的囊壁、抗炎治疗效果不佳所致，术前与感染性病变和肺癌鉴别困难。

支气管囊肿的治疗应选择外科手术，虽然有的患者暂时没有临床症状，但随着囊液的进行性增加会出现呼吸道症状，因此应予以手术切除。该病例为巨大支气管囊肿合并脊柱侧弯的患者，临床症状明显，手术指征明确。同时，该病例的主要特点在于：①囊肿巨大，上极位于颈部，下极与膈肌粘连，贯穿整个胸腔；②合并脊柱侧弯、胸廓畸形，大大增加了手术难度。该患者术前通过 CT 明确了病变的性质及范围，充分评估了手术的难度并制定了相应的

手术方案。手术方案有两种：一是直接经右侧开胸切除肿瘤；二是 VATS 联合颈部切口纵隔囊肿切除。直接开胸对于该患者来说肿瘤完整切除的把握性较大，但创伤大，可能会加重脊柱侧弯的症状，单纯 VATS 手术的优势就是在于明显的微创优势，可以避免加重脊柱侧弯的症状，但是在处理颈部肿物上极时难度较大。因此，最终预定了 VATS 联合颈部切口的手术方案。该手术的要点在于：①对囊肿适当减压，体积缩小能够满足显露的需要，保留部分囊液又便于对囊肿边界的判断；②注意辨明囊肿周围的解剖结构，由于患者存在严重脊柱侧弯，胸腔内脏器的解剖位置不同于常人，因此，游离时需极为谨慎，避免损伤食管、重要血管和神经。文献报道巨大支气管囊肿多为良性疾病，恶性非常罕见，因此该患者在手术时选择肿物劈开分别从胸腔及颈部取出。

参考文献

[1] Sarper A，Ayten A，Golbasi I，et al. Bronchogenic cyst. TexHeart Inst J，2003，30：105-108.

[2] McAdams HP，Kirejczyk WM，Rosado-de-Christenson ML，et al.Bronchogenic cyst，imaging features with clinical and histopathologiccorrelation. Radiology，2000，217：441-446.

[3] Yoon YC，Lee KS，Kim TS，et al. Intrapulmonary bronchogeniccyst：CT and pathologic findings in five adult patients. AJR，2002，179：167-170.

[4] Kosar A，Tezel C，Orki A，et al. Bronchogenic cysts of the lung：report of 29 cases ［J］． Heart，Lung Circul，2009，18：214-218.

[5] 赵凤瑞. 普通胸部外科学. 沈阳：辽宁教育出版社，1999：1292-1293.

病案 12　创伤性膈疝

【本案精要】

迟发型创伤性膈疝，伤后早期临床及影像学表现隐匿。伤后 3 周经胸部 CT 确诊，手术成功修补。

【临床资料】

1．病史：患者男性，30 岁，因"高空坠落伤 20 天，恶心、呕吐 14 天，胸痛 5 天"收住我科。患者 20 天前户外装修时不慎由 6 层坠下，以坐姿着地，出现下颌、腹部、盆部、四肢等多处疼痛，下肢活动障碍，遂至当地医院就诊，行头部及盆腔 CT 提示：下颌骨骨折、骨盆多发骨折；胸片提示：左侧膈面抬高，纵隔右偏，左肺纹理粗；收入 ICU 住院治疗，给予颌面部伤口缝合处理，抗炎、补液、营养等综合治疗。14 天前开始出现恶心、呕吐等症状，呕吐物为咖啡色胃内容物，行胃肠减压后，症状无明显好转，患者自行拔除胃管。5 天前咳嗽后感觉胸背部疼痛，复查胸片提示：左侧全肺实质影，纵隔右移。遂就诊于我院急诊，行胸部 CT 提示：胃、结肠及网膜组织疝入左侧胸腔，左侧胸腔积液，纵隔右偏，考虑膈疝，予胃肠减压，可见大量墨绿色黏稠胃液吸出。为进一步治疗经急诊以"创伤性膈疝"收治我科。患者发病以来精神可，已禁食水，睡眠可，小便正常，大便量少、干燥，需开塞露帮助通便，体重较前无明显变化。

2．体格检查：胸廓无畸形，胸壁静脉无曲张，胸骨无压痛。肺部呼吸运动度不对称，左侧呼吸运动度较右侧小，肋间隙正常，右侧语颤正常，左侧语颤明显减弱，无胸膜摩擦感，无皮下捻发感，右肺叩诊清音，左肺叩诊浊音，呼吸规整，左肺呼吸音消失，右肺呼吸音清，左肺无啰音，右肺无啰音。左肺偶可闻及气过水声。

3．辅助检查：①（受伤当日）头部、盆腔 CT（图 5-12-1）：下颌骨骨折及骨盆多发骨折。胸片（图 5-12-2）：左侧膈面抬高，纵隔右偏，左肺纹理粗。②胸片（受伤 15 天后，图 5-12-3）：左侧全肺实质影，纵隔右移。骨盆 CT：骨盆多发骨折。胸部 CT（受伤 20 天后，图 5-12-4）：左膈肌中部可见一较大缺损，胃、结肠脾区及部分空肠肠襻经此缺损突入左侧胸腔，左侧胸腔积液，纵隔右偏。

4．初步诊断：

高空坠落伤、创伤性膈疝、左侧肺不张、左侧胸腔积液；骨盆多发骨折；下颌骨骨折。

【术前讨论】

患者男性，30 岁，因"高空坠落伤 20 天，恶心、呕吐 14 天，胸痛 5 天"收住我科。患者 20 天前户外装修时不慎由 6 层坠下，以坐姿着地，出现下颌、

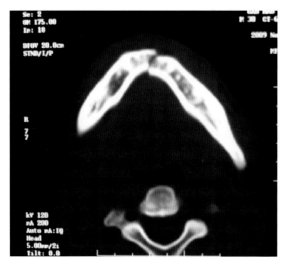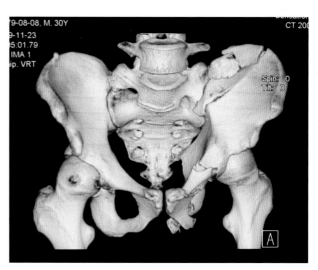

图 5-12-1　头颅 CT 和骨盆 CT 可见骨折

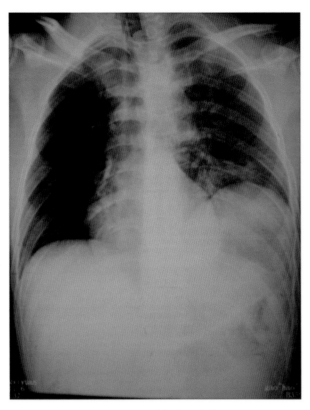

图 5-12-2　受伤当天胸片

左膈抬高，纵隔右移

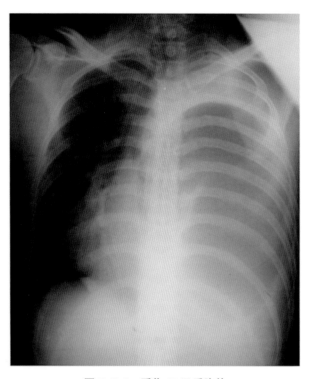

图 5-12-3　受伤 15 天后胸片

左侧全肺实质影，纵隔右移

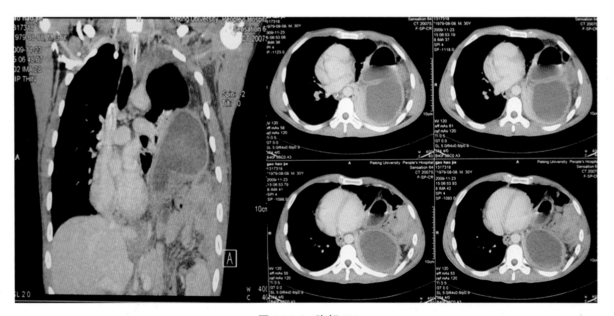

图 5-12-4　胸部 CT

左膈肌中部可见一较大缺损，胃、结肠脾区及部分空肠肠襻经此缺损突入左侧胸腔，左侧胸腔积液，纵隔右偏

腹部、盆部、四肢等多处疼痛，下肢活动障碍，行头部及盆腔 CT 提示：下颌骨骨折、骨盆多发骨折；胸片提示：左侧膈面抬高，纵隔右偏；14 天前开始出现恶心、呕吐等症状，胃肠减压效果不佳，5 天前咳嗽后感觉胸背部疼痛，复查胸片提示：左侧全肺实质影，纵隔右移。胸部 CT 提示：胃、结肠及网膜组织疝入左侧胸腔，左侧胸腔积液，纵隔右偏，考虑为创伤性膈疝。患者入院后继续抗炎、补液、营养、胃肠减压治疗，一般状况已改善。患者左侧创伤性膈疝诊断明确，无明显手术禁忌证，明日全麻下行开胸左侧创伤性膈疝修补术。患者左侧膈疝疝出物较多，纵隔移位明显，注意患者体位变化时的生命体征。骨盆骨折请骨创伤科会诊：可行外固定架临时固定术，术后根据恢复情况决定是否行二期手术。完善术前准备，待术。

【手术及术后恢复情况】

入院后 6 天行手术治疗——左侧开胸探查，膈疝修补术，骨盆外固定架临时固定术。双腔插管全麻成功后，取右侧卧位，常规消毒、铺单，取左侧第 7 肋间后外侧切口，逐层切开，探查胸腔内见胸腔内少量条索状及膜状粘连，有 100ml 左右淡黄色浑浊胸腔积液，左侧膈肌穹窿顶部可见线状撕裂伤，长度约 10cm（图 5-12-5），部分结肠、部分空肠、部分胃通过膈肌破孔疝入到胸腔内，左全肺不张。游离疝环周围组织，并沿肝脾之间打开部分膈肌，充分游离疝入胸腔内脏器与膈肌之间的粘连，探查腹腔脏器未见明显损伤。将移位脏器还纳入腹腔后，以 7 号丝线单纯间断缝合膈肌，将膈肌恢复至基本正常解剖位置和形状，沿膈肌破损处周围全周以

prolene 网片加固，以 7 号丝线固定。充分止血，充气确认无出血及漏气后，放置胸腔引流管 1 根，逐层关胸，术毕。术中出血 300ml。手术结束后改平卧位继续行骨盆外支架固定术。患者取仰卧位，常规安尔碘消毒骨盆术区皮肤，铺无菌手术单。于双侧髂脊沿髂骨翼方向各打入 2 枚 Schanz 针，连接骨盆三联型外固定支架，术中检查外固定支架固定效果满意。术后待病人清醒后拔除气管插管，安返病房。

术后给予抗炎、补液、抑酸、肠外营养等治疗，患者恢复良好，顺利拔除胃管、胸部引流管。经骨科会诊建议择期行下颌骨手术及盆腔手术，准予出院。

【最后诊断】

最后诊断：①高空坠落伤、创伤性膈疝、左侧肺不张、左侧胸腔积液；②骨盆多发骨折；③下颌骨骨折。

【病案特点分析】

本病例为高空坠落伤致创伤性膈疝，伤后首次胸片提示左侧膈肌抬高，纵隔右偏，但未能及时明确诊断，膈肌损伤逐渐加重。伤后 2 周因恶心、呕吐复查胸片提示：左侧全肺实质影，纵隔右移，进一步行胸部 CT 得以确诊。患者高空坠落伤、创伤性膈疝，经积极保守治疗，病情较为平稳，手术适应证明确，但手术入路是需要考虑的问题。经胸切口便于分离胸腔内粘连和修补膈肌的手术操作，但难以进行全面地腹腔探查。经腹切口可以全面探查腹腔，尤其适于怀疑合并腹部脏器损伤、腹腔大出血且膈肌裂口不大的急性膈疝，经胸、经腹切口二者兼顾，但手术创伤过多，术后并发症多。此例患者病程已

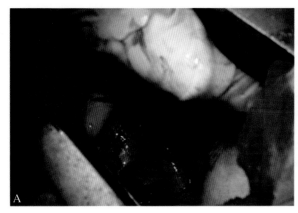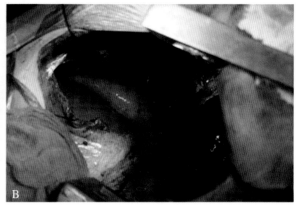

图 5-12-5

A. 左侧膈肌穹窿顶部可见线状撕裂伤，长度约 10cm；B. 将移位脏器还纳入腹腔

近3周，病情平稳，期间无活动性出血或腹膜刺激症状，合并腹腔器官损伤或绞疝可能极小，考虑其为巨大膈疝，膈疝时间已近3周，可能出现胸腔粘连，故采用经胸手术修补膈疝。患者手术过程顺利，术后恢复情况良好。

【专家点评】

创伤性膈疝发生在胸腹部钝性外伤或穿透伤后，文献报道其在胸腹部外伤中的发生率约为0.8%～3.6%。由于右侧有肝可缓冲腹腔内剧增的压力，膈肌破裂多发生于左侧，在外力过猛的情况下也可导致双侧膈肌破裂。胃疝最为常见，约为47.8%。

创伤性膈疝需予以重视。由于创伤性膈疝往往为多发伤，合并其他系统或脏器损伤，病情复杂，而且脐以上至第四前肋，后八肋以下胸腹联合区外伤均可能出现膈疝，如果临床医师对创伤性膈疝的诊断经验不足，容易造成误诊，如液气胸、膈肌膨升、肺不张、创伤性湿肺等，有文献报道误诊率高达90%。X线检查在诊断上具有重要意义，胸片可见膈升高，膈上有异常阴影。但Hanna报道首次胸片诊断率仅为22.8%。CT、B超、钡剂造影等检查有助于提高诊断率。不主张行诊断性人工气腹、胸腔穿刺和胸腔闭式引流。对于诊断不清者，胸腔镜探查可以明确诊断。

创伤性膈疝可严重影响呼吸循环，并有发生腹腔脏器嵌顿、绞窄风险，一经确诊，只要患者情况允许，均应及早进行手术修补。由于创伤性膈疝多为多发伤，手术入路的选择应依据胸、腹腔脏器损伤情况决定，尽可能避免不必要的手术损伤。左侧膈疝易合并腹腔脏器损伤，适宜采用经腹入路；右侧膈疝为避免肝干扰，更多采用经胸入路。对同时合并胸、腹腔脏器损伤者，可采用经胸、经腹切口。经腹腔镜修补也是可行的手术方式之一。慢性膈疝无论是哪一侧，经胸腔修补更为适宜。

急性创伤性膈疝死亡率较高，文献报道创伤性膈疝死亡率为18%。因此，对于胸腹部外伤患者，应意识到创伤性膈疝的可能，早期正确诊断，并采取合理的手术方式。

参见胸外科疑难病案诊疗分析集萃（第一版）。

参考文献

[1] Lomanto D. Thoracolaparoscopic repair of traumatic diaphragmatic rupture. Surg Endosc, 2001, 15 (3): 323.

[2] Eren . Diaphragmatic hernia: diagnostic approaches with review of the literature. Eur J Radiol, 2005, 54 (3): 448-459.

[3] Crandall M. Posttraumatic hernias: historical overview and review of the literature. Am Surg, 2007, 73 (9): 845-850.

[4] Hanna WC, Ferri LE, Fata P, et al. The current status of traumatic diaphragmatic injury: lessons learned from 105 patients over 13 years. Ann Thoracic Surg, 2008, 85: 1044-1048.

[5] Kishore GSB, Gupta V, Doley R, et al. Traumatic diaphragmatic hernia: tertiary centre experience. Hernia, 2010, 14: 159-164.

病案 13 胸腺肿瘤伴异位 ACTH 综合征

【本案精要】

胸腺内纵隔节细胞神经瘤伴异位 ACTH 综合征是非常罕见的疾病，目前国内外尚未见相关文献报道。

【临床资料】

1. 病史：患者女性，58 岁，脸圆面红伴四肢乏力 1 年半，浮肿 5 个月，加重 1 个月。患者 1 年半前无明显诱因出现面部变圆及色素沉着增加，之后出现面部潮红、皮肤菲薄、四肢消瘦及腹型肥胖，多饮、多食、多尿等症状，间断双下肢无力。期间血压明显升高，最高达 180/100mmHg，空腹血糖明显升高达 23mmol/L，并出现顽固低血钾，曾多次无明显诱因出现摔倒，当时意识清楚，能自行站立，期间逐渐出现手抖症状。5 个月前无明显诱因出现双下肢及双眼睑浮肿，双眼充血、水肿、畏光、流泪，并发输尿管结石、多发椎体压缩性骨折，近期症状明显加重。患者曾多次反复就诊于外院，均予降压、补钾、利尿、调整血糖、排石等治疗，效果欠佳，遂就诊于我院内分泌科，考虑"异位 ACTH 分泌所致皮质醇增多症"可能，行胸部 CT 检查提示"前纵隔占位、右肺上叶占位"，为进一步诊治转入我科。

2. 体格检查：多血质貌，满月脸，水牛背，向心性肥胖，四肢皮肤菲薄，全身多发散在瘀斑（图 5-13-1），头发稀疏，乳晕及掌纹色素沉着明显增加。心肺查体无明显阳性体征。

3. 辅助检查：胸部 CT 检查提示：右肺上叶后段胸膜下可见一结节样软组织密度影（图 5-13-2A），大小约 2.2cm×1.8cm，结节边界清楚，基底与胸膜相连，未见胸膜凹陷，内部未见钙化，平扫 CT 值 25Hu，增强扫描病变外周明显强化，CT 值 70Hu，内部无明显强化，临近胸膜有强化。纵隔内升主动脉根部前方可见一不规则稍高密度影（图 5-13-2B），大小约 3.6cm×1.8cm，内部密度均匀，CT 值约 10Hu，增强扫描强化明显，CT 值约 170Hu。

血皮质醇 52.85μg/dl（参考值 8.7～24μg/dl，8am），尿游离皮质醇 500μg/24h（参考值 10～100μg/dl），ACTH 16.20pmol/L（参考值 0～10.20pmol/L），24 小时尿钾 38.86mmol/d（参考值 51～102mmol/d），24 小时尿钠 97 mmol/d（参考值 130～220mmol/d），24 小时尿氯 74.9mmol/d（参考值 280～420mmol/d），尿微量白蛋白/尿肌酐 66.85 mg/g（参考值 0～32mg/d），CA19-9 177ku/L（参考值 0.00～37.00ku/L）。

大剂量地塞米松抑制试验阴性。垂体 MRI 未见明显异常。

4. 初步诊断：Cushing 综合征，异位 ACTH 综合症？

前纵隔占位。

右肺上叶占位。

【术前讨论】

患者老年女性，临床典型 Cushing 综合征外貌表现，血压较前恶化，血糖明显升高，腰椎压缩性骨折等骨骼改变，尿路结石等表现；入院后完善检查，考虑皮质醇增多症诊断明确，结合患者有明显皮肤色素沉着、血 ACTH（8am）升高，考虑 ACTH 依赖型诊断明确。ACTH 依赖型皮质醇增多症包括

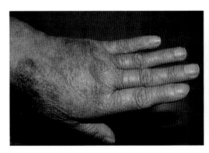
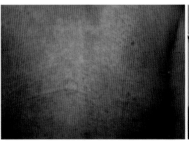
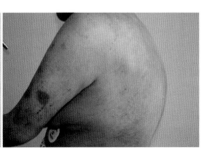

图 5-13-1 患者皮肤改变及体脂分布改变

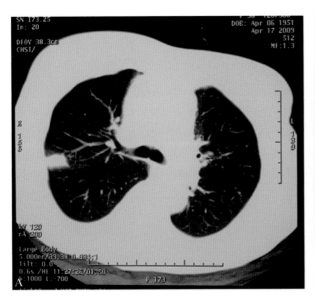
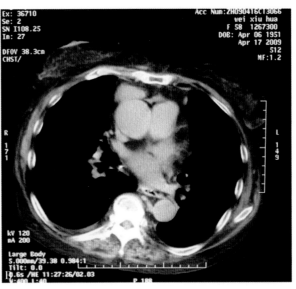

图 5-13-2 胸部 CT

A．右肺上叶后段胸膜下可见一结节样软组织密度影；B．纵隔内升主动脉根部前方可见一不规则稍高密度影

Cushing 病及异位 ACTH 综合征，患者垂体 MRI 未见明显异常，大剂量地塞米松抑制试验不能被抑制，均不支持 Cushing 病。胸部 CT 检查提示右肺上叶及纵隔占位，考虑异位 ACTH 综合征可能性大。而右肺上叶占位周围强化明显，而外周强化不明显，非典型肺癌影像学表现。为进一步明确肺内及纵隔病灶性质，并除外异位 ACTH 综合征之可能，手术指征明确，完善相关术前准备，无绝对手术禁忌，拟行胸腔镜下纵隔肿瘤切除 + 右肺上叶肿物楔形切除术。

【手术及术后恢复情况】

转入我科后第 6 天手术治疗——经右胸电视胸腔镜探查，右肺上叶楔形切除 + 前纵隔肿瘤切除术。

全麻成功后，取左侧 30° 后倾侧卧位，常规消毒、铺巾，分别取右侧第 6 肋间腋中线行探查切口置入胸腔镜，于右侧腋前线第 3 肋间及第 5 肋间锁骨中线做小切口进行操作。术中探查见肺内肿物位于右肺上叶后段，大小约 3cm×2cm，边界清，质韧，不活动；胸腺组织增大，肿物位于胸腺右下极，大小约 5cm×3cm，实性，边界不清，未侵犯肺组织及周围血管神经。首先将肺内肿物楔形切除，快速冰冻病理示肉芽肿性炎。遂进一步游离胸腺，上至左、右无名静脉交汇处，下至心包表面，前至胸骨后，后至膈神经前方，将肿瘤连同胸腺组织完整切除（图 5-13-3）。放置 28 号胸腔引流管一根，清点器械、敷料无误后，关胸，术毕。手术顺利。

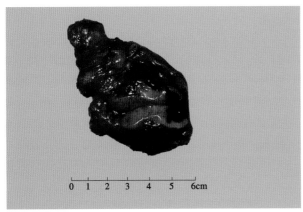
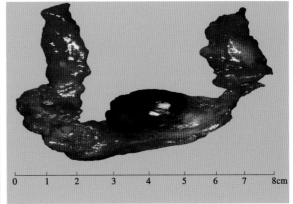

图 5-13-3 胸腺肿瘤大体标本

患者术后恢复顺利，术后第 2 天查血皮质醇 3.44μg/dl，ACTH < 1.11 pmol/L，电解质恢复正常。顺利康复出院。术后定期复查并随访，未见复发。

【最后诊断】

病理诊断：纵隔肿瘤（图 5-13-4）：梭形细胞肿瘤，细胞排列成束状，间质疏松水肿，其中可见大细胞，细胞核仁清楚，可见粉染胞浆，部分细胞有异型。免疫组化染色：CgA（+），Syn（+），CD34（-），NSE（散在 +），CK（+），S-100（+）。考虑为纵隔节细胞神经瘤（ganglioneuroma）。

右肺肿物（图 5-13-5）：肺内多发慢性肉芽肿性炎，可见多灶小脓肿形成。免疫组化染色结果：CD68（+），desmin（-），特殊染色：PAS（-），抗酸染色可见个别阳性杆菌。考虑为结核继发普通细菌感染。

最后诊断：异位 ACTH 综合征。

前纵隔节细胞神经瘤。

右肺上叶结核瘤并普通细菌感染。

【病案特点分析】

此例典型 Cushing 综合征表现，内科检查考虑 Cushing 病可能性小，异位 ACTH 综合征可能性大，结合胸部 CT 检查提示前纵隔占位、右肺上叶占位，首先考虑胸部异位 ACTH 肿瘤分泌可能。为明确肺内及纵隔病灶性质，并除外异位 ACTH 综合征之可能，手术操作可同期同侧处理，手术切除病灶为最佳选择。

胸腺内纵隔节细胞神经瘤伴异位 ACTH 综合征是非常罕见的疾病，目前国内外尚未见相关文献报

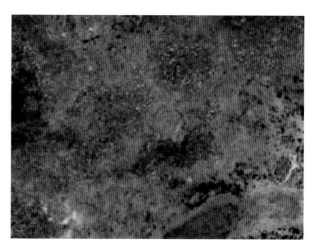

图 5-13-5　右肺结节病理
结核并普通细菌感染

道。节细胞神经瘤可能具有神经内分泌活性，其分泌的儿茶酚胺、血管活性肠肽及雄激素等可能导致高血压、腹泻、面红、男性女性化等表现。本例患者因极其罕见，具有一定临床参考价值。

【专家点评】

Cushing 综合征是由于体内糖皮质激素过多而引起，大多数的 Cushing 综合征是促肾上腺皮质激素（ACTH）依赖的。Cushing 综合征按 ACTH 的来源分为两类：①Cushing 病：垂体 ACTH 微腺瘤分泌 ACTH；②异位 ACTH 综合征（ectopic ACTH syndrome，EAS）：垂体以外的肿瘤组织分泌过量有生物活性的 ACTH 刺激肾上腺皮质增生，产生过量皮质类固醇引起的临床综合征。

异位 ACTH 综合征于 1928 年由 Brown 首次报道，其发病率占 Cushing 综合征的 5%～10%。4～64 岁之间的任何年龄均可发病，发病高峰在 20～30 岁及 40～50 岁两个年龄段，男女发病率相近，女性略多。

异位分泌 ACTH 的肿瘤可为恶性肿瘤或良性肿瘤，包括小细胞肺癌（45%）、胸腺类癌（约 15%）、支气管类癌（15%）、胰岛细胞癌（10%）、嗜铬细胞瘤（2%）、其他类癌（5%）、卵巢癌（1%）及其他少见原因。节细胞神经瘤所致的异位 ACTH 综合征极为罕见，目前国内外文献仅见一例儿童腹膜后主动脉旁节细胞神经瘤所致异位 ACTH 综合征的报道，尚未见纵隔节细胞神经瘤所致之报道。

来源于恶性肿瘤或良性肿瘤的 EAS 临床表现各不相同。来源于恶性肿瘤者病程短、病情重，有明

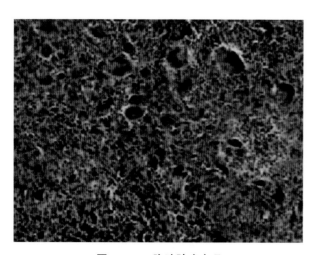

图 5-13-4　胸腺肿瘤病理
前纵隔节细胞神经瘤

显的色素沉着、高血压、水肿、严重低血钾伴肌无力，还可有烦渴、多饮、多尿、体重减轻等糖尿病症状。来源于低度恶性和良性肿瘤者病程较长、病情较轻，表现为较典型的库欣综合征，如满月脸、向心性肥胖、紫纹、痤疮、急进性高血压、脆性糖尿病、肌无力、进行性肌营养不良、水肿及精神失常等。节细胞神经瘤是一种较少见、良性、完全良好的肿瘤，由成熟的 Schwann 细胞、神经节细胞、纤维组织和神经纤维等组成，不含有不成熟成分。

怀疑异位 ACTH 综合征的患者，除常规行垂体及肾上腺检查外，同时进行异位好发部位的影像学检查，如胸部 CT、腹部 B 超、分段取血测定血 ACTH 值等以查明可能存在的异位分泌肿瘤。

对于异位 ACTH 肿瘤，根本的治疗是手术切除。异位肿瘤切除后 10 ~ 15min，血浆 ACTH 水平就开始明显下降，2 周左右降至正常。同样，对于节细胞神经瘤行局部切除，预后良好。

对于伴严重 Cushing 综合征的患者，由于手术切除肿瘤，血中 ACTH 水平短期内锐减，病人可能发生肾上腺功能减退症状，如低血压、恶心、呕吐、头昏乏力、怕冷、厌食、嗜睡，甚至发生肾上腺皮质危象，需做好完善的术前准备及术后处理计划。文献报道约 90% 以上的患者手术切除异位 ACTH 分泌肿瘤后会出现肾上腺皮质功能低下症状。

恶性肿瘤所致的异位 ACTH 综合征，多数肿瘤恶性程度高，预后差，多在术后 5 年内复发，10 年内死亡。

参考文献

[1] Reddy S JR, Purushottam G, Pandurangarao K, et al. Para aortic ganglioneuroma presenting as Cushing's syndrome. Indian J Urol，2007，23：471-473.

[2] Shimada H，Umehara S，Monobe Y，et al. International neuroblastoma pathology classification for prognostic evaluation of patients with peripheral neuroblastic tumors：a report from the Children's Cancer Group. Cancer，2001，92：2451-2461.

[3] Geoerger B，Hero B，Harms D，et al. Metabolic activity and clinical features of primary ganglioneuromas. Cancer，2001，91：1905-1913.

[4] Ejaz S，Vassilopoulou-Sellin R，Busaidy NL，et al. Cushing syndrome secondary to ectopic adrenocorticotropic hormone secretion：the University of Texas MD Anderson Cancer Center Experience. Cancer，2011，117：4381-4389.

[5] Aniszewski JP，Young WF，Thompson GB，et al. Cushing syndrome due to ectopic adrenocorticotropic hormone secretion. World J Surg，2001，25：934-940.

[6] Joshi V V. Peripheral neuroblastic tumors：Pathologic classification based on recommendations of international neuroblastoma pathology committee（Modification of shimada classification）Pediatr Dev Pathol，2000，3：184-199.

[7] Otsuka F，Miyoshi T，Murakami K，et al. An extra adrenal abdominal Pheochromocytoma causing ectopic ACTH syndrome. Am J Hypertens，2005，18：1364-1368.

[8] Isidori AM，Kaltsas GA，Pozza C，et al. The ectopic adrenocorticotropin syndrome：Clinical features，diagnosis，management and long term follow-up. J Clin Endocrinol Metab，2006，91：371-377.

病案 14 心包恶性间皮瘤合并心包积液

【本案精要】

肺内结节，胸腔积液、心包积液，术前曾诊断结核性心包炎或肺癌心包转移，手术确诊为罕见心包肉瘤样恶性间皮瘤。

【临床资料】

1. 病史：患者男，34岁，因"上腹痛伴胸闷2月余，发现肺内结节1个月"于2012年1月14日收住我科。患者2月余前无明显诱因出现上腹部疼痛，位置为上腹部偏右，性质为钝痛，无放射，无明显加重缓解因素。无恶心、呕吐、腹泻，无发热、咳嗽、咳痰，无尿频、尿急、尿痛，不伴声音嘶哑、吞咽困难、咯血。1月余前就诊于当地医院，行CT检查提示：心包积液，右胸腔积液，右肺下叶结节，纵隔淋巴结肿大，腹腔积液。考虑"结核感染"可能性大，给予异烟肼300mg po qd，利福平450mg po qd，乙胺丁醇250mg po tid抗结核治疗。2周后复查胸CT示右胸腔积液基本吸收，但仍有心包积液及纵隔淋巴结肿大。患者仍有胸闷气短，夜间不能平躺，偶有咳嗽，咳少量白痰。3周前于外院行心包穿刺置管引流术，但胸闷症状缓解不明显，考虑不除外肺癌心包转移，遂转入我院，以"心包积液原因待查"收入我科。既往史：吸烟史10年，2～3支/天，已戒烟2年。

2. 体格检查：体温37.8℃，脉搏：110次/分，呼吸：18次/分，血压：100/66mmHg。气管居中，双侧颈静脉怒张。胸廓无畸形，胸壁静脉无曲张，胸骨无压痛。肺部呼吸运动度对称，肋间隙正常，语颤对称，无胸膜摩擦感，无皮下捻发感，叩诊清音，呼吸规整，左肺呼吸音低，右肺呼吸音清，双肺未闻及啰音。心前区无隆起，心尖搏动减弱，位于左侧第4肋间锁骨中线外侧1.0cm，无震颤，无心包摩擦感。叩诊心浊音界向两侧增大。心率110次/分，心律齐，心音遥远，无杂音。无心包摩擦音，无异常血管征。双侧下肢无可凹性水肿。

3. 辅助检查：①胸部CT（2011年12月23日，外院，图5-14-1）：心包大量积液，双侧少量胸腔积液，双肺间质水肿，右肺下叶后基底段结节灶。②超声心动图（2012年1月8日，外院）：心包积液伴大量纤维素渗出。心脏结构、血流无异常。③心包积液（2012年1月10日，外院）：少数成熟淋巴细胞及少数中性分叶核细胞，无癌细胞。查抗酸杆菌，阴性。④痰涂片（2011年12月24日，外院）：未见肿瘤细胞。

4. 初步诊断：①心包积液原因待查（肺癌心包转移，结核性心包炎）；②右肺下叶结节（肺癌？结核？）；③胸腔积液；④腹腔积液。

【术前讨论】

患者青年男性，因上腹痛伴胸闷于当地医院就

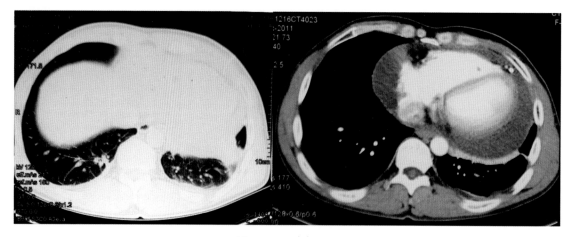

图5-14-1 胸部CT

右肺下叶后基底段结节，心包积液

诊，胸部 CT 检查提示心包积液及右侧胸腔积液，右肺下叶结节。初步诊断为结核性胸膜炎及心包炎，行抗结核治疗 2 周后，复查胸 CT 提示右胸腔积液基本吸收，故当地医院考虑结核可能性大，继续予抗结核治疗。但之后患者胸闷气短症状不能缓解，行心包穿刺置管引流术。心包积液检查未见肿瘤细胞，抗酸杆菌染色阴性。穿刺引流心包积液后患者胸闷症状仍无缓解，入我科后通过心包穿刺引流管继续抽取积液，并继续行抗结核治疗。心包内积液量约 100ml，暗红色，黏稠。患者经抗结核治疗后胸腔积液明显吸收，故考虑结核可能性。但患者无明显结核中毒症状，且心包积液未减少，同时伴有右肺下叶结节，故不能除外恶性心包积液，如肺癌胸膜转移、心包转移。为明确心包积液病因并且缓解患者症状，决定行胸腔镜右侧胸腔探查 + 心包开窗术。术前诊断：心包积液原因待查（肺癌？结核？），右肺下叶结节，胸腔积液，腹腔积液。

【手术及术后恢复情况】

入院后第 3 天于全麻下行电视辅助胸腔镜右侧胸腔探查 + 心包开窗术。于右侧第 7 肋间腋中线做小切口进镜探查，见胸腔内少量暗黄色积液，无明显粘连，壁层胸膜光滑无结节，心包明显膨隆。另于右腋前线第 5 肋间和腋后线第 7 肋间做小切口，以电钩切开心包，可见暗红色血性液体溢出。进一步扩大心包切口，可见心包内大量暗红色血块、纤维素样以及鱼肉样物质（图 5-14-2），清除血块及纤维素样物质过程中可见分隔包裹液体。将切除之部分心包组织送术中冰冻病理学检查，回报为"可见异型细胞，恶性肿瘤可能性大"。术中探查右肺下叶后基底段可及一直径约 1cm 小结节，质软，余肺各处未探及其他占位。将该结节予以楔形切除。台下剖视标本（图 5-14-3）：肿物直径约 1.0cm，质软，剖面呈黄色，质地尚均匀。切取部分肿物组织送检，回报：可见异型细胞，恶性肿瘤可能性大，分型等待石蜡。术中诊断考虑右肺下叶恶性肿瘤心包内转移可能性大。手术顺利，术中出血量 50ml，术后待病人清醒后拔除气管插管，安返病房。

患者术后胸腔引流逐日减少，但胸闷症状未明显缓解。术后 3 天拔除胸引流管。石蜡病理结果提示：（心包）纤维组织中可见梭形细胞恶性肿瘤成分，细胞异型明显，核分裂象易见，表面可见增生间皮细胞，部分区域可见裂隙样及乳头状结构。免疫组化染色结果：CK5/6（表面增生间皮 +，梭形肿瘤细胞局灶弱 +），CK（局灶 +），WT-1（胞浆 +），calretinin（+/-），desmin（-），CD34（间质血管 +，肿瘤细胞 -），CD117（-），Dog-1（-）。结合临床，考虑分化差的肉瘤样型恶性间皮瘤。（右肺下叶）肺组织中可见肿瘤侵犯。后因患者家属要求办理出院，返回当地继续治疗，电话随访患者返回当地医院治疗 1 周后死亡。

【最后诊断】

病理诊断：纤维组织中可见梭形细胞恶性肿瘤成分，细胞异型明显，核分裂象易见，表面可见增生间皮细胞，部分区域可见裂隙样及乳头状结构。免疫组化染色结果：CK5/6（表面增生间皮 +，梭形肿瘤细胞局灶弱 +），CK（局灶 +），WT-1（胞浆 +），calretinin（±），desmin（-），CD34（间质血管 +，肿瘤细胞 -），CD117（-），Dog-1（-）。结合临床，

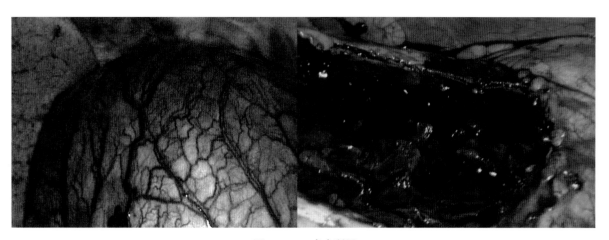

图 5-14-2　术中所见

术中可见心包明显膨隆，切开心包后可见心包内有暗红色血性液体以及大量灰白色鱼肉样肿瘤组织

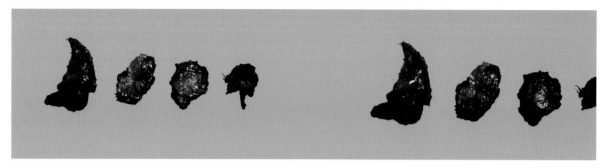

图 5-14-3　肺内结节及心包恶性间皮瘤组织切除标本

考虑分化差的肉瘤样型恶性间皮瘤。(右肺下叶)肺组织中可见肿瘤侵犯。

最后诊断:心包肉瘤样恶性间皮瘤,右肺下叶转移瘤。

【病案特点分析】

患者亚急性病程,同时存在肺内结节、心包积液与胸腔积液,外院诊断肺结核所致胸膜炎及心包炎。心包积液检查未见抗酸杆菌或肿瘤细胞。抗结核治疗后胸腔积液减少,但心包积液未减少,患者胸闷症状未缓解。就诊于我院后,术前诊断亦考虑结核性或转移性恶性心包积液。为明确病因并减轻患者症状,行胸腔镜胸腔探查+心包开窗术。术中见心包积液为暗红色血性液体,并探查右肺下叶后基底段小结节,术中冰冻病理检查可见恶性肿瘤细胞。术中诊断右肺下叶恶性肿瘤,心包转移。术后病理明确诊断为:心包肉瘤样型恶性间皮瘤,右肺下叶转移。因肿瘤广泛累及心包腔内,手术治疗效果不佳,患者术后短期内死亡。

【专家点评】

原发性恶性心包间皮瘤相当罕见。心包恶性肿瘤最常见的是继发性肿瘤,主要来源包括肺癌、乳腺癌、黑色素瘤以及淋巴瘤等。原发性恶性心包肿瘤中最常见的是血管肉瘤和横纹肌肉瘤,发病率分别为33%和20%,而恶性心包间皮瘤的发病率仅为2%~3%。据文献报道,在2649例接受尸检的恶性肿瘤患者中,其中407例累及心脏或者心包,仅有1例是原发恶性心包间皮瘤。在加拿大一项流行病学调查中,恶性心包间皮瘤的年发病率显示为1/4000万。而在全身间皮瘤发病比例中,心包间皮瘤也只占0.7%,胸膜间皮瘤和腹膜间皮瘤分别占60%~70%和30%~35%。截止到2012年,国内外约有350例心包间皮瘤病例报道,其中男女比例2:1。2009年,Åse Nilsson Torgny Rasmuson等报道了30例恶性心包间皮瘤,患者平均发病年龄46岁,最小的19岁,最大的76岁。恶性心包间皮瘤是一种十分罕见的心包肿瘤,临床进展非常迅速,从有症状到死亡的平均生存时间约6个月,其中肉瘤型是5~8个月,双向分化型是6~8个月。

尽管有报道称石棉暴露病史与胸膜、腹膜间皮瘤有较密切相关性,但仅在一篇意大利工业区来源的报道中显示石棉暴露史和心包间皮瘤病有相关性,其余报道并未显示两者有显著相关性。该患者无明确石棉接触史。

心包原发性恶性间皮瘤的大体分型有弥漫型和局限型,以弥漫型多见。WHO组织学分型有上皮型(腺管乳头状型)、肉瘤型(梭形细胞型)和双向分化型,以上皮型最多见,约占54%,其余两型分别占17%和29%。上皮型间皮瘤的瘤细胞排列方式多样,呈腺管状、乳头状或实性片状、巢状。

恶性心包间皮瘤的临床表现多样,通常由心包填塞或者周围组织压迫症状引起,呼吸困难最为常见,还可有咳嗽、吞咽困难、胸痛等,表现为缩窄性心包炎、心包积液、心包填塞或心功能衰竭。若冠状动脉受压迫可引起心肌梗死。肿瘤远处转移、肿瘤栓塞也有报道。所以通常容易误诊为引起缩窄性心包炎的疾病,比如急性感染性心包炎、结核性心包炎、急性心肌梗死等。

Karadzic等报道25%~45%恶性心包间皮瘤存在肿瘤转移,转移部位通常是局部淋巴结、肺、肝、肾。这些转移往往在最后的尸检中才被发现。本病例中术中所切除的肺部结节最终病理证实为心包间皮瘤肺部转移。

超声心动图是恶性心包间皮瘤的首选检查手段,但当病情从肿块形成进展到积液包裹时,诊断价值较小。CT能看出肿瘤的大小、心包增厚厚度、纵隔淋巴结、周围组织受侵犯范围,有助于区别原发性恶性间皮瘤和其他原因引起的缩窄性心包炎，特别是结核性心包炎。结核性心包炎通常有纵隔淋巴结肿大、邻近淋巴结粘连、钙化等。CT、MRI 延迟显像有助于诊断原发性恶性心包间皮瘤，在延迟相中，心包软组织可以与心包积液相鉴别。MRI 可用于查看肿瘤和周围心脏组织的关系。恶性间皮瘤在 MRI 的 T2 像上有高信号，并且在造影剂增强之后表达更高。在最近的文献中有报道，PET-CT 有助于判断临床分期和术前评估胸膜、心包间皮瘤，并且探查未发现结节或隐匿远处转移病灶，帮助除外继发心包肿瘤，比如肺癌、结肠癌、胃癌心包转移等。

心包穿刺术通常作为缓解患者心包填塞症状，同时也作为诊断的常规手段，但心包积液细胞学检查的诊断率仅为 20% ~ 24%，说明心包积液的细胞学检查并非一个诊断的可靠手段。

该病的诊断相当具有挑战性，只有 10% ~ 20% 的病例是在患者死亡之前做出的正确诊断。大部分的恶性心包间皮瘤的诊断需要手术后或者尸检时的病理学，包括免疫组化来明确。对有不明原因而生长迅速的血性心包积液，在无炎症、结核及心脏外肿瘤的证据时，应考虑心包间皮瘤的可能。

目前为止，对恶性心包间皮瘤并没有一个标准的治疗方案。手术切除是最主要的治疗方法，但肿瘤一般难以切净。心包大部切除以及肿瘤切除可以缓解症状，但手术风险较大。

化疗和放疗对没有进行手术治疗的患者作用有限。该病预后较差，从症状出现到死亡平均只有 6 个月。以往主要的化疗方案选用铂类联合紫杉醇或者吉西他滨。近来有报道显示，在手术全部切除肿瘤之后再运用新型化疗药物——培美曲塞联合卡铂或顺铂，能够有效延长患者生存时间。Kelli 等运用大剂量放射治疗（每天 2Gy，总剂量 64Gy）治疗恶性心包间皮瘤，效果较好。作者认为对于不能手术切除或者化疗后复发的病例，可以考虑选择大剂量放疗。

总之，恶性心包间皮瘤是一种罕见的原发性心包肿瘤，较难在死亡前做出正确诊断，并且预后较差。病理学诊断是唯一确诊方法，心包切除术能够缓解患者症状并明确诊断。新型化疗药以及放疗在该病治疗中的价值还需进一步的研究。

参考文献

[1] Read PW，Reardon KA，Reardon MA，et al. Primary pericardial malignant mesothelioma and response to radiation therapy. Rare Tumors，2010，2（3）.

[2] Nicolini A，Lanata S，Perazzo A. Desmoplastic malignant mesothelioma of the pericardium：Description of a case and review of the literature. Lung India，2011，28（3）：219.

[3] Feng X，Zhao L，Han G，et al. A case report of an extremely rare and aggressive tumor：primary malignant pericardial mesothelioma. Rare Tumors，2012，4（2）.

[4] Nilsson，Aring，SE，Rasmuson T. Primary pericardial mesothelioma：report of a patient and literature review. Case Rep Oncol 2009，2（2）：125-132.

[5] 哈英娣. 心包原发性恶性间皮瘤的临床特点及病理观察. 现代肿瘤医学，2011，19（11）：2231.

[6] Choi WS，Im MS，Kang JH，et al. Primary malignant pericardial mesothelioma presenting as acute pericarditis. J cardiovasc，2012，20（1）：57-59.

[7] Lee MJ，Kim DH，Kwan J，et al. A case of malignant pericardial mesothelioma with constrictive pericarditis physiology misdiagnosed as pericardial metastatic cancer. Kor Circulation J，2011，41（6）：338-341.

[8] Ronald TM，William SD，Michael LM，et al. Primary malignant mesothelioma of the pericardium case report and literature review. Texas Heart Ins J，1994，21（2）：170.

[9] Papi M，Genestreti G，Tassinari D et al. Malignant pericardial mesothelioma. Report of two cases，review of the literature and differential diagnosis. Tumori，2005，91（3）：276-279.

[10] 柯元南，胡镇祥，颜卫东，等. 原发性恶性心包间皮瘤（一例报告及文献复习）. 中日友好医院学报，1988，2（3）：182-183.

[11] Butz T，Faber L，Langer C et al. Primary malignant pericardial mesothelioma-a rare cause of pericardial effusion and consecutive constrictive pericarditis：a case report. J Med Case rep，2009，3：9256.

病案15 胸腺瘤合并乳腺癌肺转移

【本案精要】

乳腺癌术后15年，体检发现前上纵隔占位，行经右胸VATS胸腺切除，术中发现对侧纵隔胸膜及左肺上叶结节样病变，行VATS手术活检。病理为胸腺瘤，左肺上叶乳腺转移癌。

【临床资料】

1. 病史：患者女性，53岁，主因"胸部CT发现前上纵隔占位半个月"于门诊以"前上纵隔占位"收入我科。患者半个月前体检时，在当地医院行胸部CT检查，提示前上纵隔区、升主动脉前缘见一类圆形软组织密度影，密度均匀，边缘可见斑点状钙化影，增强后病灶轻度强化。患者无构音障碍，无四肢无力，无眼睑下垂，无胸壁静脉曲张。在当地医院未予治疗。现患者为求进一步诊治收入我科。既往史：1995年曾因"左侧乳腺癌"行左侧乳腺癌改良根治术，术后给予放疗和化疗，定期复查，未见复发。

2. 体格检查：一般情况可。全身浅表淋巴结未触及肿大。气管居中。左乳缺如。胸廓无畸形，肋间隙正常。双肺动度一致，未触及胸膜摩擦感，语音震颤对称。双肺叩诊清音。双肺呼吸音清，未闻及干湿性啰音。心前区无隆起凹陷，心界不大，心率齐，未闻及杂音、额外心音。

3. 辅助检查：胸部CT（图5-15-1）：前上纵隔区、升主动脉前缘见一类圆形软组织密度影，大小

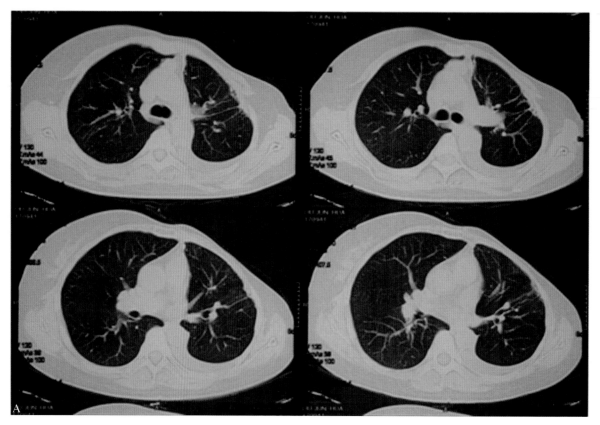

图 5-15-1　胸部 CT

A. 肺窗，左肺上叶可见索条影；B. 纵隔窗（平扫）：前上纵隔区类圆形软组织密度影，密度均匀，边缘可见斑点状钙化影；C. 纵隔窗（增强）：增强相可见轻度强化

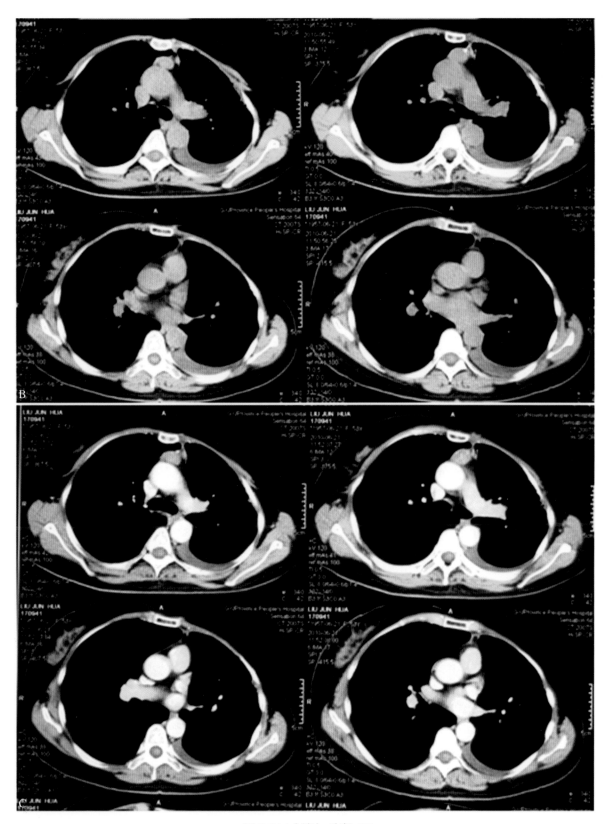

图 5-15-1（续） 胸部 CT

A．肺窗，左肺上叶可见索条影；B．纵隔窗（平扫）：前上纵隔区类圆形软组织密度影，密度均匀，边缘可见斑点状钙化影；C．纵隔窗（增强）：增强相可见轻度强化

约为4.89cm×2.02cm×2.9cm，密度均匀，边缘可见斑点状钙化影，增强后病灶轻度强化；左肺上叶可见索条影，与胸膜关系密切；左侧胸腔积液。肌电图未见异常。

4.初步诊断：前纵隔占位，胸腺瘤？畸胎瘤？转移瘤？

左侧胸腔积液，恶性胸水？

【术前讨论】

患者中年女性，因查体行胸部CT发现前上纵隔占位，无构音障碍，无四肢无力，无眼睑下垂，无胸壁静脉曲张。既往史：1995年曾因"左侧乳腺癌"行左侧乳腺癌改良根治术，有放疗和化疗史，术后定期复查，未见复发。胸部CT提示前上纵隔区类圆形软组织密度影，密度均匀，边缘可见斑点状钙化影，增强后病灶轻度强化；左侧胸腔积液。结合病史及相关检查，目前考虑前纵隔占位伴左侧胸腔积液诊断明确，病变性质不明，考虑为胸腺瘤可能性大，畸胎瘤不除外。乳腺癌常见肺转移，患者为左侧乳腺癌术后，有放疗史，胸部CT见左肺索条影，与胸膜相连，左侧胸腔积液，考虑病史已长达15年，定期复查无肿瘤复发证据，故左侧胸腔积液为前纵隔疾病继发可能性大。考虑如需切除胸腺，根据其乳腺癌放化疗史，左侧胸腔可能存在粘连，不利于手术，故手术入路仍采取右侧入路，术中可打开左侧纵隔胸膜，探查左侧胸腔情况。

【手术及术后恢复情况】

入院后6天行手术治疗——VATS胸腺切除+左肺上叶楔形切除术。全麻成功后，患者取30°左侧后仰卧位，常规消毒、铺单，于右侧腋中线第5肋间切口置入胸腔镜，腋前线第3肋间和锁骨中线第4肋间行操作切口。探察，胸腔少量粘连，无积液，壁层胸膜未见异常结节，肿瘤位于胸腺右叶内（图5-15-2），约4cm×3cm，卵圆形，质硬活动差，表面纵隔胸膜皱缩不活动，可见胸膜上多支滋养血管。右侧胸腔余部位探查未见异常。电钩于肿瘤外侧打开纵隔胸膜，保护膈神经，钝锐性交替游离肿瘤及胸腺右叶，向上牵拉，分离其与心包、升主动脉粘连；胸骨后纵形切开胸膜，分离疏松结缔组织至胸腺被膜后向左游离胸腺前方至左侧纵隔胸膜。由于既往放疗，左侧纵隔胸膜明显增厚呈皮革样，局部粘连明显（图5-15-3）。向下牵拉胸腺，完整切除右上极，超声刀离断胸腺峡部胸腺血管，切除胸腺左叶和左上极。将标本放在标本袋内取出胸腔。部分

胸腺左叶组织与左侧纵隔胸膜粘连紧，触之结节感，遂连同部分受侵之左侧纵隔胸膜完整切除。经前纵隔探查左侧胸腔可见淡黄色积液，吸出约200ml，左肺上叶表面可见局部白色片状结节，以内镜切割缝合器楔形切除。标本袋取出。蒸馏水冲洗胸腔，查无活动出血，膨肺无漏气。清点纱布、器械无误。于腋中线第5肋间留置28F胸腔闭式引流管一根，关胸，术毕。手术顺利，术中出血100ml，术后待病人清醒后拔除气管插管，安返病房。

患者术后24h胸引量波动于100～300ml，术后第6天24h胸引量少于100ml，予拔除胸引管，次日出院。

【最后诊断】

病理诊断：（前纵隔肿物）胸腺瘤，5cm×3cm，B2型。（左肺上叶楔形切除标本）肺组织内可见异型腺体及细胞巢团，间质纤维化，结合临床病史及免疫组化染色结果：CK（+），CA125（-），CerbB2（+），ER（+90%），PR（+90%），TTF-1（-），vimentin（-），P53（-），符合乳腺癌转移。

最后诊断：胸腺瘤（B2型），乳腺癌肺转移。

【病案特点分析及专家点评】

该患者为体检发现前纵隔占位，胸部CT提示前上纵隔区类圆形软组织密度影，密度均匀，边缘可见斑点状钙化影，增强后病灶轻度强化，影像学表现符合胸腺瘤表现。本例特殊之处在于，患者为乳腺癌术后，有化疗和左侧胸壁放疗史，胸部CT可见左侧胸廓缩小，左上肺索条影，与胸膜相连，可能存在胸腔粘连，左侧胸腔积液性质不明，鉴于乳

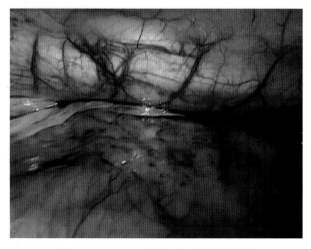

图5-15-2　VATS探查发现前纵隔占位

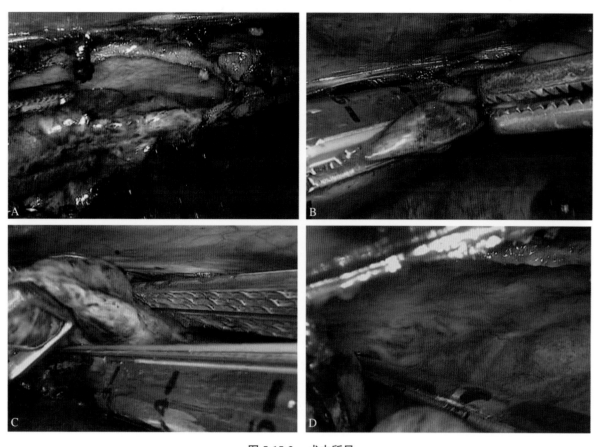

图 5-15-3 术中所见

打开对侧纵隔胸膜发现左肺上叶占位（A），行楔形切除（B、C），术中可见左侧壁层胸膜呈放疗后改变（D）

腺癌术后病史已长达 15 年，定期复查无肿瘤复发、转移证据，故胸腔积液可能为纵隔肿瘤继发或反应性胸腔积液。综合考虑上述因素，术前拟定手术选择右侧入路，避免左侧胸腔粘连对手术的影响，对于左侧胸腔积液和左肺索条影，术中可打开左侧纵隔胸膜，探查对侧胸膜。术中探查发现左肺上叶前段病变，通过两个操作孔变换直线切割缝合器角度，将左肺病变楔形切除送检，病理证实左上肺病变为乳腺癌转移。通过本例，我们体会对于部分接受前纵隔病变手术切除的患者，如需对侧胸腔探查，可充分利用胸腔镜显露良好的优势，经前纵隔及对侧纵隔胸膜将胸腔镜头置入对侧胸腔内进行探查。虽然由于操作空间的限制，于对侧胸腔内只能进行一些相对简单的操作，如胸膜或肺活检等，但该手术方式有效减少了传统双侧胸腔探查对病人的创伤，避免了对侧胸壁切口，具有一定的微创优势。

病案 16　纵隔淋巴结结核

【本案精要】

反复发热伴双侧肺门、纵隔淋巴结肿大，临床诊断困难，经 EBUS-TBNA 明确诊断纵隔淋巴结结核。

【临床资料】

1. 病史：患儿男性，14岁，主因"反复发热20余天，发现纵隔及肺门占位8天"门诊以"纵隔及肺门占位性质待查"收入院。患者20余天前无明显诱因出现发热，体温最高达40℃，需服用尼米舒利后体温可降至正常，但仅维持7～8小时，伴咳嗽、咳痰，痰量少，白色，不易咳出，伴头痛、乏力，伴胸前区间断疼痛，咳嗽时加重，休息时减轻，无盗汗、体重下降，无腹痛、腹泻，无尿频、尿急，无皮疹、红斑、关节肿痛等不适。于当地医院就诊，查血常规：白细胞 $29.8 \times 10^9/L$，行胸片检查见肺门增大，行胸部 CT 检查示左侧肺门及纵隔内占位病变，给予输液抗炎治疗（具体不详），治疗后患者自觉症状无好转。现患者为进一步诊治入院。既往1年前右侧下颌淋巴结炎，抗炎治疗后好转（具体不详）。

2. 体格检查：一般情况好，前额及右侧背部可见散在多枚米粒大小红色皮疹。浅表淋巴结未触及肿大。气管居中，胸廓无畸形，肋间隙正常，胸骨无压痛。双侧呼吸动度对称，语音传导对称，未触及胸膜摩擦感。双肺叩诊清音。双肺呼吸音清，未闻及干湿性啰音。心界不大，心率齐，胸骨左缘第3～4肋间可闻及第2心音分裂。

3. 辅助检查：胸部CT：纵隔及左肺门见多发肿大淋巴结（图5-16-1），肺动脉受压，左主支气管及分支受压，左下叶支气管狭窄，左下叶背段见团片状高密度影，内见空洞，其远端肺内见斑点影及

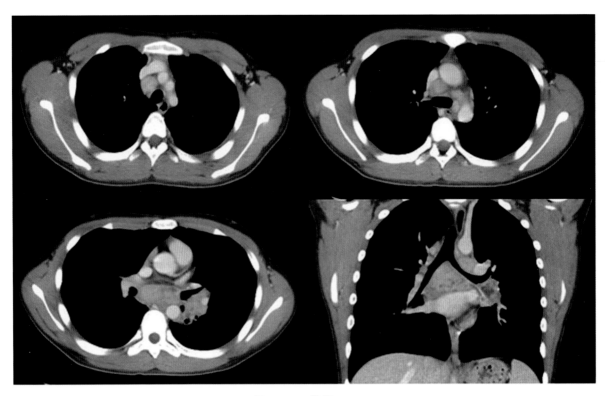

图 5-16-1　胸部 CT

纵隔及左肺门见多发肿大淋巴结

树芽征，增强扫描肿大淋巴结明显不均匀强化，部分内有坏死。心血管影未见异常。血常规：白细胞 28.8×10^9/L，中性粒细胞 73%，淋巴细胞 15%，血红蛋白 142.0g/L，血小板 453.0×10^9/L。血沉：71mm。

4. 初步诊断：发热伴纵隔及肺门占位性质待查，结核性淋巴结炎？淋巴瘤？结节病？Castleman病？

【术前讨论】

患儿男性，反复发热，CT 发现纵隔及肺门占位。体温最高达 40℃，伴咳嗽、咳痰，伴头痛、乏力，伴胸前区间断疼痛，否认乏力、盗汗、体重减轻病史，否认既往结核病史及接触史，入院查体浅表淋巴结未触及肿大。胸部 CT：纵隔及左肺门见多发肿大淋巴结，肺动脉受压，左主支气管及分支受压，左下叶支气管狭窄，左下叶背段见团片状高密度影，内见空洞，其远端肺内见斑点影及树芽征，增强扫描肿大淋巴结明显不均匀强化，部分内有坏死。根据患者病史、查体及影像学检查，考虑诊断结核可能性大，不除外淋巴瘤等可能，患儿有手术指征，未见手术禁忌证，拟于全麻下行无痛电子支气管镜检查＋支气管镜超声引导下淋巴结穿刺活检术。其

他医师无不同意见。

【手术及术后恢复情况】

入院后行手术治疗——患者取仰卧位，局部麻醉联合静脉全身麻醉成功后，先行常规电子纤维支气管镜检查，见声门活动闭合良好。气管通畅，黏膜光滑，未见异常新生物。隆突圆钝，双侧主支气管及肺各叶、段支气管通畅，黏膜光滑，未见异常新生物及充血水肿（图 5-16-2A、B）。常规电子纤维支气管镜下彻底清理气道内分泌物后，经口置入支气管超声内镜，通过超声图像顺序探查纵隔及肺门内淋巴结，可见 R4 及 7 组淋巴结明显肿大，直径分别约 2cm×3cm，3cm×4cm。（图 5-16-2C、D）利用多普勒检查观察肿大淋巴结血液供应并与周围大血管相鉴别。明确目标淋巴结及穿刺部位后，经工作通道置入 EBUS-TBNA 专用穿刺针，在超声图像的实时监视下，经不同部位分别对 R4、7 组肿大淋巴结进行穿刺活检。穿刺标本分别经涂片、固定及染色后送细胞病理学检查；所获得的组织学标本经福尔马林固定后送常规病理检查。术中快速细胞病理学检查提示：可见淋巴细胞及成团上皮样细胞，结核或结节病可能性大。穿刺活检过程顺利，无明显出血，患者耐受良好，清醒后安返病房。

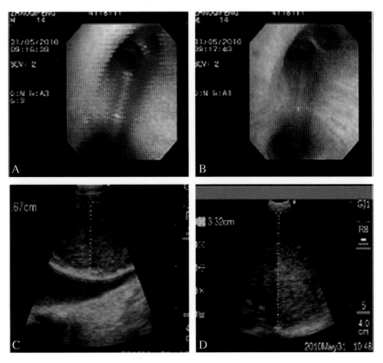

图 5-16-2 荧光气管镜和 EBUS-TBNA 表现

A、B. 隆突；C. R4 组 LN；D. 7 组 LN

【最终诊断】

病理诊断：（R4、7 组淋巴结）肉芽肿性炎，部分可见干酪性坏死。组化抗酸染色（+）。

最终诊断：纵隔淋巴结结核。

患儿术后接受正规足量抗结核治疗，1 周后症状明显缓解，术后 3 个月及 6 个月复查胸部 CT，肺门及纵隔淋巴结明显吸收缩小。

【专家点评】

结核病是严重危害人类健康的慢性传染病。据世界卫生组织估算，2009 年全球新增病例 940 万，而中国作为全球 22 个结核病高负担国家之一，患病人数仅次于印度，居世界第二位，2009 年新发结核病人约 150 万。肺外结核是结核病的一种常见类型，约占所有结核病人的 15% ～ 20%。淋巴结结核是肺外结核最常见的表现形式，其中纵隔淋巴结结核因其解剖部位特殊，检查手段有限，一直是临床诊断及鉴别诊断的难点。纵隔镜及胸腔镜虽可获得满意的组织标本，但创伤大、费用高且需全身麻醉气管插管、颈部或胸部切口，不易被患者接受。与纵隔镜及胸腔镜相比，TBNA 应用特制的穿刺针通过支气管镜进入气道内穿透气管壁对腔外病变（肿块、淋巴结等）进行穿刺抽吸获取细胞学标本，减少了患者痛苦和手术风险，为诊断纵隔病变提供了一项简单、方便的手段。支气管内超声引导针吸活检术（endobronchial ultrasound-guided transbronchial needle aspiration，EBUS-TBNA）是近年来出现的新技术，由于其可以在超声图像的实时监视下对纵隔气管周围病变进行穿刺活检，大大提高了传统 TBNA 的安全性和准确性。目前，EBUS-TBNA 主要用于肺癌的纵隔淋巴结分期，其在这一方面的应用价值已得到广泛证实，同时，已有的研究显示 EBUS-TBNA 在纵隔恶性疾病以及结节病、纵隔淋巴结结核等的诊断中也具有较高的准确性和特异性。尤其是在中国这样一个结核病高发流行地区，对于可疑结核感染的单纯胸内淋巴结肿大患者，EBUS-TBNA 可以作为一种安全有效的一线检查手段。

参考文献

[1] Report from the Medical Research Council Tuberculosis and Chest Diseases Unit. National survey of tuberculosis notifications in England and Wales in 1983：characteristics of disease. Tubercle，1987，68：19-32.

[2] Pitchenik AE，Fertel D，Bloch AB. Mycobacterial disease：epidemiology，diagnosis，treatment，and prevention. Clin Chest Med，1988，9：425-441.

[3] Snider DE Jr，Roper WE. The new tuberculosis. N Engl J Med，1992，326：703-705.

[4] Snider DE，Onorato M. Epidemiology. In：Rossman MD，MacGregor RR，eds Tuberculosis：clinical management and new challenges. New York：McGraw-Hill，1995：3-17.

[5] Safwat T，Khattab A，EL Haddad S，et al. Endobronchial ultrasound-directed transbronchial needle aspiration in diagnosis of mediastinal lesions：initial egyptian experience. J Bronchol Intervent Pulmonol，2009，16（1）：18-21.

[6] Annema JT，van Meerbeeck JP，Rintoul RC，et al. Mediastinoscopy vs endosonography for mediastinal nodal staging of lung cancer：a randomized trial. JAMA，2010，304（20）：2245-2252.

[7] Herth FJ，Eberhardt R，Vilmann P，et al. Real-time endobronchial ultrasound guided transbronchial needle aspiration for sampling mediastinal lymph nodes. Thorax，2006，61（9）：795-798.

[8] Yasufuku K，Chiyo M，Koh E，et al. Endobronchial ultrasound guided transbronchial needle aspiration for staging of lung cancer. Lung Cancer，2005，50（3）：347-354.

[9] Nakajima T，Yasufuku K，Kurosu K，et al. The role of EBUS-TBNA for the diagnosis of sarcoidosis--comparisons with other bronchoscopic diagnostic modalities. Respir Med，2009，103（12）：1796 -1800.

[10] Tremblay A，Stather DR，Maceachern P，et al. A randomized controlled trial of standard vs endobronchial ultrasonography-guided transbronchial needle aspiration in patients with suspected sarcoidosis. Chest，2009，136（2）：340-346.

[11] Wong M，Yasufuku K，Nakajima T，et al. Endobronchial ultrasound：new insight for the diagnosis of sarcoidosis. Eur Respir J，2007，29（6）：1182-1186.

[12] Hassan T, McLaughlin AM, O'Connell F, et al. EBUS-TBNA performs well in the diagnosis of isolated thoracic tuberculous lymphadenopathy. Am J Respir Crit Care Med, 2011, 183 (1): 136-137.

[13] Steinfort DP, Johnson DF, Connell TG, et al. Endobronchial ultrasound-guided biopsy in the evaluation of intrathoracic lymphadenopathy in suspected tuberculosis: a minimally invasive technique with a high diagnostic yield. J Infect, 2009, 58 (4): 309-311.

病案 17 心包上隐窝

【本例精要】

心包隐窝常无特异性临床表现，影像学上易误诊为临近结构病变，如胸腺囊肿、支气管囊肿、纵隔淋巴结肿大等，熟悉纵隔解剖结构及心包隐窝的影像学特点对鉴别诊断具有重要意义。

【临床资料】

1. 病史：患者男性，40 岁，主因"活动后胸闷、气短伴乏力 1 年，加重 2 月余"收入我院。1 年前患者无明显诱因出现活动后胸闷、气短，伴乏力、头晕及肌肉酸痛，伴咳嗽，无明显咳痰。症状多表现为一过性。2 月余前患者自觉上诉症状较前加重，遂就诊于当地医院，行胸部 CT 检查发现中纵隔占位性病变，考虑肿大淋巴结可能性大；超声心动检查提示心包内肿物，静息状态下左室收缩功能正常，左室舒张功能减低。患者为进一步明确肿物性质收入我院。自发病以来，患者精神、食欲、睡眠可，二便如常，体重无明显变化。既往史无特殊。

2. 体格检查：气管位置居中。胸廓无畸形，胸壁静脉无曲张，胸骨无压痛。肺部呼吸运动度对称，肋间隙正常，语颤对称，无胸膜摩擦感，无皮下捻发感，叩诊清音，呼吸规整，左肺呼吸音清，右肺呼吸音清，左肺无啰音，右肺无啰音。

3. 辅助检查：胸部 CT：双肺纹理清晰，左肺下舌段及双肺下叶近后胸膜处见散在条索状高密度影，边界清。气管及各叶段支气管开口通畅。中上纵隔主动脉弓右侧见一形态规则的低密度影，大小约 2.8cm×2.7cm，密度均匀，平扫平均 CT 值约 −8Hu，增强扫描无强化（图 5-17-1）。纵隔未见明显淋巴结肿大。

超声心动图：EF%73%；心包内肿物，左室舒张功能减低。

4. 初步诊断：中纵隔肿物 心包隐窝？心包囊肿？支气管囊肿？

【术前讨论】

患者中年男性，1 年前无明显诱因出现活动后胸闷、气短，伴乏力、头晕及肌肉酸痛，伴咳嗽，无明显咳痰。症状多表现为一过性。2 月余前患者自觉上诉症状较前加重，遂就诊于当地医院，行胸部 CT 检查发现中纵隔占位性病变，考虑肿大淋巴结可能性大；超声心动检查提示心包内肿物。入院查体未见明显异常。入院后复查胸部 CT 提示：中上纵隔主动脉弓右侧见一形态规则的低密度影，大小约 2.8cm×2.7cm，密度均匀，平扫平均 CT 值约 −8Hu，增强扫描无强化。查肺功能示：FEV1 3.25L，占预计值 78.9%；TLCO SB 80.2% 预计值。胸部 CT 示肿物紧贴支气管右侧壁，为明确肿物性质，可首先行 EBUS-TBNA 术，根据穿刺结果决定进一步治疗。

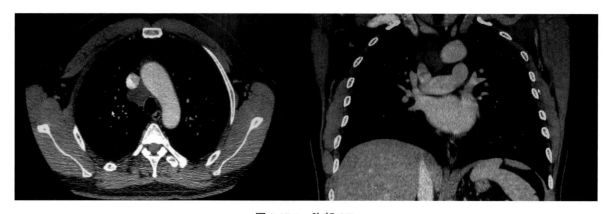

图 5-17-1 胸部 CT

中纵隔可见低密度肿物，增强后无明显强化

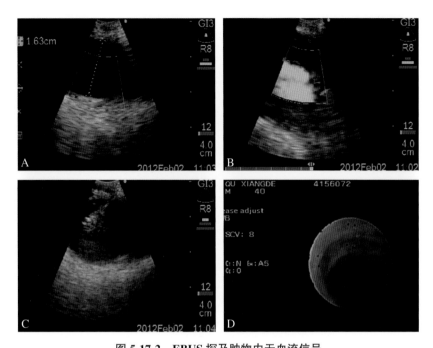

图 5-17-2 EBUS 探及肿物内无血流信号
A. 囊肿；B. 囊肿周围血流；C. 囊肿穿刺；D. 穿刺点

【手术及术后恢复情况】

入院后首先行 EBUS-TBNA 术，在超声实时监测下对右侧气管旁肿物进行穿刺（图 5-17-2），穿刺成功后抽出淡黄色清亮液体（图 5-17-3），故纵隔囊肿性质明确，考虑心包隐窝或心包囊肿可能。

术后患者诉乏力症状较术前明显好转，强烈要求手术切除囊肿，向其解释乏力症状可能与囊肿无相关性，手术切除后乏力症状或许不能改善，患者及其家属经慎重考虑后，仍坚持手术。遂完善术前准备，行外科手术治疗——电视辅助胸腔镜右侧胸腔探查，纵隔囊肿切除术。

双腔插管全麻成功后，取左侧卧位，常规消毒铺单。取右侧第 7 肋间腋后线行探查切口置入胸腔镜，胸腔内无明显粘连，于右侧第 4 肋间腋中线及第 7 肋间肩胛下角线行操作切口，置入操作器械进一步探查胸腔（图 5-17-4）。见脏壁层胸膜光滑，肺组织表面未见明显新生物，奇静脉上方纵隔 R4 区域可见局部纵隔胸膜膨隆。于奇静脉上方、上腔静脉后缘以电钩打开纵隔胸膜，钝、锐性相结合游离肿物，见肿物呈囊性，壁薄，内容清亮液体。游离过程中发现该囊肿于心包相通，囊内容黄色清亮液体，于囊肿蒂部打开囊壁，将囊壁完整切除。胸腔内以生理盐水反复冲洗，严密止血，确认无活动性

出血后放置胸腔引流管一根，清点器械、敷料无误，关胸，术毕。手术顺利，术中出血量约 20ml，术后病人清醒拔管后安返病房。标本情况：囊肿直径约

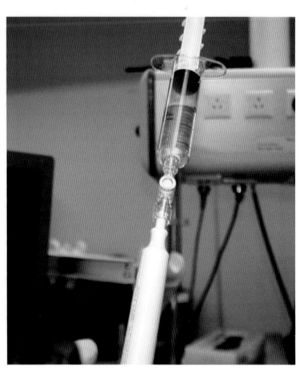

图 5-17-3 EBUS-TBNA 穿刺出淡黄色清亮液体

2.5cm 大小，薄壁，内壁光滑。送病理检查。

术后患者恢复顺利，于术后第 3 日拔出胸腔闭式引流管，并于次日出院。

【最后诊断】

病理诊断：（中纵隔）送检纤维脂肪组织中可见多个大小不等的不连续腔隙结构，囊腔表面被覆单层扁平或立方上皮，囊壁可见淋巴细胞浸润，周边组织中可见淋巴结结构伴炭末沉着，结合临床及影像学检查，符合心包隐窝，大小约 3.5cm×3cm×1cm。

最后诊断：中纵隔肿物，高位心包上隐窝。

【病案特点分析】

中年男性，因吞咽不适行胸部 CT 发现中纵隔占位，囊肿可能性大，似与心包相通。EBUS-TBNA 明确病变为囊肿，考虑心包隐窝积液，患者要求手术，术中探查及病理证实为心包隐窝积液。

【专家点评】

心包腔在大血管和心脏周围形成许多窦、隐窝、间隙，在影像诊断中常被误诊为变异的血管、左冠状动脉、胸腺和纵隔淋巴结。心包上隐窝特指心包主动脉上隐窝的前侧及后侧部分，高位心包上隐窝定义为头臂血管与气管间的气管旁区的一个锐利边界的水密度结构。高位心包上隐窝在影像学上的形态主要取决于其大小和所在区间与邻近大血管和气管之间的关系，一般表现为圆形或卵圆形，受邻近结构压迫，可呈现三角形或铸型灌注状，无占位效应，向下可见到该囊状结构与无名动脉起始部和升主动脉右侧面相接，在相邻处，前者边缘常可见平直或向内凹陷。在 CT 或 MRI 冠矢状位重建图像显示为紧邻升主动脉长条带状结构，依此可以作为与纵隔囊肿的鉴别。

参考文献

[1] O'Leary SM，Williams PL，Williams MP，et al. Imaging the pericardium：appearances on ECG-gated 64-detector row cardiac computed tomography. Br J Radiol，2010，83（987）：194-205.

[2] Broderick LS，Brooks GN，Kuhlman JE. Anatomic pitfalls of the heart and pericardium. RadioGmphies，2005，25（2）：44l-453.

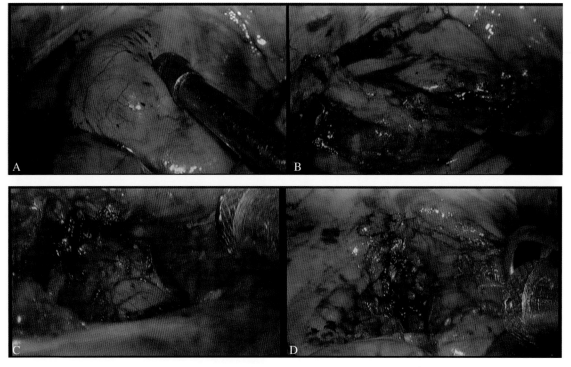

图 5-17-4　术中探查情况

术中探查证实为中纵隔囊肿（A），游离过程中发现囊肿与心包相通（B），于囊肿蒂部打开囊壁（C），将囊壁完整切除（D）。

[3] Steinke K, Potgieter GJ. High-riding superior pericardial recess: a pitfall in the upper mediastinum. Respirology, 2009, 14 (7): 1056-1057.

[4] Kubota H, Sato C, Ohgushi M, et al. Fluid collection in the pericardial sinuses and recesses: thin-section helical computed tomography observations and hypothesis. Invest Radiol, 1996, 31 (10): 603-610.

[5] Groell R, Schaffer GJ, Rienmueller R. Pericardial sinuses and recesses: findings at electrocardiographically triggered electron-beam CT. Radiology, 1999. 212 (1): 69-73.

[6] Truong MT, Erasmus JJ, Gladish GW, et al. Anatomy of Pericardial recesses on multidetector CT: implications for oncologic imaging. Am J Roentgenol, 2003, 181 (4): 1109-1113.

病案 18　巨大胸腺囊肿

【本案精要】

前纵隔巨大胸腺囊肿，经 VATS 完整切除。

【临床资料】

1. 病史：患者女性，36 岁，主因"间断咳嗽 2 年，CT 发现前纵隔占位 10 天"收入院。患者 2 年前无明显诱因出现咳嗽，晨起明显，伴少量白痰，无发热、胸闷、憋气等症状。此后上述症状间断出现，秋冬季早晨明显，不影响日常活动，未予特殊诊治。2 周前患者再次出现咳嗽，伴有轻度胸痛，无放射痛，可忍受，有少量白痰，无发热等其他不适，外院就诊行胸片提示气管右移，建议进一步检查。10 天前行 CT 发现前纵隔巨大囊性占位，无吞咽困难、言语不清，无呼吸困难，无发热、喘憋等明显不适，

亦无明显眼睑下垂、复视、斜视、四肢乏力等，今为进一步诊治，就诊于我院，门诊以"前纵隔占位"收入院。既往史：轻度贫血。个人史、家族史无特殊。

2. 体格检查：入院查体未见明显异常。

3. 辅助检查：胸部 CT：双肺透亮度正常，血管走行正常，肺内未见明显异常密度灶。前纵隔见一巨大囊性肿物，内密度均匀，CT 值约 10Hu，并可见细分隔，边缘较清晰，大小约 16cm×13cm×7cm，增强后壁见强化（图 5-18-1）。气管、血管受压向右、向后移位。双侧胸腔未见积液征象。血常规：白细胞 $7.02×10^9/L$，红细胞 $4.334×10^{12}/L$，血红蛋白 96.1 g/L，血细胞比容 0.2969，平均红细胞体积 68.51fL，平均红细胞血红蛋白含量 22.17 pg，平均红细胞血蛋白浓度 323.6 g/L，血小板计数 $261.7×10^9/L$。心电图提示

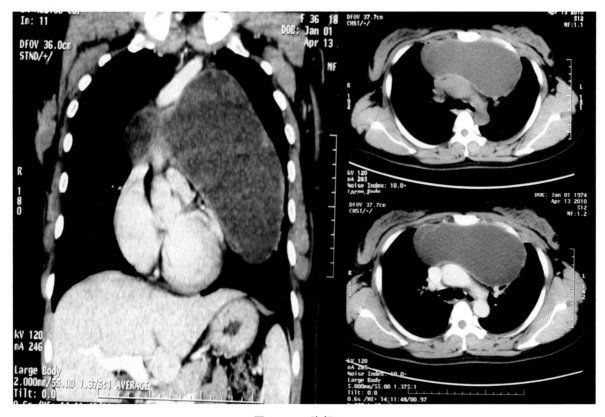

图 5-18-1　胸部 CT

前纵隔见一巨大囊性肿物，内密度均匀，CT 值约 10Hu，并可见细分隔，边缘较清晰，大小约 16cm×13cm×7cm，增强后壁见强化

T 波改变，Ⅱ、Ⅲ、avF 呈 QR 波形。胸片提示前纵隔巨大占位（图 5-18-2）。腹部 B 超：肝、胆、胰、脾、双肾未见明显异常。肺功能提示通气功能轻度损减，阻塞型通气功能障碍。

4. 初步诊断：前纵隔囊性肿物，考虑良性病变，囊状淋巴管瘤？胸腺囊肿？囊性畸胎瘤？中度贫血。

【术前讨论】

患者女性，36 岁，因"间断咳嗽 2 年，CT 发现前纵隔占位 10 天"收住我科。患者因咳嗽行胸片及 CT 发现前纵隔巨大囊性占位，无吞咽困难、言语不清，无呼吸困难，无发热、喘憋等明显不适，亦无明显眼睑下垂、复视、斜视、四肢乏力等，查体无明显阳性体征。辅助检查：胸 CT（2010 年 4 月 13 日）：双肺透亮度正常，血管走行正常，肺内未见明显异常密度灶。前纵隔见一巨大囊性肿物，内密度均匀，CT 值约 10Hu，并可见细分隔，边缘较清晰，大小约 16cm×13cm×7cm，增强后壁见强化。气管、血管受压向右、向后移位。双侧胸腔未见积液征象。术前考虑前纵隔囊性肿物诊断明确，考虑为囊性淋巴管瘤、胸腺囊肿、囊性畸胎瘤等可能，患者入院后血红蛋白 96.1g/L。心电图提示 T 波改变，

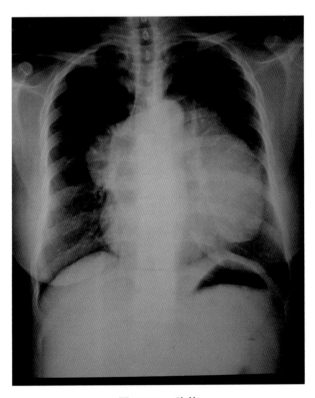

图 5-18-2 胸片
前纵隔巨大占位

Ⅱ、Ⅲ、avF 呈 QR 波形，请结合临床。胸片提示前纵隔巨大占位。腹部 B 超：肝、胆、胰、脾、双肾超声未见明显异常。肺功能提示通气功能轻度损减，阻塞型通气功能障碍。患者入院后予以完善相关检查，已有手术指征，未见明显禁忌证，拟全麻下行 VATS 前纵隔肿物切除术，因肿物体积巨大，预计术中可能显露困难，缺少操作空间，可抽出囊液减压。完善术前准备，待术。

【手术及术后恢复情况】

入院后第 5 天行手术治疗——全麻成功后，患者取 60° 后仰右侧卧位，常规消毒、铺单。于左侧腋前线第 5 肋间行探查小切口置入胸腔镜，分别于左侧锁中线第 4 肋间及腋中线第 3 肋间行小切口置入操作器械。探查见左侧胸腔无明显积液，肿物位于前纵隔，大小约 20cm×18cm×15cm，质韧，壁厚，有波动，与左肺无明显粘连，左侧膈神经受压推挤至肿物后外侧。脏壁层胸膜表面光滑，未见结节。由于肿物巨大，显露十分困难，遂于肿瘤表面以电钩切开一 0.5cm 小切口，即刻见有黄色黏稠的液体涌出，以吸引器置自小破口处伸入肿物囊腔内持续吸引，共吸出约 750ml 囊液，未见毛发或明显其他成分。减压完成后缝合肿物表面的小口。打开肿瘤表面的纵隔胸膜，分离肿物与心包、主动脉、左无名静脉、胸腺左叶、左侧膈神经以及与胸骨后结缔组织间的粘连。切除部分粘连致密的胸腺组织，最后完整切除肿物（图 5-18-3）。标本置于无菌袋内剪碎后取出。以蒸馏水及生理盐水反复冲洗胸腔，严密止血，确认无活动性出血后，于第 5 肋间腋前线放置 28 号胸腔引流管一根，清点器械、敷料无误，关胸，术毕。手术顺利，术中出血约 100ml，术后转往麻醉恢复室，待病人清醒后拔除气管插管，安返病房。标本情况（图 5-18-4）：肿物呈多腔囊性，囊壁厚约 0.8～1.5cm，坚韧，无明显钙化。囊内容物为黄色稠厚浑浊液体，有脂质样残渣。

【最后诊断】

病理诊断：（前纵隔）送检物为纤维囊壁组织，衬覆单层立方及柱状上皮，伴出血、坏死，囊壁纤维化及胆固醇性肉芽肿形成，可见胸腺组织，符合多房性胸腺囊肿（14cm×12cm×4cm）。免疫组化染色结果：P53（+ 个别细胞），Ki-67（+ 个别细胞）。

最后诊断：胸腺囊肿。

【病案特点分析】

本例患者为典型的胸腔内单发巨大囊肿病例，

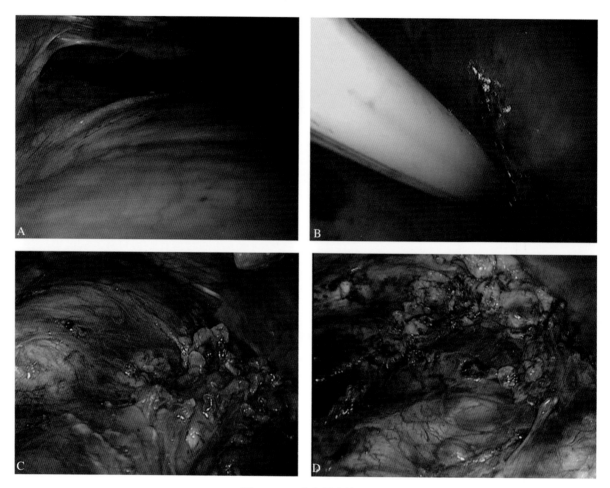

图 5-18-3 术中探查情况

A. 术中探查；B. 囊肿减压；C. 囊肿减压后；D. 囊肿切除后

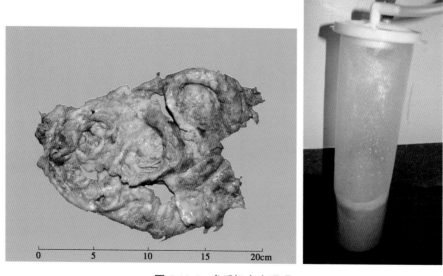

图 5-18-4 术后标本肉眼观

囊肿巨大，压迫周围组织引起症状，有手术适应证，同时该病亦是电视胸腔镜手术的最佳适应证。由于病变巨大，影响术中显露及操作，但通过镜下抽液减压后，有效解决了上述问题。胸腔镜手术探查可以明确囊肿的来源、性质、范围，同时可进行彻底切除，术后患者疼痛轻、恢复快，住院时间短，与常规开胸手术相比有非常明显的优势。

【专家点评】

　　胸腺囊肿的发生率低，约占纵隔肿瘤的 1%～2%，可以发生在胚胎胸腺形成途径上的任何部位，主要是纵隔和颈部侧方。胸腺可发生多类囊肿，包括先天性、获得性和肿瘤性，大多数胸腺囊肿为先天性。胸腺囊肿大体上可分为单房性和多房性，大部分为单房性，多房性者很少。囊肿内容物多数为淡黄色清亮液，反复出血、感染者可为胶冻样或豆渣样物。镜下胸腺囊肿壁内覆盖不同形态的上皮细胞，部分囊壁因慢性炎症等作用可逐渐增厚，常可见到纤维组织增生及炎性细胞浸润等，而囊壁上发现胸腺组织是诊断囊肿胸腺来源的重要依据。

　　胸腺囊肿常无症状而偶然发现，部分有症状的患者也多与肿瘤压迫有关，如胸痛、咳嗽、声嘶、吞咽困难及呼吸困难等，其他少见症状尚有 Horner 综合征、气管软化、心包压塞、左头臂静脉受压等。有时由于囊液积聚，囊肿增大较快可引起急性症状。胸腺囊肿合并重症肌无力的报道不多，一般为 0～3%，但在临床中对胸腺囊肿实施手术治疗前，也应该警惕是否合并重症肌无力，尤其是一些症状较轻的肌无力，因为关系到手术的切除范围及预后效果。

　　胸腺囊肿的诊断主要依据影像学检查。胸片可以作为初步检查，对于体检发现胸腺囊肿有一定价值，尤其是侧位胸片对于明确来源价值更大。胸部 CT 和 MRI 检查具有重要价值，多数情况下根据其影像特征即可做出诊断，而且对于手术方式的选择有重要指导作用。胸腺囊肿在 CT 上表现为前纵隔低密度囊性包块，形态规则，包膜完整，密度均匀，典型为水样密度。MRI 可以多切面成像，而且对鉴别囊内容物成分有一定帮助。胸腺囊肿除需与胸腺瘤鉴别外，还需要与囊性畸胎瘤、心包囊肿、支气管囊肿等鉴别。因此，在诊断胸腺囊肿时，不仅要注意囊肿的性状，还要把握囊肿的位置及与胸腺的关系才能做出正确诊断。

　　对胸腺囊肿目前多主张一经诊断尽早手术治疗。因为随着囊肿逐渐增大，会出现压迫症状，并发感染，甚至囊肿会因出血等原因迅速增大危及生命。手术可以明确诊断，彻底切除病变，解除压迫症状。尤其是一些不典型的胸腺囊肿，术前鉴别诊断困难，观察时间过长有可能延误治疗。胸腺囊肿手术切除效果好，术后不易复发。胸腺囊肿的摘除一般困难不大，胸骨正中切口显露较好，但是损伤大。多数胸腺囊肿较局限，粘连不重，手术操作简单，应尽量尝试小切口、胸腔镜等微创技术。较小的胸腺囊肿完整摘除一般较容易，应尽量避免囊液外渗。当囊肿较大、粘连严重，造成显露分离困难时，可吸除部分囊液，便于显露和操作，然后逐步剥离切除囊壁。当合并肌无力时，除常规切除囊肿外，还应该彻底清除胸腺组织及前纵隔脂肪组织。

参考文献

[1] Cigliano B，Baltogiannis N，DeMarcoM，et al. Cervical thymic cysts. Pediatr Surg Int，2007，23（12）：1219-1225.

[2] Quint LE. Imaging of anterior mediastinal masses [J]．Cancer Imaging，2007，7：S56-62.

[3] Iyer AP，Sadasivan D，Yadav S，et al. Thymic cyst causing superior vena cava syndrome relieved by mediastinoscopy-a rare presentation. Heart Lung Circ，2008，17（6）：510-512.

[4] Nanguzgambo AB，Pike M，Page RD，et al. Spontaneous infection of a stable mediastinal cystic mass：A case report. Cases J，2008，1（1）：126.

[5] Fujiwara T，Mizobuchi T，Noro M，et al. Rapid enlargement of a mediastinal mass：thymoma hemorrhage into a thymic cyst. Gen Thorac-Cardiovasc Surg，2008，56（9）：472-475.

[6] Lang-Lazdunski L，Pilling J. Videothoracoscopic excision of mediastinal tumors and cysts using the harmonic scalpel. Thorac Cardiovasc Surg，2008，56（5）：278-282.

[7] Gossot D，Izquierdo RR，Girard P，et al. Thoracoscopic resection of bulky intrathoracic benign lesions. Eur J Cardiothorac Surg，2007，32（6）：848-851.

[8] Miller JS，Lemaire SA，Reardon MJ，et al. Intermittent Brachiocephalic vein obstruction secondary to a thymic cyst . Ann Thorac Surg，2000，70：662-663.

病案 19 纵隔淋巴瘤

病例（一）

【本案精要】

因间断咳嗽、咳痰，胸部 CT 发现纵隔淋巴结多发肿大，入院考虑纵隔型肺癌或淋巴瘤可能，行 EBUS-TBNA，明确诊断弥漫大 B 细胞淋巴瘤。

【临床资料】

1．病史：患者男性，64 岁，主因"间断咳嗽、咳痰半个月，CT 发现纵隔淋巴多发肿大"门诊以"纵隔淋巴结肿大"收入院。患者半个月前无明显诱因出现间断咳嗽，伴少量白色痰，无咳血，无发热，无胸闷、胸痛、憋气，无声音嘶哑、饮水呛咳，无上睑下垂、眼球凹陷。胸部 CT 提示纵隔可见多发肿大淋巴结。为进一步诊治，门诊以"纵隔淋巴结肿大"收入院。患者自发病以来，神志清晰，睡眠、大小便正常，近 2 个月来食欲欠佳，近 1 个月体重减轻 15 斤。既往糖尿病 3 年，口服二甲双胍，高血压 5 年，口服寿比山治疗，血压及血糖均控制满意。

2．体格检查：神清合作，生命体征平稳，全身浅表淋巴结无肿大。胸廓无畸形，胸壁静脉无曲张，胸骨无压痛。肺部呼吸运动度对称，肋间隙正常，语颤对称，无胸膜摩擦感，无皮下捻发感，叩诊清音，呼吸规整，双肺呼吸音清，无干、湿啰音。

3．辅助检查：胸部 CT：纵隔及肺门多发肿大淋巴结（图 5-19-1）

4．初步诊断：纵隔淋巴结肿大原因待查，纵隔型肺癌？淋巴瘤？结节病？

【术前讨论】

患者老年男性，咳嗽、咳痰半个月，胸部 CT 提示纵隔淋巴结多发肿大，近来食欲欠佳，体重减轻明显。结合病史及影像学表现，首选考虑恶性肿瘤可能性大，纵隔型肺癌或淋巴瘤可能。为明确诊断，考虑行 EBUS-TBNA 穿刺以指导下一步治疗。如穿刺活检无法明确诊断，可进一步行电视纵隔镜或胸腔镜检查。

【手术及术后恢复情况】

入院后第 2 天行 EBUS-TBNA 术。

患者取仰卧位，静脉全麻成功后，首先经喉罩置入荧光支气管镜，气管镜下可见右主支气管外侧壁。中间段支气管及中下叶支气管外压性狭窄，气道黏膜光滑，有少量白色稀薄分泌物，未见异常新生物，荧光下气道黏膜亦未见明显异常。而后经喉罩置入支气管超声内镜，通过超声图像探查纵隔内各站淋巴结。可见气管支气管旁（R4 组）及隆突下（7 组）明显肿大淋巴结，范围超出超声视野。利用多普勒观察肿大淋巴结并与周围大血管相鉴别。经

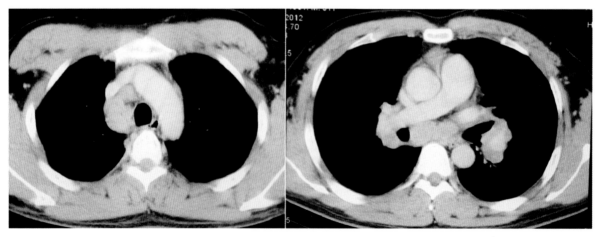

图 5-19-1　病例（一）胸部 CT

示纵隔及双侧肺门多发肿大淋巴结

工作通道置入 EBUS-TBNA 专用穿刺针，在超声图像的实时监视下，经不同部位对气管支气管旁（R4）及隆突下（7 组）进行穿刺活检。标本分别经涂片、固定及染色后送细胞病理学检查；所获得的组织标本经福尔马林固定后送常规病理检查。术中快速细胞病理学检查提示：（R4、7 组淋巴结涂片）可见散在异型细胞，考虑肿瘤细胞。术中诊断：纵隔恶性肿瘤。检查及穿刺活检过程顺利，气道内无明显出血，患者耐受良好，清醒后安返病房。术后恢复顺利。

【最后诊断】

病理诊断：（R4 淋巴结）经支气管穿刺涂片：可见大量深染、异型细胞，细胞胞浆稀少，考虑为肿瘤细胞。（7 组淋巴结）经支气管穿刺涂片：血性背景中可见少量退变的深染、异型、裸核细胞，结合 R4 淋巴结穿刺涂片，考虑为肿瘤细胞。

（R4 组、7 组淋巴结）穿刺组织活检：可见圆形淋巴样细胞浸润，细胞中等大小，个别细胞较大，免疫组化染色结果：CgA（-）、Syn（-）、CD56（-）、TTF-1（-）、CK（-）、p63（-）、CD20（+）、CD3（-）、CD79α（+）、CD10（-）、PAX-5（+）、Bcl-6（+）、MUM1（-）、CD30（-）、CD15（-）、CD68（-）、Ki-67（50%+），结合临床病史，考虑非霍奇金淋巴瘤，B 细胞来源，弥漫大 B 细胞淋巴瘤可能性大。

最后诊断：纵隔弥漫大 B 细胞淋巴瘤。

【病案特点分析】

这是一例 EBUS-TBNA 成功诊断淋巴瘤的案例，患者纵隔多发淋巴结肿大，术前结合病史考虑恶性可能性大，如果行 EBUS-TBNA 能明确诊断，则可避免行纵隔镜或胸腔镜等外科探查。但是 EBUS-TBNA 对于淋巴瘤的诊断价值目前尚有争议，有人认为针吸活检标本量少，不足以诊断，尤其是淋巴瘤的诊断需要大量的免疫组化结果支持，但该患者通过 EBUS-TBNA 术获得了充足的标本，得以明确诊断弥漫大 B 细胞淋巴瘤。

病例（二）

【本案精要】

不明原因纵隔淋巴结肿大伴低热，临床诊断困难，虽经 EBUS-TBNA 及纵隔镜等检查仍未能明确诊断，后行胸腔镜活检确诊霍奇金淋巴瘤。

【临床资料】

1. 病史：患者男性，17 岁，主因"间断低热、发现纵隔淋巴结肿大 1 年余"以"纵隔淋巴结肿大原因待查"收住我科。患者 1 年余前无明显诱因出现间断低热，在午后或傍晚，最高体温为 37.5℃，可自行降至正常，无明显其他伴随症状。外院行胸部 CT 提示右肺门影增大，纵隔淋巴结肿大（图 5-19-2）。2011 年 3 月 24 日于外院行支气管镜、纵隔镜检查，病理回报：上纵隔淋巴结反应性增生。真菌涂片、抗酸染色（-），分枝杆菌培养（-），临床诊断考虑淋巴结结核可能性大，2011 年 4 月 16 日开始抗结核治疗，2011 年 5 月 4 日自行停用抗结核药，病情未见好转。2011 年 5 月 18 日再次行支气管镜检查，支气管毛刷结果：未找到真菌、细菌；支气管吸取物：找真菌、细菌、抗酸染色（-）；穿刺组织：细菌涂片、真菌涂片、抗酸染色（-）；气管旁肿大淋巴结 TBNA 穿刺物：纤维组织中见挤压的淋巴细胞，

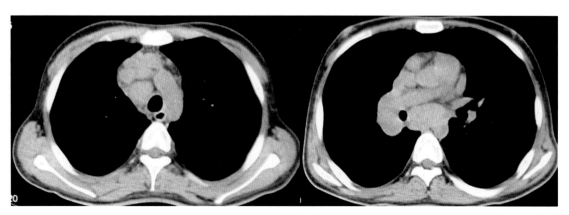

图 5-19-2　病例（二）胸部 CT
右肺门、纵隔淋巴结多发明显肿大淋巴结，观察 1 年无显著变化

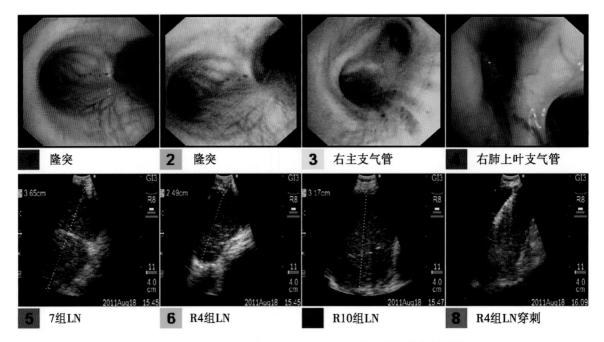

图 5-19-3　EBUS-TBNA 行 R4、7、R10 组淋巴结多点穿刺活检

免疫组化结果：AE1/AE3（-），CD20（+），CD3（+），Ki-67（index 约 20%）。考虑真菌感染可能性不除外，2011 年 5 月 21 日开始抗真菌治疗，但病情无明显缓解，此后仍有间断发热，午后低热为主。2011 年 8 月 18 日于我院行 EBUS-TBNA 手术（图 5-19-3），术后病理考虑结核可能性较大，术后规律行抗结核治疗，未见明显疗效。1 月余前，患者体温较前升高，最高达 39℃，现患者为求进一步诊治，门诊再次以"纵隔淋巴结肿大"收入我科，患者自发病以来，精神、食欲、睡眠尚可，大小便无明显异常，体重 2 年内下降 5kg。

2．体格检查：神清合作，生命体征平稳，全身浅表淋巴结无肿大。胸廓无畸形，胸壁静脉无曲张，胸骨无压痛。肺部呼吸运动度对称，肋间隙正常，语颤对称，无胸膜摩擦感，无皮下捻发感，叩诊清音，呼吸规整，双肺呼吸音清，无干湿啰音。

3．辅助检查：胸部 CT：双肺纹理清晰，肺野未见明确实变浸润影，气管及各叶段支气管开口通畅，纵隔区广泛淋巴结（1R、1L、2R、3R、3P、3A、、4R、7R、10R、11R），右肺门淋巴结肿大，中间段支气管稍受压变窄，增强扫描有轻度强化。肺动脉未见增宽，心脏各房室形态大小未见明显异常，双侧胸膜未见明显增厚。双侧胸腔无积液。所扫范围脾肿大。

4．初步诊断：纵隔淋巴结肿大原因待查。

【术前讨论】

患者青年男性，慢性起病，间断低热、发现纵隔淋巴结肿大 1 年余，胸部 CT 示前上纵隔占位，并纵隔肺门多发淋巴结肿大。患者已行支气管镜、纵隔镜及 EBUS-TBNA 未能明确诊断，拟在全麻下行胸腔镜检查，取病灶组织行病理检查以进一步确诊，指导下一步治疗。

【手术及术后恢复情况】

入院后第 5 天行手术治疗——胸腔镜前纵隔肿物活检术。

全麻成功后，患者取左侧卧位，常规消毒、铺单。选择右侧第 7 肋间腋中线切口进胸腔镜探查。探查见胸腔内无明显粘连或胸腔积液，于右腋前线第 4 肋间、腋后线第 6 肋间分别做小切口，进一步探查胸腔，可见纵隔内（3A、R4、7）和叶间多发肿大质韧淋巴结，大者大小约 4cm×3cm。于 R4、7 和 3A 区分别切取部分淋巴结组织，活检过程中发现淋巴结组织呈黄白色鱼肉样，血液供应较为丰富。切取标本送术中冰冻病理学检查，回报为"淋巴组织增生性改变"。仔细止血，以生理盐水冲洗胸腔，请麻醉师吸痰膨肺，肺复张好，胸腔内再次确认无活动性出血后，于第 7 肋间腋中线留置 28# 胸引流管一根至胸顶水平。清点器械、敷料无误后，关胸，

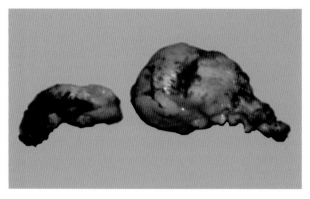

图 5-19-4　手术标本

术毕。手术顺利，术中出血量 50ml，术后待病人清醒后拔除气管插管，安返病房。标本常规送病理检查。

术后恢复顺利，第 8 天出院。

【最后诊断】

病理诊断：（纵隔）纤维组织中可见结节状病变，淋巴细胞、浆细胞及组织细胞背景中可见散在分布的大细胞，大细胞单核或多核，可见核仁，纤维组织分隔，免疫组化染色结果：大细胞：CD30（+），CD15（个别细胞+），CD3（-），CD20（-），背景细胞 CD38、kappa、lambda 部分细胞（+），CK（-），Ki-67（30%+），结合 S284887，符合经典型霍奇金淋巴瘤（结节硬化型）。

最后诊断：纵隔经典型霍奇金淋巴瘤（结节硬化型）。

【病案特点分析】

这是一例典型的纵隔疑难疾病，患者长期低热伴不明原因的纵隔多发淋巴结肿大，虽经气管镜、纵隔淋巴结穿刺以及纵隔镜等检查，仍无法明确诊断，试行抗结核及抗真菌等治疗，亦无明显疗效。最终，经胸腔镜探查，纵隔肿大淋巴结大块组织活检终于明确诊断纵隔淋巴瘤。

【专家点评】

纵隔内解剖结构复杂，组织来源多样，是多种良、恶性病变的好发部位，胸部影像学的发展（如胸部 CT、MRI 等）虽大大提高了纵隔病变的检出率，但难以取代病理检查确定病变的性质，且单纯依靠影像学诊断误诊率较高，尤其是对于纵隔气管周围淋巴系统来源的良、恶性病变，如纵隔淋巴结结核、结节病以及纵隔淋巴结转移癌、恶性淋巴瘤等，由于它们的影像表现有许多类似之处，仅靠影像学临床上往往难以确诊。近年来 PET 在临床中的应用，虽显著提高了影像学鉴别良、恶性肿瘤的准确性，但仍存在一定的假阳性率和假阴性率，尤其是对于低度恶性肿瘤与纵隔淋巴结结核、结节病等慢性肉芽肿性炎症的鉴别难以令人满意。

长期以来，纵隔镜以及胸腔镜等外科活检方法一直是纵隔疾病诊断的"金标准"，但其创伤相对较大，操作相对复杂，需全身麻醉、气管插管、颈部或胸壁切口，存在一定的并发症和死亡率。EBUS-TBNA 作为一种新的胸部微创诊断方法，主要适应证包括：①肺癌纵隔淋巴结分期；②肺内肿瘤的诊断；③不明原因的纵隔和（或）肺门肿大淋巴结以及纵隔肿瘤的诊断。与外科活检技术相比，EBUS-TBNA 更加微创安全，无需全麻气管插管，操作更简便。同时，EBUS-TBNA 的检查范围更广泛，可对双侧肺门肿物或肿大淋巴结进行活检。目前 EBUS-TBNA 在肺癌诊断以及纵隔淋巴结分期中的应用价值在临床上已得到广泛证实，具有很高的敏感性和准确性，但在纵隔气管周围疑难疾病诊断中的应用价值，尤其是纵隔淋巴瘤的诊断价值尚未确定。由于淋巴瘤治疗方案的确定通常需要较大块活检组织以明确病理分型与组织分级，而针吸活检技术所获得的标本量较少，可能无法提供足够的诊断依据。北京大学人民医院胸外科自 2009 年 9 月至 2012 年 10 月先后为 180 例纵隔疑难疾病患者进行 EBUS-TBNA，其中 6 例淋巴瘤患者中，3 例经 EBUS-TBNA 未能明确诊断，分别经纵隔镜或胸腔镜手术活检明确诊断为纵隔淋巴瘤。2010 年 Steinfort 等报道了 EBUS-TBNA 在纵隔淋巴瘤诊断中的应用价值，56% 的淋巴瘤患者针吸活检标本可提供明确的病理诊断和组织分型，能完全满足临床治疗方案的制定，无需进一步接受外科手术活检。因此，Steinfort 等认为，虽然 EBUS-TBNA 在纵隔淋巴瘤诊断中的敏感性要明显低于其在肺癌诊断分期中的作用，但考虑到这一技术的安全性和微创性，可以作为临床可疑淋巴瘤的一线诊断技术，毕竟接近半数的患者因此避免了创伤和风险更大的外科活检。

通过本组病例，我们体会，对于纵隔疑难疾病，EBUS-TBNA 是一种安全有效的诊断和鉴别诊断方法，有效减少了外科活检方法的应用，但由于存在一定的假阴性结果，对于 EBUS-TBNA 诊断的非恶性病变一定要慎重，需进一步接受外科活检确认或密切地临床随诊。

参考文献

[1] Annema JT, van Meerbeeck JP, Rintoul RC, et al. Mediastinoscopy vs endosonography for mediastinal nodal staging of lung cancer: a randomized trial. JAMA, 2010, 304 (20): 2245-2252.

[2] Herth FJ, Eberhardt R, Vilmann P, et al. Realtime endobronchial ultrasound guided transbronchial needle aspiration for sampling mediastinal lymph nodes. Thorax, 2006, 61: 795-798.

[3] Yasufuku K, Chiyo M, Koh E, et al. Endobronchial ultrasound guided transbronchial needle aspiration for staging of lung cancer. Lung Cancer, 2005, 50: 347-354.

[4] Garcia-Olivé I, Valverde Forcada EX, Andreo García F, et al. Linear endobronchial ultrasound as the initial diagnostic tool in patients with indications of mediastinal disease. Arch Bronconeumol, 2009, 45 (6): 266-270.

[5] Fritscher-Ravens A, Davidson BL, Hauber HP, et al. Endoscopic ultrasound, positron emission tomography, and computerized tomography for lung cancer. Am J Respir Crit Care Med, 2003, 168 (11): 1293-1297.

[6] Safwat T, Khattab A, EL Haddad S, et al. Endobronchial ultrasound-directed transbronchial needle aspiration in diagnosis of mediastinal lesions: initial egyptian experience. J Bronchol Intervent Pulmonol, 2009, 16: 18-21.

[7] Anderson T, Lindgren PG, Elvin A. Ultrasound guided tumor biopsy in the anterior mediastinum. An alternative to thoracotomy and mediastinoscopy. Acta Radiol, 1992, 33: 423-426.

[8] Yasufuku K, Chiyo M, Sekine Y, et al. Real-time endobronchial ultrasound-guided transbronchial needle aspiration of mediastinal and hilar lymph nodes. Chest, 2004, 126 (1): 122-128.

[9] Yasufuku K, Nakajima T, Fujiwara T, et al. Role of endobronchial ultrasound-guided transbronchial needle aspiration in the management of lung cancer. Gen Thorac Cardiovasc Surg, 2008, 56: 268-276.

[10] Tremblay A, Stather DR, Maceachern P, et al. A randomized controlled trial of standard vs endobronchial ultrasonography-guided transbronchial needle aspiration in patients with suspected sarcoidosis. Chest, 2009, 136: 340-346.

[11] Steinfort DP, Johnson DF, Connell TG, et al. Endobronchial ultrasound-guided biopsy in the evaluation of intrathoracic lymphadenopathy in suspected tuberculosis: a minimally invasive technique with a high diagnostic yield. J Infect, 2009, 58: 309-311.

[12] Steinfort DP, Conron M, Tsui A, et al. Endobronchial ultrasound-guided transbronchial needle aspiration for the evaluation of suspected lymphoma. J Thorac Oncol, 2010, 5 (6): 804-809.

病案 20　颈部胸腺囊肿

【本案精要】

颈根部囊性肿物，经颈部切口切除，术后病理回报为胸腺囊肿。

【临床资料】

1. 病史：患者女性，48 岁，因"左颈部不适 2 周，发现胸骨后占位 1 周"收住我科。患者 2 周前无明显诱因出现左颈部不适，无发热，无咳嗽、咳痰，无呼吸困难，无午后低热，无盗汗，无心悸，无眼睑下垂，无双下肢水肿。2 天后出现左胸锁关节上区疼痛，伴有左面部肿胀，给予抗炎治疗 2 天后面部肿胀减轻，左颈部及左胸锁关节上区疼痛未见减轻，并伴有胸骨后压迫感。就诊于我院行颈部彩超提示：左侧颈部根囊性包块。为进一步诊治收入

院。既往史、个人史、家族史无特殊。

2. 体格检查：全身浅表淋巴结未及。一般情况可，生命体征平稳，左颈部皮肤发红，非可凹性水肿，皮温不高，颈部未触及肿物及异常肿大淋巴结。双侧甲状腺未触及。胸锁关节上方压痛。胸廓无畸形，胸式呼吸存在，无胸壁静脉曲张，双侧呼吸动度一致，双侧触觉语颤对称，无增强或减弱，未及胸膜摩擦感，双肺叩诊清音，肺下界分别位于锁骨中线第 6 肋间、腋中线第 8 肋间、肩胛下角线第 10 肋间。双肺呼吸音清，未闻及干湿啰音。

3. 辅助检查：颈部彩超：左侧颈根部近胸骨后可见囊性包块，大小约 3.0cm×2.2cm×1.8cm，边界清晰，形态规则，内未见明确血流信号。与左叶甲状腺下极分界尚清晰。颈部 CT（图 5-20-1、图

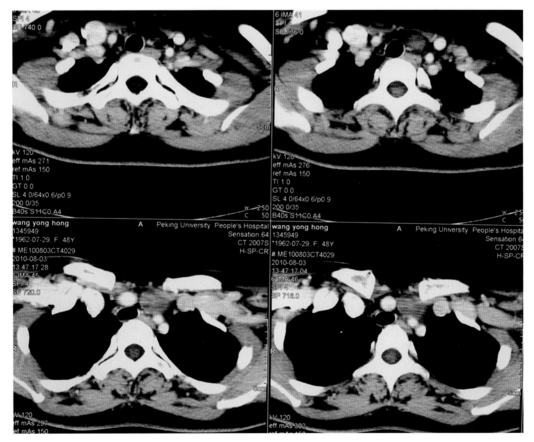

图 5-20-1　颈部 CT

左侧胸锁关节内上方可见一类圆形影，边界清晰，未见明确侵犯相邻血管，增强后未见明确强化

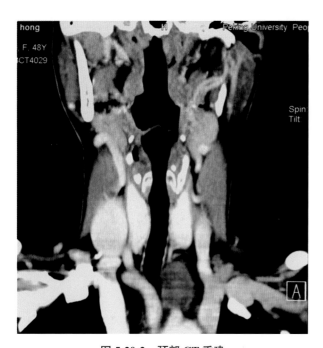

图 5-20-2　颈部 CT 重建

病灶范围自甲状腺左叶下方至主动脉弓上缘

5-20-2）：左侧胸锁关节内上方可见一类圆形影，范围自甲状腺左叶下方至主动脉弓上缘，边界清晰，大小约 1.8cm×2.2cm×3.3cm，未见明确侵犯相邻血管，增强后未见明确强化，CT 值约 26Hu。所扫描范围未见明确肿大淋巴结。印象：左侧胸锁关节内上方良性占位，囊肿可能。

4. 初步诊断：颈根部占位待查：胸腺囊肿？淋巴管囊肿？支气管囊肿？甲状腺肿？

【术前讨论】

患者中年女性，因左颈部不适行颈部彩超及颈部 B 超发现左侧颈根部囊肿。查体甲状腺正常，左侧颈部皮肤色红，非可凹性水肿，颈部彩超及颈部 CT 提示囊肿可能性大，边界清楚，与甲状腺左下极及邻近血管边界清楚。考虑目前患者存在不适症状，病变性质不明，手术指征明确，未见明显手术禁忌，拟于明日全麻下行囊肿切除术。患者病变位置较高，范围自甲状腺左叶下方至主动脉弓上缘，经胸术式不易游离上极，可先行经颈术式，根据术中情况决定是否联合 VATS 探查。向患者及其家属交待病情，告知手术风险及各种手术并发症，签署知情同意书。积极进行术前准备。

【手术及术后恢复情况】

入院后第 3 天行手术治疗——经颈部切口囊肿

切除术。全麻满意后，患者取去枕仰卧位，颈部后伸，常规消毒铺巾。取胸骨切迹上方一横指部位低领状切口，自胸骨上窝至左胸锁乳突肌表面，长度约 5cm。逐层切开皮肤、皮下、颈阔肌，上下略游离皮瓣并悬吊。颈白线纵行切开带状肌群，显露气管左侧壁。探查可及囊性肿物位于气管左侧，延伸至胸骨后。肿物为黄色脂肪样组织包裹，外有完整包膜。沿包膜外游离，结扎脉管样结构，肿物远侧打开包膜，离断脂肪样组织，完整切除囊肿（图 5-20-3）。台下解剖标本，囊肿，约 2cm×4cm 椭圆形（图 5-20-4），细针穿刺吸出乳白色囊液，囊肿薄壁光滑。送冰冻，回报"胸腺囊肿"。冲洗创面，严密止血，逐层缝合。术毕。手术顺利，出血微量。患者拔管后返病房。标本送病理。

【最后诊断】

病理诊断：（胸骨后）囊肿，囊壁被覆纤毛柱状上皮，囊壁周围见少量胸腺组织，符合胸腺囊肿。

最后诊断：颈部胸腺囊肿。

【病案特点分析及专家点评】

胸腺囊肿较为少见，其发病率不到纵隔肿瘤的 2%。多为先天性，系胚胎期胸舌咽管、胸腺导管或腮裂的残余，好发于前纵隔。而发生于颈部的胸腺囊肿十分罕见，据文献报道颈部异位胸腺囊肿仅占胸腺囊肿的 12.5%。颈部异位胸腺囊肿主要临床表现与其他颈部肿瘤相似。起病初期，一般无特殊临床表现，囊肿增大时可出现相应的压迫症状，比如本例患者。有时由于囊液积聚、囊肿增大较快，

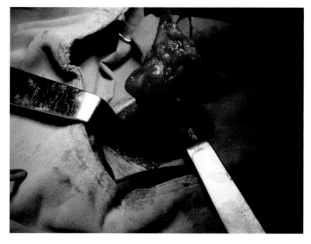

图 5-20-3　术中探查

肿物远侧打开包膜，离断脂肪样组织后，自切口拉起

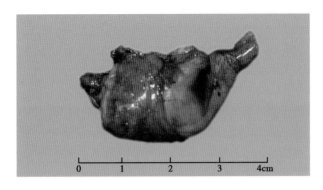

图 5-20-4 术后标本

可引起急性头颈部牵涉性疼痛感。胸腺囊肿需与囊肿性胸腺瘤、畸胎瘤等鉴别，一经发现，应积极治疗。

颈部异位胸腺囊肿的影像学诊断方法主要包括颈部彩超、CT 及 MRI 检查。彩超对颈部异位胸腺囊肿的诊断作用一直有争议。部分学者认为，彩超诊断易导致误诊，但彩超可以发现无典型症状的颈部肿物。因此，彩超可作为术前筛查肿物的一种方法。CT 及 MRI 检查均能很好地明确肿块的囊性特征，并可明确肿块与邻近结构的关系及是否合并胸腺增生。通过典型的临床表现，结合彩超或 CT、MRI 等检查，可以对颈部异位胸腺囊肿做初步诊断。确诊需手术切除肿物送病理学检查。病理报告为颈部肿物囊壁中见到胸腺组织，包括淋巴样组织和胸腺上皮成分以及哈氏小体等。

大多数作者认为，外科切除是确诊及治疗颈部异位胸腺囊肿的选择。对于颈部异位胸腺囊肿的切除范围目前主要有两种观点：一种为肿物切除，即将囊肿完整切除，但保留胸腺组织，此观点认为胸腺囊肿为良性肿物，单纯肿物切除就可以保证足够的切除范围，而且可以保留胸腺功能。另一种为肿物切除 + 胸腺切除，即将颈部胸腺囊肿及胸腺组织一并切除，此观点认为胸腺囊肿可恶变，将胸腺一并切除更加安全。多数学者认为，虽然颈部胸腺囊肿可恶变，只要将肿物完整切除就可治愈。

参考文献

[1] 胡伟伟，赵雪松，张杰武. 颈部异位胸腺囊肿的诊断及治疗研究进展. 黑龙江医学，2011，35（4）：255-258.

[2] Cigliano B，Baltogiannis N，DeMarcoM，et al. Cervical thymic cysts. Pediatr Surg Int，2007，23（12）：1219-1225.

[3] Quint LE. Imaging of anterior mediastinal masses. Cancer Imaging，2007，7：S56-62.

[4] Iyer AP，Sadasivan D，Yadav S，et al. Thymic cyst causing superior vena cava syndrome relieved by mediastinoscopy--a rare presentation. Heart Lung Circ，2008，17（6）：510-512.

[5] Nanguzgambo AB，Pike M，Page RD，et al. Spontaneous infection of a stable mediastinal cystic mass：A case report. Cases J，2008，1（1）：126.

[6] Fujiwara T，Mizobuchi T，Noro M，et al. Rapid enlargement of a mediastinal mass：thymoma hemorrhage into a thymic cyst. Gen Thorac-Cardiovasc Surg，2008，56（9）：472-475.

[7] Lang-Lazdunski L，Pilling J. Videothoracoscopic excision of mediastinal tumors and cysts using the harmonic scalpel. Thorac Cardiovasc Surg，2008，56（5）：278-282.

[8] Gossot D，Izquierdo RR，Girard P，et al. Thoracoscopic resection of bulky intrathoracic benign lesions. Eur J Cardiothorac Surg，2007，32（6）：848-851.

[9] Miller JS，Lemaire SA，Reardon MJ，et al. Intermittent Brachiocephalic vein obstruction secondary to a thymic cyst . Ann Thorac Surg，2000，70：662-663.

病案 21　后纵隔神经源性肿瘤

【本案精要】

后纵隔神经源性肿瘤，沿椎间孔生长，MRI示肿瘤与胸髓硬膜囊分界清楚，行胸腔镜手术成功切除。

【临床资料】

1. 病史：患者女性，39岁，主因"右背部疼痛、麻木3个月"经门诊以"后纵隔肿瘤"收入院。患者3个月前无明显诱因出现右背部疼痛、麻木感，夜间及体位改变时疼痛无加重，不伴四肢麻木、疼痛、无力、多汗，不伴放射痛，无咳嗽、咳痰，无胸闷、气短，无尿急、尿痛，无恶心、呕吐。于当地行CT检查示"后纵隔实性占位，神经源性肿瘤可能性大"。为求进一步诊治以"后纵隔占位"收入我院，自发病以来，患者精神可，睡眠欠佳，饮食如前述，大小便正常，体重较发病前无明显减轻。

2. 体格检查：T：36.4℃，P：82/min，R：18/min，Bp：120/80mmHg。颈软无压痛，胸廓无畸形，胸壁静脉无曲张，胸骨无压痛。肺部呼吸运动度对称，肋间隙正常，语颤对称，无胸膜摩擦感，无皮下捻发感，叩诊清音，呼吸规整，左肺呼吸音清，右肺呼吸音清，左肺无啰音，右肺无啰音。腹软无压痛，肛门及外生殖器未查，脊柱呈生理弯曲，无压痛及叩击痛。

3. 辅助检查：胸部CT示后纵隔第3胸椎右缘可见一大小约31mm×22mm丘状软组织肿物，基底部与第3胸椎椎体右缘无分界（图5-21-2），并通过右椎间孔与椎管内相通，相应椎间孔增宽，椎弓根受压缺损并见硬化，未见明显骨质破坏。考虑为后纵隔实性占位，神经源性肿瘤可能性大。胸椎核磁可见右后纵隔T3、T4椎体右缘一不规则长T1、长T2肿物，最大径约4cm，肿物沿T3右侧椎间孔生长，与胸髓硬膜囊分界清楚（图5-21-3），相应椎间孔增宽。

4. 初步诊断：后纵隔占位，神经源性肿瘤？

【术前讨论】

患者中年女性，慢性病程，主因"右背部疼痛麻木3个月"经门诊以"后纵隔肿瘤"收入院。胸

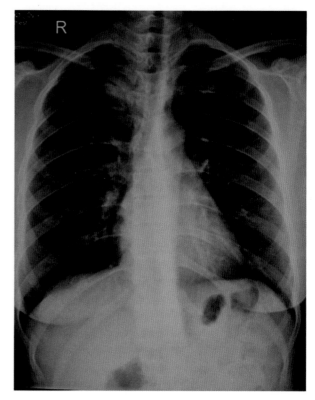

图 5-21-1　胸片

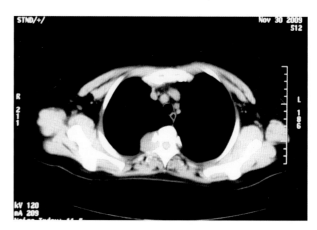

图 5-21-2　胸部 CT
肿瘤向 T3 椎间孔生长

部CT检查示后纵隔第3胸椎右缘实性占位，基部通过右椎间孔与椎管内相通，相应椎间孔增宽。入院后行MRI检查发现肿物沿T3右侧椎间孔生长，与

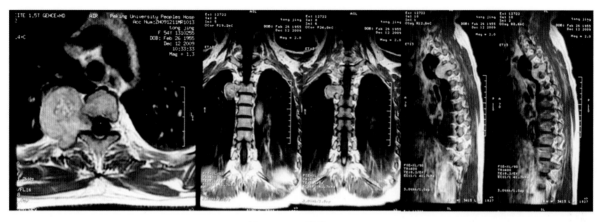

图 5-21-3 胸部 MRI
肿物与胸髓硬膜囊分界清楚

胸髓硬膜囊分界清楚，相应椎间孔增宽。目前考虑后纵隔占位性质不定，需术中鉴别，并行病理检查以明确诊断。有手术指征，且应及早手术。且患者入院后检查未发现明显手术禁忌，因此拟手术治疗。MRI 示右后纵隔占位向椎管内生长，与硬膜囊分界清楚，可全麻下试行胸腔镜下后纵隔探查，如肿瘤分离方便，活动度好，且较柔软，可试行分离。如分离困难，可术中请神经外科会诊，并从背部入路切开椎弓板，进而切除肿瘤。患者术中有大出血风险，并有损伤脊髓、相应脊神经及周围重要器官、组织的风险，应向患者详细交待病情，并交待术中、术后可能出现并发症及术后护理要点，在手术同意书上签字。

【手术及术后恢复情况】

入院后 1 周行手术治疗——VATS 右侧胸腔探查术，右后纵隔肿瘤切除术。全麻满意后，患者取左侧前倾卧位，常规消毒、铺单。右侧第 6 肋间腋前线行胸腔镜切口，右侧第 4 肋间腋中线、肩胛下角线第 6 肋间行操作切口。探查右肺与胸壁少量条索粘连，胸腔内无积液，肿瘤大小约 3cm×4cm，类球形（图 5-21-4），位于第 3 肋间，来源肋间神经，与后胸壁、椎体固定，表面胸膜尚完整光滑。余探查未见异常。环肿瘤打开胸膜，胸壁及后纵隔正常组织内钝锐性交替游离肿瘤，离断肋间神经，自肿瘤侧方掀起肿瘤，注意保护肋间血管，完整牵出椎间孔内瘤体（图 5-21-5）。台下剖开标本（图 5-21-6），色淡黄白色夹杂不均、质脆。无菌生理水冲洗切口及胸腔，严密止血。止血海绵覆盖创面。

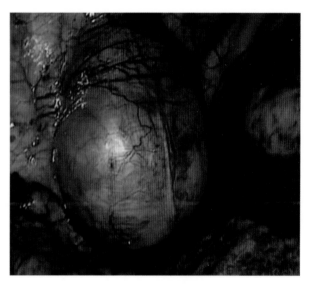

图 5-21-4 手术探查
后纵隔占位外观

腋前线第 6 肋间留置胸引流管 1 根，关胸。手术顺利，患者脱机拔管后返病房。

患者术后恢复顺利，3 天后拔除胸引流管，准予出院。

【最后诊断】

病理诊断：（脊椎右侧）神经鞘瘤（2cm×2cm×0.5cm），伴出血囊性变。免疫组化染色结果：CD68（灶+），Ki-67（个别+），S-100（++），vimentin（+），CK（-）。

最后诊断：后纵隔神经鞘瘤。

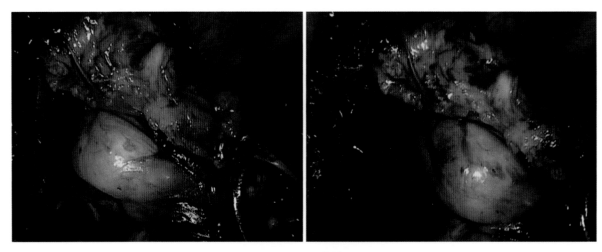

图 5-21-5　手术情况

肿物伸入椎间孔部分完整拔出

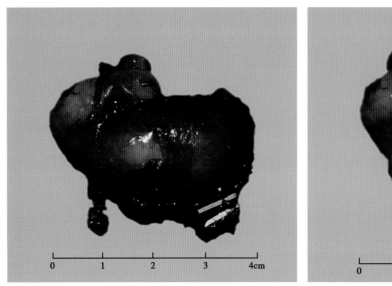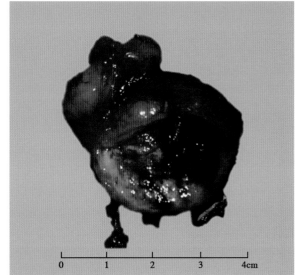

图 5-21-6　切除标本，剖面可见出血囊性变

【病案特点分析】

神经源性肿瘤是胸腔镜手术的最佳适应证之一，但对于向椎间孔生长的肿瘤，尤其是"哑铃型"肿瘤，目前仍认为是胸腔镜手术的禁忌证，需与神经外科配合完成手术。对于向椎间孔生长的后纵隔肿瘤，胸腔镜手术前需行 MRI 除外"哑铃状"肿瘤。本例患者，存在神经根受压症状，胸部 CT 示肿瘤侵入椎间孔生长，进一步行胸部核磁显示，肿瘤位于椎管内部分与胸髓硬脊膜部分有清楚分界。此种情况，可尝试经胸腔镜手术，考虑 T3 椎间孔增宽，肿物形态呈椎状伸入椎间孔，易于拔除，因此，术中充分游离肿瘤胸腔内部分后，小心拔出椎间孔部分。术中观察标本包膜完整，无残留。

【专家点评】

神经源性肿瘤是后纵隔最常见的肿瘤类型。组织学上按肿瘤结构中主要成分所占的比例将其分为神经鞘肿瘤、交感神经肿瘤及副神经节细胞肿瘤。其中，神经鞘肿瘤包括神经鞘瘤和神经纤维瘤两类，起源于神经元周围的施万细胞（Schwann cell），绝大多数为良性，是最常见的纵隔神经源性肿瘤，而神经鞘瘤则是最常见的神经鞘肿瘤。

肉眼观察神经鞘瘤标本可见完整包膜，呈圆形或椭圆形，与外周神经相连，质硬。剖面上呈均匀一致的白色或浅黄色，或伴黏液样或囊性改变。显微镜下常见肿瘤有两个明显不同的形态：一些区域细胞较多，间质少，细胞呈梭形、细长，界限不甚清，排列成束，称为 Antoni A 区（束状型），其细胞核呈长椭圆形，相互紧密排列呈栅栏状或旋涡状，称为 Verocay 小体。另一些区域则主要为间质，细胞稀少，排列呈稀疏网状，称为 Antoni B 区（网状型），伴多发囊性区。此两种镜下形态往往同时存在于同一肿瘤，其间可有过渡形式，但以某一型为主。

神经鞘肿瘤多见于 30 ~ 40 岁的成年人，在男女性分布无明显倾向性。神经鞘瘤发生于胸部时，胸腔内各种神经都可成为受累部位，包括肋间神经、臂丛神经、迷走神经、交感神经等，最常发生于肋间神经，肿瘤多数为良性，常与神经根相连，并可通过椎间孔与椎管内的肿瘤相连，形成"哑铃状"病灶。所有后纵隔肿瘤中约有 10% 的"哑铃状"肿瘤，而神经鞘瘤占其中绝大多数，约 90%。

多数神经鞘瘤的患者无临床症状，由查体发现，呈无痛性缓慢生长。因肿瘤的增大或部位特殊，偶有患者可出现肿瘤压迫症状，如呼吸道受压和食管受压、脊髓压迫等出现胸痛、咳嗽、呼吸困难、咯血、声音嘶哑、霍纳综合征、上肢放射痛、下半身感觉、活动异常等相关表现。

后纵隔神经鞘瘤的术前诊断主要依据胸部影像学检查结果。X 线胸片可发现后纵隔圆形或类圆形团块阴影，密度均匀，边缘光滑，可呈分叶状，典型瘤体仅占据 1 ~ 2 个后肋间隙，但也可见很大的瘤体，有时在阴影内有局灶性钙化或囊性变，可以侵蚀肋骨或椎体。胸部 CT 多表现为密度均匀或不均匀圆形病变，绝大多数瘤体密度稍低于胸壁肌组织，增强 CT 多显示瘤体密度不均，与肿瘤内含有脂类及瘤体退变、出血等有关，约 10% 的瘤体可见点状钙化，胸部 CT 对评估肿瘤部位、性质、肋骨、椎体受侵范围及椎间孔是否扩大有很大价值。但对于胸部 CT 检查不除外病变累及椎间孔者，或有脊髓受压表现者，都需行胸部 MRI 检查以明确椎管内受侵犯程度。肿瘤的 MRI 表现，在 T1 窗呈低、中信号影，T2 窗呈中、高信号影，并且能进一步判断肿瘤与椎间孔、脊髓的关系。

后纵隔神经源性肿瘤因其潜在的对周围重要器官的压迫风险，一经诊断，不论良恶性，应争取早期诊断，早期治疗。外科手术切除能实现肿瘤的诊断分类与治疗，是首选的治疗方法。手术方法包括常规的后外侧切口开胸探查、经胸膜外肿瘤摘除、VATS 肿瘤摘除等。对于直径较小（< 3cm）、无椎间孔受侵的病变，特别是对于胸膜顶常规开胸暴露欠佳的后纵隔神经源性肿瘤，VATS 是很好的治疗选择。对于"哑铃状"肿瘤，椎管内操作有椎管内出血、血肿，导致术后截瘫等严重并发症风险，需充分术前准备，制定周密的手术计划，椎管内部分较小者可试行椎管外仔细游离、完整牵出，对于椎管内病变较大者，必要时请神经外科医生联合上台，打开椎板，完整切除肿瘤。

后纵隔神经鞘瘤为良性病变，手术完整切除预后良好，存活率 100%。

参考文献

[1] Ribet EM, Cardot RG. Neurogenic tumors of the thorax. Ann Thorac Surg, 1994, 58: 1091-1095.

[2] Nakazono T, White CS, Yamasaki F, et al. MRI Findings of Mediastinal Neurogenic Tumors. Am J Roentgenol, 2011, 197: W643-652.

[3] Masafumi Y, Ichiro Y, Seiichi F, et al. Surgical treatment of neurogenic tumors of the chest. Ann Thorac Cardiovasc Surg, 2004, 10: 148-151.

[4] Hazelrigg SR, Boley TM, Krasna MJ, et al. Thoracoscopic resection of posterior neurogenic tumors. Am Surg, 1999; 65: 1129-1133.

[5] Liu HP, Yim AP, Wang J, et al. Thoracoscopic removal of intrathoracic neurogenic tumors: a combined Chinese experience. Ann Surg, 2000, 232: 187-190.

病案 22 恶性副神经节瘤

【本案精要】

恶性副神经节瘤，颈动脉体、双侧后纵隔多发，双侧后纵隔副神经节瘤分期胸腔镜及开胸手术切除。

【临床资料】

1. 病史：患者女性，36 岁，主因"右侧颈动脉体瘤术后 10 年，发现双侧后纵隔占位 2 年"收住我科。患者 2 年前因右侧颈动脉体瘤复发行胸部 CT 时提示：后纵隔多发占位病变，当地医院考虑为神经纤维瘤病，未特殊处理，为进一步治疗入院。既往史：17 年前行右侧乳腺纤维瘤切除术，10 年前行右侧颈动脉体瘤切除术，2 年前因右侧颈动脉体瘤复发行右

侧颈动脉体瘤切除术，2 年前发现左侧颈动脉体瘤，2 年前曾行剖宫产。

2. 体格检查：颈部及双侧锁骨上淋巴结未及肿大。左侧颈动脉搏动增强，左侧可及 2cm×3cm 大小波动肿块，可闻及杂音，气管位置居中。胸廓无畸形，胸壁静脉无曲张，胸骨无压痛。肺部呼吸运动度对称，肋间隙正常，语颤对称，无胸膜摩擦感，无皮下捻发感，叩诊清音，呼吸规整，双肺呼吸音清，双肺未闻及明显干、湿啰音，无胸膜摩擦音。心脏听诊二尖瓣、主动脉瓣可闻及收缩期杂音。

3. 辅助检查：胸部 CT 平扫＋增强（图 5-22-1、图 5-22-2）：双侧后纵隔多发肿物，明显强化，考虑

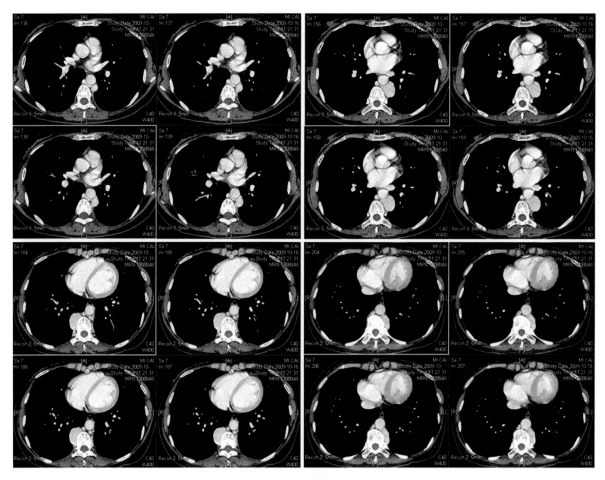

图 5-22-1 胸部 CT

双侧后纵隔多发肿物

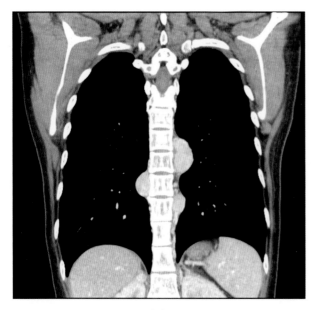

图 5-22-2　胸部 CT 冠状位

副神经节来源肿瘤。

4. 初步诊断：双侧后纵隔多发占位，副神经节瘤？神经纤维瘤病？转移瘤？

左侧颈动脉体瘤。

右侧颈动脉体瘤术后。

【术前讨论】

患者中年女性，主因"右侧颈动脉体瘤术后 10 年，发现双侧后纵隔占位 2 年"收住我科。胸部 CT 可见后纵隔病变，粗大滋养血管。结合患者病史、症状、体征和辅助检查，考虑患者后纵隔副神经节瘤诊断基本成立，其肿瘤为全身多发，且有复发史，临床生物学行为为恶性表现。恶性副神经节瘤以手术治疗为主，患者纵隔内病变为双侧，血液供应丰富，手术难度风险大，考虑可分期手术。其右侧肿瘤瘤体较小，左侧瘤体较大，且可见粗大滋养血管，故可先期行右侧 VATS 探查。左侧肿瘤暂予观察，拟二期手术切除。

【手术及术后恢复情况】

入院后第 4 天行手术治疗——VATS 右侧后纵隔肿瘤切除术。术中探查肿物 2 枚：其一直径 4cm，半球形，质韧偏软，固定于 T9 表面，周围可见大量新生血管，胸膜尚光滑；其二位于奇静脉弓与 T4 肋间静脉汇合处后方，直径 1cm，类圆形。首先切除下胸腔肿瘤。环肿瘤打开胸膜，见肋间动脉及多量异常血管供血，分别以超声刀离断及钛夹夹闭，后胸壁及椎体表面正常组织内钝、锐性交替游离肿瘤

（图 5-22-3）。奇静脉弓旁打开纵隔胸膜，注意保护血管，切除肿瘤。瘤体血液供应丰富，手术难度大。患者术后安返病房，恢复情况良好，于术后第 1 天拔除胸引流管，术后 3 天出院。

1 年后患者复诊，胸部 CT 示左侧肿瘤较前无明显变化，考虑左侧肿瘤可见粗大滋养血管，腔镜辅助难度风险大，遂采取开胸术。全麻满意后，患者取右侧卧位。常规消毒铺巾，左侧第 7 肋间外侧开胸，约 15cm。探查胸腔内无积液，左肺与胸壁及纵隔少量条索粘连。肿瘤位于左后纵隔，共 2 枚。大者直径约 5cm，扁圆形，与降主动脉关系密切，不活动，表面纵隔胸膜呈紫红色，可见多支迂曲滋养小血管经被膜进入瘤体；小者位于大瘤后下方降主动脉与胸壁夹角内，直径约 3cm，形态特点同大肿瘤。两瘤体似相连。余探查未见异常。依原计划切除肿瘤。环周打开纵隔胸膜。滋养血管予结扎。自肋骨内表面完整切除体积较小的肿瘤。同法游离较大的肿瘤，自胸壁游离。降主动脉表面打开动脉外膜，外膜下逐步游离和结扎滋养血管。主要滋养动脉和回流静脉以血管闭合器闭合。完整切除肿瘤。台下剖视标本，肿瘤剖面呈深红色，质韧，似有血窦样结构。蒸馏水冲洗，创面严密止血，止血海绵覆盖。清点器械、辅料无误后，第 8 肋间腋中线留置 28F 引流管 1 根。关胸。手术顺利，因肿瘤血液供应丰富，手术难度大，术中出血 500ml。患者脱机拔管后返病房。标本（图 5-22-5）送病理。

患者术后恢复情况良好，于术后第 4 天拔除胸

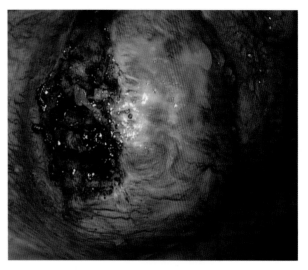

图 5-22-3　VATS 右侧肿瘤切除

术中打开胸膜游离肿瘤

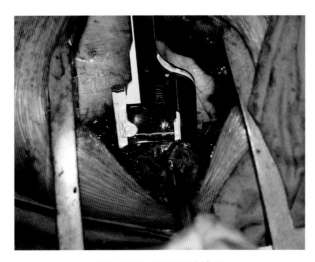

图 5-22-4　左侧开胸情况

直线切割器切断肿瘤滋养血管

引管，术后 7 天出院。

【最后诊断】

病理诊断：（右侧胸腔）副神经节瘤（4cm×2cm），肿瘤边界不清，纤维包膜不完整，肿瘤侵犯周围纤维脂肪及血管结构，结合临床，考虑肿瘤有恶性生物学行为。免疫组化染色结果：Syn（++），CgA（+），S-100（支持细胞+），CK（−）。

（左后纵隔）纤维脂肪组织中可见肿瘤组织弥漫浸润性生长，细胞异型，胞浆丰富，呈巢片状分布，免疫组化染色结果：S-100（+），CD34（+），CK（−），desmin（−），CgA（局灶+），Syn（+），CD56（+），Ki-67（小于 5%+），符合副神经节瘤（2cm×2cm，4cm×3.5cm），局灶可见脉管内癌栓。

最后诊断：恶性副神经节细胞瘤。

【病案特点分析】

副神经节细胞瘤的良恶性判定取决于肿瘤的生物学行为，有复发或转移者，考虑为恶性副神经节瘤。该患者颈动脉体、后纵隔多发副神经节瘤，且颈动脉体瘤术后有复发，呈侵袭性生长，故考虑肿瘤有恶性生物学行为。副神经节瘤治疗以手术切除为主，但瘤体一般血液供应较为丰富，尤其是恶性副神经节瘤。本例患者考虑其肿瘤多发，故先行右侧 VATS 探查，肿瘤切除，明确诊断，二期切除左侧肿瘤。鉴于左侧瘤体较大，且滋养血管粗大，走行于降主动脉与椎体前间隙，一旦出血，胸腔镜下难以控制，故行开胸术式，以直线缝合器切断血管。手术效果满意。

【专家点评】

副神经节瘤是一类非常少见的软组织神经内分泌肿瘤，属 APUD 瘤，起源于神经嵴细胞，能合成、储存和分泌儿茶酚胺，产生多种肽类神经激素及嗜铬蛋白颗粒，是一种生长缓慢、潜在恶性或低度恶性的肿瘤。肿瘤的发生一般与副神经节的分布相当，可分布于头颈部、纵隔、肾上腺、腹膜后等有副神经节聚集的部位。肾上腺髓质是一类特殊的副神经节，故一般将肾上腺髓质发生的肿瘤称为嗜铬细胞瘤，而发生在肾上腺外的副神经节瘤称为肾上腺外副神经节瘤，此时常简称为副神经节瘤。副神经节瘤因起源不同可分为交感神经副神经节瘤和副交感神经副神经节瘤两大类。同样，因病变起源的解剖差异，当病变发生在纵隔时，副交感神经副神经节瘤主要位于前纵隔，如累及主动脉上或主、肺动脉

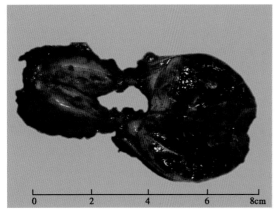
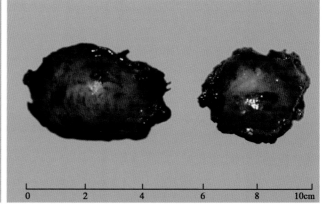

图 5-22-5　大体标本

双侧后纵隔肿物标本，右侧后纵隔肿物已剖开

副神经节、心房及心包上的岛样组织等；而交感神经副神经节瘤则位于后纵隔，起源于主动脉交感神经副神经节。

位于后纵隔的副神经节瘤的发病年龄可从 4 个月到 64 岁不等，平均 29 岁，男女比例约 2：1。其中约有 7%～12% 的患者会发生远处转移，约 20% 呈多发表现。

副神经节瘤一般表现为缓慢生长的无痛性肿块，头颈部病变可因触及肿块进一步就诊检查发现，而纵隔内病变往往因查体发现，其临床表现与肿瘤部位及儿茶酚胺增高水平有关。其中大部分为"非功能性"，偶尔可有功能活性，其神经分泌产物主要为去甲肾上腺素，也可伴有微量的肾上腺素。少数功能性者可由于分泌过度儿茶酚胺产物出现阵发性高血压、心悸、头晕、多汗等典型的嗜铬细胞瘤表现。文献报道，约有 25%～70% 的肾上腺外交感神经副神经节瘤表现为儿茶酚胺分泌过多的症状和体征。即使"无功能"的交感神经副神经节瘤也常在术中或膀胱镜检查等刺激中释放儿茶酚胺。此外，肿瘤的局部压迫作用也是重要的临床表现之一，位于纵隔的副神经节瘤可因肿瘤压迫出现声音嘶哑、吞咽困难、咳嗽、上腔静脉阻塞综合征等表现，后纵隔的肿瘤还可穿过椎间孔生长出现椎管内病变，引起脊髓压迫，出现严重的相关症状。

在影像学表现上，副神经节瘤的典型 CT 表现为单发或多发的圆形、类圆形边界欠清的软组织肿块，以囊实性成分为主，平扫密度不均。肿瘤血液供应丰富，增强扫描可见肿瘤明显强化，或因中心坏死而呈结节样或环形强化，延迟显像实性部分增强无明确减低。MRI 表现为信号不均肿块影，T_1WI 呈等或低信号，T_2WI 以高信号为主。肿瘤内不含脂肪，反相位信号呈不减低的特点，诊断敏感性达 100%。MRI 增强扫描呈明显强化，部分瘤体内可见流空血管影，易于与大血管鉴别。此外，MRI 可行多方位多序列成像，对副神经节瘤准确定位有一定价值。副神经节瘤的其他影像学诊断手段包括 [131] 碘 - 间碘苄胍（[131]I-MIBG）核素显像、[99]Tc[m]-octreotide 显像、PET-CT 等，对肿瘤的定位、定性有较大价值。

与一般肿瘤不同，病理组织学诊断并非是判断副神经节瘤良恶性的诊断标准，即使镜下表现良性的病变亦可出现复发、转移，反之亦然，故目前以淋巴结或远处转移作为恶性副神经节瘤诊断的唯一标准，而淋巴结转移为最可靠的鉴别指标。其他指标如肿瘤大小、周围组织或血管浸润、核分裂象增多等对判断恶性仅有参考价值。

副神经节瘤对化疗不敏感，手术切除是首选治疗，而对于不宜手术的患者，放疗亦可取得较好疗效，并且可作为恶性副神经节瘤的术后补充治疗，降低肿瘤复发概率。因肿瘤血液供应丰富，后纵隔肿瘤有侵犯椎间孔可能，术中需严格控制出血，椎间孔受累者术中需更为谨慎处理。完整切除的恶性副神经节瘤预后较好，而未能完整切除者往往在症状出现后 10 年内死亡。

参考文献

[1] Herrera MF, van Heerden JA, Puga FJ, et al. Mediastinal paraganglioma：a surgical experience. Ann Thorac Surg, 1993, 56：1096-1100.

[2] de Montpréville VT, Mussot S, Gharbi N, et al.Paraganglioma with ganglioneuromatous component located in the posterior mediastinum. Ann Diagn Pathol, 2005, 9：110-114.

[3] Fatureto MC, Santos JP, Marques EG, et al. Nonfunctional middle mediastinal paraganglioma：diagnostic and surgical management. J Bras Pneumol, 2011, 37：700-702.

[4] 史鸿云, 苑兰蕙, 李志刚, 等. 副神经节瘤诊断治疗进展. 实用医学杂志, 2010, 26：711-713.

[5] Matsuda Y, Yatsuyanagi E. Posterior mediastinal paraganglioma. Kyobu Geka, 2010, 63：1155-1159.

[6] Brown ML, Zayas GE, Abel MD, et al. Mediastinal paragangliomas：the mayo clinic experience. Ann Thorac Surg, 2008, 86：946-951.

病案 23　胸腺癌伴杵状指

【本案精要】

患者以多关节疼痛及杵状指为首发症状，行胸部 CT 提示前纵隔占位，VATS 探查肿物与心包关系紧密，肿物侵犯左肺上叶下舌段，无法分离，开胸切除肿瘤，心包补片修补。手术病理示 C 型胸腺瘤（胸腺癌）。

【临床资料】

1. 病史：患者男性，68 岁，主因"体检发现纵隔肿物 1 个月"以"胸腺瘤"收入院。患者 3 个月前无明显诱因出现四肢关节疼痛，以膝关节、肘关节及腕关节为著，活动后稍缓解，伴双下肢水肿，就诊于 301 医院，查胸部 CT 示"左前纵隔肿块，考虑胸腺瘤"，不伴咳嗽、咳痰、痰中带血，不伴胸闷、憋气，无畏寒、发热，无气促、头昏、头痛，无腹痛、恶心、呕吐等，于外院查肿瘤标记物示组织多肽抗原 430U/L，CYFRA21-1 31.56ng/ml，血沉 32mm/h。现为进一步诊治收入我院。患者自发病以来，精神可，饮食、睡眠可，大小便正常，体重无明显变化。既往史：平素身体一般，既往糖尿病病史 4 年，一直口服糖适平治疗，血糖控制可。

2. 体格检查：体温：37℃，脉搏：76 次 / 分，呼吸：18 次 / 分，血压：120/80mmHg。一般状况可，双侧锁骨上淋巴结未触及，杵状指（图 5-23-2），腹壁可见数个蜘蛛痣，心腹未见明显异常。气管位置居中，胸廓无畸形，胸壁静脉无曲张，胸骨无压痛。肺部呼吸运动度对称，肋间隙正常，语颤对称，无胸膜摩擦感，无皮下捻发感，叩诊清音，呼吸规整，左肺呼吸音清，右肺呼吸音清，左肺无啰音，右肺无啰音。

3. 辅助检查：胸部 CT（图 5-23-3）：前上纵隔软组织密度肿块，形态不规则，最大径约 8cm，与血管、心界界限不清，增强相可见明显强化。

4. 初步诊断：前纵隔占位，胸腺瘤？畸胎瘤？淋巴瘤？

【术前讨论】

患者老年男性，四肢关节疼痛 3 个月，体检行胸部 CT 发现纵隔肿物 1 个月。肿瘤标记物示组织多肽抗原 430U/L，CYFRA21-1 31.56ng/ml，血沉 32mm/h。查体可见杵状指，余无特殊。胸部 CT 示"左前纵隔肿块，考虑胸腺瘤"。术前诊断：前纵隔占位，拟在全麻下行 VATS 左侧胸腔探查，前纵隔肿瘤切除术或扩大切除术，或根据具体情况决定术式，中转开胸、横断胸骨、肺部分切除、心包切除等，但患者高龄，前纵隔肿瘤切除术或前纵隔肿瘤扩大切除术创伤大，根据患者目前身体状况，手术风险较大，

图 5-23-1　胸片可见前上纵隔巨大肿物

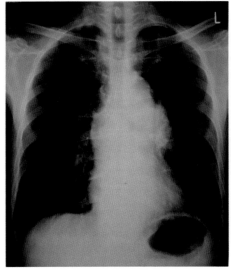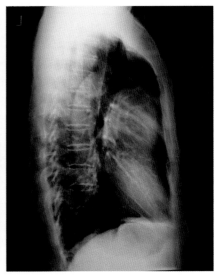

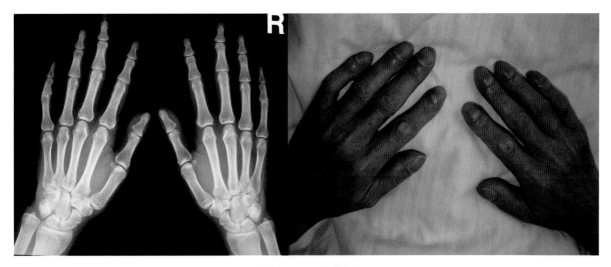

图 5-23-2 杵状指

手术中可能发生的情况已告知病人及家属，患者及家属同意并在手术议定书上签字。

【手术及术后恢复情况】

入院后第 6 天行手术治疗——VATS 中转开胸胸腺瘤切除术。双腔插管全麻成功后，取右侧 30° 后倾侧卧位，常规消毒铺单。分别取左侧第 5 肋间腋中线行探查切口置入胸腔镜，于左侧腋前线第 3 肋间、锁骨中线第 4 肋间行操作切口。术中探查胸腔内少量条索状粘连，未见明显胸腔积液，脏壁层胸膜光滑，肿物位于左侧胸腺下极，大小约 8cm×7cm，肿物与心包关系紧密，肿物侵犯左肺上叶下舌段，无法分离。先以内镜切割缝合器切除部分被肿物侵犯之肺组织，打开纵隔胸膜，以电钩游离部分肿物下极，以电钩及内镜剥离子钝锐性结合游离肿物背侧与心包粘连，游离至心脏右室流出道附近心包处，可见肿瘤组织侵犯至心包内，且与周围结缔组织粘连紧密，侵犯左肺上叶部分肿瘤与肺门血管关系较为密切，全面探查考虑内镜下切除肿瘤风险及难度均极大，故告知家属并征得其同意后中转开胸。连接腋前线及锁骨中线切口，于第 4 肋间开胸，彻底打开肿物周围纵隔胸膜，钝锐性结合彻底游离肿物与肺门血管粘连，楔形切除肿物侵犯之左肺上叶舌段部分肺组织，打开心包，切除以右室流出道为中心范围约 4cm×4cm 左右心包组织（距肿瘤侵犯部位大于 2cm，图 5-23-4A），切断肿瘤与胸腺左下极连接部，完整切除肿瘤。钝性结合锐性游离胸腺，顺序为胸腺左下极、右下极、峡部、左上极和右上极，显露并注意保护左无名静脉，将胸腺组织完整切除。心包缺损处以心包补片填充并与周围心包组织缝合固定（图 5-23-4B）。胸腔内以蒸馏水和生理盐水反复冲洗，严密止血，双肺通气，确认无活动性出血及漏气后放置胸腔引流管 1 根，清点器械、敷料无误，关胸，术毕。手术顺利，术中出血约 700ml，术后病人清醒拔管后安返病房。剖视标本（图 5-23-5）：肿物大小约 8cm×7cm，无明显完整包膜，形状不规则，切面鱼肉状，无明显坏死出血。送检术中冰冻回报：C 型胸腺瘤。

术后常规抗感染、补液治疗，恢复顺利，术后第 5 天拔除胸引管，第 6 天出院。伤口门诊拆线，Ⅰ/甲愈合。

【最后诊断】

病理诊断：（前纵隔）肿瘤组织由成巢片分布的上皮样细胞组成，细胞分化较差，有明显异型性，局灶可见角化不良细胞，肿瘤呈浸润性生长。免疫组化染色结果：CK（++），34βE12（+++），CK5/6（+++），CgA（灶状+），Syn（灶状+），CD117（++），CD5（++），CD56（−），EMA（局灶+），Ki-67（50%+），TdT（−），TTF-1（−）。结合临床及免疫组织化学染色结果，符合胸腺的鳞状细胞癌（也称 C 型胸腺瘤），大小 10cm×9cm×3cm，与肺组织粘连。周围残存胸腺组织，胸腺旁淋巴结未见转移（0/2）。（5 组）淋巴结未见转移瘤（0/1）。

最后诊断：C 型胸腺瘤。

【病案特点分析】

患者为老年男性，以多关节疼痛及杵状指为首发症状，有典型杵状指，胸部 CT 示肿块形态

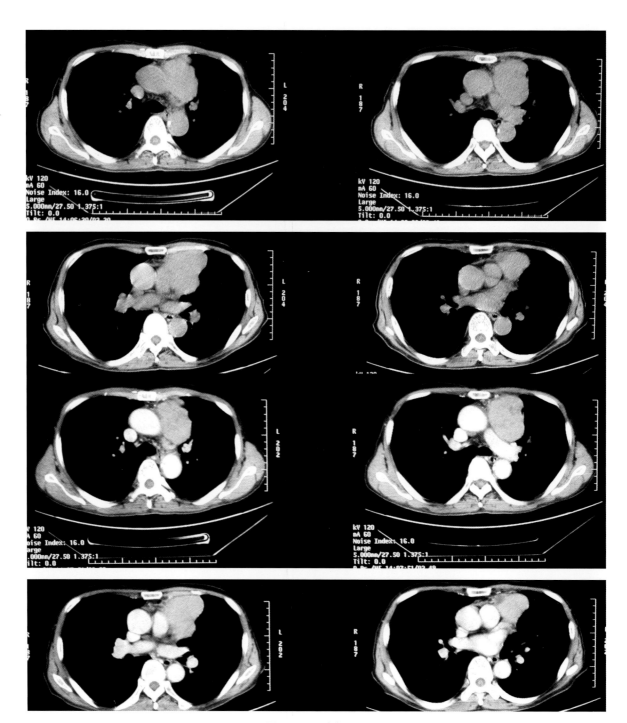

图 5-23-3　胸部 CT

前上纵隔软组织密度肿块，与血管、心包界限不清

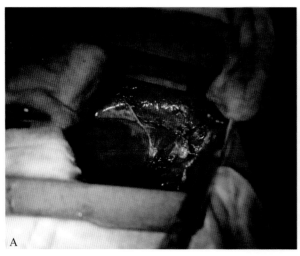
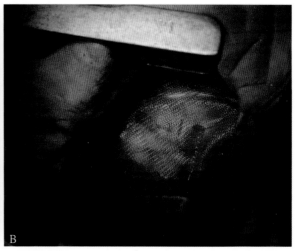

图 5-23-4　手术情况

A. 切除右室流出道心包；B. 补片修补

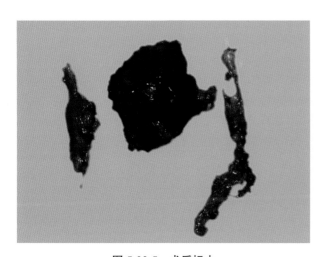

图 5-23-5　术后标本

不规则，最大径约 8cm，与血管、心包界限不清。VATS 探查发现肿物位于左侧胸腺下极，大小约 8cm×7cm，肿物与心包关系紧密，肿物侵犯左肺上叶下舌段，无法分离。遂行中转开胸胸腺肿瘤扩大切除术，一并切除受侵肺组织、心包，并行心包修补术。手术效果满意。

【专家点评】

　　胸腺癌是胸腺上皮细胞发生、具有其他癌组织细胞学特征的肿瘤。按 2004 年修订的胸腺瘤 WHO 分型，胸腺癌属于 C 型胸腺瘤，按不同的组织分化类型又有各自不同的命名，如最常见的胸腺鳞癌、胸腺淋巴上皮癌等。目前，胸腺瘤的分型复杂且使用欠规范，在临床上，胸腺癌与恶性胸腺瘤在定义上容易混淆，后者在临床上有周围组织侵犯甚至转移等恶性表现，但其肿瘤细胞呈良性肿瘤的特征；而胸腺癌的瘤细胞具有细胞核异型性、核分裂象明显等典型恶性肿瘤特征。

　　胸腺癌在临床上常表现为发展迅速、易侵及周围组织、早期出现远处转移的高度恶性肿瘤。临床多表现为周围组织侵犯的相关症状，如胸痛、憋喘、呼吸困难、上腔静脉梗阻综合征等，晚期病例可有低热、盗汗、消瘦、乏力等全身症状。与胸腺瘤相比，胸腺癌所致的胸腺伴随综合征较少，如重症肌无力、纯红细胞再生障碍性贫血、系统性红斑狼疮等，但当出现恶性肿瘤相关的系统性表现，如肥大性骨关节病（最常见为杵状指）等时，纵隔内病变需重点除外胸腺癌或纵隔型肺癌等恶性肿瘤。

　　放射学检查是胸腺癌术前诊断的最重要手段。胸部 X 线片表现为上纵隔增宽，侧位片可见前纵隔的占位影像。胸部 CT 扫描常表现为前纵隔内弥漫性生长、界限不清、与周围血管间隙消失的占位影像，可伴发胸腔积液、心包积液、肺内转移结节、胸膜腔内或胸壁种植转移表现，但部分分化较好的胸腺癌影像学上可表现为界限清楚等良性肿瘤征象，临床决策时需谨慎考虑。胸部 MRI 在鉴别肿瘤与周围组织关系及侵犯程度上几乎等同于 CT，临床应用较少。

　　手术切除的胸腺癌标本常缺乏完整的纤维包膜或瘤内分隔，剖面呈沙粒样，质脆，色灰白，常见坏死及出血灶。镜下表现各种病理类型的胸腺癌难以与其他部位的转移癌鉴别，故在伴其他部位恶性肿瘤病史者，特别是肺癌史者需谨慎判断，免疫组化检查染色中 CD5 及细胞角蛋白 7 阳性，有助于胸腺来源恶性肿瘤的诊断。

对于局部浸润广泛或全身广泛转移的患者，手术仅有活检价值，可通过经胸壁穿刺等相关手段替代，不建议手术探查，需明确诊断后尽早放化疗。对于局部有侵犯但术前判断尚可手术切除的患者，应积极手术治疗，但手术难度大，很难完整切除，治疗性切除率仅为 35%，且术后需辅助放疗和化疗。

胸腺癌的预后很差，5 生存率仅为 30% ~ 35%。预后相关因素包括分期、分化程度、组织学类型等，分化好的鳞癌、黏液表皮癌、基底细胞癌预后相对较好。

参考文献

[1] Kim SJ，Seo JH，Choi CW，et al. Unusual presentation of thymic carcinoma：hypertrophic osteoarthropathy. Korean J Intern Med，2003，18：125-128.

[2] Wick MR，Weiland LH，Scheithauer，et al. Primary thymic carcinoma. Am J Surg Pathol，1982，6：613-630.

[3] Lee JD，Choe KO，Kim SJ，et al. CT findings in thymic carcinoma. J Comput Assist Tomogr，1991，15：429-433.

[4] 张志庸，陈涛，崔玉尚，等. 胸腺癌的外科治疗与预后. 中国胸心血管外科临床杂志，2005，12：377-380.

[5] Christie B 3rd，Moremen JR. Thymic carcinoma：incidence，classification and treatment strategies of a rare tumor. Am Surg，2012，78：E335-337.

[6] Ilhan I，Kutluk T，Göğüş S，et al. Hypertrophic pulmonary osteoarthropathy in a child with thymic carcinoma：an unusual presentation in childhood. Med Pediatr Oncol，1994，23：140-143.

病案 24 纵隔支气管囊肿伴急性气道梗阻

【本案精要】

纵隔支气管囊肿伴感染，出现急性气道梗阻症状，急诊手术完整切除后气道梗阻，症状明显缓解。

【临床资料】

1. 病史：患者男性，59岁，主因"咳嗽、咳痰2周，声嘶、呼吸并吞咽困难1天"收入院。2周前患者无诱因出现咳嗽，咳大量黄白色黏痰，易咳出，无腥臭味及其他异味，无畏寒、发热，无胸痛，无咯血，未诊治。入院前1天出现右侧胸痛，咳嗽、深呼吸时疼痛加重，端坐呼吸，不能平卧，声音嘶哑，吞咽困难，低热，体温最高37.2℃，于门诊查血常规 WBC：24.18×10⁹/L，N：89.1%，胸片示双肺纹理增多，右上纵隔增宽，向肺野内呈弧形突出，考虑为"肺炎，右上纵隔增宽"，为进一步诊治收入院。患者发病以来，精神、食欲差，睡眠欠佳，大小便正常，体重无明显变化。

2. 体格检查：T：36.8℃，P：78次/分，R：18次/分，Bp：135/80mmHg。神清，精神差，口唇无紫绀，浅表淋巴结未及肿大。双肺呼吸音粗，双肺未闻及湿性啰音。心率78次/分，律齐，各瓣膜区未闻及病理性杂音。腹软，无压痛，肝脾未及。双下肢无水肿。

3. 辅助检查：血常规（2009年12月9日海淀医院）：WBC：24.18×10⁹/L，N：89.1%，L：5.5%，RBC：4.74×10¹²/L，Hb：144g/L，PLT：378×10⁹/L；胸片（2009年10月27日海淀医院）：双肺纹理增多，右上纵隔增宽，向肺野内呈弧形突出。

胸部 CT（2009年12月09日海淀医院图5-24-1）：气管偏左，气管、支气管及其分支开口均通畅；右上纵隔可见大小约6.6cm×5.6cm的占位性病变，其内可见类圆形低密度影，边界尚清，大小约5.4cm×4.4cm。CT值约10.9Hu，气管明显受压移位，管腔缩小。上纵隔多发小淋巴结影。

4. 初步诊断：右上纵隔占位性质待查，急性气道梗阻。

【术前讨论】

患者主要表现为咳嗽、咳痰，痰量较大，为黄

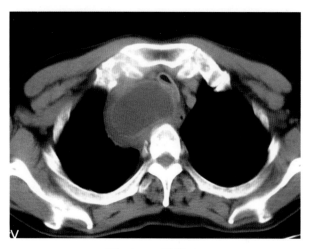

图 5-24-1 胸部 CT

右上纵隔气管右侧大小约6.6cm×5.6cm的占位性病变，其内可见类圆形低密度影，边界尚清，大小约5.4cm×4.4cm。CT值约10.9Hu，气管明显受压移位，管腔缩小

色白黏痰，有低热，血白细胞高，以中性粒细胞升高为主，考虑存在感染。伴有胸背部疼痛、吞咽困难、呼吸困难及声音嘶哑症状。胸片示右上纵隔增宽，胸部CT提示右上纵隔巨大囊性占位，边界清，内部密度较低且均匀，压迫气管致管腔狭窄，术前考虑良性可能性大，不除外囊肿感染或脓肿可能。

鉴别诊断：①支气管囊肿；②食管囊肿；③纵隔脓肿；④纵隔淋巴结结核；⑤淋巴瘤；⑥纵隔型肺癌；⑦胸腺瘤；⑧胸骨后甲状腺肿。

【手术及术后恢复情况】

肿物较大，虽伴有感染，但存在端坐呼吸等急性气道梗阻症状，遂考虑行急诊手术切除病灶，一为解除急性气道梗阻症状，二为明确诊断。

手术过程：全身麻醉、气管插管，患者取左侧卧位，常规消毒、铺巾，于第4肋间取右前外侧切口，探查见胸腔内少量膜状粘连，予松解，探查纵隔见上中纵隔约5cm×4cm肿物，表面胸膜充血、水肿，伴少量脓性分泌物（图5-24-2），位于上腔静脉后方并将上腔静脉向前挤压，打开纵隔胸膜及较厚纤维素形成的假被膜组织达肿瘤，病变呈囊性，与气管右侧壁、后壁及食管右侧壁粘连紧密，予仔细

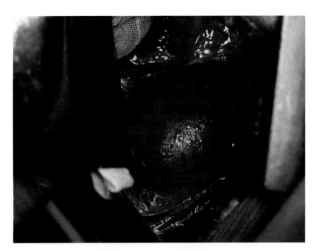

图 5-24-2　术中所见

囊肿外观，表面可见少许脓性分泌物

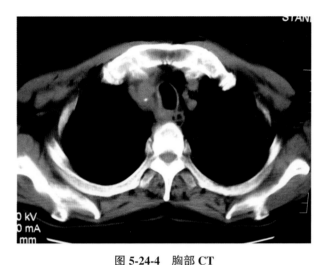

图 5-24-4　胸部 CT

术后第 10 天复查胸部 CT 示纵隔未见明显异常，气管无明显受压

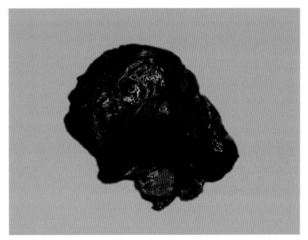

图 5-24-3　大体标本

手术切除之右上纵隔肿物，包膜完整

分离，打开囊肿，吸除囊液后探查囊肿后壁，未与气管或食管相通，为完整囊肿壁。遂于囊肿外将其自气管右侧壁切除，探查与之粘连的气管及食管壁完整，未见破损（图 5-24-3）。术中冰冻病理考虑为支气管源性囊肿。冲洗胸腔，严密止血后关胸。

术后予美洛培南 + 奥硝唑抗炎治疗，无发热，但咳嗽、咳痰无力，予加强雾化、坚持拍背咳痰。术后第 10 天复查胸部 CT（图 5-24-4），纵隔未见明显异常，气管无明显受压，右肺复张满意。术后第 12 天拔除胸引流管，咳嗽、咳痰及呼吸困难症状逐渐缓解，术后第 18 天出院。

【最后诊断】

病理诊断：送检囊壁为纤维囊壁，局灶可见内衬呼吸道上皮，可见急、慢性炎性细胞浸润并见纤维素渗出，囊壁内小结节可见支气管上皮，上皮周围围绕淋巴单核细胞，考虑符合前肠囊肿。

最后诊断：纵隔支气管囊肿伴感染。

【病案特点分析】

支气管囊肿是呼吸系统在胚胎发育时期原始腹侧前肠发育异常所致。常常发生在气管、食管周围，男性略多于女性，右侧偏多，大部分发生在纵隔内，小部分发生在肺内，极个别可发生在胸部以外的部位如颈部、脑部、硬脊膜、腹腔等。本例发生在纵隔内，位于上纵隔气管旁，与气管、食管紧密粘连，并产生压迫症状，出现吞咽困难、呼吸困难症状，造成急性气道梗阻。本例的特点在于纵隔支气管囊肿伴感染，原则上应抗炎 2 周后再行手术，但本例存在急性气道梗阻症状，呈端坐呼吸，遂行急诊手术，旨在切除病变，解除气道梗阻，缓解呼吸困难。

【专家点评】

支气管囊肿是一种先天性疾病，由于胚胎发育时期气管支气管树或肺芽发育异常所致。这种异常是由气管支气管树的某一部分向腔外膨出所致，其组织学结构与正常支气管相通，由于其内皮不断分泌黏液，逐渐形成含液囊肿，随着继续发育，可以失去与支气管树的联通。支气管囊肿可发生在纵隔和肺内的任何部位，多见于纵隔，尤以气管分叉附近前后位多见，个别可发生在胸膜或膈肌等部位，故有人将其分为纵隔型、肺内型和异位型三类。

本病临床症状没有特异性。支气管囊肿部分无临床症状，但大部分患者最终有不同程度的症状。当囊肿位于纵隔时，可表现为胸痛、胸闷；当气管、食管或血管受压时，则表现为呼吸困难、咳嗽、吞咽梗阻、大血管受压综合征等；当囊肿位于肺内时，常因囊腔内感染或囊肿周围炎性反应而出现发热、咳嗽、咳脓痰、胸痛甚至咯血。

纵隔型支气管囊肿在影像学上多表现为由纵隔突向肺野的球形、半球形或椭圆形阴影，边缘光滑，密度均匀。囊肿可有分叶及钙化。囊肿合并感染边界不清。通常 CT 值变化较大，0～100Hu，可能与囊内液体成分相关，典型者 CT 值为 0～20Hu，多为浆液性囊肿；而黏液性囊肿蛋白质含量高或合并感染，CT 值则增高至 30～40Hu 或更高；若合并囊内出血，CT 值可达 70～80Hu；极少数囊肿内容物含钙或含有草酸钙结晶，其 CT 值可很高，甚至达 100Hu 以上。增强扫描部分囊壁轻度强化而内含液不强化，有助于与实体性肿瘤相鉴别。单纯以 CT 值判断病灶是囊肿还是实质性不可靠，MRI 检查有助于判别囊性与实性。

纵隔支气管囊肿发病率低，症状不典型，影像学检查无特征性表现，与其他纵隔肿瘤不易鉴别，故常误诊为畸胎瘤、淋巴管囊肿、神经源性肿瘤、胸腺瘤、食管平滑肌瘤、心包囊肿、纵隔肿大淋巴结、胸内甲状腺等。确切诊断仍需手术后病理诊断。因此认为，无论囊肿大小、有无症状，均应施行手术治疗。

手术是治疗支气管囊肿的唯一有效方法，一旦明确诊断应尽早手术，不受年龄限制。但手术需注意：①没有绝对的手术禁忌证。②囊肿摘除时囊壁必须完全彻底切除，若遇明确的蒂或疑似蒂样条索状物时，要尽可能紧邻气管支气管牢固结扎，避免术后复发。③对于合并感染者，宜在炎性反应控制 2 周后再行手术。但对于部分因感染囊肿迅速增大而导致的急性气道压迫者，需急诊手术切除病变，解除梗阻。④对于囊肿巨大者，为避免损伤邻近组织，可先将囊肿切开，吸尽内容物后再完整切除囊壁。⑤对于囊肿破溃形成脓胸者，先行胸腔闭式引流，待病情稳定，3～6 个月后行囊壁切除或包括肺胸膜切除。⑥若术中发现囊腔内有液体，均应行培养加药敏，以利术后抗菌药物的选择。

参考文献

[1] McAdams HP，Kirejczyk WM，Rosado-de-Christenson ML，et al. Bronchogenic cyst：image features with clinical and histopathologic correlation. Radiology，2000，217（2）：441-446.

[2] Kim JH，Goo JM，Lee HJ，et al. Cystic tumors in the anterior mediastinum Radiologic-pathological correlation. J Comput Assist Tomogr，2003，27（5）：714-723.

[3] Ingu A，Watanabe A，Ichimiya Y，er al. Retroperitoneal bronchogenic cyst：a case report. Chest，2002，121（4）：1357-1359.

[4] 张良泽，张德超，张汝刚，等. 支气管囊肿的外科治疗. 中国临床医生，2002，30（8）：33-34.

病案 25　纵隔异位嗜铬细胞瘤

【本案精要】

纵隔嗜铬细胞瘤，临床罕见，术前难以明确病理诊断，术中患者血压剧烈波动以及心律失常使该手术风险极大。本案经术前充分准备后行电视胸腔镜手术明确诊断并完整切除病灶，术中患者病情平稳，手术效果满意，预后良好。

【临床资料】

1. 病史：患者女性，25 岁，主因"体检发现血压升高 5 个月"入院。患者 5 个月前体检查血压 150/120mmHg，于当地医院行降压治疗效果欠佳，查双侧肾上腺未见异常，动态血压监测全天血压平均 152/91mmHg。2 个月前患者就诊于北京大学人民医院高血压科，查胸片提示：右侧心膈角处半圆形高密度影。24 小时动态血压监测提示全天血压间断轻、中度升高，有晨起高血压现象，血压最高达 200/130mmHg，间断出现晨起头晕不适，偶有乏力。查胸部增强 CT 见后下纵隔脊柱旁一椭圆形新生物，I^{131}-MIBG 检查提示肿物摄取 MIBG，多次查血去甲肾上腺素明显高于正常值，给予高特灵口服降压治疗，为进一步诊治由门诊以"纵隔占位"收入我科。患者自发病以来神清，精神可，睡眠饮食可，大小便正常，体重近 3 个月增加约 6kg。

2. 体格检查：入院查体未见明显异常；血压 130/80mmHg。

3. 辅助检查：入院后完善各项辅助检查，血、尿、便常规正常。肝、肾功能及各项生化检查正常。血儿茶酚胺水平：去甲肾上腺素 1451.465 pg/ml，肾上腺素 76.973pg/ml，多巴胺 2.537 pg/ml。心电图：窦性心律，大致正常。正侧位胸片：右侧心膈角处可见半圆形高密度影（图 5-25-1）。胸部增强 CT（图 5-25-2）：后下纵隔脊柱旁见一椭圆形新生物，大小约 3cm×4cm，边界尚清，无明显分叶，其内可见不均匀强化。MIBG 显像：9、10 椎体右侧肿物摄取 MIBG。肾上腺增强 CT：T9、T10 椎体右侧占位，大小约 2.4cm×3.4cm，其内密度不均匀，边界清楚，周围骨质未见破坏，增强后不均匀强化。肺功能：通气及弥散功能大致正常。

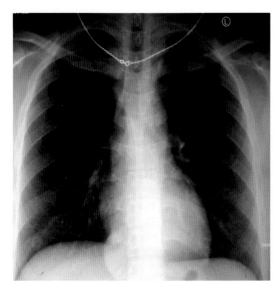

图 5-25-1　胸部 X 线片
右侧心膈角处可见半圆形高密度影

4. 初步诊断：后纵隔占位，嗜铬细胞瘤？

【术前讨论】

患者青年女性，体检发现血压升高 5 个月，间断出现晨起头晕不适，偶有乏力，24 小时动态血压监测提示全天血压间断轻、中度升高，有晨起高血压现象，血压最高达 200/130mmHg；血儿茶酚胺水平中度升高，胸部增强 CT 见右后下纵隔脊柱旁椭圆形新生物，大小约 3cm×4cm，边界尚清，无明显分叶，可见不均匀强化。入院查体及各项辅助检查无明显异常。综合上述临床资料，该患者术前诊断首先考虑后纵隔占位，纵隔副神经节来源的异位嗜铬细胞瘤可能性大。患者全天血压中重度升高，为明确诊断，切除病灶，缓解症状，该患者手术指征明确，术前各项检查无明确手术禁忌。

手术方式拟行经右胸电视胸腔镜探查，纵隔肿物切除。由于异位嗜铬细胞瘤术中对肿瘤组织的挤压等操作可能导致大量儿茶酚胺释放入血，导致术中恶性高血压及顽固性心律失常，以及术后儿茶酚胺水平骤降导致低血压。为减低术中严重高血压，患者术前已口服 2 周高特灵（α 受体阻滞剂）行降血压治疗，并于术前 3 天行扩容治疗，以保障术中容

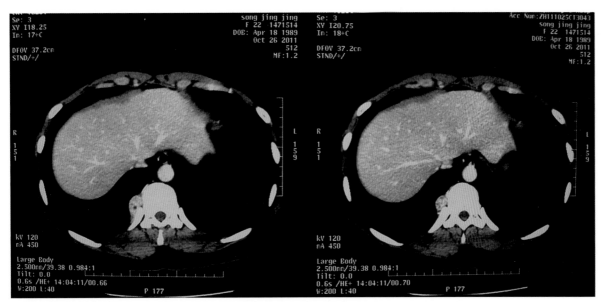

图 5-25-2 胸部增强 CT
右后下纵隔脊柱旁见一椭圆形新生物，大小约 3cm×4cm，边界尚清，无明显分叶，其内可见不均匀强化

量稳定。术前与麻醉科及 ICU 沟通制定了详细的术中及术后紧急情况处理预案，术中避免对肿瘤组织挤压，如术中发现镜下操作困难，如病变与周围组织致密粘连、出血等，应及时中转开胸。

【手术及术后恢复情况】

完善术前准备后，于全麻下行电视胸腔镜经右胸探查，右后下纵隔肿瘤切除术。

全麻成功后，患者取左侧卧位，常规消毒、铺单。分别于右侧腋后线第 8 肋间行套管切口置入胸腔镜，于第 5 肋间腋中线及第 7 肋间肩胛下角线行操作套管切口。术中探查胸腔内无明显粘连积液，脏壁层胸膜光滑，病变位于右后下纵隔脊柱旁，大小约 3cm×4cm，质韧，包膜完整，表面可见较多滋养血管，边界尚清楚。以电钩及吸引器钝锐性结合仔细分离肿物与周围组织粘连，以内镜钛夹夹闭并离断滋养血管，完整切除纵隔肿物（图 5-25-3）。以无菌生理盐水冲洗胸腔，严密止血，确定无活动性出血，于右侧第 7 肋间腋中线留置 28 号胸腔引流管 1 根，清点器械、敷料无误后，关胸，术毕。手术顺利，术中少量出血，患者术中血压稳定，术后待病人清醒后拔除气管插管，安返病房。

术后常规给予补液、抗炎等治疗，监测血压，患者术后血压正常、稳定，停用降压药，恢复过程顺利，术后第 4 天拔除胸腔引流管，第 5 天出院，第 9 天门诊拆线，伤口 I / 甲愈合。术后定期复查并

随访，无复发。

【最后诊断】

病理诊断：纵隔嗜铬细胞瘤，3cm×3cm，免疫组化 CK（+），S-100（肿瘤细胞巢周 ++），CD56（++），CgA（+），Syn（++），CD31（血管 +），C34（血管 +），Ki-67（+，< 5%）。

最后诊断：纵隔嗜铬细胞瘤。

【病案特点分析】

纵隔嗜铬细胞瘤是一种罕见的异位嗜铬细胞瘤，在所有纵隔肿瘤中不足 1%，在所有嗜铬细胞瘤中不足 2%，多发生在椎旁沟，源于主动脉与交感神经链之间或迷走神经内的副神经节，常有包膜，很少发生在中纵隔。主要临床表现为患者血压剧烈波动，手术是治疗该病的唯一有效方法，但术中患者血压剧烈波动以及心律失常使该手术风险极大，术前需将患者血压控制在稳定的正常偏低水平，术前充分扩容以保证血压为基本条件，麻醉平稳诱导，术中精确使用血管活性药物，手术操作仔细，避免对肿瘤组织的过分挤压，与麻醉师充分配合，术中根据患者血压情况酌情使用硝普钠和多巴胺，避免血压剧烈波动，此外术中还应注意对与肿瘤组织相邻的交感神经的保护，术后一旦患者出现顽固性低血压，应于 ICU 支持治疗至患者血压水平稳定。就该患者而言，通过胸腔镜手术切除病变，不仅能明确诊断、缓解症状，而且创伤小，恢复快，应是诊断治疗的最佳选择。纵隔

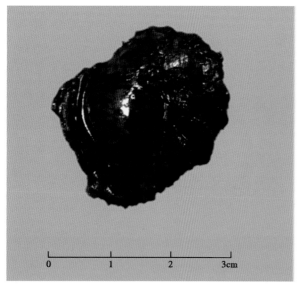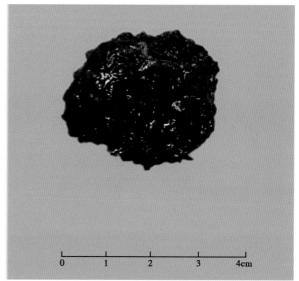

图 5-25-3 大体标本
纵隔肿物，大小约 3cm×4cm，实性，包膜完整，质韧，背面可见较多滋养血管

嗜铬细胞瘤手术效果及预后较好，术后血压稳定者无需进一步治疗干预，但少数病人有复发可能，应长期随诊。

【专家点评】

嗜铬细胞瘤约 90% 发生在肾上腺髓质，仅约 2% 位于胸部。纵隔嗜铬细胞瘤不常见，也被称为肾上腺外嗜铬细胞瘤、功能性副神经节瘤。纵隔嗜铬细胞瘤通常在椎旁沟沿交感神经链生长，约占全身嗜铬细胞瘤的 1%。

生物活性肿瘤产生去甲肾上腺素、肾上腺素或两者均有，以上物质的代谢产物主要以 VMA（香草扁桃酸）的形式从尿中排出，正常时 24 小时排出的 VMA 在 2～9mg，高出此水平提示嗜铬细胞瘤。尿及血中的儿茶酚胺水平也用于诊断该病，正常 24 小时尿中的儿茶酚胺为肾上腺素 50μg，去甲肾上腺素 150μg。90% 的病人高出此水平。有人报告功能性嗜铬细胞瘤可分泌多种肽类激素，虽然少见，但可引起以下综合征：库欣综合征、红细胞增多症、高钙血症及分泌性腹泻等。

患者可有或无典型的嗜铬细胞瘤症状，包括不同程度的高血压、高代谢及糖尿病。高血压可为突发性或持续性，任何高血压患者有椎旁包块，都要警惕纵隔嗜铬细胞瘤。MRI 可见纵隔嗜铬细胞瘤密度不匀，伴流空表现，此为丰富及快速的血流所致。这一特征也见于纵隔淋巴样错构瘤（Castleman 病）和甲状腺肿。当怀疑纵隔嗜铬细胞瘤时，必须做生化检查。儿茶酚胺水平升高，对即使无症状的患者，也可确诊为有生物活性的嗜铬细胞瘤。

纵隔嗜铬细胞瘤的危险性与其他部位类似的手术相同，如果发现肿瘤位于心肌内，可体外循环下切除。偶见嗜铬细胞瘤位于心房壁内或主肺动脉窗中，常用检查很难定位。手术切除后，良性嗜铬细胞瘤预后好，恶性嗜铬细胞瘤预后差。

参考文献

[1] Ayala-Ramirez M, Lei Feng, Johnson MM, et al. Clinical risk factors for malignancy and overall survival in patients with pheochromocytomas and sympathetic paragangliomas: primary tumor size and primary tumor location as prognostic indicators. J Clin Endocrinol Metab, March 2011, 96（3）: 717-725.

[2] Alker T, Bail DH, Schchmid E, et al. Challenging the advanced: cardic surgey without awareness of a pheochromocytoma. Thorac Cardiovasc Surg, 2006, 54（7）: 498.

[3] Conlin RP, Faquin WC. A 19-year-old man with bouts of hypertension and severe headaches. N Engl J Med, 2001, 344: 1314-1320.

[4] Francis IR, Korobkin M. Pheochromocytoma. Radiol Clin North Am, 1996, 34: 1101-1112.

病案 26　前纵隔非典型类癌

【本案精要】

术前诊断前纵隔占位性质待查，行电视胸腔镜辅助右胸探查，中转开胸前纵隔肿瘤切除＋右肺中下叶楔形切除术，术后病理提示前纵隔非典型类癌。

【临床资料】

1. 病史：患者男性，56 岁，主因"间断右胸痛 6 天"以"右胸占位，右侧胸腔积液"收入我科。患者 6 天前无明显诱因出现右侧胸背部酸痛，持续数分钟后缓解，后在安静状态下突发右胸背部刀割样剧痛，无放射痛，伴轻度胸闷、憋气，自服止痛药物半小时后缓解。不伴咳嗽、低热，无痰中带血，无夜间阵发性呼吸困难，无反酸、烧心，无腹痛、腹泻，无意识丧失、头晕等。5 天前于外院查胸片、CT，提示右肺中叶占位性病变伴纵隔淋巴结转移可能性大，右肺下叶膨胀不全。门诊以右胸占位收入院进一步诊治。自起病以来，患者精神、食欲差，睡眠尚可，大小便正常，体重近期无明显下降。

2. 体格检查：全身浅表淋巴结未触及肿大。颈静脉无怒张，头面部无水肿，甲状腺不大，未及震颤及血管杂音，双侧锁骨上淋巴结未触及肿大。气管居中，胸廓无畸形，无异常隆起或凹陷，无静脉曲张，双侧肋间隙无狭窄，胸壁无压痛，无皮下握雪感。右下肺呼吸运动低。左侧语颤增强，未及胸膜摩擦感及皮下捻发感。右前胸叩浊音，右下肺呼吸音粗，未闻及干、湿啰音，未及胸膜摩擦音。左肺呼吸音正常。未见杵状指、Cushing 征、肌无力及肺性骨关节病等副癌综合征。

3. 辅助检查：入院后完善各项辅助检查，血、尿、便常规正常。肝、肾功能及各项生化检查正常。肿瘤标志物检测：CA12-5 68.51U/ml，CA19-9 45.29U/ml，均高于正常。CEA、CYFRA211 在正常范围，心电图：窦性心律，大致正常。骨扫描提示左侧第 6 肋骨条形骨盐代谢旺盛灶，考虑骨转移可能。肺灌注显像（分侧肺功能）：左肺占全肺 78.5%，右肺仅占全肺 21.5%，右上肺野 / 右肺 9.4%，右中肺叶 / 右肺 9.1%，右下肺野 / 右肺 3.0%，提示：右肺血流灌注明显降低，以中下叶为著。胸部 CT（图 5-26-1）报告：胸廓不对称，右侧胸廓较对侧塌陷，气管基本居中，右侧中叶内侧段支气管远端分支狭窄近闭塞，右肺中叶可见软组织团块影，直径约 5cm，密度混杂，CT 值 27 ~ 50Hu，边界尚清，右肺下叶体积缩小被压缩至肺门附近，心影不大，胸骨后间隙可见多发肿大淋巴结，短径为 1.5 ~ 2.0cm，右侧胸腔可见中等量积液。气管镜检查：左、右各级支气管开口均通畅，黏膜光滑，未见充血、出血、水肿及

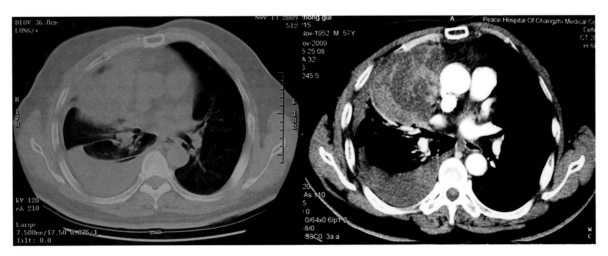

图 5-26-1　胸部 CT

右前纵隔占位，侵犯右肺中下叶，右侧中等量胸腔积液

新生物。

4. 初步诊断：右胸占位性质待查，肺癌？纵隔肿瘤？结核？

【术前讨论】

患者主要症状为右侧胸背部疼痛，无放射痛，伴轻度胸闷、憋气，自服止痛药物后可缓解。外院胸部 CT 提示右肺中叶占位性病变伴纵隔淋巴结转移可能，右侧中等量胸腔积液并右肺下叶膨胀不全。但来院后复查胸部增强 CT 显示该肿瘤呈侵袭性生长，与右肺中下叶支气管密切，不排除纵隔来源肿瘤可能。目前诊断首先考虑恶性肿瘤可能，主要来源包括肺或纵隔来源肿瘤，如肺癌、纵隔小细胞癌、淋巴瘤、肉瘤、畸胎瘤以及肺或纵隔来源的低度恶性肿瘤，但不能完全除外良性疾病如结核、良性纵隔、肺部肿瘤，目前各项检查均不能明确诊断。入院后完善常规检查，无明显手术禁忌证，为明确诊断，避免误诊、误治给患者带来的危害，指导合理治疗，应进一步通过电视胸腔镜探查明确病变性状、范围并尽可能获取明确病理诊断。

【手术及术后恢复情况】

在全麻下行电视胸腔镜辅助右侧胸腔探查，中转开胸纵隔肿瘤切除，右肺中下叶楔形切除术，术中可见中等量血性胸腔积液约 800ml，右肺与胸膜腔可见多处致密粘连，肿物位于右前纵隔，大小约 8cm×9cm×6cm，无包膜，边界不清，与右肺中下叶和膈肌关系密切。术中冰冻病理：神经内分泌肿瘤，恶性可能。中转小切口开胸，楔形切除中下叶部分肿瘤侵及肺组织，沿膈肌表面分离肿瘤，打开纵隔胸膜，可见肿瘤侵犯膈神经，于心包外连同心包外脂肪与肿瘤一并切除，肉眼未见残留肿瘤组织，严密止血，无菌蒸馏水浸泡并生理盐水冲洗胸腔后关胸，术毕。

术后常规给予静脉抗炎补液等治疗，恢复过程顺利，术后第 10 天拔除胸腔闭式引流管后出院，伤口Ⅱ/甲愈合；术后复查血常规、生化、电解质基本正常。内科进一步治疗。

【最后诊断】

病理诊断：镜下见肿瘤组织呈巢状分布，肿瘤细胞为圆形或多角形，具有一定异型性，核分裂象易见（＞2 个/10 个高倍视野），未见明显肿瘤性坏死。诊断前纵隔非典型类癌（图 5-26-2）。免疫组化染色结果：Syn（+），NSE（+），AE1/ae3（+）、TTF-1（+），CgA（－），CD3（－），CD20（－），

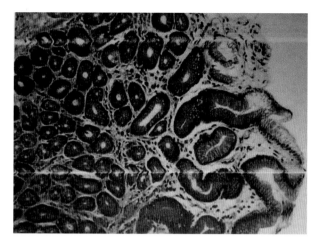

图 5-26-2　术后病理
前纵隔非典型类癌（HE×100）

CK20（－）。

最后诊断：前纵隔非典型类癌。

【病案特点分析】

此例患者右侧胸腔占位伴胸腔积液，右侧胸廓塌陷变形，术前无法明确肿瘤来源，考虑肺来源或纵隔来源，在病史、查体及辅助检查上无明显神经内分泌肿瘤特点。胸腔镜右侧胸腔探查术为获取明确病理诊断最佳方法。结合术中探查结果及术中冰冻病理检查结果，考虑为纵隔占位，神经内分泌癌可能，遂中转开胸手术治疗。术后病理：提示前纵隔非典型类癌，因非典型类癌病例特殊，肿瘤恶性程度低于小细胞癌，高于典型性类癌，为侵袭性生长，对放、化疗不敏感，所以手术切除为最佳治疗方案。

【专家点评】

神经内分泌癌是神经内分泌细胞形成的肿瘤，1999 年 WHO 将神经内分泌癌分为典型类癌、非典型类癌、大细胞及小细胞神经内分泌癌 4 类。其中非典型类癌来源于纵隔相对少见，出现在胃肠道、气管及肺内常见，非典型类癌较典型类癌核异型性相对明显，恶性程度及侵袭性相对高。纵隔类癌缺乏特异型表现，由于类癌属于神经内分泌肿瘤，可以生成、储藏、分泌诸如具有很强生理活性的 5-羟色胺（5-hydroxytry ptamine，5-HT）、胰舒血管素、组织胺、促肾上腺皮质激素、儿茶酚胺、生长激素、甲状旁腺激素、降钙素、胰岛素、胰升糖素、前列腺素、胃泌素等。其中以 5-HT 最常见，5-HT 降解形成 5 羟吲哚乙酸，由尿排出体外。5-HT 在体循环

中可产生一系列的作用，如使平滑肌痉挛（胃肠蠕动增加或支气管痉挛）、血小板聚集、血管舒张（直接的或通过交感神经系统）和收缩（作用于血管内皮），出现类癌综合征症状，表现为阵发性皮肤潮红、心动过速、面部充血和紫绀等。

类癌的胸部 CT 多表现为气管或肺门软组织肿物，边界多清楚，圆形或类圆形，密度均匀，类癌多为高血液供应肿物，CT 多表现为明显增强。不典型类癌的 CT 表现多为边界不规则，增强后呈不均匀增强，发生淋巴结转移较典型性类癌更常见。本例患者肿物位于纵隔，且与周围大血管及心包关系密切，沿血管间隙蔓延，增强扫描病灶呈不均匀强化，虽然临床上未出现类癌综合征，但血清神经元特异性烯醇化酶明显升高。

典型类癌组织学上细胞大小一致，多呈实性巢，实性条索小梁状、小岛状或器官样（菊花型团结构最常见）排列，间质富含血管，局灶坏死罕见。细胞可能是圆形、椭圆形或呈梭状，有双嗜性或嗜酸性的胞浆，染色质淡染，核多型现象不常见。细胞大部分是二倍体，增殖指数低（S 期＜ 7%）。电镜下见细胞器发达，含较多的神经内分泌颗粒，且较大，直径为 100 ～ 450nm，细胞基底部可见基膜。1999年 WHO 规定典型类癌的病理学诊断是没有坏死以及每高倍镜下有丝分裂象少于 2 个。与典型性类癌相比，非典型性类癌细胞经常是多型性的，胞浆较少，表现出着色过度和退型性变，细胞排列较典型类癌无序。可发生淋巴、血行和骨转移。癌巢中间可见坏死，有非整倍体的细胞存在。电镜下可见神经内分泌颗粒，但数量较典型类癌少，且分布不均。WHO 在 1999 年规定非典型类癌每个高倍视野下有 2 ～ 10 个有丝分裂象。

怀疑类癌者嗜银染色和电镜检查发现神经内分泌颗粒的存在有助于诊断，并且在类癌中，11q DNA 缺失常见，而在大细胞神经内分泌癌和小细胞神经内分泌癌中这种情况少见。另外，非典型类癌的癌基因和抑癌基因畸变多于典型类癌。

免疫组化和电镜可以协助区分非神经内分泌肿瘤，最常用的标记物是神经元特异性烯醇化酶 NSE 和嗜铬素 CgA，前者敏感性强，然而特异性不如 CgA，CgA 阳性率 60%，但其敏感性稍差，故二者结合起来应用最好。还可以用 S100 蛋白、CK、Syn 等标记物互相补充加以鉴别。本病例免疫组化 NSE、Syn 均为阳性，支持非典型类癌的诊断。

到目前为止，手术仍然是最有效的治疗方法，只有少部分的早期研究表明，化疗可能有效。这些治疗以铂类为基础，或者使用环磷酰胺、阿霉素、长春新碱。对于远处转移的病例，化学治疗的结果并不乐观，Granberg 曾报道了以干扰素 d 为一线治疗的远处转移病例的调查结果。单纯使用善得定（octreotide）有 86% 的敏感度，现在认为善得定可减轻类癌综合征症状和生物化学的有效率分别为 60% 和 70%。其他化疗药物还包括链霉素、5-FU 和顺铂等。

文献报道，非典型类癌预后较差，仅有 40% ～ 83% 的 5 年生存率和 31% ～ 100% 的 10 年生存率。早发现、早诊断和早治疗，是改善预后的关键。目前由于纵隔非典型类癌发病较少，还有待发现并总结更多的病例及随访，以进一步明确其发病机制，规范治疗等。

参考文献

[1] Skuladottir H, Hirsch FR, Hansen HH, et al. Pulmonary neuroendoerine tumors: incidence and prognosis of histological subtypes. A population—based study in Denmark. Lurig Cancer, 2002, 37: 127-135.

[2] 李相生，宋云龙，张挽时. CT 在肺中央型类癌诊断和鉴别诊断中的价值. 医学影像学杂志，2007, 17 (11): 1164-1166.

[3] Hage R, Brutel A, Seldenrijk CA, et al. Update in pulmonary carcinoid tumor a review article. An Surg Oncol, 2003, 10 (6): 697-704.

[4] Walch AK, Zitzelsberger HF, Aubele MM, et al. Typical and atypical carcinoid tumors of the lung are characterized by 11q deletions as detected by comparative genomic hybridization. Am J Pathol, 1998, 153: 1089-1098.

[5] Hage RMD. Update in pulmonary careinoid tumors. Rev Article Ann Surg Oncol, 2003, 10: 697-704.

[6] Rusch VW, Klimstra DS, Venkatraman ES. Molecular markers help characterize neuroendocrine lung tumors. Ann Thorac Surg, 1996, 62: 798-809.

[7] Graneery D, Eriksson B, Wilander E, et al. Experience in treatment of metastatic pulmonary careinoid tumors. Ann Oncol, 2001, 12: 1383-

1391.

[8] Beasley MB，Thunnissen FB，Brambilla E，et al. Pulmonary atypical carcinoid：predictors of survival in 106 cases. Hum Pathol，2002，31：1255-1265.

[9] Travis WD，Sobin LH. Histologic typing of lung and pleural tumours：International Histologic Classification of Tumours（No 1）. New York：NY Springer—Verlag，1999.

[10] Travis WD，Rush W，Flieder DB，et al. Survival analysis of 200 pulmonary neuroendocrine tumors wit}1 clarification of criteria for atypical earcinoid and its separation from typical carcinoid. Am J Surg Pathol，1998，22：934-944.

[11] Fink G，Krelbaum T，Yellin A，et al. Pulmonary earcinoid Presentation，diagnosis，and outcome in 142 cases in Israel and review of 640 cases from the literature. Chest，2001，119：1647-1651.

病案 27 纵隔恶性畸胎瘤合并性早熟

【本案精要】

患儿因外周性性早熟寻找病因时发现纵隔内占位，行胸腔镜胸腺切除手术后病理证实为恶性畸胎瘤，伴有局灶滋养细胞成分，术后 β-hCG 明显下降。

【临床资料】

1. 病史：患儿男性，4 岁，主因"出现第二性征 6 个月，影像学检查发现胸腺右叶结节 1 个月"经门诊以"性早熟，胸腺占位"于 2012 年 5 月 13 日收住我科。患儿 6 个月前无明显诱因出现变声、阴茎增大，随后出现身高增长迅速、胡须、喉结等第二性征。1 个月外院查血 β-hCG、睾酮及泌乳素升高，行睾丸及纵隔 MRI 检查：双侧睾丸增大，阴茎增粗，未见肿块；胸腺右叶后下缘处结节，提示生殖细胞源性肿瘤。外院诊断"外周性性早熟，胸腺生殖细胞瘤？"，为进一步诊治收入我科。自发病以来，无眼球突出、情绪激动，无胸闷、憋气，无咳嗽、咳痰，精神可，饮食、睡眠、大小便基本正常，体重无明显变化。既往史及个人史：头孢过敏。余无特殊。

2. 体格检查：T：36.8 ℃，P：98 次 / 分，R：18 次 / 分，Bp：114/51mmHg。体重 28.5kg，身高 120cm。神志清楚，精神可，全身浅表淋巴结未及肿大。双肺叩诊清音，未闻及干湿啰音。心前区无隆起，未见异常搏动，未扪及震颤，未触及心包摩擦感，叩诊心界不大，听诊心音可，心率 98 次 / 分，心律齐，各瓣膜区未闻及杂音，未闻及心包摩擦音。腹壁平软，无压痛、反跳痛及肌紧张，肝、脾肋下未触及。Murphy's 征阴性，移动性浊音阴性，肠鸣音 4 次 / 分。双下肢无可凹性水肿。

3. 辅助检查：

①睾丸、纵隔 MRI：胸腺右叶后下缘局部膨隆，可见小结节影，大小约 1.1cm × 0.9cm，形态规则，边缘清晰，增强未见强化，余纵隔未见异常。胸腺右叶后下缘处结节，提示生殖细胞源性肿瘤，双侧睾丸增大，阴茎增粗，未见肿块。

②超声检查：双侧睾丸、附睾未见明显异常。

③左腕骨正位片：骨龄相当于 5 ~ 6 岁。

④头颅增强核磁（2012 年 3 月 20 日，吉林大学白求恩第一医院）：蝶鞍不大，鞍内垂体高径约 0.7cm，未见明显强化。

⑤内分泌检查：参见表 5-27-1。

4. 初步诊断：外周性性早熟；胸腺结节待查，生殖细胞源性肿瘤？

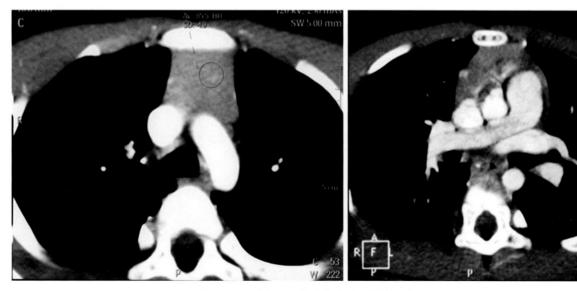

图 5-27-1 胸部 CT 胸腺右叶后下缘处结节

表 5-27-1　术前 - 术后患儿激素水平对比

性激素	术前	术后第 2 日
雌二醇	0.128nmol/L	0.046nmol/L
睾酮	31.9nmol/L	1.32nmol/L
hCG	16.07U/L	4.58U/L

【术前讨论】

患儿男性，4 岁，主因"出现第二性征 6 个月，影像学检查发现胸腺右叶结节 1 个月"入院。患儿 6 个月前无明显诱因出现第二性征。查血 β-hCG、睾酮及雌二醇升高，行睾丸及纵隔 MRI 检查：双侧睾丸未见肿块；胸腺右叶后下缘处结节，生殖细胞源性肿瘤？患儿有第二性征发育，但性腺无发育，考虑外周性性早熟。内分泌检查提示有性激素水平升高，同时发现胸腺占位，已于外院诊断为"外周性性早熟，胸腺生殖细胞瘤？"。入院后请内分泌科、儿科会诊，同意外院诊断，不能除外胸腺占位引起血 hCG 增高，导致外周性性早熟。各项检查无明显手术禁忌证，拟于全麻下行胸腔镜探查，胸腺切除术。

【手术及术后恢复情况】

入院后第 7 天行手术治疗——双腔气管插管全麻成功后，取左侧 30° 后倾侧卧位，常规消毒铺单。取右侧第 5 肋间腋中线行探查切口置入胸腔镜，于右侧锁骨中线第 4 肋间行操作切口。术中探查右侧胸腔内未见粘连，无胸腔积液，脏壁层胸膜光滑，肺组织表面未见明显新生物，胸腺右叶下极可见直径约 1.5cm 类圆形肿物，呈分叶状，表面纵隔胸膜光滑。术中诊断胸腺占位，按术前预案行胸腺右叶切除术。以电钩打开右侧纵隔胸膜，范围上至左、右无名静脉交汇处，下方至心包表面，前方至胸骨后，后方至膈神经前方。钝性结合锐性游离胸腺右叶，于峡部处可见横行胸腺静脉，以 LigeSure 予以切断。将胸腺右叶下极完全游离后，以 LigaSure 将胸腺峡部切断。将胸腺右叶组织向下方牵拉，游离右叶上极，以 LigaSure 处理胸腺动脉，将胸腺右叶组织连同肿物一并切除。胸腔内及胸腺创面以蒸馏水和生理盐水反复冲洗，严密止血，创面覆以可吸收止血绫。确认无活动性出血后放置 24# 胸腔引流管 1 根，清点器械、敷料无误，关胸，术毕。手术顺利，术中出血量约 5ml，术后病人清醒拔管后安返病房。标本（图 5-27-2）情况：肿物位于胸腺右叶下极，大小约 1.5cm×1.5cm×1.0cm，黄白色，分叶

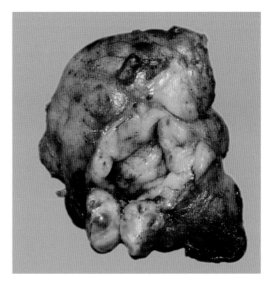

图 5-27-2　术后标本

状，剖开后剖面呈囊实性，质地不均匀，内有少量清亮液体。送病理检查。

患者术后恢复情况良好，术后第 2 天拔管，术后第 3 天出院。

【最后诊断】

病理诊断：（胸腺右叶）送检组织大部分为增生胸腺组织，其间可见结节状囊实性病变，病变主要由疏松的纤维组织组成，囊内壁大部分被覆鳞状上皮，囊壁中可见个别黏液腺体成分，局灶区域可见出血，周围散在少数单核及多核大细胞，免疫组化染色结果：大细胞成分：CK（+），hCG（+），hPL（-），PLAP（个别 +），inhibin（+），胸腺组织：CD4（-），CD8（+），CDla（+），TdT（+），CD5（+），CD99（+），Ki-67（40%+），考虑为胸腺畸胎瘤，大小 1cm×1cm，局灶区域含有滋养细胞成分（2mm×2mm）。

最后诊断：胸腺恶性畸胎瘤。

【病案特点分析】

患儿外院诊断外周性性早熟，筛查病因时除发现前上纵隔占位，未见其他脏器质性病变，为明确诊断来我院，拟行手术切除病灶以明确诊断。术前影像学显示肿物位于前上纵隔胸腺区，术中探查肿瘤与胸腺组织无法分离，术后病理检查提示胸腺畸胎瘤，并发现病灶中含有滋养细胞成分，证实患儿罹患恶性畸胎瘤。患儿术后第 2 天包括 hCG 等激素水平全面下降，提示病灶具有内分泌性质。

【专家点评】

畸胎瘤是来源于有多向分化潜能的生殖细胞肿瘤，往往含有三个胚层的多种多样组织成分。最常发生于卵巢和睾丸，偶可见于其他中线结构，如纵隔、骶尾部、腹膜、松果体等部位。根据其组织分化成熟程度不同，又可分为良性畸胎瘤和恶性畸胎瘤两类。恶性畸胎瘤多为实性，在睾丸比卵巢多见，主要由分化不成熟的胚胎样组织组成，如含有生殖细胞肿瘤（GCT，如精原细胞、绒毛膜癌等）或其他恶性肿瘤（癌、肉瘤等）成分。GCT 可产生过量的 hCG，与黄体生成素（LH）受体交叉作用而导致性早熟（性早熟按下丘脑 - 垂体 - 性腺轴功能是否提前发动分为中枢性和外周性两类，后者指有第二性征发育和性激素水平升高，但下丘脑 - 垂体 - 性腺轴不成熟，无性腺发育）。GCT 常发生于脑、纵隔或性腺。曾婷等报道，外周性性早熟以分泌 hCG 的生殖细胞肿瘤（12/23，52.17%）和先天性肾上腺皮质增生症（9/23，39.13%）最为多见。男性患儿除出现第二性征外，还可伴乳房发育，故男孩发生外周性性早熟时，含有滋养细胞类型的生殖细胞瘤是需要仔细鉴别的病因。与其他类型的外周性性早熟不同，患有生殖细胞瘤的患儿在高 hCG 水平刺激下睾丸容积也会增大，这与本例患者相符合。hCG 不仅可作为早期诊断及判断疗效的指标，而且还是监测复发和预后的敏感指标。对于存在分泌 hCG 肿瘤的患儿，最佳治疗方法就是手术切除肿瘤。

参考文献

[1] Primary retroperitoneal teratomas：a review of the literature. J Surg Oncol，2004，86：107-113.

[2] Schwabel J，Calaminusl G，Vorhoff W，et al. Sexual precocity and recurrent β-human chorionic gonadotropin upsurges preceding the diagnosis of a malignant mediastinal germ-cell tumor in a 9-year-old boy. Ann Oncol，2002，13：975-977.

[3] 李燕虹，苏喆，马华梅，等，伴性早熟的儿童生殖细胞瘤临床特点及血清和脑脊液 β-hCG 测定对肿瘤定位诊断的价值. 中华儿科杂志，2010，10（48）.

[4] 曾婷，苏喆，马华梅，等，男性儿童同性性早熟 78 例病因及临床分析. 中国实用儿科杂志，2011，26（9）：695-698.

[5] Göbel U，Calaminus G，Schneider DT，et al. Management of germ cell tumors in children：approaches to cure. Onkologie，2002，25（1）：14-22.

[6] Gobel U，1 D. T. Schneider，1 G. Calaminus，et al. Germ-cell tumors in childhood and adolescence. Ann Oncol，2000，11：263-271.

病案 28　上腔静脉阻塞综合征（SVCOS）

【本案精要】

上腔静脉阻塞综合征患者，CT 示右上纵隔占位，气管镜气道内未见占位，行 EBUS-TBNA 术明确为纵隔小细胞癌。

【临床资料】

1. 病史：患者男性，63 岁，主因"头颈、肩背部及前胸壁肿胀，伴胸闷、咳嗽 1 月余"入院。患者 1 月余前无明显诱因出现颈部肿胀，局部血管明显增粗显露，肿胀逐渐向颜面部、前胸壁、肩背部蔓延，伴头部胀痛，以平卧为著，伴胸闷、咳嗽，无声音嘶哑、构音困难，无颜面多汗、无汗，无咳痰、咳血，无发热、畏寒等不适，症状进行性加重，就诊于外院，行颈部 CT 及上腔静脉造影示"上腔静脉阻塞综合征，纵隔占位"。患者为求进一步诊治来我院，经门诊以"上腔静脉阻塞综合征，纵隔占位"收住我科。患者自发病以来，食欲、睡眠欠佳，大小便正常，体重无明显减轻。既往史：40 余年前因"急性胃穿孔"行"胃大部切除术"。吸烟 40 余年，15 支 / 天。

2. 体格检查：颜面明显浮肿，以眼睑、两颊为著，呈非凹陷性水肿，颈部肿胀，双侧颈静脉怒张，以平卧后为著，肩背部及前胸壁肿胀，亦呈非凹陷性，前胸壁可见明显静脉显露。双侧锁骨上未及明显肿大淋巴结。气管位置居中。胸廓无畸形，胸壁静脉显露，胸骨无压痛。肺部呼吸运动度对称，肋间隙尚正常，语颤对称，无胸膜摩擦感，无明显皮下捻发感，双肺叩诊呈过清音，呼吸规整，双肺呼吸音清晰，无干湿啰音。

3. 辅助检查：

上腔静脉造影（2010 年 7 月 21 日，外院）：左侧头臂静脉近端至上腔静脉近端血管完全中断，上腔静脉阻塞水平低于奇静脉开口，奇静脉近端未显影，阻塞段较硬，对比剂经扩张的胸壁静脉、胸廓内静脉、椎旁静脉和副半奇静脉、半奇静脉与奇静脉远端进入下腔静脉。提示上腔静脉阻塞综合征。

颈部 CT（2010 年 7 月 26 日，外院，图 5-28-1）：增强扫描见上腔静脉、左侧锁骨下静脉内充盈缺损，

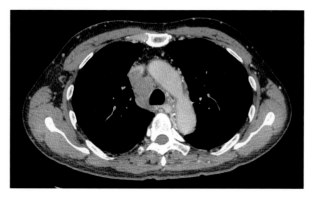

图 5-28-1　颈部 CT

纵隔内可见明显肿大淋巴结影，腔静脉可见充盈缺损，上管腔明显变窄

上腔静脉管腔明显变窄，纵隔内及颈根部多发迂曲小血管影，奇静脉扩张；左下肺动脉内似可见充盈缺损影，纵隔内可见明显肿大淋巴结影，增强扫描后未见明显强化。提示上腔静脉及左侧锁骨下静脉栓塞表现伴纵隔、颈根部并奇静脉扩张；左下肺动脉可疑栓塞；纵隔淋巴结肿大。

4. 初步诊断：上腔静脉阻塞综合征，右上纵隔占位。

【术前讨论】

患者老年男性，因"头颈、肩背部及前胸壁肿胀，伴胸闷、咳嗽 1 月余"以"上腔静脉阻塞综合征，纵隔占位"收住我科。根据患者病史、体格检查及辅助检查结果，考虑上腔静脉阻塞综合征诊断明确，纵隔内占位考虑恶性肿瘤如肺癌或淋巴瘤可能性大，可行经气道穿刺活检明确纵隔内占位性质，完善相关检查，无绝对经气道穿刺活检术禁忌，拟于明日全麻下行无痛支气管检查＋经气道超声引导纵隔肿物穿刺活检术。

【手术及术后恢复情况】

入院后第 3 天行 EBUS-TBNA 术。

患者取半卧位，气道表面麻醉联合静脉全身麻醉成功后，置入喉罩，先行常规电子气管镜检查，首先在普通白光状态下检查：喉及会厌略充血；声带活动好，无充血、无结节；气管管腔通畅，未见

明显新生物，黏膜无明显充血、水肿，膜部活动度好；隆突锐利；两侧主支气管、叶支气管、段支气管及亚段支气管开口均通畅，黏膜无明显充血、水肿，软骨环尚清晰，未见明显新生物，支气管间嵴锐利。切换至荧光状态，对全部支气管树重新检查，见气管及两侧主支气管、叶支气管和段支气管开口黏膜色泽均正常。常规电子气管镜下彻底清理气道内分泌物后，经喉罩置入支气管超声内镜，通过超声图像探查纵隔内各站淋巴结。可见右侧气管支气管旁（4R）低回声结构（图5-28-2），结构内未探及明确血流，余各组未见明显肿大淋巴结。利用多普勒观察肿大淋巴结血液供应并与周围大血管相鉴别。明确目标淋巴结以及穿刺部位后，经工作通道置入EBUS-TBNA专用穿刺针，在超声图像的实时监视下，经不同部位对4R区低回声结构进行穿刺活检。穿刺标本分别经涂片、固定及染色后送细胞病理学检查；所获得的组织标本经福尔马林固定后送常规病理检查。检查及穿刺、活检过程顺利，气道内少量出血，以盐水冲洗气道后，再次检查无活动出血，吸净气道内液体后手术结束。患者耐受良好，清醒后安返病房。

【最后诊断】

病理诊断：（穿刺活检标本）凝血块中可见成团肿瘤细胞，细胞体积小，呈短梭形，胞浆稀少，核染色深，免疫组化染色结果：CK（+），CgA（+），

Syn（++），CD56（+），符合小细胞癌。

最后诊断：纵隔小细胞癌。

【病案特点分析】

患者以SVCOS入院，CT提示右上纵隔占位，行普通常规气管镜检查未见明确气道内病变。通过EBUS-TBNA技术经气道获取肿物组织而明确诊断，不仅创伤小，也避免了外科手术活检可能存在的手术风险。

【专家点评】

SVCOS首发症状多为颈面部肿胀，其次可伴有呼吸困难、咳嗽、咯血、膈神经麻痹、声音嘶哑及吞咽困难等。90%以上由恶性病变引起，其中肺癌占80%，淋巴瘤占15%，转移瘤占5%。此类病人多属手术禁忌证，但组织学分型对于选择化疗或放疗、延长病人生命至关重要。以往由于获得组织学诊断困难，对大多数SVCOS病人采用"盲目放疗"，其中约50%的病例属于SCLC、淋巴瘤甚至良性病变，未明确诊断前即采取放疗显然并不合理。此外，放疗后有近40%的病例无法再经纵隔镜获得诊断，使继续治疗更加困难。

传统方法如痰细胞学检查、经皮穿刺针吸活检等不易取得足够量的标本，致使定性尤其是组织学分类上常遇到困难。由于部分呈气道肿瘤外压性改变，气管镜活检诊断率仅有40%～67%。之后的纵隔镜检术因其取材的直观性和诊断的高敏感性被公认是诊断上纵隔肿物及肺癌淋巴分期最有价值的方法之一。由于SVCOS病人的无名静脉多受压变窄，静脉压明显增高，存在潜在的严重并发症可能，如增加静脉出血的危险性等。因此，SVCOS曾经是颈部纵隔镜的相对禁忌证。李剑锋等认为SVCOS纵隔镜检查应在其他方法无法确诊时再考虑应用，术中仔细操作是预防纵隔镜手术并发症的主要方法，手术时应谨慎小心，操作尽量熟练，缩短手术和麻醉时间。

传统TBNA对右侧气管、支气管旁和隆突周围病变的诊断率为67%～96%，但由于出血或视野受影响等原因，传统TBNA中有7.7%～13.3%会提前终止。此外，由于操作经验等因素的影响，TBNA的诊断率差别很大。而由超声引导的EBUS-TBNA准确性和安全性大为提高。Wong等报道EBUS-TBNA对于SVCOS的诊断率可达94.1%（16/17），并且没有出血或气胸等并发症发生。全麻下进行穿刺操作可以提高诊断率，但是13%的患者可能会发生

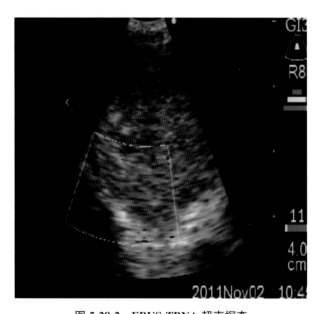

图5-28-2 EBUS-TBNA超声探查
可见纵隔右侧气管支气管旁（4R）低回声结构

出血或气道梗阻。根据我中心的经验，全麻下进行
EBUS-TBNA 对于 SVCOS 的诊断率为 95%，无术中
严重并发症发生，与文献报道相近。获得足量的组
织学标本是降低假阴性率的最有效措施。根据我们
的经验，对于每处病变应至少穿刺 3 次以上以保证
获得足量组织学标本，尤其是针对接受过放、化疗
或可疑淋巴瘤的患者。需要注意的是，对一般情况
差、不能平卧者尝试手术须小心谨慎，手术时间要
尽量缩短，手术中及围术期禁止使用上肢静脉输液，
以免加重头面部水肿。

参考文献

[1] Wong MK，Tam TC，Lam DC，et al. EBUS-TBNA in patients presented with superior vena cava syndrome. Lung Cancer，2012，77：277-280.

[2] Dosios T，Theakos N，Chatziantoniou C. Cervical mediastinoscopy and anterior mediastinotomy in superior vena cava obstruction. Chest，2005，128：1551-1556.

[3] 李剑锋，王俊，赵辉，等. 纵隔镜在上腔静脉阻塞综合征诊断中的应用. 中华胸心血管外科杂志，2005，21（4）：236-237.

[4] 赵辉，王俊，李剑锋，等. 支气管内超声引导针吸活检术在胸部疾病中的临床应用价值. 中国胸心血管外科临床杂志，2010，17：354-356.

第六章

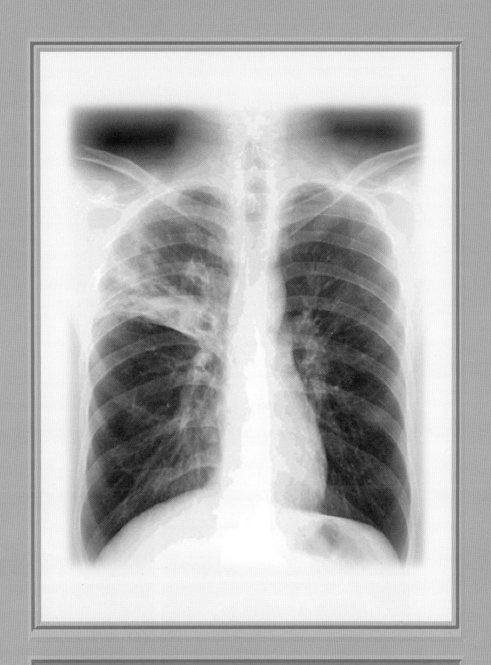

气管支气管疾病

病案 1　支气管结石

【本案精要】

反复发作阻塞性肺炎，胸部CT发现支气管结石，行硬质气管镜手术予以清除。

【临床资料】

1. 病史：患者男性，60岁，主因"反复咳嗽、咳痰伴发热5月余"入院。患者5月余前无明显诱因反复出现咳嗽、咳痰，痰色黄、量较多，伴有发热，体温最高达39℃，偶有阵发性胸闷胸痛，无放射；伴刺激性咳嗽；无明显乏力、咯血、反酸、烧心、腹痛、腹胀等；就诊于当地医院，行CT示右肺中叶及双肺下叶炎症，支气管镜检查示右肺中叶外侧段支气管结石，给予抗炎对症治疗后症状有缓解。

其后上述症状反复发作，多次行胸部CT或胸片检查示右肺中叶炎症，现为进一步治疗收入院。既往史：30年前曾患肺结核，否认气管异物吸入史。已治愈。个人史、家族史无特殊。

2. 体格检查：入院查体未及明显异常。

3. 辅助检查：胸部CT：右肺上叶一类圆形结节影，直径约2.7cm，其内可见多发钙化；右肺中叶外侧段支气管内可见多个小圆形钙化影，大者直径约7mm，右中叶体积略缩小，内有多发索条影、片状影和支气管扩张（图6-1-1）；双肺下叶背段可见多个圆形高密度小结节影，直径约0.5cm，部分结节钙化；双肺散在沿支气管走行小结节影和片状影，伴有少许支扩。纵隔居中，2R、7、11R区可见小淋巴结

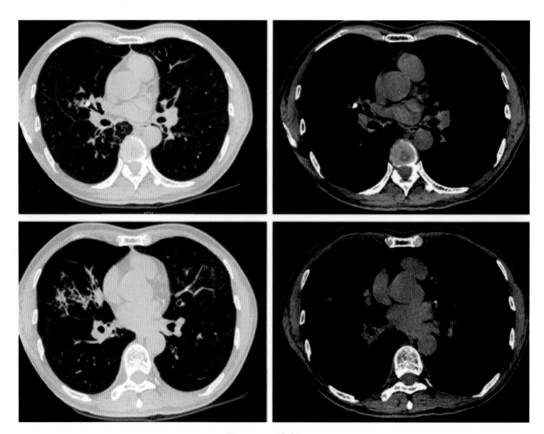

图6-1-1　胸部CT

右肺中叶外侧段支气管内可见多个小圆形钙化影，大者直径约7mm，右中叶体积略缩小，内有多发索条影、片状影和支气管扩张

钙化影。心影不大，肺动脉干直径不宽。未见胸腔积液，胸壁未见明显异常。

4．初步诊断：

右肺中叶支气管占位待查：支气管结石？肺癌？支气管异物？钙化淋巴结？

【术前讨论】

患者中老年男性，既往有肺结核史，否认气管异物吸入史，反复肺部感染伴刺激性咳嗽5个月，抗炎对症治疗效果不佳，多次行胸部CT及胸片提示右肺中叶及双下肺感染，外院支气管镜检查示右肺中叶外侧段支气管结石。入院查体未见特殊。复查胸部CT示肺内及纵隔淋巴结多发钙化灶，右肺中叶外侧段支气管内可见多个小圆形钙化影，右肺中叶内有多发索条影、片状影和支扩，双肺下叶背段可见多个圆形高密度小结节影，双肺散在沿支气管走行小结节影和片状影，伴有少许支扩。根据患者病史、症状体征及目前检查结果，考虑支气管结石、阻塞性肺炎可能性大。患者无气管异物史，胸部CT可见肺内及纵隔淋巴结多发钙化灶，考虑右肺

中叶支气管结石不除外淋巴结压迫、侵蚀支气管壁，落入肺段支气管腔内形成支气管结石。右肺中叶阻塞性肺炎反复发作，有手术指征，拟行硬质气管镜探查，清除支气管腔内结石，缓解阻塞性肺炎症状；如受右肺中叶气道管径限制，硬质气管镜器械无法到达病变所在气道，备行右侧中叶切除术，患者纵隔内可见多发钙化淋巴结，胸腔镜下游离肺支气管、血管难度大，手术入路选择开胸术式。

【手术及术后恢复情况】

入院后1周行手术治疗——硬质气管镜右侧中间段支气管内结石清除术，全麻诱导成功后，取颈部过伸仰卧位，常规消毒、铺单，以喉镜显露声门，直视下经口置入硬质气管镜。探查（图6-1-2）见右肺中叶外侧段支气管腔内白色质硬结石，质地硬，界限清楚，似珊瑚样，镜下将该结石完整取出。清除双侧气道内残留积血及分泌物后，再次探查见各支气管开口均通畅，未见残余结石或新生物。术毕，术中出血20ml。术后拔除硬质气管镜，改用单腔气管插管通气，待病人清醒后拔除气管插管，安

图6-1-2　术前及术后纤维支气管镜探查

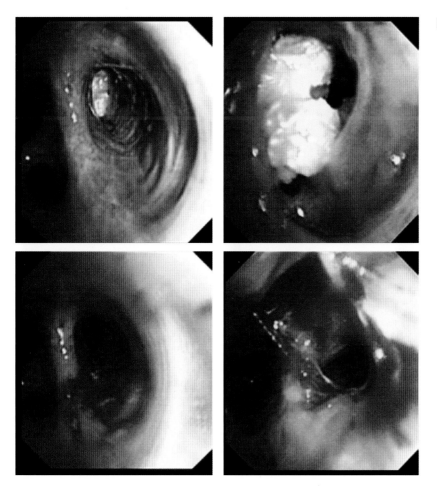

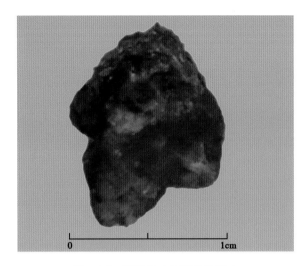

图 6-1-3　取出的支气管结石标本

返病房。

患者术后予抗炎治疗，恢复顺利，嘱定期随访。

【最后诊断】

支气管结石。

【病案特点分析】

本例患者为一既往有肺结核史的中老年男性，主要临床表现为反复发作的阻塞性肺炎，多次行胸部 CT 或胸片检查示右肺中叶炎症，患者否认气管异物吸入史，经胸部 CT 及支气管镜发现支气管结石，CT 示右肺中叶外侧段支气管内可见多个小圆形钙化影，大者直径约 7mm，右中叶体积略缩小，内有多发索条影、片状影和支扩。根据患者病史及检查考虑支气管结石诊断较明确，鉴于患者尚无无明显并发症，首先选择行硬质气管镜取石，同时做好取石失败的准备，由于术前胸部 CT 示纵隔内多发钙化淋巴结，手术区域可能粘连较重，胸腔镜下游离难度大，如需手术选择开胸术式。麻醉方案选择全麻，行经口硬质气管镜取石。术中探查见右肺中叶外侧段支气管腔内白色质硬结石，质地硬，界限清楚，与支气管壁无明显嵌顿，镜下将该结石完整取出，同时探查各支气管未见异常。本例病史、发病特点及诊疗经过较为典型，通过对该病例的解读有助于理清本病的临床特点。

【专家点评】

支气管结石又称咯石症，文献报道其发生率为 0.18% ~ 1.30%。可发生于任何年龄，以 40 ~ 60 岁多见，无性别差异。造成支气管结石的原因有多种，最常见者为结核分枝杆菌或真菌感染造成的肉芽肿性淋巴结炎，钙化的支气管周围淋巴结随着呼吸运动或心脏搏动逐渐侵蚀支气管壁，遂形成支气管结石。同样，支气管软骨钙化与支气管内异物钙化也可形成支气管结石。由于支气管生理解剖及支气管淋巴结分布等因素，右肺中叶支气管的近端及上叶的前段支气管为支气管结石的好发部位。支气管结石的外观通常呈灰白色，大小不一，外形不规则，结石成分主要为磷酸钙（85% ~ 90%）或碳酸钙（10% ~ 15%）。

咯出结石对于支气管结石具有诊断价值，但临床上并不多见，文献报道出现该症状的患者占 15% ~ 25%。该病缺乏特异性的肺部症状和体征，最常见的临床表现为慢性咳嗽，发热，咯血，局限性的湿啰音和胸痛。并发症有反复发作的肺炎、剧烈的咯血及支气管与纵隔气管之间形成的瘘道。单独通过影像学较难对支气管结石作出诊断，由于伪影等因素，传统 CT 扫描对于肺内钙化结节与气管腔的解剖关系较难作出判断，而高分辨 CT 对于识别支气管结石具有一定优势。通过纤维支气管镜直接发现结石具有确诊价值，且是治疗的重要方法之一，其可探及段间至亚段的支气管结石。

确诊该病后可予以适当观察，因为自发的咳出结石可使患者症状得到缓解，此外还可通过支气管镜或者手术来治疗。对于支气管结石的治疗存在争议。目前较为公认的看法是对于无并发症且与支气管壁无嵌顿的支气管结石可通过支气管镜取出，否则应考虑手术治疗。大部分支气管结石都可通过支气管镜取出，首选硬质气管镜，因为支气管结石通常与周围肉芽肿组织粘连，纤维支气管镜常较难取出此类结石并易造成大出血。本例即为应用硬质支气管镜完成的结石取出。但纤维支气管镜也有自身的优势，如管径细、痛苦少、操作简便等，已有越来越多通过纤支镜治疗支气管结石的报道。如果出现并发症，如支气管扩张、肺脓肿、大咯血及支气管食管瘘，支气管镜取石失败或不能除外恶性病变者，应考虑手术治疗，根据术中所见决定行肺段切除或肺叶切除。此类手术往往选择开胸手术，因为肺门、纵隔钙化淋巴结常常导致手术野组织粘连，术中分离困难，有发生大出血、支气管食管瘘之虞。

本病较为少见，对此临床医生应提高对本病的重视，对反复刺激性咳嗽、咯血，以及反复肺部感染的患者，并且肺内尤其是肺门部有钙化灶者，应仔细辨别钙化灶与气管、支气管的解剖关系，合理选用检查方法，减少误诊、漏诊现象。

参考文献

[1] Sajal D，Sarmishtha D. Broncholithiasis. Lung India，2008，25（4）：152-154.

[2] Mueller PS，Ford MAP，Morgenthaler TI. Bronchoesophageal fistula due to broncholithiasis：a case series. Respir Med，2005，99：830-835.

[3] Menivale F，Deslee G，Vallerand H，et al. Therapeutic management of broncholithiasis. Ann Thorac Surg，2005，79：1774-1776.

[4] Nollet AS，Vansteenkiste JF，Demedts MG. Broncholithiasis：rare but still present. Respir Med，1998，92：963-968.

[5] Cole FH，Cole FH Jr，Khandekar A，Management of broncholithiasis：is thoracotomy necessary? Ann Thorac Surg，1986，42：255-257.

病案 2　支气管异物

【本案精要】

有可疑气道异物吸入史，未能及时发现，延误诊治。气道内复杂异物，纤维支气管镜无法取出，经硬质气管镜取出。

【临床资料】

1. 病史：患者女性，57岁，因"进食呛咳后咳嗽、咳痰、胸闷26天"由门诊以"气管异物"收入院。患者26天前进食猪尾时突发呛咳，咳黄色黏痰，偶有血丝。伴胸闷、气短、喘憋，伴发热、畏寒、全身肌肉酸痛，体温最高38.3℃，无胸痛、紫绀。于当地医院行胸部CT，提示右肺中叶、下叶高密度影，边界不清，考虑右肺炎症，故给予阿莫西林抗感染治疗（具体剂量不详）。咳嗽、咳痰、胸闷、发热等症状可明显好转。6天前复查胸部CT，提示右肺中叶不均匀片状影，右肺门不规则肿块影，中叶支气管变窄，下叶支气管见环状钙化，考虑右肺门占位性病变，中叶阻塞性炎症；右肺下叶支气管内膜结核，钙化。1天前患者在局麻下行支气管镜检查，见右肺中间段可见白色块状物，表面坏死，周边可见脓性分泌物溢出，管腔堵塞，气管镜无法进入远端。考虑右中间段支气管占位，可疑支气管内异物。患者现为进一步诊治就诊我院，经门诊以"气管异物"收入院。

2. 体格检查：体温：36.8℃，脉搏：80次/分，呼吸：19次/分，血压：105/65mmHg。双侧锁骨上淋巴结未触及明显肿大，气管位置居中，桶状胸，肋间隙增大，胸壁静脉无曲张，胸骨无压痛。肺部呼吸运动度对称，语颤对称，无胸膜摩擦感，无皮下捻发感，叩诊清音，呼吸规整，左肺呼吸音清，右肺呼吸音清，左肺无啰音，右肺无啰音。

3. 辅助检查：胸部CT：右肺中叶不均匀片状影，右肺门不规则肿块影，中叶支气管变窄，下叶支气管见环状钙化，考虑右肺门占位性病变，中叶阻塞性炎症；右肺下叶支气管内膜结核，钙化？支气管镜检查：右肺中间段可见白色块状物，表面坏死，周边可见脓性分泌物溢出，管腔堵塞，气管镜无法进入远端。考虑右肺中间段占位，可疑支气管

内异物。

4. 入院诊断：右肺中间段占位，右支气管内异物？结核？肿瘤？

【术前讨论】

患者女性，57岁，有可疑异物吸入史。入院查体无明显阳性体征。术前胸片（图6-2-1）及胸部CT提示右肺中间段支气管占位，支气管镜检查示右肺中间段可见白色块状物，表面坏死，周边可见脓性分泌物溢出，管腔堵塞，气管镜无法进入远端。目前考虑右肺中间段占位为右支气管内异物可能性大。拟行硬质气管镜探查，支气管异物取出术。患者感染症状考虑为支气管异物继发阻塞性肺炎所致，但不能排除结核、肿瘤可能。术中有开胸可能。若诊断为结核，需于传染病医院进一步诊治。若诊断为肿瘤，可需完善检查后，再次手术治疗。

【手术及术后恢复情况】

入院后2天行手术治疗——硬质气管镜支气管内异物取出术。全麻诱导成功后，取颈部过伸仰卧

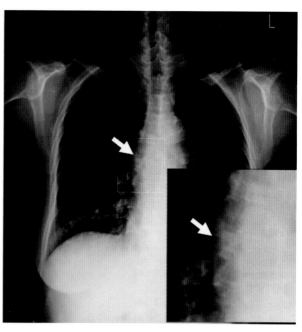

图6-2-1　术前胸片
右侧中间段气管异物，中叶阻塞性炎症

位，常规消毒、铺单，以喉镜显露声门，直视下经口置入硬质气管镜。探查见喉及会厌无充血；气管管腔通畅，未见明显新生物，黏膜光滑，无充血，软骨环清晰，膜部活动度好，可见较多量黏稠分泌物；隆突锐利；左侧主支气管、叶支气管、段支气管及亚段支气管开口均通畅，黏膜充血，未见明显新生物，有少量黏稠分泌物。右肺上叶支气管通畅，右中间段支气管内可见一约 1.5cm×1cm 大小骨性异物（图 6-2-2），将右中间段支气管完全阻塞，周围黏膜水肿，可见较多量粘稠分泌物，以异物钳将骨性异物完整取出。再次探查（图 6-2-3）见另一0.5cm×0.2cm 大小片状骨性异物嵌于右肺下叶基底段支气管内，内镜下将其取出。反复冲洗气道，并吸净气道内分泌物。术毕。

患者术后恢复顺利，复查床旁胸片（图 6-2-4）示右肺中下野感染好转，右肺中叶支气管内阴影消失。术后第 2 天患者出院。术后随访肺炎无复发。

【最后诊断】

最后诊断：右肺中间段支气管异物。

【病案特点分析】

呼吸道异物多为急危疾病，常见于儿童，多有明确异物吸入史，表现为剧烈咳嗽、憋气、甚至窒息。成人患者因气道管腔较大，异物较小时可吸入远端气道，症状不典型。本病例虽有异物吸入史，

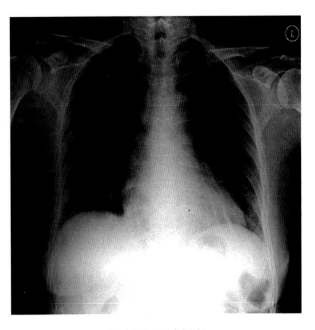

图 6-2-3 手术探查

再次探查发现另一片状骨性异物嵌于右肺下叶基底段支气管内，内镜下将其取出

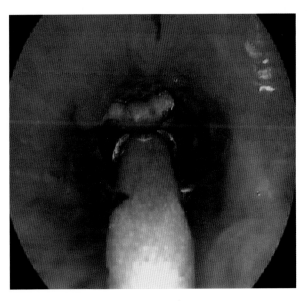

图 6-2-4 术后胸片

中间段支气管异物影消失，右中下肺野感染好转

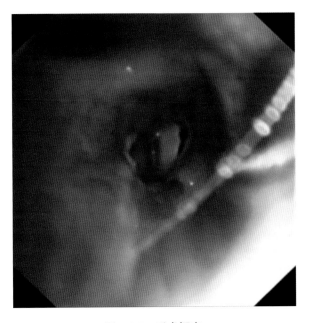

图 6-2-2 手术探查

硬质气管镜取出右中间段支气管骨性异物

但因症状迅速自行缓解，患者未引起足够重视，待因气管阻塞继发肺炎后就诊方得以明确诊断。小的气道异物，通过纤维支气管镜即可完整取出，体积较大的异物需行硬质气管镜手术。本例特点是：①患者有较明确的异物吸入史，但初诊医院未能及时发现，按肺部感染长期治疗无效，后经气管镜检查发

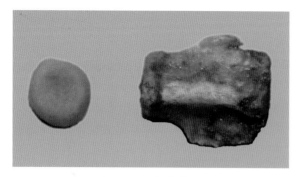

图 6-2-5　标本情况

现异物；②异物在气道内分离出碎片，嵌顿于远端气道，容易漏诊。

【专家点评】

呼吸道异物常见于儿童，成人较少见。成人异物的临床表现与吸入的异物的大小、异物沉积的气道水平和管径，沉积处气道阻塞的程度，是否造成局部的水肿出血等有关。轻者可以表现为刺激性咳嗽、颜面潮红、憋气、气促等，少数患者可以没有明显症状；重者可有喘憋、呼吸苦难，甚至窒息死亡；异物随气流向上冲击声门下区，偶可听到拍击音；合并肺部感染时可以出现高热，气管、支气管炎及肺炎症状。

对于成人气道内异物来说，由于成人气道管径较大，有时异物直径较小时肺部症状不典型，往往容易导致漏诊，所以成人气道异物的及时诊断尤其关键，由于患者多可较为详细描述其病史经过，因此医生应重视病史的采集，不能轻易放过病史中的疑点，对于高度可疑有异物吸入史的患者应及时行胸部 CT 及纤维气管镜检查明确气道腔内情况，及时诊断。

治疗的时机是决定治疗成败及效果的重要因素，成人气道异物中相当比例是金属异物，如螺丝钉、假牙、针头等，在气道内嵌顿时间长一方面可能造成气道穿孔出血，另一方面由于金属的化学反应导致局部肉芽组织大量增生，增加异物取出的难度，因此，成人气道异物应及时尽早治疗。

对于成人气道内异物多数体积较大或形状不规则，易于嵌顿于气道内，自行咳出的或用纤维支气管镜取出的可能性较小。因此治疗时可以尝试使用纤维支气管镜，但如果患者剧烈咳嗽难以忍受或内镜活检钳无法夹持异物时，应果断改用全身麻醉下硬质气管镜进行治疗，以免反复操作加重黏膜水肿，造成使异物嵌顿更深、出血或气道穿孔等严重并发症。金属异物或尖锐异物在气道内容易嵌顿，与周围组织形成肉芽组织增生导致取出困难，纤维支气管镜下盲目操作可能造成局部气管壁的损伤发生，对于此类情况，硬质气管镜的优势更为明显。

参考文献

[1] Aydogan LB，Tuncer U，Soylu L，et al. Rigid bronchoscopy for the suspicion of foreign body in airway. Int J Pediatr Otorhinolaryngol，2006，70（5）：823-828.

[2] Marquette CH，Martinot A. Foreign body removal in adults andchildren//Bolliger CT. Interventional bronchoscopy. Basel：Karger，2000，96-107.

[3] 王俊，李剑锋，李运，等．电视激光硬质气管镜的应用体会．中华胸心血管外科杂志，2005，21（2）：66-68.

[4] 姜冠潮，李运，王俊，等．硬质气管镜手术治疗大气道疾病．中国胸心血管外科临床杂志，2008，15（5）：345-349.

[5] 李运，李剑锋，刘军，等．电视硬质气管镜治疗大气道良性肿瘤．中国微创外科杂志，2005，5（12）：997-998.

病案 3　支气管异物继发支气管扩张

【本案精要】

漏诊气道异物长达 19 年，慢性反复感染继发支气管扩张，纤维支气管镜治疗失败，硬质气管镜成功取出。

【临床资料】

1. 病史：患者男性，27 岁，主因"反复咳嗽 19 年，加重伴发热 2 月"入院。患者 19 年来反复出现刺激性咳嗽，时轻时重，有时咳较多黄色浓痰，其父回忆患者曾于 19 年前不慎将一直径约 0.5cm 大小的塑料异物吸入气管内，当时未诊治。患者咳嗽咳痰症状反复出现，应用抗生素治疗效果较差。近 2 个月来，咳嗽明显加重，以夜间及晨起为著，咳大量脓性痰，每日痰量约 50ml 以上；伴畏寒、发热最

高体温 38.0℃。在当地医院抗炎治疗效果不明显。1 周前开始出现右侧胸痛，在外院行胸部 CT 检查（图 6-3-1）提示，右肺下叶可见片状高密度阴影，右肺下叶支气管开口处可见环形密度增高影。为进一步治疗收入我院。

2. 体格检查：神志清，精神差，体型偏瘦，全身浅表淋巴结未触及明显肿大，双肺呼吸音粗，右下肺可闻及少量湿啰音。心律齐，各瓣膜区未闻及病理性杂音及心包摩擦音。腹部平坦，腹壁柔软，全腹无压痛，无反跳痛及肌紧张；双下肢无可凹性水肿。

3. 辅助检查：血常规：WBC 5.63×10^9/L，LY %54.5%，NE 36.6%，PLT 239×10^9/L，HGB 146.6g/L；胸部 CT（图 6-3-2）：右肺下叶支气管下段内可见一空心棒状高密度影，管腔阻塞，管壁明显增厚；右肺

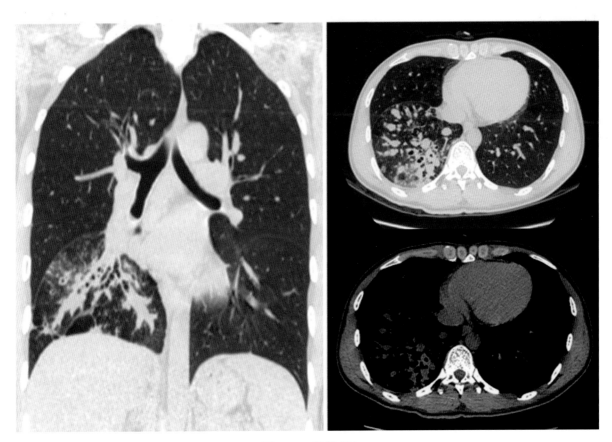

图 6-3-1　胸部 CT

右肺下叶各段支气管可见扩张，可见沿气管血管束分布的片状实变影及磨玻璃影

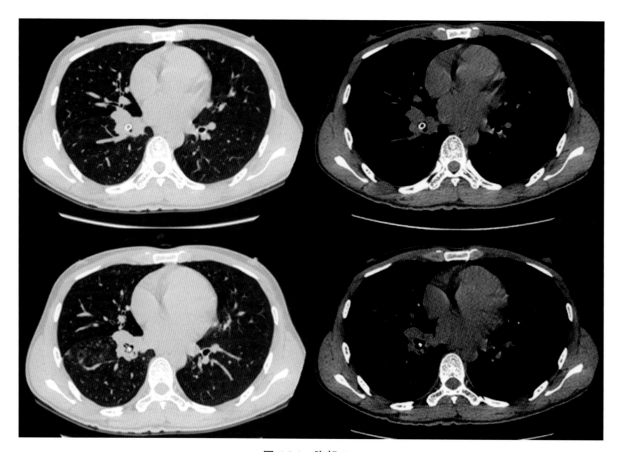

图 6-3-2　胸部 CT

右肺下叶支气管下段内可见一空心棒状高密度影，管腔阻塞

下叶各段支气管可见扩张，壁厚，并可见沿气管血管束分布的片状实变影及磨玻璃影，边界不清。考虑：右肺下叶支气管内异物，并右肺下叶支气管管壁增厚，异物远端各段支气管扩张，伴阻塞性肺炎。

4．初步诊断：右肺下叶支气管异物，阻塞性肺炎，支气管扩张症。

5．入院后诊治情况：患者收住我院后给予抗感染治疗后，患者咳嗽、咳痰逐渐减轻，每日咳白色痰液 3 ~ 4 次，量不多，体温恢复正常。行纤维支气管镜检查发现右肺下叶支气管开口处大量肉芽组织增生，远端似可见黑色异物，但内镜无法到达，活检钳无法夹持异物。为行进一步手术收入胸外科。

【术前讨论】

患者青年男性，反复出现肺部感染症状，回忆曾于发病初吸入气道异物。本次查胸部 CT 发现局限于右下肺支气管扩张的影像，感染明显，右肺下叶支气管开口处可见环形密度增高影。行纤维支气管镜检查发现右肺下叶支气管开口处大量肉芽组织增

生，远端似可见黑色异物，但内镜无法到达，活检钳无法夹持异物。因此考虑右肺下叶支气管开口异物嵌顿，炎症致远端肺内反复感染，导致远端支气管扩张改变。拟于全麻下行硬质气管镜检查，尝试内镜下取出异物，如无法取出，则行全麻下右肺下叶切除手术。

【手术及术后恢复情况】

入院后 3 天行手术治疗——硬质气管镜支气管异物取出术。静脉全麻成功后，在直接喉镜的辅助下经口顺利插入电视硬质气管镜并接喷射呼吸机辅助呼吸。探查（图 6-3-3）见右下叶基底段支气管开口大量肉芽组织增生，远端可见一异物，表面有明显脓性痰。在电视内镜设备辅助下，首先吸尽气道内分泌物，以持物钳夹住异物尾端，轻柔地牵拉并旋转，将异物完整地取出，并自硬气管镜镜筒取出到体外，检查，见其为一形似螺丝钉样的硬塑料物，长约 2.5cm，中央有细腔隙。仔细查看见其结构完整无缺损。经硬质气管镜置入纤维支气管镜检查，见

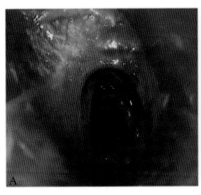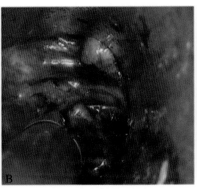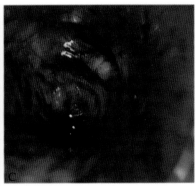

图 6-3-3 硬质气管镜

A. 右下叶基底段支气管内肉芽组织增生，气道狭窄，可见大量脓性分泌物；B. 吸净分泌物后，右下叶基底段支气管开口可见一异物；C. 异物取出后见基底段口原异物存留处有少许肉芽组织增生，气道通畅

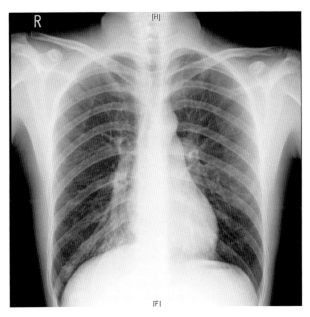

图 6-3-4 术后胸片

右下叶支气管腔内有脓性分泌物涌出，予以彻底吸尽，并以生理盐水反复盥洗，再次检查，见基底段口原异物存留处有少许肉芽组织增生，无明显出血，管腔无明显狭窄，背段、基底段各段开口通畅，未见异物残留。右中上叶及左侧支气管各段开口均通畅，未见充血水肿及新生物。吸尽气道分泌物后顺利退出硬质气管镜，立即更换单腔气管插管，术毕。待病人清醒后拔除气管插管，病人安返病房，术中患者血压、心率、氧合等指标均平稳正常。术后给予抗感染、雾化吸入、化痰治疗。患者恢复顺利，3天后出院。

【最后诊断】

最后诊断：右肺下叶支气管异物，阻塞性肺炎，继发性支气管扩张症。

【病案特点分析】

该患者幼年时即开始出现反复肺部感染症状，

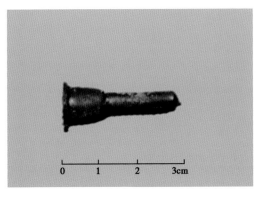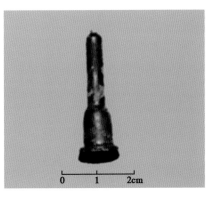

图 6-3-5 右肺下叶基底段支气管异物，为塑料质地

抗感染难以控制，追忆病史才回忆起幼年曾吸入异物，未及时治疗。常年反复感染导致局部阻塞性肺炎，远端支气管破坏，形成继发性支气管扩张改变。气道异物较大，周围大量肉芽组织增生包裹，纤维支气管镜治疗失败，只能尝试硬质气管镜治疗，如内镜治疗无效，则考虑开胸切除病变肺叶。

【专家点评】

此例病例中的患者为儿童时期误吸入异物，由于当时症状不典型未及时诊治，该异物存留时间体内并嵌顿于局部支气管长达 19 年之久，引起异物远端受累肺叶的阻塞性肺炎反复发作，炎症导致局部支气管软骨环破坏引起支气管扩张样的不可逆的肺部病变。由此我们可以看出支气管异物的典型病程进展过程为：支气管异物嵌顿→局部阻塞性炎症→反复发作加重→慢性炎症导致局部肺组织和支气管破坏→继发性支气管扩张。小小一枚异物，如不及时处理，可能导致反复感染，长期困扰患者生活质量，甚至导致局部肺组织出现不可逆的毁损。因此，对于气道异物应尽早治疗，以免引起严重后果。

另外该病例也提示，异物嵌顿于局部气道，由于反复炎症，可能刺激周围气道壁导致大量肉芽组织增生，包裹异物，增加内镜治疗的难度。这一点在金属异物表现更为突出，金属异物可能在较短的时间内出现化学反应，在没有远端阻塞性肺炎发生时就已经出现周围肉芽组织增生，也增加了治疗难度。

内镜治疗是目前气道异物最理想的治疗方法。但常用的纤维支气管镜下的器械口径小、力量小，无法有效夹持直径较大或形态不规则的异物，在周围有肉芽组织嵌顿的情况下通常也无法取出异物。硬质气管镜操作孔道粗大，大口径活检钳、异物钳的口径可以达 1cm 以上，可以轻松的抓持各种大小的气道异物，是目前成人复杂气道异物的最佳治疗手段。

参考文献

[1] Aydogan LB, Tuncer U, Soylu L, et al. Rigid bronchoscopy for the suspicion of foreign body in airway. Int J Pediatr Otorhinolaryngol, 2006, 70 (5): 823-828.

[2] Oki M, Saka H, Kumazawa A, et al. Extraction of peripheral endobronchial foreign body using an ultrathin flexible bronchoscope. J Bronchol, 2004, 11: 37-39.

[3] Swanson KL, Prakash UB, McDougall JC, et al. Airway foreign bodies in adults. J Bronchol, 2003, 10: 107-111.

[4] 姜冠潮，李运，王俊，等. 硬质气管镜手术治疗大气道疾病. 中国胸心血管外科临床杂志，2008，15 (5): 345-349.

[5] Hui H, Na L, Zhijun CJ, et al. Therapeutic experience from 1428 patients with pediatric tracheobronchial foreign body. J Pediatr Surg, 2008，43: 718-721.

病案4 支气管痰栓

【本案精要】

典型支气管痰栓，接受硬质气管镜结合纤维支气管镜治疗

【临床资料】

1. 病史：患者男性，22岁，主因"间断胸闷、咳嗽、咳痰3年"入院。患者3年前感冒后出现胸闷、咳嗽、咳痰，为少量黄痰，每天4~5口，伴发热，体温37~38℃，无心悸、胸痛，无盗汗、乏力，无关节肿痛及皮疹，行胸片检查提示"肺结核"予以抗结核治疗7个月无好转。此后类似症状间断发作，约1~2月发作一次，痰中偶有腥臭味，予以抗炎治疗均可好转。患者20天前常规体检胸片（图6-4-1）提示右上肺阴影，进一步行胸部CT（图6-4-2）提示右肺上叶成簇分布的囊环状改变，边缘有片样模糊影，并可见指套影。后查气管镜（图6-4-3）见右肺上叶尖后段可见脓性分泌物。现为进一步诊治收入我院。患者自发病以来，精神食欲可，大小便正常，无体重变化。既往史无特殊。

2. 体格检查：生命体征平稳。全身浅表淋巴结未触及肿大，双侧呼吸动度一致，双侧肋间隙相等，叩诊右上肺稍浊，左肺呼吸音清，右上肺呼吸音低，未闻及明显干湿啰音。

3. 辅助检查：胸片（入院20天前，外院）：右上肺野斑片影。 胸部CT（入院20天前，外院）：右肺上叶成簇分布的囊环状改变，边缘有片样模糊影，并可见指套影。印象右肺上叶支气管黏液栓伴感染，右肺上叶支扩。纤维支气管镜（入院8天前，外院）：右肺上叶尖后段可见脓性分泌物。胸部CT（入院4天前，外院）：右肺上叶成簇分布的囊环状改变，片样模糊影减轻不明显。

【术前诊断】

右上肺阴影待查：支气管黏液栓？支气管扩张？

【术前讨论】

患者男性，22岁，主因"间断胸闷、咳嗽、咳痰3年"收住我科。患者3年前感冒后出现胸闷、咳嗽、咳少量黄痰，伴低热，抗痨治疗7月无好转。此后间断发作，每1~2月发作一次，予抗炎治疗

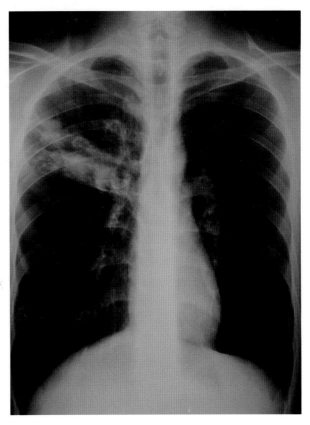

图6-4-1 胸片

右上肺野斑片影

均能好转。患者20天前体检胸片提示右上肺阴影，进一步行胸部CT提示右肺上叶成簇分布的囊环状改变，边缘有片样模糊影，并可见指套影。以"支气管扩张"入院。入院查体：叩诊右上肺稍浊，左肺呼吸音清，右上肺呼吸音低，未闻及明显干湿啰音。入院后经化痰及体位引流未见排痰。结合病史查体及辅助检查考虑诊断右肺上叶支气管黏液栓、支气管扩张可能。该患者CT可见大量黏液栓，考虑上叶支气管非支扩常见位置，常为气道梗阻继发，可行气管镜检查明确病因，亦可经气管镜吸痰、灌洗，灌洗虽可引流痰液，但有短期发热咳痰增加可能。术后应注意抗感染治疗。

【手术及术后恢复情况】

入院后第3天行手术治疗——硬质气管镜结合

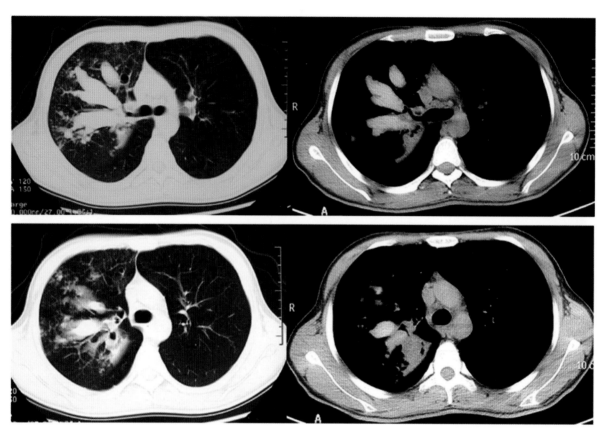

图 6-4-2　胸部 CT

右肺上叶支气管黏液栓伴感染，右肺上叶支气管扩张

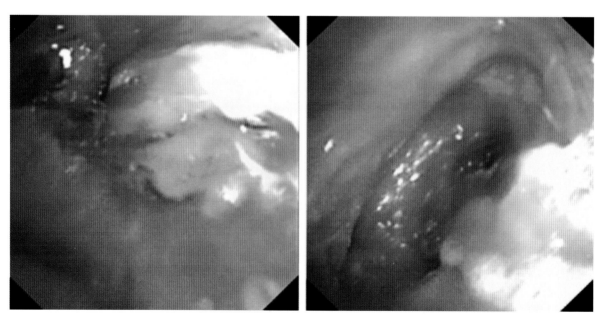

图 6-4-3　气管镜探查

右肺上叶前段及后段支气管腔内可见大量黏稠分泌物阻塞

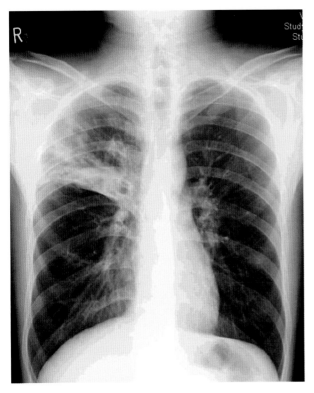

图 6-4-4　术后复查胸片

右上肺野斑片影变淡

纤维支气管镜痰栓清除 + 支气管灌洗术。

全麻成功后，取仰卧位。在喉镜辅助下经口置入硬质气管镜。探查气管管腔通畅，未见明显新生物，黏膜光滑，无充血，软骨环清晰，膜部活动度好，未见明显分泌物。隆突锐利。左侧主支气管、

叶支气管、段支气管及亚段支气管开口均通畅，黏膜光滑，软骨环清晰，未见明显新生物，支气管间嵴锐利，未见明显分泌物。辅助纤维支气管镜检查发现右肺上叶支气管开口轻度水肿，前段及后段支气管开口狭窄，管腔内可见大量黏稠分泌物阻塞。以内镜分别进入前段及后段支气管远端，前段支气管开口局部狭窄，远端气道呈明显扩张，宽度超过2cm，内可见大量黏稠分泌物填满腔内。局部冷冻及冲洗后将黏稠分泌物清除，再以生理盐水、糜蛋白酶等药物分别冲洗腔道。术后继续给予抗炎、雾化等治疗，并做体位引流，排出大量黏痰，患者自觉憋气好转。

【最后诊断】

病理诊断：(右肺上叶后段黏膜) 小块黏膜活检组织：被覆上皮脱落，间质灶状淋巴细胞、浆细胞及嗜酸性粒细胞浸润 (图 6-4-5)。免疫组化染色结果：CK (+)，特殊染色结果：PAS (−)，抗酸染色 (−)，未见明确肿瘤性病变。

最后诊断：右肺上叶支气管扩张合并痰栓。

【病案特点】

患者青年男性，间断胸闷咳嗽、咳痰、低热3年，抗结核治疗无效，抗炎治疗可好转，胸部CT及气管镜示右肺上叶支气管扩张合并痰栓。典型感染所致支气管扩张多见于下叶基底段支气管的分支，而结核性支扩多位于上叶，特别多见于上叶尖段与后段支气管及其分支。该患者病变并非支扩常见部位，且气道内多年分泌物积聚浓缩成黏稠痰栓，无

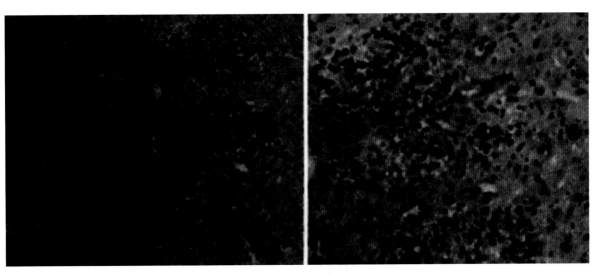

图 6-4-5　术后病理

法排出。故先利用内镜下冲洗、冷冻等操作，将固化痰栓去除，远端分泌物得以排出，感染得到有效控制和治疗。

【专家点评】

痰栓是由大量细菌、坏死的支气管黏膜、呼吸道内的伪膜、干痂、血凝块、痰液、干酪样物质等粘合固化而形成的内源性气道异物，可阻塞各级支气管并进而导致相应的症状。任何呼吸道感染治疗不及时或治疗不规范使的症状加重或反复都可以形成痰栓。支扩病变局部长期反复感染，大量痰液潴留，引流不畅，且严重支扩时局部肺组织损毁，支气管黏膜坏死脱落，严重影响呼吸道的自净功能，更加重局部引流障碍和感染，因而支气管扩张是导致局部痰栓形成的最常见病因之一。

肺上叶虽非感染性支扩的好发部位，但痰栓好发于上叶支气管，可能的原因包括：①上叶通气量较下叶小；②上叶支气管管径较细；③上叶的弹力小于其他肺叶，排痰动力小，使痰液易于积聚形成痰栓；④咳嗽时上叶受力较小，不足以使痰栓咳出；⑤右上叶支气管与右主支气管呈近90°夹角，排痰阻力增加、感染机会增多，更易形成支气管痰液嵌塞。

气管镜检查是痰栓诊断和治疗的首选方式。部分痰栓因潴留时间较长，可逐渐固化并进而表现为棕色橡皮样或者灰绿色油灰样，在气管镜检查时应与支气管腔内新生物仔细鉴别。软式气管镜检查虽为首选诊治方式，但是软式气管镜由于视野昏暗，操作器械口径小，不能通气等局限性，往往难以胜任对于部分过于黏稠固化甚至形成树枝状或鹿角状的痰栓，尤其是导致较大气道堵塞的痰栓的治疗任务。

硬质气管镜视野明亮，操作孔径大，大口径的直杆吸引器以及操作口径最大可达2.2cm的取栓钳和异物钳非常便于取出已经固化的痰栓。且硬质气管镜具有侧孔可接呼吸机，在针对某支气管腔进行操作时不影响其他肺叶的通气，因而手术安全性更高，可操作时间也更宽裕。另外对于部分质地黏稠软脆的痰栓，吸引或钳夹等方法难以顺利取出，可通过硬质气管镜下冷冻的方法使其固化变硬，从而可以快速方便地予以钳夹取出，避免了反复长时间的操作以及感染碎块脱落和播散的可能。

当然，内镜下的痰栓取出仅仅是姑息性的临时缓解症状的方法，根本治疗措施在于去除导致反复感染的诱因或者病变基础。针对支气管扩张而言，应该行病变所在肺叶或者肺段的切除术，而内镜下痰栓取出术的价值在于肺叶或肺段切除术前的呼吸道准备，改善支气管引流，保证麻醉及手术过程的安全，并尽可能利于术后感染控制，避免严重并发症的发生。当然，对于高龄、肺功能和一般情况较差，难以耐受进一步手术治疗的患者而言，内镜下，尤其是硬质气管镜下痰栓取出术不失为一种良好的减症治疗措施。

参考文献

[1] 田莉. 硬支气管镜检内源性支气管异物27例分析. 黑龙江医学，2004，28（10）：777-778.

[2] Felson B. Mucoid impaction（inspissated secretions）in segmental bronchial obstruction. Radiology，1979，133（1）：9-16.

[3] Sledziewska J, Zaleska J, Wiatr E, et al. Plastic bronchitis and mucoid impaction - uncommon disease syndromes with expectoration mucus plugs. Pneumonol Alergol Pol，2001，69（1-2）：50-61.

[4] 李运，李剑锋，刘军，等. 硬质气管镜结合纤维支气管镜治疗气管支气管病变. 中华胸心血管外科杂志，2006，22（1）：1-3.

病案 5　气管瘢痕狭窄

【本案精要】

气管插管致气管内膜状瘢痕狭窄，喉罩通气状态下行内镜氩气烧灼清除气管瘢痕效果好。

【临床资料】

1. 病史：患者主因"高处坠落伤后 2 个月余，喘憋 1 个月"入院。患者 2 个月余前因高处坠落伤在外院保守治疗，曾行气管插管辅助呼吸 10 余日，病情好转后出院。1 个月前，患者渐出现喘憋、呼吸困难，无胸痛、发热，无咳嗽、咳痰，无咯血等不适，至当地医院查胸部 CT 提示：①左侧多发肋骨陈旧骨折；②左肺上叶前段少许纤维条索；③大气道近胸廓入口处狭窄。进一步查气管镜提示：气管内距声带约 3cm 处（2 个软骨环）气管膜状狭窄，通气口约 3mm，镜头不同通过。患者为进一步诊治来我院，门诊以"气管狭窄"收住我科。近 2 个月以来，患者精神可，饮食、睡眠及大小便基本正常，体重无明显变化。

2. 查体：气管居中，胸廓无畸形，胸壁静脉无曲张。肺部呼吸运动度对称，肋间隙正常，语颤对称，无胸膜摩擦感，无皮下捻发感，叩诊音清，呼吸规律，双肺均可闻及哮鸣音，以气管处最为明显，左肺无啰音，右肺无啰音。心脏及腹部查体无明显异常。

3. 辅助检查：

胸部 CT：①左侧多发肋骨陈旧骨折；②左肺上叶前段少许纤维条索；③大气道近胸廓入口处狭窄（图 6-5-1）。

气管镜：气管内距声带约 3cm 处（2 个软骨环）气管膜状狭窄，通气口约 3mm，镜头无法通过。

4. 初步诊断：气管狭窄。

【术前讨论】

患者，男性，13 岁，2 个月前因高处坠落伤在外院保守治疗，行气管插管后好转出院。1 个月前，患者渐出现喘憋、呼吸困难，无胸痛、发热，无咳嗽、咳痰，无咯血等不适，至当地医院查胸部 CT 提

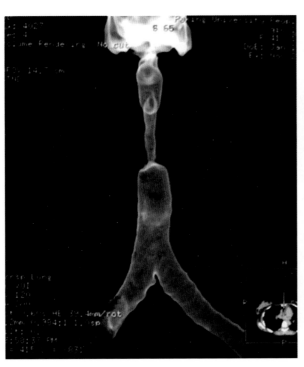 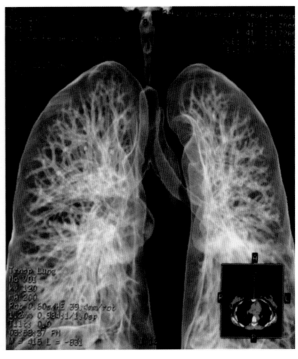

图 6-5-1　CT 三维重建

大气道近胸廓入口处狭窄明显

示大气道近胸廓入口处狭窄。进一步查气管镜提示：气管内距声带约3cm处（2个软骨环）气管膜状狭窄，通气口约3mm，镜头不同通过。根据目前病史、查体及辅助检查，考虑患者气管狭窄诊断基本明确，有手术适应证，无明显禁忌，拟在全麻下行硬质气管镜气管肿物切除术。

【手术及术后恢复情况】

入院后第2天行手术治疗——喉罩通气，纤维支气管镜气道瘢痕清除术。

全麻成功后，喉罩通气，取仰卧位。经喉罩置入电子支气管镜。以利多卡因及生理盐水冲洗气道后进行检查。探查（图6-5-2）见声门下3cm处可见气管内膜状瘢痕狭窄，呈向心性狭窄，狭窄中心孔径约3mm，内镜无法通过。以氩气刀自狭窄中心开始环周烧灼瘢痕，直至将中心孔径扩大至直径超过1cm，气管镜可以轻松通过。再次探查远端气道，见各支气管开口基本正常，可见少量黏稠分泌物附着。确切止血后，术毕。术中无明显出血，术后待病人清醒后，拔除喉罩，安返病房。

术后恢复顺利，第2天出院。

【出院诊断】

外伤后致气管瘢痕狭窄。

【病案特点分析】

气管插管或气管切开等医源性损伤是导致气管瘢痕狭窄的常见原因。多数是由于气囊压迫过紧、时间过长所致，气囊压力可能使黏膜缺血、坏死、溃疡、感染而致瘢痕狭窄。气管插管相关性气管狭窄往往发生在拔管后数天或数月，由于逐步引起呼吸困难，严重缺氧可直接威胁患者的生命，因此该类病人因尽早行手术治疗。这种气道狭窄病人往往病情危重，清醒状态下内镜治疗往往有巨大风险，在全身麻醉状态下保持持续的通气状态，既保证了手术安全，也使耐受手术的时间大为延长，操作更加从容，手术质量因而得以保证。喉罩是一种新型的麻醉方式，不接触声门及气管，可以在保证麻醉机通气的状态下，使用纤维支气管镜进行气道内操作，是一种安全有效的治疗辅助手段。

【专家点评】

良性气道瘢痕狭窄均为气道损伤引起，而气管插管是最为常见的一种医源性气道损伤因素。通常是由于气管插管气囊的过度膨胀，压力过高，导致气管黏膜缺血损伤，黏膜溃疡，软骨炎，肉芽组织形成，最后导致瘢痕狭窄；也可能是气管插管及套管的头端反复摩擦气管壁，造成机械损伤，致瘢痕形成。

既往有气道损伤以及气管插管病史的患者，尤其有瘢痕体质者，在拔除气管插管后出现进行性加重的呼吸困难，乃至气管切开后呼吸困难仍不能很好缓解的患者要高度警惕气道瘢痕狭窄的可能。此类患者，随气道狭窄程度的加重，病情往往发展迅速，当管腔≤10mm时，可出现Ⅰ度呼吸困难；管腔≤5mm时可出现Ⅱ～Ⅳ度呼吸困难。对于诊断，除

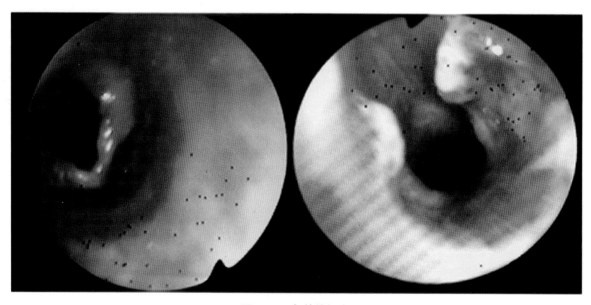

图6-5-2 气管镜探查

声门下3cm处可见气管内膜状瘢痕狭窄

了气管镜检查外，高分辨螺旋CT或MRI检查，尤其利用其三维重建和模拟内镜技术可实现狭窄段长度的测量及其范围和形态的准确判断，非常有利于术前准备。

对于良性气道瘢痕狭窄的常用治疗方法包括三方面：①狭窄段气管的外科手术切除和气道重建；②狭窄局部微创介入治疗：包括电凝、电切除、球囊扩张、氩等离子凝固、激光以及冷冻等；③气道支架治疗治疗。开胸手术由于手术创伤大，风险高，同时受到病变部位解剖结构或身体一般状况等因素的限制，使得其适应证相对局限，并且存在术后吻合口瘢痕形成导致再狭窄的问题；气道支架虽然可以保障气道的畅通并且可能会延缓气道内瘢痕肉芽组织的再生长，但可能造成严重的胸痛和剧烈的咳嗽，尤其对于高位气道支架而言，大部分患者不能耐受，因而对于这种良性的瘢痕肉芽组织增生性病变应谨慎采用。狭窄局部微创介入治疗，由于创伤小，效果较肯定，痛苦小，可反复治疗等优势，在临床实际工作中应用较多。

气道狭窄患者由于气道的严重阻塞和低氧血症，多数难以难受长时间的清醒状态下内镜治疗，因此，不进行气管插管，同时又保证患者的机械通气状态，是内镜医师和麻醉医师一直探寻的目标。1981年英国医生Brain于根据解剖成人喉结构所研制的一种人工气道，被称之为喉罩。该人工装置，无需放置于气管内，在不接触声门和气管的情况下，即可保证对全麻状态下的患者的长时间控制通气，是一种新型的微创麻醉方式。同时该装置有粗大的操作孔道，可容纳治疗型纤维支气管镜通过，使患者可以在全麻通气状态下接受长时间的内镜操作。

由于各种治疗措施也会人为地损伤气道粘膜、气管壁和软骨环导致新的瘢痕组织行程，且气道瘢痕肉芽组织本身也可能反复生长，因此有报道气道瘢痕狭窄介入治疗后的再狭窄率高达10%～50%，需要大约半年左右的时间方能进入稳定期。因此上述介入治疗时因注意避免气道黏膜和气管壁的二次损伤，清除气道瘢痕组织时不必苛求彻底，只需保持气道直径在一定宽度以上，即可保证症状的良好缓解。

参考文献

[1] Armine E，David FK，Heinrich D. et al. Central airway obstruction. Am J Respir Crit Care Med，2004，169：1278-1297.

[2] 秦永，高为华，李志光，等. 喉气管狭窄CT扫描三维成像评估及临床应用. 中华耳鼻咽喉科杂志，2003，38（2）：147-149.

[3] Tremblay A，Marquette CH. Endobronchial electrocautery and argon plasma coagulation：a practical approach. Can Respir，2004，11：305-310.

[4] Venhaus M，Behn C，Freitag L，et al. Simulations and experiments of the balloon dilatation of airway stenoses. Biomed Tech (Berl)，2009，54：187-195.

[5] Erelel M，Yakar F，Yakar A. Endobronchial tuberculosis with lobar obstruction successfully treated by argon plasma coagulation. South Med J，2009，102：1078-1081.

[6] Roediger FC，Orloff LA，Courey MS. Adult subglottic stenosis：management with laser incisions and mitomyycin-C. laryngoscope，2008. 118：1542-1546.

[7] Krimsky WS，Rodrigues MP，Malayaman N，et al. Spray cryotherapy for the treatment of glottic and subglottic stenosis. Laryngoscope，2010，120（3）：473-7.

[8] Park HY，Kim H，Koh WJ，et al. Natural stent in the management of post—intubation tracheal stenosis. Respirology，2009，14：583-588.

[9] Seijo LM，sleman DH. Interventional pulmonary. N Engl J Med，2001，344：740-749.

[10] Saito M，Kobayashi J，Takashima Y，et al. Tracheostenosis caused by blunt thoracic trauma. Kyobu Geka，2009，62（6）：485-487.

[11] Wootten CT，Bromwich MA，Myer CM. Trends in blunt laryngotracheal trauma in children. Int J Pediatr Otorhinolaryngol，2009，73（8）：1071-1075.

[12] Schneider T，Volz K，Dienemann H. Incidence and treatment modalities of tracheobronchial injuries in Germany.Interact Cardiovasc Thorac Surg，2009，8（5）：571-576.

[13] Denlinger CE，Veeramachaneni N，Krupnick AS. Nonoperative management of large tracheal injuries. J Thorac Cardiovasc Surg，2008，136（3）：782-783.

病案 6　气管错构瘤

【本案精要】

气管内巨大软骨瘤性错构瘤，阻塞双侧气道，硬质气管镜下治疗

【临床资料】

1. 病史：患者男性，59岁，主因"胸闷、憋气11个月，CT发现气管内占位2月余"于门诊以"气管占位"收入院。患者11个月前无明显诱因出现胸闷、憋气、咳嗽，无咳痰，不伴发热、盗汗、胸痛、心慌、气短等症状。近2个月来症状渐加重，就诊于外院查胸部CT（图6-6-1）提示"隆突区不规则团块影，以钙化为主，右主支气管受压变窄"，进一步行电子支气管镜提示气管内新生物，黏膜糜烂，因病人无法耐受，未取活检。现为进一步诊治门诊以"气管占位"收入院。既往体健，吸烟30年，20支/天，已戒烟5年，饮酒30年，偶饮酒，已戒酒4年。

2. 体格检查：患者端坐呼吸，颈部及双侧锁骨上淋巴结未触及肿大，气管居中，桶状胸，双侧呼吸动度基本对称，双侧触觉语颤对称，未及胸膜摩擦感，双肺叩诊清音，双肺呼吸音低，双下肺可闻及湿啰音，未闻及干啰音及胸膜摩擦音。

3. 辅助检查：胸部CT：气管隆突水平可见前壁向管腔内突出的类圆形影，其内不规则条片状高密度钙化影，大小约2.6cm×3.5cm，向右侧主支气管延伸、管腔明显变窄，病灶与相邻心脏血管边界清晰，未见明确侵犯相邻血管；右肺体积较小，可见多发点状模糊影，呈树芽征表现，右肺中下叶内多发小支气管扩张、管壁增厚，并见右肺多发支气管管腔内黏液栓塞影（图6-6-3）。纵隔内未见肿大淋巴结，双侧胸腔无积液，胸膜无肥厚钙化。气管隆突水平气管前壁占位，考虑软骨瘤，右肺阻塞性支气管炎，右侧支气管黏液栓塞。电子支气管镜：气管内可见新生物，黏膜糜烂。PPD：阴性。血结核抗体：阴性。

4. 初步诊断：气管占位性质，气管癌？错构瘤？结核？结石？

【术前讨论】

患者中年男性，主因"胸闷、憋气11个月，CT发现气管内占位2月余"以"气管占位"收入院。胸部CT提示"隆突区不规则团块影，以钙化为主，右主支气管受压变窄"，进一步行电子支气管镜提示气管内新生物，黏膜糜烂，PPD及血结核抗体阴性，可排除结核可能，目前考虑主气管及隆突占位，恶性肿瘤可能大，患者气道阻塞症状明显，需通过

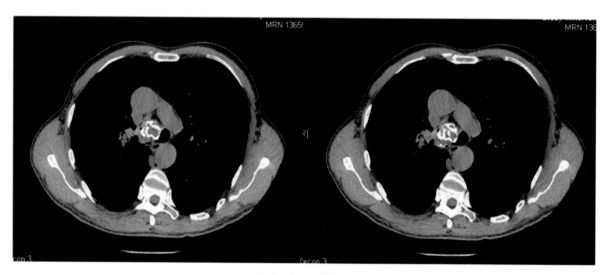

图 6-6-1　胸部 CT
气管隆凸水平可见前壁向管腔内突出的类圆形影，伴钙化

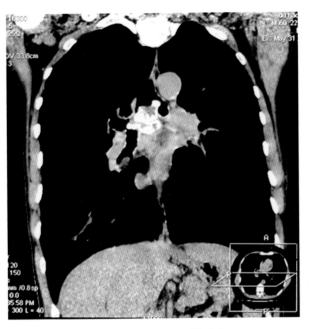

图 6-6-2 胸部 CT 三维重建

外科干预恢复气道通畅，但患者肺功能较差，无法耐受开胸气道部分切除重建手术，因此决定在全麻下行硬质气管镜下气管内肿瘤清除术，以明确诊断，疏通气道。

【手术及术后恢复情况】

入院后 6 天行手术治疗——硬质气管镜探查，气管内肿瘤清除术。全麻诱导成功后，取颈部过伸仰卧位，以喉镜显露声门，直视下经口置入硬质气管镜。探查（图 6-6-4）见气管近端通畅，软骨环清晰，未见明显分泌物，肿物位于隆突，向气管近端延伸约 1 个软骨环，肿物自隆突分别向左右侧主支气管生长，呈菜花样，质地硬，表面血供丰富，肿物完全阻塞右侧主支气管，左侧主支气管阻塞约90%。首先以纤维氩气刀电凝肿物表面减少肿瘤组织血供，以活检钳将左主支气管腔内肿瘤组织分块咬除，直至将肿瘤组织基本完全咬除，管腔基本恢复

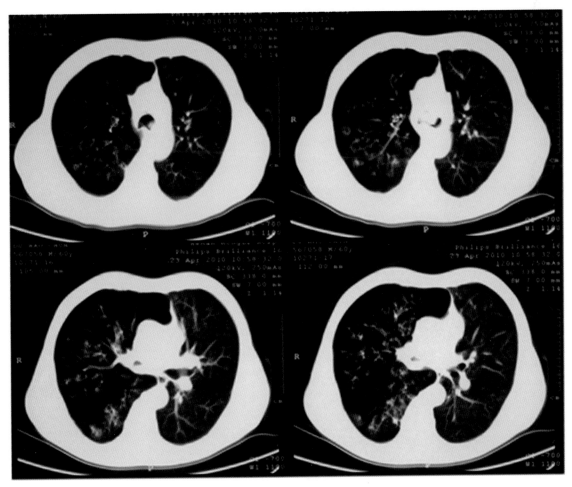

图 6-6-3 胸部 CT

右肺多发支气管管腔内黏液栓塞影

通畅，可见肿瘤向左主支气管远端延伸约1～2个软骨环，再以活检钳将左主支气管腔内肿瘤组织分块咬除，直至将肿瘤组织基本完全咬除，管腔基本恢复通畅，可见肿瘤向右主支气管远端延伸至中间段支气管，右肺上叶开口及右肺中叶开口均被累及阻塞，右肺下叶开口通畅，右肺下叶内大量黏稠分泌物，予吸出。肿瘤组织蒂部以氩气刀电凝止血。操作完毕后拔除硬质气管镜，改用单腔气管插管通气，

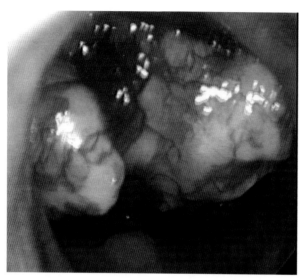

图 6-6-4　术中探查
肿物位于隆凸，呈菜花样，右侧主支气管完全阻塞

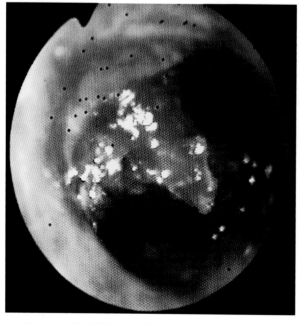

图 6-6-5　肿瘤清除后，隆凸及右主支气管基本通畅

待病人清醒后拔除气管插管，安返病房。

患者术后恢复顺利，憋气症状明显改善，于4天后出院。

【最后诊断】

病理诊断：软骨瘤性错构瘤。

最后诊断：气管软骨瘤性错构瘤。

【病案特点分析】

肺错构瘤分为肺内型和腔内型（支气管内）两类，后者极为罕见。本例患者为腔内型错构瘤，病变广泛钙化，质地坚硬，表面被覆黏膜糜烂，不除外恶性肿瘤可能，但因患者无法耐受，未能行支气管镜活检明确诊断。患者气管、隆突受累范围较广、右侧主支气管严重阻塞，术前拟定硬质气管镜术式，目的在于清除肿瘤，打通气道，同时获得病理学诊断。本例手术难度较大，由于肿瘤体积巨大，双侧气道狭窄程度都很严重，瘤体出血可能造成窒息，加之肿瘤质地异常坚硬，活检钳分块咬除操作时间较长，因此术中利用镜身前端鱼口样斜面铲动肿瘤，并将之推向一侧气道，降低了手术风险。此外，此类质硬肿瘤行硬质气管镜时需警惕损伤气管膜部，接近膜部的操作切忌粗暴。

【专家点评】

发生于肺部的错构瘤是最常见的肺部良性肿瘤，也是发病率最高的大气道腔内型良性肿瘤。由于气管支气管肿瘤的总体发病率较低，且多数为恶性肿瘤，良性肿瘤非常少见（仅占所有肺部肿瘤的不足1%）。因此这种腔内型错构瘤临床较罕见。

气管支气管内错构瘤发展较慢，肿瘤较小时往往无明显特异性症状，偶可表现为刺激性干咳，临床常出现误诊；随着肿瘤长大，一旦阻塞气道直径超过50%，常造成气道梗阻导致严重的通气功能障碍，引起咳嗽、咯血、呼吸困难和阻塞性肺炎等症状。

错构瘤是一种含有脂肪、纤维组织、软骨和上皮组织等多种成分的非均质性肿瘤，因此其影像学表现通常为质地不均的软组织影像，可以有脂肪密度，也可伴有散在的斑点状钙化。胸片往往仅能显示支气管内梗阻引起的阻塞性肺炎、肺不张等表现，不能清晰地显示肿瘤。CT对诊断有很高价值，能够显示错构瘤的不同组成成分，如肿物内包含有脂肪或钙化等多种成分，通常可作出错构瘤的特异性诊断。

这类肿瘤的典型表现是窄蒂的腔内型肿物，这种窄蒂良性腔内型气管肿瘤，传统开胸手术，气管支气管节段切除后吻合是标准的根治性治疗措施，

但由于属于典型的"大切口、小手术",因此很难被患者和医生接受。有文献报道,这类窄蒂良性肿瘤在内镜下彻底清除气道内肿瘤部分,并充分处理肿瘤蒂部及周围1cm范围的气管黏膜后也可以达到根治的效果,很少复发,是该类疾病的最佳治疗方案之一。但由于气道内良性肿瘤在体积较小时往往不表现出任何症状,临床难以发现,由于出现症状而被发现时直径通常较大,多数直径超过1cm,远远超过普通纤维支气管镜下治疗器械的操作孔径,在治疗性的硬质气管镜出现以前,内镜医师往往在发现这类肿瘤后束手无策,就如本案患者在外院接受治疗的过程,发现气管肿瘤,但没有治疗措施且患者难以耐受而终止操作。

随着电视硬质气管镜技术和设备器械的不断进步,内镜下治疗手段的不断丰富,可以在通气的状态下对大气道腔内肿瘤采取切除、冷冻、烧灼等多种操作,可以使很多气道疾病患者免受开胸手术的痛苦。现在,这种大气道腔内型良性肿瘤已经成为内镜治疗的最佳手术适应证之一,完全可以在镜下达到根治性切除治疗的效果。但是本例患者肿瘤蒂部宽大,侵犯范围广,肿瘤广泛钙化导致病变质地坚硬且与气管支气管膜部间关系密切,增加了手术难度,使肿瘤无法在内镜下彻底清除,且身体状况及肺功能指标不符合进一步开胸手术切除吻合的要求,因此仅在内镜下疏通气道,改善症状,提高其生活质量,延长生命,为接受进一步治疗创造条件。

参考文献

[1] Claudia A, Peter V, Erich W. Russi.Endobronchial Lipomatous Hamartoma A Rare Cause of Bronchial Occlusion Chest, 1998, 113: 254-255.

[2] Sedat A, Levent D, Levent K, et al. Resection of giant endobronchial hamartoma by electrocautery and cryotherapy via flexible bronchoscopy. Tüberküloz ve Toraks Dergisi, 2007, 55 (4): 390-394.

[3] Nassiri H, Dutau H, Breen D, et al.A Multicenter Retrospective Study Investigating the Role of Interventional Bronchoscopic Techniques in the Management of Endobronchial Lipomas. Respiration, 2008, 75: 79-84.

[4] Hamid R, Jabbardarjani, Badiozaman, et al. Tracheobronchopathia Osteochondroplastica: Presentation of Ten Cases and Review of the Literature. Lung, 2008, 186: 293-297.

[5] Sevda Y, Aydanur E, Sibel E, et al. Endobronchial lipomatous hamartoma: CT and MR imaging features. Eur Radiol, 2004, 14: 1521-1524.

[6] Hidenori T, Yasufumi H, Takamitsu M, et al. Endobronchial Hamartoma Treated by an Nd-YAG Laser: Report of a Case. Surg Today Jpn J Surg, 1998, 28: 1078-1080.

[7] Sharkey R, Mulloy E, Neill S. Endobronchial hamartoma presenting as massive haemoptysis. Eur Respir J, 1996, 9: 2179-2180.

[8] Bolliger C, Sutedja T, Strausz J, et al. Therapeutic bronchoscopy with immediate effect: laser, electrocautery, argon plasma coagulation and stents. Eur Respir J, 2006, 27: 1258-1271.

病案 7　支气管黏液表皮样癌

【本案精要】

支气管内粘液表皮样癌，阻塞气道导致右肺上叶不张，行电视胸腔镜手术治疗。

【临床资料】

1. 病史：患者女性，45岁，主因"咳嗽2年，查体发现右肺上叶占位2月"就诊于我院，患者2年前间断出现刺激性咳嗽，无发热、咳痰，无咯血，无胸闷、胸痛等不适，2个月前查胸片发现右肺上叶不张，行胸部CT示右上叶距支气管开口处约0.9cm处阻塞，进一步支气管镜检查，提示右上叶支气管开口息肉样新生物，管腔完全阻塞，活检病理提示：粘膜慢性炎，上皮增生，化生。为进一步诊治收住我科。

2. 体格检查：全身浅表淋巴结未及。气管居中，无颈静脉怒张，肋间隙正常，双侧呼吸动度一致，双侧触觉语颤基本对称，无增强或减弱，未及胸膜摩擦感，双肺叩诊清音。肺下界分别位于锁骨中线第6肋间、腋中线第8肋间、肩胛下角线第10肋间。右肺上野呼吸音稍减弱，余肺野听诊无明显异常，未闻及明显干湿啰音。

3. 辅助检查：胸部CT（图6-7-1，图6-7-2）：右肺上叶不张，右上叶距支气管开口处约0.9cm处阻塞，增强后可见不张肺组织明显强化，其内可见部分支气管内黏液栓塞，右肺中叶代偿性膨胀。纵隔内未见明确肿大淋巴结，双侧胸腔无积液，胸膜无肥厚钙化。气管镜：气管软骨环显示清晰，黏膜光滑；右上叶支气管开口被一息肉样新生物完全阻塞，距隆突2个软骨环，表面毛细血管丰富，未见坏死物或脓性分泌物附着，右中叶支气管略有变形，右下叶各亚段开口通畅，黏膜光滑，未见新生物和出血点。左肺各叶段支气管开口通畅，黏膜光滑，未见新生物和出血点。气管镜活检：黏膜慢性炎，上皮增生，化生。

4. 初步诊断：

右肺上叶支气管内占位性质待查：炎性假瘤？错构瘤？类癌？支气管癌？

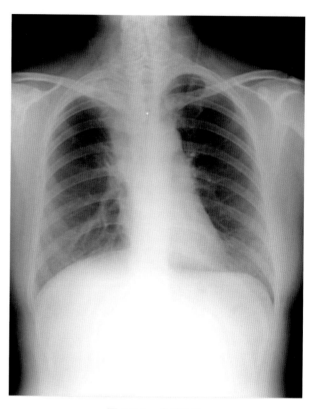

图6-7-1　术前胸片
右肺上叶不张

【术前讨论】

患者中年女性，间断咳嗽2年，因急性上呼吸道感染查体发现右肺上叶不张，气管镜发现（图6-7-3）右肺上叶支气管内占位。查体右肺上野呼吸音稍减弱，余肺野听诊无明显异常，未闻及明显干湿啰音。胸部CT示右肺上叶不张，右上叶距支气管开口处约0.9cm处闭塞，增强后可见不张肺组织明显强化，其内可见部分支气管内黏液栓塞，右肺中叶代偿性膨胀。纵隔内未见明确肿大淋巴结。支气管镜示右上叶支气管开口被一息肉样新生物完全阻塞，表面毛细血管丰富，未见坏死物或脓性分泌物附着。病理活检示黏膜慢性炎。据患者病史、查体及辅助检查结果，考虑右肺上叶支气管内占位为良性肿瘤，如错构瘤、炎性假瘤可能性大，但黏膜活检正常尚不能除外腺样囊性癌、黏液表皮样癌等低

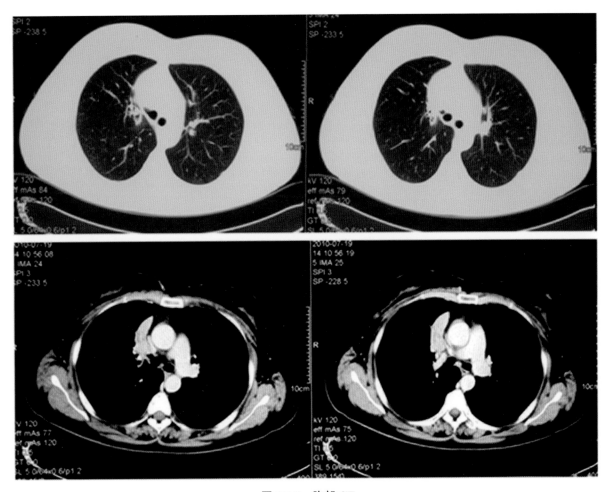

图 6-7-2 胸部 CT

右肺上叶不张，右上叶距支气管开口处约 0.9cm 处阻塞

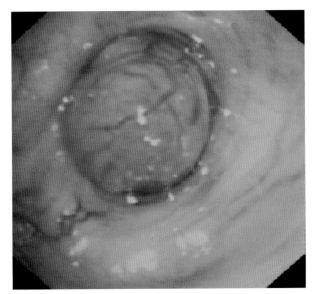

图 6-7-3 纤维支气管镜检查

右上叶开口新生物

度恶性肿瘤可能，亦不除外支气管癌可能。患者右肺上叶不张，病变性质不明，有手术指征，病变距隆突 2 个软骨环，可行肺叶切除术，拟全麻下行胸腔镜右肺上叶切除术，备开胸右肺上叶切除术，袖式切除、隆突成型术等。

【手术及术后恢复情况】

入院后 3 天行手术治疗——VATS 肺叶切除术。双腔插管全麻成功后，取左侧卧位，常规消毒铺单，分别取右侧第 7 肋间腋中线，第 7 肋间肩胛下角线、第 4 肋间腋中线分别做小切口，置入胸腔镜及操作器械，探查胸腔内无明显粘连及胸腔积液，脏壁层胸膜光滑，叶间裂分化好，肿物位于右肺上叶支气管旁，直径约 1.5cm，质地硬，边界较清，不活动，肺门周围、肺叶间及隆突下未见明显肿大淋巴结。遂按术前预案行胸腔镜下右肺上叶切除术。切断下肺韧带，游离肺门周围纵隔胸膜；游离右肺上叶静脉，以内镜血管缝合切开器切断；分别游离右肺上叶动脉尖前段和后段分支，分别以内镜血管直线缝合切开器切断；游离右肺上叶支气管，以内镜直线缝合切开器闭合后，经双腔气管插管行纤维气管镜检查，可见上叶支气管闭合好，未见新生物残余；通气状态下见右中下叶可充分复张，以内镜直线缝合切开器切断右肺上叶支气管后将右肺上叶完整切除。术中切开标本，见肿物来源于右肺上叶尖前后三段支气管交汇处，宽基底，质地较硬，表面光滑，距支气管残段约1cm，冰冻病理提示答黏液表皮样癌。遂清扫肺叶间、右侧气管旁和气管支气管分叉处淋巴结。加水充气确认支气管残端及肺组织无出血及漏气。以生物蛋白胶封闭支气管及血管残端。充分止血，清洗胸腔，充气确认无出血及漏气后，放置胸腔引流管2根，逐层关闭各切口。术毕。术中出血约200ml，术后待病人清醒后拔除气管插管，安返病房。

标本情况（图6-7-4）：肿物直径约1.0cm，质地硬，边界较清，不活动，距支气管切缘约0.5cm。

【最后诊断】

病理诊断：（右肺上叶）肺组织切除标本：支气管黏液表皮样癌，大小约直径1.0cm，累及肺组织。支气管断端未见肿瘤成分。免疫组化染色结果：CK（+），vimentin（-），CgA（-），Syn（-），CD56（-），Ki-67（+1%），TTF-1（-），SPA（-），PGP9.5（-）。（4组、11组）淋巴结未见癌（0/2, 0/1）。

最后诊断：支气管黏液表皮样癌。

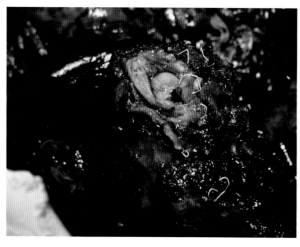

图6-7-4　手术标本

【病案特点分析】

患者中年女性，病史迁延2年，近期加重。胸部CT示右上叶支气管内新生物阻塞气道右肺上叶不张。支气管镜检查发现该气道内息肉样新生物完全阻塞气道，表面毛细血管丰富。但活检病理仅提示粘膜慢性炎，未见肿瘤证据。由于肿瘤位于肺叶支气管腔内，无法行肺局部切除或气道节段切除吻合，肿瘤近端气道基本正常，因此直接按肿瘤根治性切除手术的方式行肺叶切除手术，支气管使用直线型缝合切开器直接闭合切断。术后最终病理证实为支气管黏膜表皮样癌。

【专家点评】

黏液表皮样癌来源于支气管黏膜腺体及其导管上皮，是一种少见的肺部恶性肿瘤，其生物学行为类似而又不同于腺样囊性癌及类癌等其他原发性支气管低度恶性肿瘤。显微镜下可见三种细胞：表皮样细胞、黏液腺细胞和较少的分化较差的间质细胞。黏液表皮样癌一般分为高分化和低分化两类，高分化者多数表现为表皮细胞区内聚集大量粘液细胞，此种一般为低度恶性；而低分化者往往表皮样细胞成分多，黏液成分少，此类多为高度恶性，较多出现浸润和转移。关于其性质目前文献对此说法不一，部分作者将支气管黏液表皮样癌也归为原发性支气管低度恶性肿瘤，但也有作者发现有一部分支气管黏液表皮样癌病例可表现为高度恶性，病程进展迅猛，早期可发生远处脏器转移，生存时间较短。

原发性支气管低度恶性肿瘤的发病率占全部原发性肺部恶性肿瘤中的2%～5%；其中22.9%～29.4%为黏液表皮样癌。黏液表皮样癌可发生于任何年龄，但年龄分布较肺癌年轻，多在40岁以下（23～35岁），男女发病率相近。好发于叶支气管（75%），主支气管次之（15%），较小支气管少见（<10%），右侧稍多于左侧。

黏液表皮样癌的病程往往较长，多在6个月以上，最长有5年以上病程的报道。肿瘤较小时患者可无症状，生长到一定体积时可出现症状，症状和体征取决于发病部位，周围型常无症状，中心型则产生支气管阻塞症状。纤维支气管镜检查对于诊断最有价值，常可发现黏膜下息肉样肿块，活检阳性率达85%，为术前确诊的主要手段。但由于大多数肿瘤被覆完整的黏膜，活检阴性也不能排除此病。痰细胞学检查很少能查到恶性细胞。低度恶性者可浸润支气管壁，但不侵犯血管，也无淋巴结转移，而高度恶性往往转移至区域淋巴结。

支气管黏液表皮样癌对放化疗不甚敏感，目前认为手术仍是唯一有效的治疗方法。对位于肺段、叶的黏液表皮样癌，原则上作肺叶切除为宜，虽早期曾存在不同意见，但目前多数学者认为根据黏液表皮样癌的生物学行为应同时作淋巴结清扫或取样。对确诊为较大支气管腔内的肿瘤患者，因黏液表皮样癌仍以低度恶性为多见，手术在保证根治性切除肿瘤前提下，应尽可能保留正常肺功能，气管支气管成形术式在此类肿瘤治疗中应更多采用。即便是姑息性切除，术后也能带瘤生存多年。多数作者认为如果为分化良好型，且能早期手术切除，则预后良好。而对于分化不佳，局部病变较晚，合并有腺、鳞癌成份或有远处转移者，则仍需手术及化放疗等综合治疗。

参考文献

[1] 张逊，杜喜群，姚计方，等. 原发性支气管低度恶性肿瘤的诊断与治疗. 中华外科杂志，1994，32：111-112.

[2] Shimizu J，Watanabe Y，Oda M，et al. Clinicopathologic study of mucoepidermoid carcinoma of the lung. Int Surg，1998，83（1）：1-3.

[3] 林震琼，徐昌文，吴善芳，等. 原发性气管及支气管低度恶性肿瘤 52 例病理形态分析. 中华结核和呼吸系疾病杂志，1983，6（3）：182.

[4] 薛奇，张德超，赫捷，等. 气管支气管粘液表皮样癌. 癌症，2002，21（6）：681.

[5] Baraky SH，Martin SE，Matthews M，et al. Low grade mucoepidermoid carcinoma of the bronchus with high grade with biological behavior. Cancer，1983，51：1505.

[6] Kamiyoshihara M，Hirai T，Kawashima O，et al. Low-grade malignant tumors of the lung：is lymph node dissection necessary? Oncol Rep，1998，5（4）：841-843.

[7] Zheng H，Xie HK，Li C，et al. Radical mediastinal nodal removal improves disease-free survival for pulmonary low-grade malignant tumors. Lung Cancer，2012，75（3）：342-7.